Fortschritte der praktischen Dermatologie und Venerologie

Siebter Band

Vorträge des VII. Fortbildungskurses
der Dermatologischen Klinik und Poliklinik
der Universität München
in Verbindung mit dem Verband der
Niedergelassenen Dermatologen Deutschlands e.V.
vom 22. bis 27. Juli 1973

Herausgegeben von
O. Braun-Falco und **D. Petzoldt**

Mit 66 Abbildungen

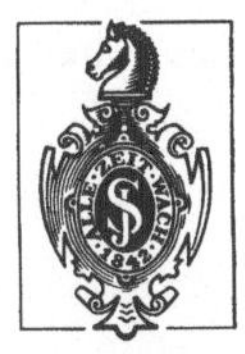

Springer-Verlag
Berlin · Heidelberg · New York 1973

Dr. O. Braun-Falco, o. ö. Professor für Dermatologie und Venerologie
Direktor der Dermatologischen Klinik und Poliklinik der Universität München
8000 München 2, Frauenlobstraße 9

Dr. D. Petzoldt, apl. Professor für Dermatologie und Venerologie
Leitender Oberarzt an der Dermatologischen Klinik und Poliklinik der Universität München
8000 München 2, Frauenlobstraße 9

ISBN-13:978-3-540-06606-4   e-ISBN-13:978-3-642-65783-2
DOI: 10.1007/978-3-642-65783-2

Druck: Gebr. Parcus KG · München

Verantwortlich für den Anzeigenteil: L. Siegel, W. Pehla,
D-1000 Berlin 15, Kurfürstendamm 237

Inhaltsverzeichnis

Verzeichnis der Autoren

Balda, B.-R., Priv.-Doz. Dr. med.,
Oberarzt, Dermatologische Klinik der Universität München, 8 München 2, Frauenlobstr. 9

Bandmann, H.-J., Prof. Dr. med.,
Leitender Oberarzt, Dermatologische Klinik der Universität München, 8 München 2, Frauenlobstr. 9

Borelli, S., Prof. Dr. med., Dr. phil.,
Direktor der Dermatologischen Klinik der Technischen Universität München, 8 München 40, Biedersteiner Str. 21—29

Braun-Falco, O., Prof. Dr. med.,
Direktor der Dermatologischen Klinik und Poliklinik der Universität München, 8 München 2, Frauenlobstr. 9

Christophers, E., Priv.-Doz. Dr. med.,
Oberarzt, Dermatologische Klinik der Universität München, 8 München 2, Frauenlobstr. 9

Felix, W., Prof. Dr. med.,
Abteilungsvorstand, Pharmakologisches Institut der Universität München, 8 München 2, Nußbaumstr. 26

Fischer, H., Prof. Dr. med.,
Wiss. Rat und Oberarzt der Univ.-Hautklinik Tübingen, 74 Tübingen, Liebermeisterstr. 25

Friederich, H. C., Prof. Dr. med.,
Direktor der Dermatologischen Klinik der Universität Marburg, 355 Marburg a. d. Lahn, Deutschhausstr. 9

Führer, C., Prof. Dr. med.,
Institut für pharmazeutische Technologie der Technischen Universität Braunschweig, 33 Braunschweig, Pockelstr. 4

Gartmann, H., Prof. Dr. med.,
Wiss. Rat der Dermatologischen Klinik der Universität Köln, 5 Köln 41, Joseph-Stelzmann-Str. 9

Götz, H., Prof. Dr. med.,
Direktor der Dermatologischen Klinik der Ruhr-Universität Bochum, 43 Essen, Hufelandstr. 55

Goldschmidt, H., M. D., Professor,
Hospital of the University of Pennsylvania, 3600 Spruce Street, Philadelphia PH 19104

Greither, A., Prof. Dr. med., Dr. phil.,
Direktor der Dermatologischen Klinik der Universität Düsseldorf, 4 Düsseldorf, Moorenstr. 5

Hornstein, O. P., Prof. Dr. med.,
Direktor der Dermatologischen Klinik der Universität Erlangen, 852 Erlangen, Hartmannstr. 14

Ippen, H., Prof. Dr. med.,
Leitender Oberarzt der Dermatologischen Klinik der Universität Düsseldorf, 4 Düsseldorf, Moorenstr. 5

Jablonska, S., Prof. Dr. med.,
Direktor der Klinika Dermatologiczna Warschau/Polen, ul. Koszykowa 82a

Kint, A., Prof. Dr. med.,
Direktor der Kliniek voor Huidziekten, Pasteurlaan, 2, Gent/Belgien

Korting, G. W., Prof. Dr. med.,
Direktor der Dermatologischen Klinik der Universität Mainz, 65 Mainz, Langenbeckstr. 1

Kresbach, H., Prof. Dr. med.,
Vorstand der Dermatologischen Klinik der Universität Graz, Graz/Österreich, Landeskrankenhaus

Lukacs, St., Priv.-Doz. Dr. med.,
Oberarzt, Dermatologische Klinik der Universität München, 8 München 2, Frauenlobstr. 9

Mahrle, G., Dr. med.,
Assistenzarzt, Dermatologische Klinik der Universität Köln, 5 Köln 41, Joseph-Stelzmann-Str. 9

Marghescu, S., Prof. Dr. med.,
Leitender Oberarzt, Dermatologische Klinik der Universität München, 8 München 2, Frauenlobstr. 9

Meinhof, W., Prof. Dr. med.,
Leitender Oberarzt der Dermatologischen Klinik der Universität Erlangen, 852 Erlangen, Hartmannstr. 14

Metz, J., Priv.-Doz. Dr. med.,
Oberarzt der Dermatologischen Klinik der Universität Würzburg, 87 Würzburg, Josef-Schneider-Str. 2

Mickan, H., Dr. med.,
Wissenschaftlicher Angestellter, I. Frauenklinik der Universität München, 8 München 2, Maistr. 11

Nasemann, Th., Prof. Dr. med.
Direktor der Dermatologischen Klinik der Universität Frankfurt, 6 Frankfurt/Main 70, Ludwig-Rehn-Str. 14

Nikolowski, W., Prof. Dr. med.,
Direktor der Hautklinik des Krankenhauszweckverbandes Augsburg, 89 Augsburg, Langemarckstr. 11

Petzoldt, D., Prof. Dr. med.,
Leitender Oberarzt, Dermatologische Klinik der Universität München, 8 München 2, Frauenlobstr. 9

Proppe, A., Prof. Dr. med.,
Direktor der Dermatologischen Klinik der Universität Kiel, 23 Kiel, Schittenhelmstr. 7

Rassner, G., Prof. Dr. med.,
Leitender Oberarzt, Dermatologische Klinik der Universität München, 8 München 2, Frauenlobstr. 9

Röckl, H., Prof. Dr. med.,
Direktor der Dermatologischen Klinik der Universität Würzburg, 87 Würzburg, Josef-Schneider-Str. 2

Salfeld, D., Prof. Dr. med., Dr. rer. nat.,
Chefarzt der Hautklinik des Zweckverbandes des Stadt- und Kreiskrankenhauses Minden, 495 Minden/Westf., Bismarckstr. 6

Schill, W. B., Dr. med.,
Wissenschaftlicher Assistent, Dermatologische Klinik der Universität München, 8 München 2, Frauenlobstr. 9

Schmähl, D., Prof. Dr. med.,
Direktor des Instituts für Toxikologie und Chemotherapie, Deutsches Krebsforschungszentrum Heidelberg, 69 Heidelberg 1, Kirschnerstr. 6

Schmiedt, E., Prof. Dr. med.,
Direktor der Urologischen Klinik und Poliklinik der Universität München, Städt. Krankenhaus Thalkirchnerstraße, 8 München 2, Thalkirchner Str. 48

Schneider, W., Prof. Dr. med.,
Direktor der Dermatologischen Klinik der Universität Tübingen, 74 Tübingen, Liebermeisterstr. 25

Schnyder, U. W., Prof. Dr. med.,
Direktor der Dermatologischen Klinik der Universität Heidelberg, 69 Heidelberg, Voßstr. 2

Schuppli, R., Prof. Dr. med.,
Vorstand der Dermatologischen Klinik der Universität Basel, Bürgerspital, CH-4000 Basel, Petersgraben

Spann, W., Prof. Dr. med.,
Vorstand des Instituts für Rechtsmedizin der Universität München, 8 München 2, Frauenlobstr. 7a

Steigleder, G. K., Prof. Dr. med.,
Direktor der Dermatologischen Klinik der Universität Köln, 5 Köln 41, Joseph-Stelzmann-Str. 9

Storck, H., Prof. Dr. med.,
Vorstand der Dermatologischen Klinik der Universität Zürich, Kantonspital, CH-8006 Zürich, Gloriastr. 31

Tappeiner, J., Prof. Dr. med.,
Vorstand der I. Dermatologischen Klinik der Universität Wien, A-1097 Wien, Alserstr. 4

Tronnier, H., Prof. Dr. med.,
Direktor der Hautklinik der Kliniken der Stadt Dortmund, 46 Dortmund, Beurhausstraße 40

Wiskemann, A., Prof. Dr. med.,
Leitender Oberarzt an der Dermatologischen Klinik der Universität Hamburg, 2 Hamburg 20, Martinistr. 52

Wolff, K., Prof. Dr. med.,
Leiter der Abteilung für Experimentelle Dermatologie der I. Universitäts-Hautklinik Wien, A-1097 Wien, Alserstr. 4

Zander, J., Prof. Dr. med.,
Direktor der I. Frauenklinik der Universität München, 8 München 2, Maistr. 11

Vorwort

Der VII. Fortbildungskurs für praktische Dermatologie und Venerologie der Universitätsklinik München konnte nach vierjähriger Pause wieder stattfinden. Im Geiste von Alfred Marchionini, dem Initiator dieser internationalen Fortbildungsveranstaltung, sollte auch diese Tagung durch fachlichen und persönlichen Gedankenaustausch gegenseitiges Verstehen und Verständnis fördern. Dies war in besonderem Maße dadurch möglich, daß viele Teilnehmer aus unseren Nachbarländern die diesjährige Fortbildungswoche besucht haben.

Die Fortbildungsveranstaltung für praktische Dermatologie und Venerologie der Dermatologischen Universitätsklinik soll weder Fortbildungskurse noch Fortbildungsseminare, wie sie in unserem Lande in den letzten Jahren an vielen Kliniken, vielfach in Zusammenarbeit mit dem Verband der Niedergelassenen Dermatologen Deutschlands veranstaltet wurden, ersetzen; ebenso wenig auch wissenschaftliche Kongresse! Sie soll vielmehr eine Fortbildungsveranstaltung sein und bleiben, bei der Verbindungen zwischen der Lehre und Forschung einerseits mit der praktischen Dermatologie andererseits hergestellt werden und bei der uns Experten Entwicklungen in unserem Fachgebiet aufzeigen, die für den Dermatologen in Praxis und Klinik von Wichtigkeit sein können. Viele Kollegen kommen angesichts eines übergroßen Angebotes an Kongreßveranstaltungen aus zeitlichen Gründen in immer größere Schwierigkeiten hinsichtlich der Auswahl. Dies ist umso schmerzlicher, wenn wissenschaftliche Tagungen nur einen geringen, für die Praxis ad hoc verwertbaren Informationsgehalt besitzen. Hier scheint eine Fortbildungsveranstaltung das geeignete Forum zu sein, durch Fachvorträge und Diskussionen eine Orientierung über die neusten Entwicklungen in unserem Fach zu ermöglichen, um sie den Patienten nutzbar zu machen.

Natürlich ist die Programmgestaltung einer solchen Tagung schwierig und verlangt ausgedehnte Diskussionen.

An dieser Stelle darf ich besonders dankbar erwähnen, daß bei der Gestaltung unseres Programmes der Verband der Niedergelassenen Dermatologen Deutschlands aktiv mitgewirkt hat. Selbstverständlich können innerhalb einer einzelnen Fortbildungsveranstaltung nicht alle Fortschritte in unserem großen Fachgebiet zusammenfassend dargestellt werden. Es kann sich vielmehr immer nur darum handeln, einige Akzente zu setzen und die Teilnehmer über die wesentlichen Entwicklungen zu informieren.

Die diesjährige Tagung ist durch ihre klinisch-therapeutische Thematik und durch das Schwerpunktthema Hautkrebs geprägt. Letzteres wurde bewußt im Hinblick auf die Krebsvorsorge gewählt. In diesem Zusammenhang sei auf die gesetzlich verankerten Vorsorgeuntersuchungen bei Mann und Frau hingewiesen, zu denen die Dermatologen ursprünglich von der Bundesärztekammer nicht einbezogen wurden. Eine neuerdings sich zunehmend durchsetzende Auffassung ist aber die, daß gerade der Dermatologe alle Voraussetzungen für diese Vorsorgeuntersuchungen mitbringt. Bei einem entsprechenden Antrag beteiligen die kassenärztliche Vereinigungen vieler Länder heute jeden Dermatologen an Vorsorgeuntersuchungen. Es sollte versucht werden, den Prozentsatz der Dermatologen, die sich an Vorsorgeuntersuchungen beteiligen, weiter anzuheben, damit einem größeren Kreis von Patienten eine leichtere Durchführung ihrer Vorsorgeuntersuchung bei ihnen bekannten Ärzten ermöglicht wird.

Besonders sei an dieser Stelle allen Fachkollegen gedankt, die sich so bereitwillig zu Referaten und Vorträgen zur Verfügung gestellt haben und damit entscheidend zum Gelingen dieser Veranstaltung beitrugen. Ebenso herzlich möchte ich allen Professoren, Dozenten und Assistenten sowie den anderen Mitarbeitern der Dermatologischen Universitätsklinik München für ihre große und stete Einsatzbereitschaft bei der Vorbereitung und Durchführung unserer Fortbildungsveranstaltung danken. Besonders darf ich in diesem Zusammenhang Herrn Prof. Dr. D. Petzoldt, Ltd. OA unserer Klinik, erwähnen, der mir bei der laufenden Organisation des Kurses wertvolle Hilfe geleistet hat.

Der diesjährige Fortbildungskurs stellt hinsichtlich des Tagungsortes und der Durchführung gewissermaßen eine Wendemarke dar. Zum ersten Mal konnte er aus äußeren Gründen nicht in der Klinik abgehalten werden. Im übrigen hat sich gezeigt, daß die große Zahl unserer Teilnehmer jeden Klinikrahmen für einen derartigen Kurs sprengt und daß sich die Durchführung in einem Großhotel bewährt hat. Darüberhinaus wurde bei der diesjährigen Fortbildungstagung zum ersten Mal die Patienten-Vorstellung in Form einer „DIA-Klinik" durchgeführt. Die große Zahl der Kongreßbesucher machte eine Patienten-Vorstellung in der üblichen Art unmöglich. An diese Stelle ist nun die lehrhafte Patienten-Vorstellung mit Diapositiven getreten. Meine Mitarbeiter haben sich damit besonders viel Mühe gemacht, und der Erfolg zeigt, daß der Dermatologe in Klinik und Praxis dieser Art von Patienten-Demonstration sehr aufgeschlossen gegenübersteht.

Besonderer Dank gilt auch diesmal der Pharmazeutischen Industrie, die durch wesentliche finanzielle Unterstützung einen großen Anteil an der Realisierung dieser Tagung getragen hat. Die zusätzlichen Kontakte zwischen den Vertretern der Pharmazeutischen Industrie und den Fachkollegen dienen nicht nur der Information, sondern auch der Anregung für neue und verbesserte Präparate.

In dem vorliegenden Band wurden alle Referate und Vorträge niedergelegt. Er spiegelt damit Fortschritte der Dermatologie auf verschiedenen Teilgebieten wider. Er wird und soll vor allem bei der täglichen Arbeit eine gute Informationsquelle sein. Dem Springer-Verlag sei an dieser Stelle gedankt für die rasche Publikation und die gute verlagstechnische Bearbeitung. Möge der vorliegende Band dem Dermatologen von Nutzen sein!

München, September 1973   Otto Braun-Falco

Hautkrebs

Dietrich Schmähl

Neuere Aspekte der Krebsentstehung

Ich habe mir überlegt, ob es sinnvoll ist, bei einer dermatologischen Fortbildungstagung Probleme des Hautcarcinoms in den Mittelpunkt meiner Betrachtungen zu stellen und bin letztlich zu einer negativen Entscheidung gekommen. Der Grund dafür liegt darin, daß die Kollegen, die nach mir sprechen werden, vom Hautcarcinom viel mehr verstehen als ich und weil fernerhin die Ursachen des Hautcarcinoms, soweit sie exogener Natur sind (z. B. UV-Licht, höhere aromatische Kohlenwasserstoffe, Arsenik), weitgehend bekannt sind.

Wenn ich über neuere Aspekte der Krebsentstehung berichten soll, dann will ich versuchen, an mehreren Beispielen die engen Verflechtungen zwischen Grundlagenforschung und angewandter Forschung zu zeigen und Ihnen die praktischen Probleme zu verdeutlichen, die die Grundlagenforschung für die Medizin auf onkologischem Gebiet hat. Fernerhin will ich Sie in einige wichtige Probleme der heutigen Krebsforschung einführen, und aufzeigen, wo derzeit Schwerpunkte der Forschung gesucht werden sollten. Als Rahmen für diese Thematik möchte ich die Besprechung der in den letzten Jahren sehr gründlich untersuchten carcinogenen N-Nitroso-Verbindungen wählen, deren Wirkung 1956 von Magee und Barnes erstmalig beschrieben wurde. Nitroso-Verbindungen zählen zu den stärksten resorptiv wirkenden Carcinogenen, die wir kennen. Schon eine einmalige Dosis von nur 1 mg/kg, z. B. von Dimethylnitrosamin, führt bei Ratten oder Hamstern zu Nierenkrebs, die chronisch applizierte von 0,075 mg/kg von Diäthylnitrosamin bei Ratten zu Leber- und Speiseröhrenkrebs.

Einige Worte zur Chemie dieser Verbindungen. N-Nitroso-Verbindungen sind meist einfach gebaute aliphatische Körper, die sich ihrer Herkunft nach in Nitrosamine und Nitrosamide unterscheiden lassen.

$$O = N - N \Big\langle {{R_1} \atop {R_2}} \qquad\qquad O = N - N \Big\langle {{R_1} \atop {\underset{\displaystyle 0}{\overset{\|}{C}} - R_2}}$$

Nitrosamine   Nitrosamide

Nitrosamine sind meist recht stabil, wenn sie im Dunkeln und bei Eisschranktemperatur aufbewahrt werden. Bei Sonnenlicht unterliegen sie einer Photolyse. Nitrosamide sind weniger stabil und können schon n Minutenschnelle zerfallen, besonders in Gegenwart von Alkali. Im allgemeinen sind sowohl Nitrosamine wie auch Nitrosamide der chemischen Synthese leicht zugänglich.

Nitrosoverbindungen werden in der Industrie vielfach verwendet. Erwähnt seien in diesem Zusammenhang die Verwendung als Lösungsmittel, als Zusätze zu Schmiermitteln und Motorenbenzinen, zur Korrosionsverhütung, als Insektizide, als Polymerisationskatalysatoren sowie zur Polymerisationsverhinderung. Einige Nitrosamide wurden als

Schädlingsbekämpfungsmittel vorgeschlagen. Der Chloräthylnitrosoharnstoff wird als Krebschemotherapeutikum gebraucht, das Dimethylnitrosamin sollte als Wurmmittel Verwendung finden. In winzigen Spuren konnten Nitrosamine im Tabakrauch nachgewiesen werden. Sie können aber auch in natürlicher Weise vorkommen, wie z. B. der Paranitrosomethylaminobenzaldehyd, der in einem eßbaren Pilz gefunden wurde. Auf ihr Vorkommen in Lebensmitteln wird später noch eingegangen werden.

Die cancerogenen Wirkungen der Nitroso-Verbindungen möchte ich unter drei Gesichtspunkten abhandeln, nämlich

1. die häufig anzutreffende auffällige Organotropie der carcinogenen Wirkung,
2. die Wirkung bei verschiedenen Tierarten und
3. die transplazentare Wirkung.

Viele Nitroso-Verbindungen verfügen über eine ausgesprochene und selektive Organotropie der Carcinogenese. Zwar ist bei vielen Verbindungen die Leber das Zielorgan der Wirkung; wir kennen aber auch Verbindungen, die gezielt Carcinome z. B. in den Nasennebenhöhlen, in der Speiseröhre, im Magen, in der Lunge oder im Gehirn auslösen. Häufig ist die Organotropie der Wirkung abhängig von der chemischen Struktur des entsprechenden Nitrosamins. So erzeugen im allgemeinen symmetrisch gebaute, aliphatische Nitrosamine vorwiegend Leberkrebs — hier macht das Dibutylnitrosamin eine auffällige Ausnahme, denn es führt selektiv zu Blasenkrebs —, während unsymmetrisch gebaute Nitrosamine vorwiegend zu Speiseröhrenkrebs führen. Die Speiseröhrenkrebs-erzeugende Wirkung läßt sich sowohl bei oraler wie aber auch bei intravenöser oder subcutaner Verabreichung der entsprechenden Substanzen nachweisen. Die letzteren Befunde sind deswegen besonders wichtig, weil sie zeigen, daß nicht nur der direkte Kontakt zwischen der Speiseröhrenschleimhaut und dem Nitrosamin, wie er bei der oralen Applikation der Substanzen vorliegt, für die Speiseröhrenkrebs-erzeugende Wirkung wichtig ist, sondern daß auch bei parenteraler Zufuhr der Substanzen die gleiche Wirkungslokalisation eintritt. Es handelt sich also um eine echte Organotropie.

Besonders auffällig ist auch, daß chemisch sehr ähnlich gebaute Nitrosamide über ganz unterschiedliche organotrope Wirkungen verfügen können. So erzeugt z. B. bei intravenöser Injektion der Nitrosomethylharnstoff bei Ratten fast ausschließlich maligne Gehirngeschwülste, während Nitrosomethylurethan bei gleicher Applikationsart zu Lungenkrebs führt. Sehr bemerkenswert ist fernerhin, daß die Organotropie auch abhängig sein kann von der Höhe der verabreichten Einzeldosis. Gibt man z. B. Diäthylnitrosamin in hoher subtoxischer Dosis nur einmalig oder wenige Male hintereinander, dann entwickeln die so behandelten Tiere vorwiegend Nierenkrebse; bei täglicher Applikation einer Dosis, die etwa 2% der DL_{50} ausmacht, beobachtet man keine Nierenkrebse mehr, sondern nur noch Leberkrebse; wird die Dosis weiter gesenkt auf etwa 0,3% der DL_{50}, dann entstehen neben Leberkrebsen auch noch bei $\sim 30\%$ der behandelten Tiere Speiseröhrenkrebse. Dieses Beispiel zeigt sehr deutlich, wie schwierig es im Einzelfall sein kann, eine bestimmte Organotropie einer bestimmten Substanz zuzuordnen, wenn auch die Dosis für diesen Vorgang eine entscheidende Rolle mitspielt. Wenn schon im Experiment diese eben geschilderten Verhältnisse nicht ganz einfach durchschau-, geschweige denn erklärbar sind, so wird die Schwierigkeit der Deutung und Zuordnung einer bestimmten organotropen cancerogenen Wirkung zu einem chemischen Carcinogen beim Menschen evident. Die Deutung organotroper carcinogener Wirkungen erscheint mit Hilfe cancerogener Nitrosoverbindungen heute einfacher untersuchbar als früher. Wir sind jedoch weit davon entfernt, eine befriedigende Erklärung für das Zustandekommen eben dieser Organotropie zu haben.

Besonders bei Versuchen zur Carcinogenese wird oft die Frage gestellt, ob die im Experiment erhobenen Befunde mit den Verhältnissen beim Menschen vergleichbar sind.

Zur Beantwortung dieser Frage haben uns einige Nitroso-Verbindungen eine wertvolle Hilfe geleistet. Das Diäthylnitrosamin ist bis heute an vielen verschiedenen Tierarten in vergleichbarer Dosierung untersucht worden (Forelle, Zebrabarbe, Wellensittich, Maus, Ratte, Hamster, Nerz, Meerschweinchen, Kaninchen, Hund, Schwein, Affe). Dabei zeigte sich, daß bei praktisch allen untersuchten Tierarten der gleiche Tumortyp, nämlich Leberkrebs, bei einer vergleichbaren Induktionszeit und nach Dosen, die in der gleichen Größenordnung liegen, auftritt. Es liegt auf der Hand, anzunehmen, daß der Homo sapiens, mit dem man selbstverständlich keine Experimente ausführen darf, keine Ausnahme darstellen dürfte, zumal biochemische Untersuchungen gezeigt haben, daß die Verstoffwechselungen von Nitroso-Verbindungen in vitro zwischen Versuchstier und Mensch ganz ähnlich zu verlaufen scheinen. Besonders darauf hingewiesen sei, daß nicht nur Säugetiere auf die carcinogene Wirkung von Nitrosaminen reagieren, sondern in gleicher Weise auch Vögel oder Fische.

Wenn auch mit anderen Cancerogenen ähnliche ausführliche vergleichende Untersuchungen bis heute meist aus äußeren Gründen nicht durchgeführt werden konnten, so sprechen die Befunde mit Nitrosaminen oder Nitrosamiden doch sehr dafür, daß, von Ausnahmen abgesehen, zwar quantitative Unterschiede zwischen den einzelnen Tierarten hinsichtlich der Ansprechbarkeit auf eine carcinogene Wirkung eine Rolle spielen können, daß aber diese Unterschiede wohl nicht im grundsätzlichen zu suchen sind. —

Mit Äthylnitrosoharnstoff, einem Nitrosamid, wurden besonders von Ivankovic ausführliche Untersuchungen über transplazentare carcinogene Wirkungen durchgeführt. Diese Untersuchungen eröffneten einen neuen wichtigen Forschungsweg in der Cancerologie, wenngleich auch schon früher vereinzelt Versuche zur transplazentaren Carcinogenese durchgeführt wurden. Der Verdienst von Ivankovic liegt darin, daß er das Gebiet der transplazentaren Carcinogenese auf saubere methodische und quantitative Grundlagen gestellt hat.

Die bisher erarbeiteten Befunde können wie folgt zusammengefaßt werden: Verabreicht man am Ende der Schwangerschaft trächtigen Ratten z. B. Äthylnitrosoharnstoff, dann entwickeln nach einer Latenzzeit von 4 bis 12 Monaten nach der Geburt praktisch 100% der Tiere maligne Tumoren meist des zentralen und peripheren Nervensystems, in Abhängigkeit vom untersuchten Versuchstierstamm, aber auch Carcinome vorwiegend der Mammae. Vergleichende quantitative Untersuchungen zwischen erwachsenen Tieren und Föten zeigten, daß das fötale Gewebe etwa 50mal empfindlicher auf die carcinogene Wirkung reagiert als der erwachsene Organismus. Es gibt Substanzen, die bei den Nachkommen schon relativ früh nach der Geburt (4 bis 8 Monate) zu Krebs führen, während andere, transplazentar verabreicht, erst am Ende eines Rattenlebens, also 2 bis 3 Jahre nach der Geburt, maligne Tumoren auslösen. Es können demnach offenbar nich nur Krebse bei Kindern oder Jugendlichen schon intrauterin angelegt worden sein, sondern auch sog. Alterskrebse.

Die Bedeutung dieser Befunde für die Ursachenforschung des Krebses liegt auf der Hand. Vom Standpunkt der Forschung ist es außerordentlich interessant, daß es Verbindungen gibt, die transplazentar viel stärker carcinogen wirken als nach Verabreichung an erwachsene Tiere, während andere, die an erwachsenen Tieren ein hohes Maß an Carcinogenität aufweisen, bei transplazentarer Gabe praktisch unwirksam sind. Systematische Untersuchungen über die Beziehungen zwischen Konstitution und Wirkung für diese Phänomene stehen erst am Beginn.

Gerade auch gegen die Ergebnisse bei Versuchen zur transplazentaren Carcinogenese ist immer wieder eingewendet worden, daß die Verhältnisse vom Tier auf den Menschen nicht übertragbar seien. Obwohl dieser Einwand grundsätzlich richtig sein mag und zu einer an sich selbstverständlichen Kritik bei der Übertragung experimenteller Befunde für menschliche Gegebenheiten mahnt, erscheint es doch zweckmäßig und geradezu logisch geboten, vom Bekannten zum Unbekannten hin zu denken und nicht umgekehrt. Unser bisheriges Nichtwissen über die genaue Ursache des Krebses, z. B. bei Kindern, sollte keine Basis für die Behauptung darstellen, der Krebs bei Ratten- und Mäusekindern sei nicht derselbe wie bei Menschenkindern. Die Ergebnisse bei Ratte und Maus sollten die Grundlagen zu Untersuchungen beim Menschen bilden, die durchaus davon ausgehen können, daß Parallelen zwischen Experiment und Mensch existieren. Jede andere Betrachtungsweise experimenteller Befunde wäre unwissenschaftlich und rückständig.

Fragen wir uns nun nach den praktischen Bedeutungen, die die Nitroso-Verbindungen für die Genese des menschlichen Krebses haben könnten, so möchte ich zunächst auf ihr Vorkommen in Lebensmitteln eingehen. In Tab. 1 ist zusammengestellt, in welchen Lebensmitteln bisher Nitrosamine nachgewiesen werden konnten. Zwar sind die gefundenen Mengen sehr klein und bewegen sich im ppm- oder ppb-Bereich; es konnte jedoch experimentell nachgewiesen werden, daß auch kleinste Dosen von Carcinogenen, selbst unterschiedlicher chemischer Struktur, sich hinsichtlich ihrer biologischen Wirkung voll addieren können, wenn die gleiche Organotropie der Wirkung vorliegt. Die in den Lebensmitteln vorhandenen Nitrosamine werden sehr wahrscheinlich dadurch gebildet, daß nitrosierbare Amine (z. B. sekundäre oder auch tertiäre Amine + Nitrit) zusammentreffen und Nitrosamine bilden. Amine sind zahlreich in unseren Lebensmitteln enthalten, Nitrit wird zu vielen künstlich hinzugesetzt.

Von besonderer Bedeutung erscheinen in diesem Zusammenhang Experimente, bei denen eine endogene Bildung cancerogener Nitrosamine im Säugetierorganismus nachgewiesen werden konnte. Gibt man am Ende der Schwangerschaft Äthylharnstoff und Natriumnitrit — beide Verbindungen wirken für sich allein gegeben nicht carcinogen — dann synthetisiert die Mutter den cancerogenen Äthylnitrosoharnstoff, der dann diaplazentar auf den Föten übergeht und nach der Geburt bei den Nachkommen zu Krebs

Tabelle 1. Gehalt an Dimethylnitrosamin und N-Nitrosopyrrolidin in verschiedenen Lebensmitteln

Art des Nahrungsmittels	Verbindung	µg/kg	Autoren
Frankfurter Würstchen	Dimethylnitrosamin	0—84	A. E. Wasserman et al., Food Cosmet. Toxicol. **10**, 681 (1972)
roher Fisch	Dimethylnitrosamin	0— 4	T. Fazio et al., Agr. Food Chem. **19**, 250 (1971) N. T. Crosby et al., Nature **238**, 342 (1972)
geräucherter Fisch, mit Nitrat oder Nitrit behandelt	Dimethylnitrosamin	4—26	T. Fazio et al., Agr. Food Chem. **19**, 250 (1971)
gebackener Fisch	Dimethylnitrosamin	1— 9	N. T. Crosby et al., Nature **238**, 342 (1972)
Käse (Danish Blue, Gouda, Tilsiter, Ziegenmilchkäse)	Dimethylnitrosamin	1— 4	N. T. Crosby et al., Nature **238**, 342 (1972)
Salami	Dimethylnitrosamin	10—80	N. P. Sen, Food Cosmet. Toxicol. **10**, 219 (1972)
Schinkenspeck	Dimethylnitrosamin	1— 4	N. T. Crosby et al., Nature **238**, 342 (1972)
	N-Nitrosopyrrolidin	1—40	

führt. Aus harmlosen, nicht cancerogenen Vorläufern kann also der Organismus bei entsprechenden Reaktionsbedingungen cancerogene Substanzen aufbauen. Diese Erkenntnis ist neu und erregend zugleich. Sie zeigt aber auch, daß man bei der Ursachenforschung zur Carcinogenese künftig nicht nur solche Substanzen in Betracht zu ziehen hat, deren carcinogene Wirkungen bereits nachgewiesen worden sind, sondern auch die Reaktionspartner, die bei der Synthese derartiger Carcinogene eine Rolle spielen könnten, wenn sie in der Natur, sei es in Lebensmitteln oder anderen Umweltgegenständen, vorkommen.

Es muß ganz besonders erwähnt werden, daß in dem eben diskutierten Zusammenhang auch nitrosierbare Arzneimittel oder Insektizide untersucht werden müssen. Kürzlich konnte gezeigt werden, daß aus Aminopyrin unter dem Einfluß von Nitrit in sehr kurzer Zeit Dimethylnitrosamin entsteht, das zu den stärksten, heute bekannten Carcinogenen zu rechnen ist. Hier eröffnet sich ein neues Feld für künftige Forschungen.

Ein weiteres Beispiel, das die Grundlagenforschung über Nitroso-Verbindungen für die praktische Medizin gehabt hat, ist die Entdeckung des Cycasins.

$$C_6H_{11} - O - CH_2 - N = N - CH_3$$
$$\downarrow$$
$$O$$

β-d-Glucosyl-oxy-azoxymethan, Cycasin

Dieses Cycasin ist der Inhaltsstoff mancher Zykadennüsse, die auf bestimmten Palmenarten, speziell auf den Marianen-Inseln (z. Guam), wachsen. Es ist beobachtet worden, daß bei der Bevölkerung dieser Inseln etwas vermehrt Lebercarcinome auftreten, fernerhin auch ein eigentümliches neurologisches Krankheitsbild, das Ähnlichkeiten zur amyothrophen Lateralsklerose aufweist. Epidemiologische Untersuchungen ergaben dann, daß diese Leute bevorzugt Zykadennüsse essen. Bei Betrachtung der Formel des Cycasins wird die nahe chemische Verwandtschaft zum Dimethylnitrosamin nach Abspaltung des Zuckerrestes deutlich. Cycasin wirkte in tierexperimentellen Untersuchungen in gleicher Weise carcinogen wie Dimethylnitrosamin.

Die Grundlagenforschung über Nitrosamine hat hier also die entscheidenden Hinweise über die carcinogenen Inhaltsstoffe einer Pflanze gegeben und gleichzeitig dazu beigetragen, daß aus einer verdächtigen Substanz, dem Cycasin, das eigentliche Carcinogen, das Dimethylnitrosamin, erkannt werden konnte. In einer exzellenten Versuchsanordnung konnte gezeigt werden, daß die Zuckerabspaltung aus dem Cycasin und damit die Freisetzung des eigentlichen Carcinogens eine Funktion der Darmflora ist, denn Darmflora-freie, „germ-free", Ratten bekommen nach Behandlung mit Cycasin keinen Krebs. Da Nitroso-Verbindungen nicht nur über hepatotoxische und hepatocancerogene, sondern auch über neurotoxische und neurocancerogene Wirkungen verfügen, dürften die häufigen Leber- und Nervenerkrankungen der Guamesen aus toxikologischer Sicht wenigstens teilweise aufgeklärt sein.

Neuere epidemiologische Studien haben ergeben, daß in bestimmten Landgebieten Persiens am Kaspischen Meer der Speiseröhrenkrebs um ein Vielfaches häufiger auftritt als bei der übrigen Bevölkerung Persiens oder der Welt. Auffällig dabei ist auch, daß im Gegensatz zu den übrigen Beobachtungen in diesen Gebieten das Speiseröhrencarcinom häufiger bei Frauen als bei Männern anzutreffen ist. Verschiedene Laboratorien beschäftigen sich nun mit der Frage, ob die Nahrungsmittel der dortigen Bevölkerung eventuell Nitroso-Verbindungen enthalten könnten, von denen wir aus dem Experiment wissen, daß sie zu Speiseröhrenkrebs führen. Die Ergebnisse dieser Untersuchungen bleiben abzuwarten, jedoch sollte dieses letzte Beispiel zeigen, daß auch in diesem Falle zumindest die Chance besteht, Ergebnisse der Grundlagenforschung direkt in die Epidemiologie und die Präventivmedizin umzusetzen.

Zusammenfassende Literatur

Bogovski, P., Preussmann, R., Walker, E. A. (Hrsg.): N-Nitroso-Compounds. "Analysis and Formation," *WHO, IARC Publ.* No. 3, Lyon 1972.

Druckrey, H., Preussmann, R., Ivankovic, S., Schmähl, D.: Organotrope carcinogene Wirkungen bei 65 verschiedenen N-Nitroso-Verbindungen an BD-Ratten. Zschr. Krebsforsch. **69**, 103—201 (1967).

Ivankovic, S.: Prenatal Carcinogenesis, in "Topics in Chemical Carcinogenesis," Tokio 1972.

Kmet, J., Mahboubi, E.: Esophagal Cancer in the Caspian Littorial of Iran. Science **175**, 846 —851 (1972).

Lijinsky, W., Greenblatt, M.: Carcinogen dimethylnitrosamine produced in vivo from nitrite and aminopyrine. Nature New Biol. **236**, 177—178 (1972).

Magee, P. N., Barnes, J. M.: Carcinogenic Nitroso Compounds. Adv. Cancer Res. **10**, 163—246 (1967).

Sander, J.: Untersuchungen über die Entstehung cancerogener Nitroso-Verbindungen im Magen von Versuchstieren und ihre Bedeutung für den Menschen. Arzneim.-Forsch. **21**, 1572—1580, 1707—1713, 2034—2039 (1971).

Schmähl, D.: „Entstehung, Wachstum und Chemotherapie maligner Tumoren." Aulendorf: Editio Cantor KG 1970.

Schmähl, D.: Addition minimaler Dosen von vier verschiedenen hepatotropen Carcinogenen bei der Leberkrebserzeugung bei Ratten. Zschr. Krebsforsch. **74**, 457—466 (1970).

Schmähl, D.: Toxikologische Probleme der iatrogenen Carcinogenese. Verh. Dt. Ges. Path. **56**, 133—138 (1972).

Schmähl, D.: Zur kausalen Genese maligner Geschwülste. Arch. klin. exp. Ohr-, Nasen- und Kehlkopf-Heilk. **205**, 1—20 (1973).

Albin Proppe

Epidemiologische und genetische Gesichtspunkte bei Hautkrebsen

In medias res!
„Mitten in die Dinge hinein", das hielt Horaz für das beste, um die Kunst des Dichtens darzustellen. In einer Zeit, in der klare Begriffe durch eine hervorragende Sprachbildung übermittelt werden konnten, hatte Horaz gut reden.

In einer Zeit chaotisch erscheinender Begriffsverwirrung wie der unsrigen kommt man ohne Vorrede nicht aus. Ich habe daher nachgesehen, wie andere ein Referat über die Epidemiologie und die Genetik des Hautkrebses eingeleitet haben.

Fasziniert hat mich Godfrey Scott [11] vom Department of Preventiv and Social Medicine, University of Sydney. Er begann — anstatt mit der Wiederholung bekannter Tatsachen — mit der altsteinzeitlichen Besiedlung der Britischen Inseln durch die Cro-Magnon-Rasse. In Schleswig-Holstein interessiert uns dabei natürlich besonders die Variante des Borreby-Typs. Obgleich es sich um eine sehr viel jüngere Zeit als die Adams und Evas handelt, scheint es mir dennoch — der zentraleuropäischen Ungeduld wegen — nicht zweckmäßig, diesen Anfang als Vorbild zu wählen. Aber ich werde später darauf zurückkommen.

Gordon, Silverstone und Smithurst [5] von der University of Queensland, ebenfalls Australien, verweisen gleich im Beginn auf die Warnung der Herausgeber des Werks über „Cancer Incidence in Five Continents", sich in der epidemiologischen Forschung auf Krebsregister zu stützen. Häufig würden die Hautkrebse ohne histologische Sicherung der Diagnose ambulant im Sprechzimmer behandelt und daher nicht gemeldet. Da auf diese Weise wesentliche Informationen unterdrückt würden, wäre es — so die Herausgeber — wahrscheinlich besser, für den Hautkrebs keine Meldepflicht einzuführen, als unvollständige und nicht relevante Zahlen zu veröffentlichen. Dies auch ist — soweit den Umständen zu entnehmen — die Meinung der überwiegenden Mehrzahl der niedergelassenen Ärzte in der Bundesrepublik.

Gordon und seine Mitarbeiter [5] weisen aber nach, daß diese Auffassung keineswegs gerechtfertigt ist. Ich sehe an dieser Stelle in der Tat eigentlich auch nur die geringsten Schwierigkeiten. Es ist immer besser, unzureichende Zahlen zu haben als gar keine, wie es auch immer besser ist, irgend etwas zu tun, als vor Angst, dabei das Falsche zu treffen, überhaupt nichts anzufassen. Erstens muß man nicht alles so bitter ernst nehmen, zweitens ist die Unterlassung einer aus der Zeit erforderlich gewordenen Maßnahme meistens fataler als ihr Vollzug und drittens ist es eine gut belegte Erfahrung in der Wissenschaft, daß häufig genug aus der methodisch korrekten Bearbeitung falscher Annahmen richtige und weittragende Ergebnisse gewonnen worden sind. Nur schien es mir nicht so günstig, ausgerechnet mit dem hinterwäldlerischen Mangel eines Krebsregisters in der Bundesrepublik zu beginnen.

Mein Problem besteht von Anfang an in der Definition eines Hautkarzinoms. Ich meine hierbei keine feierlichen Deklarationen, wie man sie beispielsweise in hochgeschätzten Monographien findet, nämlich, daß der Krebs ein Morbus sui generis sei, daß er die einzige Erkrankung sei, die unbehandelt in jedem Fall zum Tode führt. In modernen epidemiologischen und genetischen Studien kann man mit einem so diffusen Begriff wie „Krebs" oder „Carcinom" eigentlich kaum etwas anfangen. Schon Krompecher hatte gezeigt, daß man in der Dermatologie die spinozellulären und basozellulären Karzinome unterscheiden müsse. Es handelt sich dabei um pathologisch völlig verschiedenwertige Erscheinungen. In der Zwischenzeit ist die Differenzierung in der klinischen Prognostik weiter fortgeschritten, so daß die Krompechersche Klassifizierung in Schwarz und Weiß gegenüber der Mannigfaltigkeit der zu registrierenden Varianten sich heute doch sehr holzschnittartig ausnimmt. Nun erscheint es im Interesse der Klarheit zwar wünschenswert, ein Referat mit Definitionen zu beginnen; aber meistens entgeht man dabei nicht der Gefahr, Vorurteile zu betonieren.

Mit dieser Einführung in das Thema habe ich drei wesentliche Einflußgrößen in der Epidemiologie der Hautkarzinome sowie die gegenwärtigen Schwierigkeiten ihrer Erfassung und Bewertung herausheben wollen:
— Die rassischen Eigenheiten der Haut,
— Die geographischen Häufigkeitsverteilungen der relevanten Faktoren und
— die klinische Differenzierung.

Die Hautkarzinome stellen typische Alterskrankheiten dar. Man muß nicht nach München reisen, um dieser uralten, vielfältig dokumentierten Erfahrung gewahr zu werden. Aber man vergißt diesen Befund sehr leicht, sobald man sich auf andere Probleme des Hautkarzinoms konzentriert.

So pflegt die Latenzzeit, die nach eingetretenen Schädigungen der Haut bis zum Auftreten eines Karzinoms verstreicht — beispielsweise nach Strahlenbelastung — durch einen Durchschnittswert — 10 oder 20 Jahre etwa — gekennzeichnet zu werden. Diese Übung paßt natürlich nicht zur Bindung der Hautkarzinom-Entstehung an eine hohe Altersklasse.

Am besten läßt sich dieser Zusammenhang am Lupuskarzinom zeigen. Da der Lupus vulgaris inzwischen auch bei uns seltener geworden ist, zudem infolge der modernen Behandlungsmethoden seine carcinomatöse Entartung kaum noch beobachtet wird, muß ich auf eine jetzt 20 Jahre alte Dissertation von Flettner [3] zurückgreifen. Sie ist aus der von Hartung mit Unterstützung von Wagner und mir 1950 betriebenen Bereitstellung der Lupuskarteien des Landes Niedersachsen und des Regierungsbezirkes Düsseldorf in maschinengerechter Dokumentation entstanden.

Reduzieren wir die Zahlen der darin enthaltenen Tabelle über die Beziehungen zwischen dem Lebensalter bei Erkrankungsbeginn und der seitdem verstrichenen Zeit bis zur Entstehung des Lupuskarzinoms (l. c. S. 18) auf eine Regressionsgerade (Abb. 1), so ist

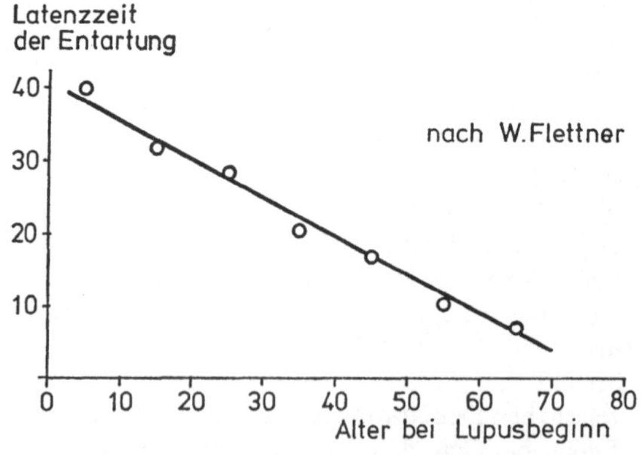

Abb. 1. Latenzzeit der Entartung bei Lupus vulgaris

die Abhängigkeit der Latenzzeit vom Lebensalter offensichtlich. Der in fortgeschrittenem Lebensalter entstandene Lupus vulgaris entartet schneller und auch häufiger als der schon in der Kindheit oder in der frühen Jugend aufgetretene Lupus vulgaris.

In jüngster Zeit konnte Mie [7] dasselbe Phänomen anhand einer Zusammenstellung von 79 Ulcus-cruris-Karzinomen nachweisen.

Unter den Faktoren, die zur malignen Entartung führen, besitzt das Alter der Haut offensichtlich den Vorrang vor den chronischen Irritationen und den Entzündungsprozessen, zweifellos ein wesentliches Ergebnis. Auch unter einer Reihe von anderen, für das Verständnis der Karzinogenese bedeutsamen Faktoren, wie der Neigung zu Sonnenbrand, dem Aufenthalt in tropischen Regionen, der hellen Komplexion der Haut, der Abstammung von alten schottischen oder irischen Geschlechtern oder der beruflichen Tätigkeit im Freien dominiert — wie dies eine multivariante Analyse der australischen Forscher zeigt — das Alter. Ein Problem der Prophylaxe des Hautkarzinoms scheint demnach darin zu bestehen, nicht alt zu werden.

Das Gewicht, das dem Alter an der Karzinogenese zukommt, schließt natürlich nicht aus, daß Karzinome auch im Kindesalter auftreten können. Maron [6] hat aus der Kieler Hautklinik zwei einschlägige Beobachtungen veröffentlicht, nämlich Basalzellenkarzinome bei einem 6 Jahre alten Mädchen auf der Glabella, wo im Säuglingsalter ein Hämangiom mit Chaoul-Technik bestrahlt worden war, und bei einem 12 Jahre alten Mädchen am Kinn, wo der Tumor ohne ersichtlichen Grund im 10. Lebensjahr entstanden war.

Zwei Bemerkungen seien hier eingefügt:

Die Aussagen, die sich aus epidemiologischen Analysen ergeben, beruhen im allgemeinen auf der Kennzeichnung von Häufigkeiten durch Maxima oder Minima, durch Parameter der Häufigkeitsverteilungen wie den Mittelwerten oder — in der Dynamik der Entwicklungen — auf der Darstellung von Trends. Bei Rückschlüssen aus den solchermaßen charakterisierten Ergebnissen darf man das zugrundeliegende breite Spiel der individuellen Kasuistik nicht vergessen.

Die zweite Bemerkung bezieht sich auf die äußerst empfindliche Reizschwelle, bei der in der Diskussion über eine Röntgentherapie — mit Ausnahme der Strahlenbehandlung der Säuglingshämangiome — eine meist nicht mehr beherrschbare emotionelle Spannung entsteht. Als in den dreißiger Jahren in der Behandlung des Lupus vulgaris durch Anwendung der Grenzstrahlen Fortschritte erreicht worden waren, hatte es an Übertreibungen der Karzinomgefahr durch Röntgenbestrahlungen nicht gemangelt. Man hatte im Eifer völlig übersehen, daß das Lupuskarzinom schon vor 1895, also vor der Entdeckung der Röntgenstrahlen – wie das Studium der Literatur aus dieser Zeit erweist [10, 12] — ebenso große Sorgen bereitete wie nachher.

Auch kann die auf der Tagung der Deutschen Dermatologischen Gesellschaft 1971 in Berlin zur Begründung operativer Indikationen vertretene Behauptung, ein Röntgenspätschaden gehe „stets" in ein Karzinom über [9], nicht unwidersprochen bleiben. Unter den 63 492 Kranken, die wir stationär und ambulant in der Zeit von 1953 bis 1972 an der Kieler Hautklinik gesehen haben, sind uns nur $11 = 0{,}173^0/_{00}$ Kranke mit Röntgenkarzinomen begegnet. In unseren Archiven machen die Röntgenkarzinome unter den akuten und chronischen Röntgendermatitiden, den Röntgenatrophien und Röntgenulcera nur 2,96% aus. Die letzten Röntgenkarzinome — von einem Berufskrebs bei einem Chirurgen abgesehen — wurden 1963 und 1964 registriert.

Viel ernster ist das Problem der Hautkarzinome, die durch Sonnenbestrahlung entstehen.

Einblick in diesen Zusammenhang läßt sich allerdings nur durch epidemiologische Forschungsmethoden gewinnen. Ich zitiere Scott [11], wenn ich dazu erläutere, daß die Wissenschaft der Epidemiologie in der Anwendung der numerischen Methode — ich würde übersetzen wollen: der Häufigkeitsanalyse — auf die Untersuchung der Wechselbeziehungen zwischen einem Subjekt, hier der Person oder einer gefährdeten Bevölkerung, und der Umwelt besteht. Unter der Umwelt sind dabei ebenso die soziologischen und zivilisatorischen Fakten und Verhaltensweisen wie die physikalischen Einflußgrößen der Natur zu verstehen. Scott weist auf zwei zu unterscheidende Stufen dieser Forschung hin: zunächst die Beschreibung der Häufigkeitsverteilung der Krankheiten und dann die Auffindung der Gesetze, die diese Verteilungsformen regieren.

In unserem Fall, nämlich der Epidemiologie der Hautkarzinome, erfordert die erste Stufe die Errichtung eines Krebsregisters. In der Bundesrepublik ist es bisher versäumt worden, die zentrale oder länderweise Führung eines Krebsregisters zu inthronisieren. In der weltweiten Forschung, die die Bedeutung der Sonnenstrahlung für die Entstehung der Hautkarzinome aufzuklären versucht, fehlt daher die Bundesrepublik.

Inzwischen hat man — ich referiere — schon ziemlich genaue Daten über die Häufigkeitsverteilung der Hautkarzinome in der Welt gewonnen. Je nach den geographischen Regionen ist die Spielbreite außerordentlich groß. Sie schwankt zwischen 5 jährlichen Neuerkrankungen auf 100000 Einwohner und nahezu 500. Diesem Spiel liegt ein System zugrunde. Die Häufigkeit der Hautkarzinome nimmt in anscheinend exponentieller Weise von den Polen zum Äquator zu. In Australien schätzt man eine Verdopplung je Abnahme von 8^0 bis 9^0 geographischer Breite, in den Vereinigten Staaten sogar je $3,8^0$. Die Beziehung zwischen der Entstehungshäufigkeit der Hautkarzinome und den geographischen Breiten — im einzelnen getestet — entspricht fast genau der geographischen Verteilung der Ultraviolettstrahlendosen über die Erde. Untersuchungen über die Korrelation zwischen den Häufigkeiten der Hautkarzinome und der Höhensonnenanwendung sowohl in den ärztlichen Praxen als auch im Heim liegen meines Wissens noch nicht vor.

In dieser rohen geographischen Häufigkeitsverteilung kommt zum Ausdruck, daß für die Haut der alles überragende karzinogene Faktor in der Sonnenbestrahlung zu suchen ist. Glücklicherweise sind die Verbraucherschutz-Organisationen trotz der erwiesenermaßen schädlichen Wirkung an einer gesetzlichen Überwachung der Sonnenstrahlenproduktion zur Zeit — der eigenen Urlaubsreisen wegen — noch nicht interessiert.

Es ist wohl ohne weiteres verständlich, daß eine genauere Erforschung dieser geographisch klimatologischen Zusammenhänge zunächst einer topographischen Klassifikation der Hautkarzinome und einer Erfassung der Bekleidungsgewohnheiten bedarf. Häufig werden bemerkenswerterweise in solchen epidemiologischen Untersuchungen die Plattenepithelkarzinome und Basaliome gemeinsam betrachtet; immer aber die Melanome, die Lippenkarzinome und die Karzinome des genito-analen Bereichs von einer speziellen Analyse der Hautkarzinome ausgeschlossen. Die „Hautkarzinome" werden hier — wohlgemerkt: in der spezielleren Fragestellung — offensichtlich in einem besonderen Sinn abgegrenzt. Gewicht haben dabei nicht nur pathologisch-anatomische Merkmale. Man möge erkennen, wie epidemiologische Fragestellungen — nicht anders als prognostische und therapeutische Aufgaben — eine eigenständige, spezifisch zweckbezogene Klassifikation der Krankheiten entwickeln. Die Vorstellung nur eines einzigen Klassifikationssystems der Krankheiten halte ich daher für die Anwendung in der praktischen Medizin grundsätzlich nicht für brauchbar.

Ähnliches ist auch bei der Bewertung der Bekleidungsgewohnheiten zu bemerken. Die so einfach erscheinende Annahme, daß unbekleidete Haut mit bekleideter Haut ohne weiteres verglichen werden könne, gilt nur für grobe Orientierungen über möglicherweise zu erwartende Untersuchungsergebnisse. Methodisch erfolgreicher sind jedoch andere Überlegungen. Zur Erläuterung zitiere ich wieder Gordon, Silverstone und Smithurst [5]. Sie sehen in der Verhaltensweise der Menschen gegenüber der Sonnenstrahlung einen besseren Indikator für die Wahrscheinlichkeit, mit der die Entstehung von Hautkarzinomen zu erwarten ist, als in den schwierig zu erfassenden Einzelheiten über die Komplexion der Haut. Es hat sich nämlich erwiesen, daß die Gewohnheit, einen Hut zu tragen, eine positive Korrelation mit der Entwicklung von Hautkarzinomen besitzt. Genetisch gegen die Sonne empfindliche Menschen pflegen schützende Kleidung zu tragen; aber sie täuschen sich — wie Frederic Urbach gezeigt hat — in der Meinung, daß der Hut etwa gegen reflektiertes Ultraviolettlicht schütze.

Sehr bald hat sich aus den Häufigkeitsanalysen der Hautkarzinome ergeben, daß die Gefahr karzinomatöser Hautgeschwülste bei Angehörigen schwarzer Rassen trotz des Aufenthaltes im strahlungsreichen Klima geringer ist als jährlich 5 Treffer auf 100000 Einwohner. Dies gilt auch für die Japaner, gleichgültig, ob sie im Norden ihres Landes oder in den südlichen Bereichen Hawaiis zu Hause sind.

Es ist schon lange behauptet worden (W. Dubreuilh, 1907 [1]; E. H. Molesworth, 1927 [8]; St. Epstein, 1931 [2]), daß es dagegen besonders blauäugige Menschentypen mit hellem sommersprossigem Teint und rötlichblondem Haar sind, die — offensichtlich sehr empfindlich gegen Sonnenbestrahlung und unfähig zu bräunen — ausgesuchte Opfer des Hautkarzinoms sind. Kopf, New York, hat zusammen mit Gellin und Garfinkel [4] 1965 das einschlägige Schrifttum kritisch gesichtet. Soweit ich sehe, ist er der erste, der in einer unanfechtbaren Auswahl von Vergleichsgruppen mit statistischen Prüfmethoden gezeigt hat, daß in der Basaliomgruppe sich tatsächlich eine gegen die Kontrollgruppe signifikante Häufung von Menschen mit hellen Augen, hellem Teint, blondem Haar und Neigung zu Sonnenbrand finden ließ.

Der höchste Anteil von Karzinomen überhaupt wird unter der Bevölkerung von Queensland in Australien registriert: Jährliche Neuerkrankungen bei Männern 265 unter 100000 und bei Frauen 174 unter 100000, in Townsville sogar 466 und 300. Die hohe Korrelation mit den in Australien ansässigen Nachfahren von Schotten und vor allem von Iren ist erstaunlich. Sie ist Anlaß gewesen, die Frage der rassischen Abstammung zurück bis in die Steinzeit 4000 Jahre vor Christus zu den keltischen Ureinwohnern Irlands zu verfolgen.

Scott [11] hat lückenlos die weitgehend erhaltene Reinheit dieses Stammes bis zu den zahlreichen, schließlich nach Australien verschlagenen Nachfahren aufgezeigt. Rund 5000 oder 6000 Jahre haben die Iren — kaum je angetastet — auf ihrer Insel mit dem extrem ozeanischen Klima nördlicher Breite gelebt. Dann traten — wie man sich erinnern mag — Ereignisse ein, die die Iren mehrfach zu Massenauswanderungen nach den Vereinigten Staaten und auch nach Australien gezwungen haben: Die irische Bevölkerungsexplosion, die in der Zeit von 1791 bis 1841 zu einer Verdoppelung der Einwohnerzahl geführt hatte, in Verbindung mit der 1815 über Europa hereingebrochenen Agrarkrise und schließlich die 1846 durch Phytophthora — die Kartoffelfäule — verursachte furchtbare Hungersnot.

Die Ergebnisse der australischen epidemiologischen Forschungen machen deutlich, wie die Mitglieder eines uralt eingesessenen Völkerstammes keltischer Abstammung von muskulöser Natur mit heller Haut, blauen Augen und blondem Haar bei Verpflanzung in ein ihnen nicht adäquates Strahlungsklima Opfer ihrer offensichtlich angeborenen Anfälligkeit für strahleninduzierte Hautkrebse werden. Diese in der Struktur und Funktion der Haut erbbiologisch festgelegte Neigung, auf Umwelteinwirkungen — hier also auf das Strahlungsklima — mit karzinomatöser Entartung zu antworten, ist also — wie man sieht — nicht aus Familienanamnesen, sehr wohl aber aus dem Schicksal der ganzen Rasse in einem ihr fremden Lebensraum erkannt worden. Die von den zufälligen Umweltbedingungen abhängige Realisation des Hautkarzinoms tritt trotz der genetisch festgelegten Neigung in der Aszendenz oder Deszendenz der Familien zu selten auf, um in familiärem Rahmen noch sichtbar zu werden.

Um die genetischen Eigenheiten der Haut mit hellem Teint vollständig zu beschreiben, sei hier noch in Anlehnung an Gordon, Silverstone und Smithurst [5] ergänzt, daß überall in der Welt die Entstehungshäufigkeiten der Hautkarzinome bei den Männern die bei den Frauen überwiegen, daß die Basaliome immer zahlreicher als die Plattenepithelkarzinome sind, daß Verletzungen der Haut vergleichsweise selten zu karzinomatöser Entartung führen und daß diese kaum je an den Unterschenkeln auftreten. Bei den dunkelhäutigen Typen ist alles umgekehrt: im allgemeinen sind die Frauen häufiger befallen als die Männer, das Basalzellkarzinom kommt kaum vor, es handelt sich fast immer um Plattenepithelkarzinome, diese treten sehr oft als Folge von Verletzungen und Ulcerationen und daher verhältnismäßig häufig an den Unterschenkeln auf.

In eine Epidemiologie und Genetik der Hautkrebse ist unerläßlich auch eine Betrachtung der senilen Keratome einzubeziehen. Es ist Dubreuilh [1], der sie als Praecancerosen angesprochen hat. In seinem Referat auf dem Londoner Kongreß 1896 über „Les Hyperkératoses circonscrites" hat er auf die ätiologische Bedeutung des Sonnenlichts, in seiner 1907 erschienenen Arbeit über die „Epitheliomatose d'origine solaire" außerdem auf die Bevorzugung des blonden Menschentyps hingewiesen. Die Gefahr, an einem Hautkarzinom zu erkranken, ist bei Vorhandensein seniler Keratome etwa fünffach größer als bei deren Fehlen (Gordon, Silverstone und Smithurst [5]). Wieder gibt die Häufigkeit von 76% bei älteren Männern in den feucht-tropischen Gebieten und 63% bei älteren Frauen in den trocken-tropischen Gebieten von Queensland eine Vorstellung über die Zusammenhänge.

Jedoch sei noch ein ergänzender Punkt hinzugefügt. Noch unveröffentlichte vorläufige Untersuchungsergebnisse, die Helga Hauss aus den an der Hautklinik Kiel dokumentierten Daten gewonnen hat, zeigen für den Zeitraum von 1955 bis 1970 eine unverkennbare Zunahme der senilen Keratome bei beiden Geschlechtern der Kieler Bevölkerung, soweit diese durch die stationäre Klientel der Kieler Hautklinik repräsentiert wird (Abb. 2 und 3); übrigens ebenso der seborrhoischen Warzen (Abb. 4 und 5). Die Erfolge der

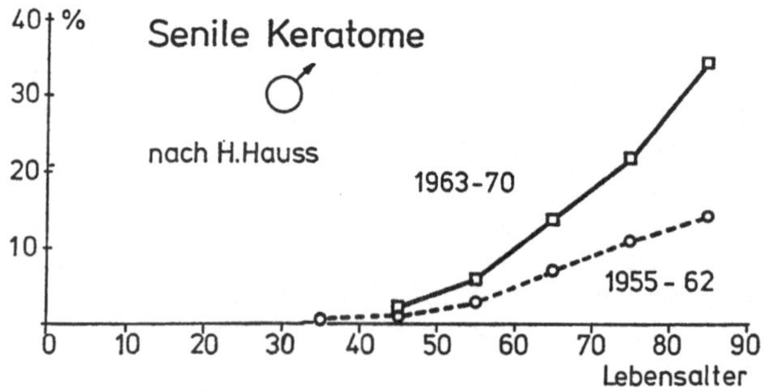

Abb. 2. Senile Keratome bei Männern. Häufigkeit und Lebensalter in 2 Kollektiven

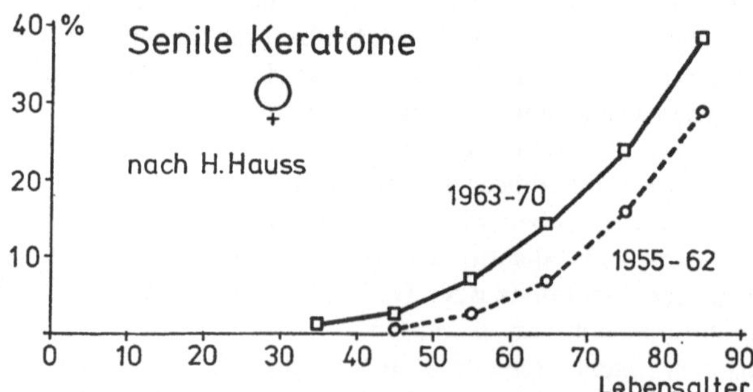

Abb. 3. Senile Keratome bei Frauen. Häufigkeit und Lebensalter in 2 Kollektiven

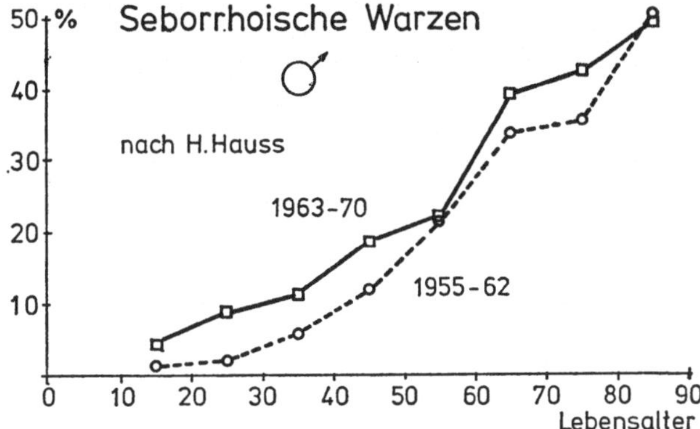

Abb. 4. Seborrhoische Warzen bei Männern. Häufigkeit und Lebensalter in 2 Kollektiven

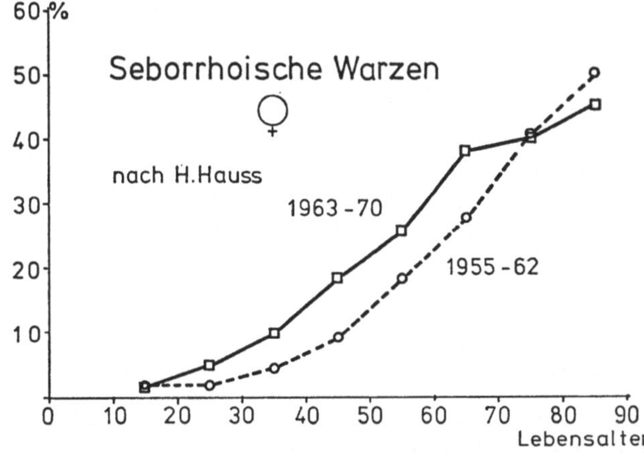

Abb. 5. Seborrhoische Warzen bei Frauen. Häufigkeit und Lebensalter in 2 Kollektiven.

Lichttherapie in den 20iger Jahren und die Entdeckung der Vitamin-D-Bildung in der Haut durch Sonnenbestrahlung — obgleich gewiß nicht die einzigen Momente — mögen dazu beigetragen haben, daß das Baden, der Wassersport und die „natürliche gesunde Hautbräunung" in unserer Zeit eine hohe soziologische Bewertung erfahren. Die Zunahme dieser praecancerösen Hautveränderungen bei unserer einheimischen Bevölkerung seit den 50iger Jahren paßt auffallend gut zu dem seither wachsenden Trend der Urlaubsreisen in den „sonnigen Süden". Man weiß dazu aus weltweiter Erfahrung, daß die Beziehung des geographischen Breitengrades zur Häufigkeit der Hautkarzinome nur für die Entstehung des ersten Karzinoms gilt. Ist erst einmal ein seniles Keratom oder ein Hautkarzinom entstanden, so wächst die Gefahr weiterer maligner Entartungen unabhängig vom nachfolgenden Aufenthaltsort.

Dem Gedanken an eine Prophylaxe der Hautkarzinome kann man sich hier kaum verschließen. Meines Wissens gibt es jedoch bisher noch keine Erhebungen, aus denen man etwa einen epidemiologisch bedeutsamen günstigen Effekt durch geeignete Hautpflegemittel oder Sonnenschutzcremes ersehen könnte. Es ist überhaupt die Frage, ob es noch realistisch ist, sich prospektiv geplante Beobachtungsreihen vorzustellen, aus denen sich vielleicht nach 15 oder 20 Jahren eine Beeinflussung solcher Trends ergäbe, wie sie bei den senilen Keratomen und seborrhoischen Warzen herausgefunden worden sind. Die

Forschung hat hier mit Hilfe einer elektronischen Datenverarbeitung völlig unbekannte, bisher nicht beherrschbare Dimensionen erschlossen.

Mag uns der Elan fortreißen, uns völlig diesen neuen Möglichkeiten einer modernen Forschung hinzugeben, so sollten anscheinend sehr banale naheliegende Aufgaben, die die Praxis einer Prophylaxe oder Früherfassung der Hautkarzinome stellt, nicht vergessen werden. Auf der Jahrestagung der Deutschen Gesellschaft für die Ästhetische Medizin 1966 in Münster hat Stutzer [13] aus dermatologischer Sicht die unzureichende Betreuung des alternden Menschen in unserer Zeit anhand von erschütternd verwahrlosten Hautkarzinomen aufgezeigt. Durch Vorweisung einer geringen Auswahl aus einer schlimmen Fülle einschlägiger Kasuistik der Hautklinik Kiel möchte ich seine Bemühungen unterstützen. Das Problem, das sich uns hierbei stellt, besteht darin, das die Verhaltensweisen, die zu solch furchtbaren irreparablen Zuständen führen, sich nicht auf eine rationale Motivation zurückführen lassen. Daher dürfte es auch nicht sehr wahrscheinlich sein, daß ein Appell an den Verstand oder an die Unausweichlichkeit der Folgen aus Unterlassungen eine epidemiologisch wesentliche Änderung der Verhaltensweisen herbeiführt.

Vielleicht sollten wir zunächst nur die Tatbestände registrieren:

— Der 46 Jahre alte Betonarbeiter (Holl.-Nr. 64326), der seit zweieinhalb Jahren die langsame karzinomatöse Zerstörung des Genitale und der Decken des Unterbauchs erleidet, suchte den Arzt erst in diesem fortgeschrittenen Zustand auf, als ihn die zunehmende Schwäche hinderte, seinen Beruf auszuüben.

— In ähnlicher Weise hat es der 48 Jahre alte Fernfahrer (Holl.-Nr. 09935) geschehen lassen, daß nach einer Stoßverletzung am Kopf vor 22 Jahren die seitdem nicht abheilende Wunde sich allmählich über den halben Schädel ausbreitete.

— Die 62 Jahre alte Frau (Holl.-Nr. 23611) ergab sich erst den ärztlichen Bemühungen, als das Karzinom von der Nasenspitze aus in die Nasennebenhöhlen, in die Mundhöhle und in die Schädelbasis eingebrochen war. Ein Jahr zuvor noch hatte sie sich mit allen Mitteln erfolgreich geweigert, sich behandeln zu lassen.

— Der 77 Jahre alte Landwirt (Holl.-Nr. 60206) hat 10 Jahre lang das karzinomatöse Wachstum auf der Backe zugelassen, ehe er ärztliche Hilfe in Anspruch nahm. Er hat diese jetzt nachgesucht, weil jetzt eine Myiasis das Geschwulstgewebe befallen hat.

— Der 74 Jahre alte Rentner (Holl.-Nr. 04909) hat 30 Jahre lang untätig beobachtet, wie sich an der Unterlippe aus einer „kleinen Stelle" das Karzinom allmählich zu dieser exorbitanten Ausdehnung, die die Nahrungsmittelaufnahme fast unmöglich macht, entwickelt hat.

— Vor 60 Jahren war bei dem inzwischen 75 Jahre alten Rentner (Holl.-Nr. 04947) das Ellenbogengelenk durch einen Unfall zersplittert worden, eine endgültige Wundheilung war nicht gelungen. Seit 49 Jahren besteht ein fistelnder Zustand. Die seit zwei Jahren bemerkte zunehmende Verschlimmerung durch die karzinomatöse Entartung wurde bis jetzt klaglos hingenommen.

— Bei der 75 Jahre alten Rentnerin (Holl.-Nr. 20968) bestand das Ulcus am Fußrücken schon 30 Jahre lang. Zuletzt wurde die Patientin vor 8 Jahren deswegen noch stationär behandelt; das Ulcus konnte geschlossen werden. Nachdem es aber kurz danach wieder aufgebrochen war, wurde in der Folge der allmähliche Übergang in ein Karzinom nicht bemerkt.

— Bei der 87 Jahre alten Hausfrau (Holl.-Nr. 46810) hat man dem Wachstum des Epithelioma terebrans im Nacken zwei Jahre lang untätig zugesehen.

— Bei der 56 Jahre alten Fernmeldesekretärin (Holl.-Nr. 05048) hat ein Erysipelas carcinomatosum die ganze Brust zum Verschwinden gebracht. Aber auch sie hat ärztliche Hilfe erst aufgesucht, als ihre Arbeitsleistung begann, nachzulassen.

Die Motivationen, die die Verhaltensweisen angesichts eines Hautkarzinoms bedingen, sind noch nicht systematisch beschrieben. Ein solches Kapitel in einer Epidemiologie der Hautkarzinome würde das Fundament für eine gezielte Prophylaxe und Früherfassung darstellen. Ich könnte mir vorstellen, daß eine Erziehung zu ästhetischem Verhalten sich selbst und der Gesellschaft gegenüber bessere Erfolge erreicht als unsere bisherigen Anstrengungen.

Literatur

1. Dubreuilh, W.: Epithéliomatose d'origine solaire. Ann. Derm. Syph. (Paris) **8**, 387—416 (1907)
2. Epstein, St.: Die Beziehungen von Haar- und Hautfarbe zum Epitheliom. Arch. Derm. Syph. (Berlin) **164**, 304—309 (1931)
3. Flettner, W.: Die karzinomatöse Entartung in Abhängigkeit von der Dauer der lupösen Erkrankung. Inaug. Diss. Düsseldorf 1953
4. Gellin, G. A., Kopf, A. W., Garfinkel, L.: Basal Cell Epithelioma. Arch. Derm. (Chicago) **91**, 38—45 (1965)
5. Gordon, D., Silverstone, H., Smithurst, B. A.: The Epidemiology of Skin Cancer in Australia. In: Melanoma and Skin Cancer, Proceedings of the International Cancer Conference, Sydney 1972, S. 23—37
6. Maron, H.: Basaliom bei Kindern. Derm. Wschr. **147**, 545—550 (1963)
7. Mie, V.: Ulcus-cruris-Karzinom. Therapiewoche **21**, 2824—2828 (1971)
8. Molesworth, E. H.: Rodent Ulcer. Med. J. Aust. **1**, 878 (1927)
9. Petres, J.: Erfahrungen mit plastisch-operativen Maßnahmen in der Behandlung von Hauttumoren. Arch. Derm. Forsch. **244**, 156—159 (1972)
10. Sachs, E.: Beiträge zur Statistik des Lupus. Arch. Derm. Syph. (Berlin) **18** (1886); damals: Vierteljahresschrift für Derm. u. Syph. **13**, 241—254 (1886).
11. Scott, G.: Some Sociological Observations on Skin Cancer in Australia in Melanoma and Skin Cancer, Proceedings of the International Cancer Conference, Sydney 1972, S. 15—22.
12. Steinhauser, P.: Über Lupuskarzinom. Inaug. Diss. Tübingen 1894.
13. Stutzer, G.: Mangelnde Betreuung des alternden Menschen aus dermatologischer Sicht. Aesth. Med. **16**, 109—112 (1967).

Hans Storck, Fritz Gilliet und François Ott

Hauterscheinungen bei bösartigen Tumoren innerer Organe

Die Hauterscheinungen bei bösartigen Tumoren innerer Organe (Paraneoplasien) sind ein *seltenes Ereignis.* Wir möchten die Paraneoplasien folgendermaßen definieren:

„Durch Malignome direkt bedingte, und in ihrem Verlauf beeinflußte, nicht neoplastische Hauterscheinungen."

Beweisend oder als Indiz für eine Paraneoplasie können gelten: Auftreten der betreffenden Hautveränderungen zusammen mit Malignomen innerer Organe in einem hohen Prozentsatz von 50 bis 100%, vor allen Dingen aber Rückbildung der Hautveränderung bei erfolgreicher Behandlung des internen Malignoms, ev. Rezidiv der Hautveränderung bei Rezidiv des Malignoms, d. h. Parallelismus im Verlauf von Hautveränderungen und Carcinom.

Die Hauterscheinungen bei bösartigen Tumoren innerer Organe möchten wir gruppieren in Dermatosen, die *obligat oder vorwiegend,* d. h. in 50 bis 100% der Fälle Paraneoplasien sind, sowie Dermatosen, die *fakultativ,* einerseits *relativ häufig,* in 2 bis 50% der Fälle, und *relativ selten,* in maximal 2% der Fälle Paraneoplasien sein können. Bis auf wenige Fälle mit Parallelismus zwischen Verlauf von Haut und Carcinom handelt es sich bei der letzteren Gruppe mit großer Wahrscheinlichkeit um zufällige Koinzidenz.

Nicht zu den paraneoplastischen Hautveränderungen gehören laut unserer Definition *Hautmetastasen* oder *anaplastische Zellen in der Haut selbst bei malignen neoplastischen Systemerkrankungen,* auch die *durch Carcinogene oder Mutationen* gleichzeitig in Haut und inneren Organen entstandenen Neoplasien, ebenso die *Sekundärerkrankungen der Haut,* ob verursacht durch eine tumorbedingte Schwächung der allgemeinen Abwehr oder aufgrund einer zufälligen Koinzidenz.

I. Obligat oder vorwiegend paraneoplastische Dermatosen

Diese seltenen Hautveränderungen wurden zuerst bei *Akanthosis nigricans* (Pollitzer, 1890 und Darier, 1893), sehr viel später bei *Hypertrichosis lanuginosa (velosa) acquisita* (Lyell, 1951), bei *Erythema gyratum repens* (Gammel, 1952), bei *paraneoplastischer Akrodermatosis psoriasiformis* (Bazex, 1965) in 44 bis 100% als Folge eines bösartigen Tumors innerer Organe erkannt. Wir möchten hierzu auch das *Carcinoid-Syndrom* rechnen, bei welchem Hauterscheinungen durch Tumorsekrete entstehen.

Nachfolgend seien kurz die Krankheitsbilder in absteigender Häufigkeit ihres Zusammentreffens mit inneren Malignomen erwähnt (Tab. 1).

Erythema gyratum repens (Gammel, 1952)

Klinisch handelt es sich um girlanden-arabeskenförmige, 1 bis 2 cm breite erythematöse, peripher wandernde streifige, entzündliche Veränderungen mit leichter Schuppenbildung am Rand, meist ohne subjektive Erscheinungen, hauptsächlich an Stamm und proximalen Partien der Extremitäten, welche dem Patienten ein zebraähnliches Aussehen

Tabelle 1. Paraneoplasien

Durch Malignome direkt bedingte und in ihrem Verlauf beeinflußte, nicht neoplastische Hauterscheinungen

I. *Obligat oder vorwiegend paraneoplastische Dermatosen*

Erythema gyratum repens (Gammel 1952)	100%
Paraneoplastische Akrodermatosis psoriasiformis (Bazex 1965)	100%
Carcinoid (semimaligne)	100%
Akanthosis nigricans (Pollitzer 1890, Darier 1893)	44—100%
Hypertrichosis lanuginosa (velosa) acquisita (Lyell 1951)	60%

II. *Fakultativ paraneoplastische Dermatosen*

1. *relativ häufig*

Dermatomyositis	10— 50%
Erythrodermie	5— 10%
Pruritus, Prurigo	5— 10%
Panniculitis nodularis febrilis (Weber-Christian)	5— 10%
Pachydermoperiostose	5— 10%
Phlebitis saltans	2— 10%

2. *relativ selten*

Ichthyosis acquisita	1— 2%
Bullöse Dermatosen	1— 2%

    Dermatitis herpetiformis Duhring
    Pemphigoid Lever
    Erythema exsudativum multiforme
    Lichen ruber bullosus

Urticaria, Purpura, Pigmentierung, Pyoderma gangraenosum, senile Warzen etc.	unter 1%

III. *Nicht paraneoplastische Dermatosen*

1. *Neoplastische Zellen in der Haut*
Primäre Hautcarcinome, Hautmetastasen, Morbus Bowen, Präcancerosen
Mycosis fungoides, Retikulosen (Mucinosis follicularis)

2. *Sekundärerkrankungen*
Herpes zoster
Infekte
Amyloidose

3. *Verschiedene* (gleichgerichtete Noxe)
Arsen-Keratosen (gemeinsames Carcinogen); Peutz-Jegher, Palmoplantarkeratose mit Oesophaguskarzinom (bedingt durch Mutation pleiotroper Gene) etc.

geben. Bis heute sind 19 Fälle beschrieben, 11 männlichen und 8 weiblichen Geschlechtes. Das Durchschnittsalter beträgt 61 ± 6 Jahre. 18mal wurden Carcinome innerer Organe gefunden, in absteigender Häufigkeit von Respirations-, Genital-, Magen-Darm-Trakt und Brust ausgehend. 8mal bildete sich die Hautveränderung nach erfolgreicher Behandlung der internen Malignome zurück, in den übrigen Fällen blieb die Situation unentschieden, in der Regel wegen Exitus letalis infolge erfolgloser Malignomtherapie, oder wegen Erkennung des Malignoms erst bei der Autopsie. Histologisch finden sich nur unspezifische Veränderungen, nämlich Akanthose, herdweise Hyperkeratose und unspezifisches, lockeres entzündliches Infiltrat in der oberen Cutis.

Paraneoplastische Akrodermatosis psoriasiformis (Bazex, 1965)

Klinisch äußert sich diese bis dahin nur in Frankreich beschriebene Paraneoplasie in umschriebenen, an Psoriasis erinnernde Hyperkeratosen der Akren, nämlich Ohren, Nase, Handteller, ev. Streckseiten der Finger, Fußsohlen, Nageldystrophie bis zum vollständigen Fehlen der Nägel an Fingern und Zehen, ferner zum Teil mit an Akne rosacea erinnernde Rötungen und Teleangiektasien der Wangen. Bis jetzt wurden 21 Fälle publiziert, wovon 20 männlichen und 1 weiblichen Geschlechtes, mit einem Durchschnittsalter von 60 ± 10 Jahren. In 20 Fällen fand sich eine auffällige Lokalisation der Carcinome im Rachen, und nur bei der einen Frau anderswo, nämlich vaginal. 13mal bildete sich die Hautaffektion nach erfolgreicher Behandlung des Carcinoms zurück, vereinzelt recidivierte sie mit dem Rezidiv des Malignoms. Eine immunpathologische Genese scheint bei der selektiven Lokalisation von Keratosen und Carcinom unwahrscheinlich, und eher ist an eine reflektorische lokalisatorische Verknüpfung von Larynx-Oesophagus mit den Akren zu denken. Es ist zu erwarten, daß gleiche Beobachtungen in Zukunft auch außerhalb Frankreichs gemacht werden. Histologisch finden sich unspezifisch Akanthose der Epidermis mit Hyperkeratose, zum Teil Parakeratose, vereinzelt offenbar eigenartige kolloid- und bläschenförmig degenerierte Einzelzellen in der Epidermis, dazu lockeres unspezifisches Infiltrat in den oberen Cutispartien, besonders um die erweiterten Gefäße.

Carcinoid-Syndrom

Dieser Krankheit liegt immer ein semimaligner Tumor des argentaffinen Systems zugrunde, ausgehend am häufigsten vom Magen-Darm-Trakt, weniger häufig von Bronchien, Gallenwegen, Pankreas oder Genitaltrakt. Es kommt nur bei ca. 5 % dieser Tumoren zur Ausbildung dieses Syndroms im Sinne von Flush, anfallsweiser Tachykardie, Diarrhoe, asthmoiden Zuständen, später zu bleibender Erythrocyanose mit Teleangiektasien. Die Symptome kommen durch Sekretionsprodukte des Tumors, vor allem Serotonin, andere Übermittlersubstanzen, wie aktive Kinine, wahrscheinlich auch Prostataglandine und Histamin zustande. Die charakteristischen Hautveränderungen lassen stets auf ein Carcinoid schließen.

Akanthosis nigricans (Pollitzer, 1890; Darier, 1893)

Klinisch handelt es sich um die bekannten pigmentierten, teils verrucösen oder papillomatösen Hautverdickungen, hauptsächlich an Hals, Axillen und in der ano-genitalen Region, vereinzelt aber auch perioral, sowie mit warzenförmigen Papillomen an Handrücken und Handtellern. Von dieser paraneoplastischen Akanthosis nigricans des Erwachsenen über 40 Jahre sind die jugendliche Form ohne Carcinome und die Pseudo-Akanthosis, also dieselben Hauterscheinungen ohne Carcinom, abzutrennen, die besonders bei Frauen mit endokrinen Störungen oder Obesitas vorkommen. Bei der Akanthosis nigricans Erwachsener über 40 Jahre ist je nach Autor in 44 bis 100 % der Fälle ursächlich ein Malignom der inneren Organe beteiligt, nämlich in 68 % des Magen-Darm-Traktes, in 15 % des Genitaltraktes, in 8 % des Respirationstraktes und in 9 % verschiedener anderer Organe. Entsprechend dem bereits langjährigen Wissen um diese Krankheit konnten bisher 1545 Fälle verarbeitet werden. Bei der paraneoplastischen Akanthosis ist das männliche ungefähr gleich häufig wie das weibliche Geschlecht befallen. Häufig treten die Hautveränderungen vor dem Malignom in Erscheinung, gelegentlich wird dasselbe erst später nach intensivem Suchen oder erst bei der Obduktion entdeckt. Vereinzelt bildeten sich die Veränderungen parallel zur erfolgreichen Behandlung des Malignoms zurück.

Hypertrichosis lanuginosa (velosa) acquisita (Lyell, 1951)

Bis dahin sind 12 Fälle dieser eigenartigen, imposanten Hautkrankheit bekannt geworden, bei welcher in wenigen Tagen die Lanugo bzw. Velosa-Haare, besonders um

Augenbrauen, im Bereich von Nasen, Ohren, Wangen und am Hals, dann von oben nach unten abnehmend an Stamm und Extremitäten, wachsen. Diese Haare erreichen eine Länge von 3 bis 5 cm, sind pigmentarm und geben dem Patienten ein affenähnliches Aussehen. Die Terminalhaare sind nur wenig befallen. Nachdem die Haarveränderungen vorerst mit den „Schriddeschen Krebshaaren" in Beziehung gebracht wurden, ähnelt die Krankheit jedoch eher den seltenen, bereits in der Kindheit auftretenden lanuginösen Hypertrichosen ohne Krebs, und auch vereinzelten lanuginösen Hypertrichosen des Erwachsenen bei endokrinen Störungen (Thyreoidea, Nebennierenrinde). Von 12 Fällen waren es bis dahin 5 männliche und 7 weibliche Patienten mit einem Durchschnittsalter von 54 ± 13 Jahren. 9mal fand sich ein Malignom mit Lokalisation in Lungen, Magen-Darm-Trakt, bes. Colon und Rectum, Genitaltrakt. Einmal fand sich dieses Haarwachstum auch nach grippalem Infekt. Bis jetzt konnten in 2 Fällen die Carcinome erfolgreich behandelt werden mit Normalisierung des Haarwachstums. Histologisch wurde beobachtet, daß die Haarwurzeln der Velosa-Haare in den oberen Cutispartien eigenartig horizontal abgeknickt liegen.

II. Fakultativ paraneoplastische Dermatosen

1. Relativ häufig (Tab. 1)

Dermatomyositis: Im Gegensatz zur Dermatomyositis des Jugendlichen, bei welcher keine bösartigen Tumoren gefunden werden, finden sich beim Erwachsenen mit zunehmendem Alter in 10 bis 50% Neoplasien der inneren Organe. Dies ist beim weiblichen Geschlecht häufiger der Fall. Von 11 Autoren wurden z. B. 774 Fälle analysiert, welche im Alter von über 40 Jahren in 50% Malignome zeigten, nämlich in 44% des Genitaltraktes, in 23% des Verdauungstraktes, in 15% des Respirationstraktes und in 4% des reticulo-endothelialen Systems. In 13% fand sich Parallelismus von Malignom und Haut, nämlich Rückbildung der Dermatomyositis bei erfolgreicher Carcinomtherapie. Meist erkrankt die Haut zuerst und erst später wird das zugrunde liegende Malignom gefunden. Allgemein entsteht die Dermatomyositis durch einen nicht malignomabhängigen, bis jetzt noch unbekannten Faktor (Autoimmunreaktion?), bei welchem offenbar gelegentlich carcinomatöse Antigene eingeschaltet sein können. Dies konnte durch positive Intracutanteste vom Sofort-Reaktionstypus mit Carcinomextrakten nachgewiesen werden. Exakte tumorantigenetische Untersuchungen z. B. mittels Immunfluoreszenz fehlen aber noch.

Erythrodermie: Bei Erwachsenen über 50 Jahren kann in 5 bis 10% der Fälle ein Malignom innerer Organe die Ursache der Erythrodermie verschiedenster Formen darstellen, unabhängig vom Geschlecht. Als Malignome kommen hauptsächlich Morbus Hodgkin, aber auch Mycosis fungoides, Retikulosen und Leukosen vor. Bei diesen letzteren Krankheiten handelt es sich aber wahrscheinlich, wie eingangs erwähnt, nicht um eigentliche Paraneoplasien, da meist in der Haut selbst anaplastische Zellen liegen, was bei Leukosen gelegentlich vor der Erkrankung des Knochenmarkes zustande kommt. Vereinzelt finden sich auch Erythrodermien bei Carcinom in Larynx, Lunge und Magen, wobei sich dann die Frage einer zufälligen Koinzidenz von 2 im Alter relativ häufigen Erkrankungen ergibt. Nur vereinzelt finden sich Rückbildungen der Hautveränderungen nach erfolgreicher Malignombehandlung oder Wiedererkrankung der Haut bei Carcinomrecidiv. Häufig erkrankt die Haut vor Entdeckung des Carcinoms oder der Leukämie.

Pruritus, Prurigo: Auch hier finden sich bei Erwachsenen über 50 Jahren geschlechtsunabhängig in 5 bis 10% Malignome, vor allen Dingen Morbus Hodgkin, wo ja neben Gewichtsabnahme und Schweißausbrüchen der Pruritus häufig einen wichtigen Hinweis darstellt. Umschriebener Pruritus der Genitalregion findet sich gehäuft bei Carcinoma uteri, der Analregion bei Rectum-Carcinom. Auch hier findet sich gelegentlich ein Parallelismus von Hautsymptomen und Carcinom. Häufig kann also Pruritus und Prurigo bei älteren Leuten als Hinweis auf Carcinombildung gedeutet werden.

Panniculitis nodularis febrilis (Weber-Christian): Diese Krankheit deutet in 5 bis 10% auf Pankreascarcinom.

Pachydermoperiostose: In 5 bis 10% der Fälle kommt diese Veränderung mit Haut- und Knochenverdickung an den Akren, in der Gesäßregion gelegentlich mit Bildung einer „Elefantenhaut" bei Bronchial- und Lungencarcinomen vor.

Phlebitis saltans: In 2 bis 10%, besonders bei älteren Patienten, weist diese Erkrankung auf ein inneres Carcinom, meist des Pankreas, hin.

2. *Relativ selten* (Tab. 1)

Bei diesen Krankheiten kann man sich mit Recht darüber streiten, ob nicht eine zufällige Koinzidenz besteht. Ganz vereinzelte Hautveränderungen dieser Gruppe scheinen sich bei erfolgreicher Behandlung des malignen Tumors innerer Organe tatsächlich zurückzubilden oder bei Rezidiv wieder zu verschlimmern. Nur in *1 bis 2%* ist aber mit einem Malignom zu rechnen, vor allen Dingen bei Ichthyosis acquisita, welche dann die Beugeseiten nicht verschont, oder bei bullösen Dermatosen, welche das Bild einer Dermatitis herpetiformis Duhring, eines Pemphigoids Lever, eines Erythema exsudativum multiforme oder Lichen ruber bullosus annehmen können. Beim „paraneoplastischen" Lichen bullosus finden sich in der Regel retroperitoneale Tumoren. Beim „neoplastischen" Erythema exsudativum multiforme scheinen die Schübe besonders nach Tumornekrosen, z. B. infolge Röntgentherapie, in Erscheinung zu treten.

Hautveränderungen wie Urticaria, Purpura, Pigmentierung, Pyoderma gangraenosum, senile Warzen, Amyloidose sind nur in *1%* der Fälle ein Hinweis auf innere Malignome. Von der Purpura sind es besonders die kryoglobulinämischen Blutungen bei Myelomen. „Paraneoplastische" Pigmentierungen finden sich hauptsächlich am Stamm. Die senilen Warzen, welche als häufiges Hautleiden im Alter auftreten, können selten bei Karzinomen schubweise eruptiv entstehen.

Obwohl die Pathogenese bei diesen seltenen paraneoplastischen Dermatosen und der Zusammenhang mit dem Malignom ungewiß ist, können sie doch den Arzt gelegentlich zur Suche nach einer Neoplasie veranlassen.

III. Nicht paraneoplastische Dermatosen (Tab. 1)

Dies sind nach unserer Auffassung Hautveränderungen, welche 1. neoplastische Zellen in der Haut selbst aufweisen, 2. als Sekundärerkrankung mit tumorunabhängigem Verlauf (Herpes Zoster, banale Infekte bei Resistenzverminderung) oder welche 3. durch eine Noxe mit gleichzeitiger Schädigung von Haut und inneren Organen entstehen. In dieser 3. Gruppe sind zu erwähnen: Arsenkeratosen, genetisch verankerte Veränderungen, wie Peutz-Jeghersches Syndrom, diffuse Palmoplantarkeratosen mit Oesophagus-Carzinom (2 Familien in Liverpool und eine Familie in Indien), Gardner-Syndrom, bei welchem die Mutation eines pleiotropen Gens diskutiert wird. Daß die punktförmigen Keratosen der Handteller und Fußzonen im Gegensatz zu den ursprünglichen Vermutungen von Dobson bei inneren Karzinomen nicht gehäuft auftreten, erwiesen statistische Nachuntersuchungen von Bean, sowie Stolman u. a., welche mehrere 100 Patienten nachkontrollierten. Nach diesen Autoren ist ein Zusammenhang mit vorangegangener Arsenmedikation wahrscheinlich.

Schlußfolgerung

Es sei betont, daß die Pathogenese der Neoplasien noch recht unsicher ist. Die große Anzahl der kritischen Autoren hält dieselbe noch für *vollkommen unbekannt,* außer die bekannte Genese der Hautveränderungen beim Carcinoid-Syndrom. *Immunpathologische Reaktionen* sind lediglich bei der Dermatomyositis durch vereinzelt positive Hautteste vom Sofortreaktionstypus auf Carcinomextrakte wahrscheinlich geworden, sonst aber noch wenig abgeklärt. An ein immunpathologisches Geschehen ist auch insofern zu denken, als heute zunehmend tumorspezifische Antigene mit ihrem zellulären und humoralen Reaktionstypus erkannt werden. Bei Akanthosis nigricans und Hypertrichosis lanuginosa wird ein *wachstumsfördernder Faktor X* diskutiert, ebenso bei bestimmten Hyperkeratosen und Papillomatosen, dessen Genese und Art aber noch vollkommen unbekannt ist.

Zweifellos kann der geschulte Dermatologe dank der Kenntnisse der genannten obligaten und fakultativen Paraneoplasien durch frühzeitigen Hinweis auf interne Malignome gelegentlich den bedrohten Patienten und anderen Fachkollegen wertvolle Hilfe bringen.

Im anschließenden Literaturverzeichnis seien nur wenige Übersichtsarbeiten erwähnt, vor allen Dingen auch das interessante Buch über Paraneoplasien von Herzberg, welches am Symposium in Bremen 1969 einen umfassenden Überblick gab.

Zusammenfassung

Unter kutanen Paraneoplasien verstehen die Autoren „nicht neoplastische Hautmanifestationen, die durch ein inneres Malignom bedingt und in ihrem Verlauf direkt beeinflußt werden". Dabei kann man unterscheiden zwischen Hautsymptomen, die obligat oder vorwiegend paraneoplastische Dermatosen sind, und fakultativ relativ häufig und relativ seltenen paraneoplastischen Dermatosen. Die zugehörigen Krankheitsbilder werden angeführt und beschrieben. Nicht dazu gehören Hautmetastasen oder Hautveränderungen mit anaplastischen Zellen in der Haut selbst, sowie die bei Neoplasien gehäuft vorkommenden Sekundärerkrankungen der Haut mit eigenem Verlauf, ferner Dermatosen und Neoplasien auf Grund einer gemeinsamen, übergeordneten, externen (Carcinogen) oder internen (genetischen) Ursache.

Literatur

1. Bureau, Y., Barrière, H.: Dermatoses et cancers profonds. Laval méd. **34**, 642—660 (1963).
2. Cormia, F. E., Domonkos, A. N.: Cutaneous reactions to internal malignancy. Med. Clin. North America **49**, 655—680 (1965).
3. Herzberg, J. J. (ed.): Cutane paraneoplastische Syndrome. Tagung der NWDt. Dermatolog. Gesellschaft und Hamb. Dermatolog. Gesellschaft in Bremen 1969. Stuttgart: Fischer 1971.
4. Herzberg, J. J.: Paraneoplasien der Haut. Therapeut. Umschau **29**, 587—591 (1972).
5. Ollendorf-Curth, H.: Dermatoses bénignes et les cancers profonds. Laval méd. **34**, 669—674 (1963).
6. Sneddon, I. B.: The skin markers of malignancy. Brit. Med. J. **5354**, 405—409 (1963).
7. Wysocki, R.: Paraneoplastische Dermatosen bei viszeralen Karzinomen. Schweiz. med. Wschr. **101**, 475—478 (1971).

Theodor Nasemann

Herpes-Viren und Carcinogenese

Auf dem vierten Münchner Fortbildungskurs vor 11 Jahren (1962) hatte ich die Aufgabe übernommen, über die Bedeutung der Virusarten für die Ätiologie der Tumoren zu berichten. Damals hieß das Thema absichtlich nicht „Bedeutung der Viren für die Carcinogenese", da wesentlich mehr virusbedingte Tumoren mit gutartigem als mit bösartigem Charakter bekannt waren. Außerdem war noch kein einziges „echtes" Krebsvirus beim Menschen aufgefunden worden — im Gegensatz zu den Verhältnissen bei Tieren (s. Tab. 1).

Tabelle 1. Die durch virusartige Agentien hervorgerufenen Tumoren bei Tieren (Warmblüter)

Tierart	Tumorart
Huhn	Roussches Sarkom und verschiedene verwandte Sarkome, Murray-Beggsches Endothelio-Sarkom, Erythroblasten-Leukämie, Myeloblastose, Lymphomatose
Maus	Mammacarcinom (Bittner-Faktor), lymphatische Leukämie, bilaterale Speicheldrüsentumoren (Polyoma-Virus von Stewart und Eddy)
Kaninchen	Papillom (Shope), Fibrom (Shope), Myxomatose
Rind	Lymphadenose

Die Virustumoren beim Menschen gehörten ausschließlich zur Gruppe der Papillome bzw. infektiösen Akanthome oder zu den umschriebenen, tumorartigen Hyperplasien der Haut (s. Tab. 2).

Tabelle 2. Benigne Haut-(Schleimhaut-)tumoren des Menschen mit Virusätiologie

1. Warzen 2. Spitze Condylome 3. Larynxpapillom	Papillome
4. Molluscum contagiosum 5. Melkerknoten	tumorartige Hyperplasien

(Erreger-bedingte reaktive geschwulstartige Bildungen)

Noch immer gelten folgende Grundkriterien:
— Die Tumorbildung ist ein lokaler Prozeß.
— Der Krebs ist daher ein zelluläres Problem.
— Krebserzeugung ist in allen Geweben möglich.
— Jede Zelle kann in eine Krebszelle verwandelt werden!

Jeder virusbedingte Tumor muß zellfrei von Individuum zu Individuum übertragen werden können. Das ist für eine große Zahl maligner Tumoren im Tierreich zweifelsfrei bewiesen worden — und auch für einige Tumoren des Menschen: Erinnert sei vor allem an das Burkitt-Lymphom, der besonderen klinischen Form eines Lymphosarkoms bei zentralafrikanischen Kindern, das durch das Epstein-Barr-Virus („EBV") hervorgerufen wird. Letzteres gehört in die Gruppe der Herpes-Virusarten. Diese relativ junge Erkenntnis, 1962 noch unbekannt, warf ein besonderes Schlaglicht auf die herpetischen Erkrankungen des Menschen — und war so auch der Anlaß dafür, dieses Thema heute und hier zu präsentieren.

Welch Wandel durch die Virusforschung in 11 Jahren und welch aktuelle Bedeutung auch für unser Fach!

Die Theorie der Krebsentstehung durch Viren erhielt in den letzten Jahren einige wichtige Impulse. So klärte die Phagenforschung das Problem der Latenz bei Virusinfektionen auf. Es konnte gezeigt werden, daß latente Viren durch unterschiedliche Reizeinwirkungen, z. B. auch durch bekannte cancerogene Noxen wie etwa ionisierende Strahlen oder bestimmte Kohlenwasserstoffe, in einen aktiven, pathogenen Zustand umgewandelt werden können. Andererseits konnten für bestimmte Virusarten „*Transformationen*" aufgezeigt werden. Es gelang beispielsweise, durch simultane Verimpfung des relativ gutartigen Fibromvirus des Kaninchens zusammen mit einer Suspension des hitzeinaktivierten Kaninchenmyxomvirus, das primär harmlose Fibrom- in das aktiv-bösartige Myxomvirus zu transformieren. Auch bei anderen Viren werden solche *Rekombinationen* für möglich gehalten. Des weiteren gilt es heute als sicher, daß es nicht ein einziges Krebsvirus, sondern mikromorphologisch und mikrobiologisch verschiedene Tumorviren gibt. Da Carcinome nicht epidemisch auftreten, wird von den meisten Autoren angenommen, daß krebserzeugende Virusarten unter gewöhnlichen, natürlichen Bedingungen nicht kontagiös sind. Zur Tumorentstehung sind außer der schon erwähnten Latenzzeit noch Kofaktoren mit größter Wahrscheinlichkeit notwendig. Viren können sich fremdes genetisches Material aneignen und die damit erworbenen Eigenschaften weitervererben.

Doch wenden wir uns nach diesen einleitenden Bemerkungen dem eigentlichen Thema, den Herpesviren, zu. Diese Virusgruppe rückte in den letzten Jahren immer mehr in den Vordergrund des Interesses — eine Übersicht gibt Tab. 3 —, und zwar vor allem das Herpes simplex-Typ 2-Virus (HVH 2 = Herpesvirus hominis, Typ 2) und das schon erwähnte Epstein-Barr-Virus (EBV). Beide wegen ihrer Tumorbeziehung!

Das HVH 2 verursacht vor allem den genitalen Herpes.

Erstmals wurde 1968 von einer Spezialistengruppe in Atlanta, Georgia, ein ursächlicher Zusammenhang zwischen dem rezidivierenden Herpes genitalis und dem Cervix-

Tabelle 3. Übersicht über die Herpes-Gruppe

Zoster-Varicellen-Virus	Desoxyribonucleinsäure-(DNS)-haltige Viren
Herpes simplex-Virus, Typ I und II (HVH)	Virusdurchmesser: 90 bis 170 nm
Herpes B (simiae)-Virus und herpesähnliche Virusarten	Cytologie: Eosinophile Kerneinschlüsse in den Wirtszellen
(Herpes-like Virus: HLV) u. a. Virus III, Pseudowut-Virus (Aujeszky), Cytomegalie-Virus u. a.	Primärläsion: 　Intraepidermale Bläschen
	Im Bläschenausstrich: 　Multinucleäre Riesenzellen
	Serologie: Bildung spezifischer Antikörper im Blutserum der Patienten

carcinom vermutet. Inzwischen beschäftigen sich mehrere Forschungsgruppen in den USA und in Europa mit diesem wichtigen Problem.

Zunächst einige Daten zur Klinik der HVH 2-Infektion, d. h. also des genitalen Herpes! Vesiculöse Eruptionen im Genitalbereich bei Frauen und Männern können als Erstinfektionen auftreten, z. B. als Vulvovaginitis herpetica, als herpetische Cervicitis oder Herpes praeputialis. Solche primären vesiculösen Eruptionen können sehr ausgedehnt sein und stärkere Allgemeinbeschwerden, z. B. eine entzündliche Area mit Schmerzen und Fieber, verursachen. Serologische Untersuchungen zeigen, daß bei diesen Patienten die Titerwerte der neutralisierenden Herpesantikörper von 0 zu einem hohen Wert ansteigen. Gleiches gilt für die komplementbindenden Antikörper. Hier kommt es zu beweisendem Anstieg sowohl der S- als auch der V-Titer.

Der ungemein häufig vorkommende Herpes genitalis recurrens siedelt sich beim Mann vor allem im Sulcus coronarius des Penis oder am Präputium an. Auch am Gesäß und an der Innenseite des Oberschenkels kommt er vor, seltener in der Urethra bzw. in der Fossa navicularis. Bei Frauen werden in erster Linie die Labien, das Gesäß, etwas seltener die Vaginal- und Cervixschleimhaut, befallen. Letztere wird jedoch, das muß einschränkend betont werden, auch seltener auf Herpesbefall untersucht. Gelegentlich kommen auch extragenitale HVH 2-Infektionen vor, z. B. an den Händen und den Fingerseiten als Inokulationsherpes. Die Inkubationszeit beträgt minimal 2 bis maximal 7 Tage. Vor den Rezidiven fallen bei allen rekurrierenden Herpeseruptionen die S-Antikörper ab, um dann später wieder anzusteigen (Söltz-Szöts, 1959). Die V-Antikörper bleiben vor und nach den Rezidiven auf etwa gleicher Höhe bestehen. Man schätzt die Häufigkeit des Herpes recurrens in Europa auf etwa 1 %, in den USA sogar auf 2 %. Der genitale Herpes kann, wie schon Besnier wußte, venerisch übertragen werden. Roizman hat kürzlich den Herpes genitalis als zweithäufigste venerische Infektion in den USA bezeichnet. Nur die Gonorrhoe sei häufiger und der Herpes im Genitalbereich käme sehr oft als Begleiter anderer venerischer Infektionen vor. Für den Frankfurter Raum können wir dies bestätigen.

Die gruppierten Bläschen der genitalen Herpeseruption erodieren rasch. In 3 bis 8 Tagen trocknen die Läsionen unter Verkrustung allmählich ein. Synchron bildet sich die entzündlich-ödematöse Schwellung zurück. Nach 10 bis 14 Tagen fallen die Krusten ab. Subjektiv bestehen Juckreiz und Spannungsgefühl, mitunter kommt es zu neuralgiformen Schmerzen oder schwerer Neuritis, kleineren Nekrosen, Lymphangitis und Lymphadenitis. Die Rezidive treten unterschiedlich häufig auf. Die Intervalle können nur wenige Tage, 1 bis 2 Wochen, 1 Monat oder mehrere Monate betragen. Bei Frauen mit Herpes menstrualis tritt des Rezidiv jeweils kurz vor oder mit der Periode auf. Geschlechtsverkehr kann provokativ wirken. Nicht immer lassen sich besondere auslösende Ursachen eruieren. Tab. 4 zeigt die Häufigkeit der HVH 2-Infektionen im Vergleich zu denen durch den Typ 1 für Frankfurt und München. Es ergeben sich nur geringfügige Unterschiede: Etwa 50 % der rekurrierenden Herpeseruptionen werden durch den Typ 2 hervorgerufen.

Tabelle 4. Häufigkeit von Herpes Typ I- und Typ II-Infektionen in München und Frankfurt a. M.

Typ	Häufigkeit (%)	Ort	Anzahl der Patienten
I	42	München	71
II	58	München	99
I	55	Frankfurt	103
II	37	Frankfurt	70
I + II	8	Frankfurt	15

Die Eigenschaften des Herpesvirus vom Typ 2 zeigt die Tab. 5.

Tabelle 5. Synopsis der Eigenschaften des Herpes simplex-Virus vom Typ II

Brutei:
  Makroskopisch: Große Läsionen auf der Chorionallantoismembran
  Histologisch: Starke ektodermale Proliferation, massiv-entzündliches Infiltrat im Mesoderm
  Elektronenmikroskopisch: Keine Unterschiede in der Virusstruktur zum Typ I

Gewebekultur: Bildung großer Plaques und großflächiger Synzytien

Weiße Mäuse: Stärkere Virulenz für genital infizierte weibliche Mäuse als Typ I

Mensch:
  Klinik: Eruptionen am Genitale, am Gesäß, seltener an den Extremitäten. Oft Rezidive mit
  nur kurzen Intervallen
  Hauthistologie: Intraepidermales Bläschen, kein Unterschied zur Typ I-Infektion
  Elektronenmikroskopisch: Kein Unterschied zur Typ I-Infektion
  Serologisch: Trennung von Typ I und II durch vergleichende Antikörper-Titration mit
  gleichen Antigenmengen.

Ansprechen auf Vaccination: Langsamer als Typ I-Infektion
  Reaktologisch: Kleinere Area bei Intracutantest mit Typ II-Antigen

Der Typ 2 bildet also größere Herde auf der Chorionallantoismembran bebrüteter Hühnereier und größere Plaques in der Gewebekultur als der Typ 1. Munk und Mitarbeiter untersuchten die herpetische Plaquemorphologie genauer. Sie isolierten Virusklone aus den Plaques der beiden verschiedenen Größenordnungen des Typ 1 und 2. Dabei zeigte sich, daß Virusklone, die von großen Plaques stammten, in fortlaufenden Passagen jedesmal Plaques sowohl vom großen als auch vom kleinen Typ bildeten. Es war bislang in keinem Falle möglich, einen Virusklon zu erhalten, der nur durch Produktion großer Plaques charakterisiert war. Demgegenüber induzierten die Virusklone, die sich aus kleinem Plaque herleiteten, auch nach wiederholtem Isolieren von Klonen aus einer Klonlinie immer nur die Entwicklung von Plaques des kleinen Typs. Das spricht dafür, daß das Virus, welches das genetische Merkmal „*Großplaque*" besitzt, dieses nur in Gegenwart des Genoms mit dem Charakteristikum „*Kleinplaque*" ausdrücken kann. Das aber bedeutet, daß es sich beim „*Großplaque-Genom*" um ein defektes Virusgenom handeln muß. Beachtenswert ist die Tatsache, daß die besondere Eigenschaft, ein defektes Genom zu beherbergen, nur die Typ 2-Stämme des HVH besitzen. Sie haben außerdem eine wesentlich stärkere proliferative Potenz und rufen z. B. bei der Züchtung im Brutei zum Teil ektodermale Proliferationen hervor, die bis zu 10mal stärker sein können als die von HVH 1.

Nachdem jetzt die klinischen Daten und die mikrobiologischen Eigenschaften des Herpes-Typ 2-Virus besprochen sind, soll zusammengefaßt werden, was bis heute über Beziehungen dieses Virus zur Carcinogenese bekannt ist. Vom Blickpunkt der systematischen Virologie her erscheint solcher Kausalnexus nicht abwegig zu sein, denn der Herpesgruppe gehören Virusarten (HLV: Herpes-like Viruses) an, deren Bedeutung für die Bildung maligner Tumoren sicher ist (s. Tab. 6):

Tabelle 6. Übersicht über Herpes-Viren, welche maligne Tumoren induzieren

1. Luckésches Nieren-Adenocarcinom (Frosch)
2. Mareksche Krankheit (maligne Geflügellymphomatose)
3. Maligne Lymphomatose der amerikanischen Wildkaninchen (Cottontail-Rabbits) (Herpes Virus Sylvilagus)
4. Maligne lymphoretikuläre Tumoren der Primaten (Herpes-Virus Saimiri)
5. Burkitt-Sarkom des Menschen (Epstein-Barr-Virus = EBV, Herpes-like Virus: HLV)

Wichtig sind vor allem einige epidemiologische Hinweise:

— Cervixcarcinom und Herpes genitalis kommen extrem selten bei Kindern, Jungfrauen und Frauen mit Keuschheitsgelübden vor.

— Genitaler Herpes und Cervixcarcinom werden hingegen häufig bei Promiskuität beobachtet. Duenas, Melnick und Mitarb. (1972) fanden bei 65 bis 73% der von ihnen untersuchten Prostituierten Typ 2-Antikörper und bei 7% konnte das Typ 2-Virus aus dem Genitalsekret gezüchtet werden, ohne daß floride herpetische Eruptionen vorhanden waren. Nahmias, der nach der besten Prophylaxe befragt wurde, sieht diese nur in der Einpartner-Sexualbeziehung. Bei Völkern, die beschnitten sind, kommen Herpes genitalis, Penis- und Cervixcarcinom signifikant seltener vor.

Die Latenzzeit, die sich vom Anstieg der Typ 2-Durchseuchung im jugendlichen Alter bis zum Anstieg der Häufigkeit des Cervixcarcinoms im mittleren Frauenalter ergibt, ist im Rahmen der Latenz denkbar, mit der man bei onkogenen Viren vom Zeitpunkt der Infektion bis zur Manifestation des Tumors zu rechnen hat (Schneweis, 1971).

Centifanto (1972) fand bei 2 Patienten mit einem Prostatacarcinom in den Tumorzellen HVH 2-Virus — und kürzlich beobachteten Benjamin und Mitarbeiter bei 3 Patienten die Vergesellschaftung einer Herpesencephalitis mit einem Glioblastoma multiforme. Naturgemäß sind diese bemerkenswerten Daten noch kein schlüssiger Beweis für einen kausalen Zusammenhang. Gleiches gilt für die ebenfalls eminent wichtigen Ergebnisse von Gallmeier und Mitarbeitern 1972, die ein präzipitierendes Antigen in menschlicher Milch nachweisen konnten, das in die Gruppe der Herpesantigene gehört. Es scheint jedoch ein bisher nicht beschriebenes und noch nicht näher charakterisiertes typspezifisches Antigen (vermutlich der HLV-Gruppe) zu sein.

Bei der Untersuchung von cervicalen Smearpräparaten fanden Naib und Nahmias (1969), daß von 245 Frauen mit Herpes genitalis 24% Anaplasien hatten, darunter waren 16 Patientinnen mit Carcinoma in situ oder invasivem Tumor. Bei Herpes-negativen Frauen betrug die Häufigkeit von Anaplasien nur 2%.

Analoge Unterschiede fanden sich beim serologischen Nachweis der Herpes-Typ 2-Antikörper. Sie waren bei Patientinnen mit Dysplasie oder Cervixcarcinom sehr viel häufiger als bei Kontrollpatientinnen zu finden. Rowson und Jones (1972) konnten im Hämagglutinationstest bei Frauen mit Cervixcarcinomen relativ hohe Typ 2-Antikörpertiter feststellen.

Da ein infektionstüchtiges Virus in virustransformierten Zellen nicht vorhanden sein muß, scheint es grundsätzlich zweckmäßiger zu sein, in solchen Zellen nach Produkten einer unvollkommenen Virussynthese, d. h. nach Herpesvirus-Antigenen, zu suchen. Mit fluoreszierenden Anti-Typ 2-Antikörpern konnten Royston und Mitarbeiter (1970) Herpesantigene in Zellen von Anaplasien und Cervixcarcinomen nachweisen.

Noch eine weitere experimentelle Arbeitsrichtung verdient es, hier erwähnt zu werden. Nahmias und sein Arbeitskreis (1968—1973) konnten bei Untersuchungen im Primatenzentrum von Atlanta genitale Infektionen mit Herpes-Typ 2-Virus bei Affen erzielen. Da bei solchen, im übrigen groß angelegten Versuchen eine der Tumorlatenzperiode entsprechende Beobachtungszeit erforderlich ist, werden die entscheidenden Resultate erst nach Jahren vorliegen. Sie dürften sehr gut die Ergebnisse bei Hamstern ergänzen. Neugeborene Tiere wurden genital mit HVH 2 infiziert. Bei 9 von insgesamt 385 beimpften Hamstern entwickelten sich Tumoren von unterschiedlichem histologischem Aufbau. Bei 120 Tieren, die im Gegensatz dazu mit HVH 1 infiziert wurden, traten keine Tumoren auf. Berücksichtigt man diese serologischen, epidemiologischen und tierexperimentellen Ergebnisse zusammen mit der Tatsache, daß das Herpes-Typ 2-Virus erhebliche ektodermal-proliferative Potenz besitzt, dann wird der Vergleich von Glasky verständlich. Er sagte: „Man sucht einen Mörder in einem ganz bestimmten Haus und findet dort eine verdächtige Person mit einem Gewehr. Aber man muß erst noch beweisen, daß sie es war, die den Abzug der Waffe wirklich betätigt hat."

Auch die Immunologie hat zur Lösung dieses Problems einige wichtige Resultate geliefert. Rust (1971) wies nach, daß der Ausfall des Rosettentests nach Boyden dafür spricht, daß beim Herpes genitalis die zelluläre Abwehr gestört ist. Andererseits deutet die relativ niedrige Komplementaktivität auf besondere Immunphänomene hin. Wenn auch der letzte Beweis für die Carcinogenese durch das Herpes-Typ 2-Virus bis jetzt noch nicht erbracht wurde, so trifft doch zu, was Nahmias kürzlich feststellte: nämlich, daß die Beziehung HVH 2 zum Cervixcarcinom etwa so sicher sei wie die zwischen starkem Zigarettenkonsum und dem Lungenkrebs.

Werfen wir abschließend noch einen Blick auf die therapeutischen Möglichkeiten und auf die Prophylaxe. Sehr selten, d. h. nur bei wenigen Einzelfällen, wurde bisher im Eruptionsfeld eines Lippenherpes, der Jahrzehnte hindurch rezidivierte oder als Folge eines Herpes recurrens des männlichen Genitale eine Krebsentwicklung beobachtet. Das zwingt zu der Frage, ob am Entstehen eines Cervixcarcinoms anatomische, vielleicht auch hormonelle Faktoren beteiligt sein können, eventuell auch die chronische entzündliche Irritation im Gefolge des rekurrierenden Herpes an der Portio bzw. in der Cervix. Die Verhältnisse liegen hier gerade umgekehrt wie bei den spitzen Kondylomen. Cancerisierung kommt bei letzteren fast nur bei der destruierenden Variante von Buschke und Loewenstein vor, die bei Männern mit invasiv-nekrotisierender Verlaufsweise gesehen wird. Bei Frauen sind hingegen keine 10 Beobachtungen in der Weltliteratur fixiert worden. Auch hier sind anatomische Gründe — Phimose, Invasion in die Corpora cavernosa — anführbar.

Beim Herpes an der Portio und in der Cervix sind lokale therapeutische Maßnahmen nicht erfolgversprechend. Beim Herpes der Vulva oder des männlichen Genitales stehen hingegen lokal applizierbare Medikamente zur Verfügung:

— Das 5-Jod-2'desoxyuridin (= IDU), z. B. als Virunguent®-Salbe (Nasemann und Braun-Falco),
— die Adamantan-Derivate, z. B. das Tromantadine (Viru-Merz-Serol®), s. bei Lieb und May (1972),
— oder das Isoprinosin® und
— die von Felber inaugurierte Photoinaktivierung mit einer 0,1 %igen wäßrigen Neutralrotlösung und anschließender Bestrahlung mit einer Fluoreszenzlampe.

Diese lokalen Behandlungsverfahren führen zu rascherer Abheilung der Herpeseruption und zur Verlängerung der Intervalle zwischen den Rezidiven. Die Wirkung ist desto besser, je frühzeitiger die Anwendung erfolgt.

Bessere Resultate sind von der Vaccinetherapie zu erwarten. Sie geht auf Biberstein und Jessner zurück und wurde später von verschiedenen Autoren in mannigfacher Weise modifiziert. Auf eigenen Arbeiten beruht jedoch die Injektionskur mit einer typspezifischen Vaccine, für die ich folgendes Applikationsschema empfehlen möchte (siehe Tabelle 7, Seite 28).

Beim Lupidon G® handelt es sich um eine abgetötete Herpes-Typ 2-Vaccine. Wir haben in den vergangenen 5 Jahren etwa 400 Patienten mit genitalem Herpes mit HVH 2-Vaccine behandelt. Das Gesamtergebnis war sehr zufriedenstellend. Nebenwirkungen ernsterer Natur wurden nicht beobachtet. Selbst schwere, sehr ausgedehnte Herpeseruptionen an der Portio sprachen gut an, d. h. nach wiederholten Injektionen kam es zum Sistieren der Rezidive. Bisher ist kein anderes Behandlungsverfahren bekannt, das ähnlich wirksam ist. Ob durch konsequente Typ 2-Vaccination ein späteres Portio- oder

Tabelle 7. Therapieschema für Herpes simplex-Typ 2-Infektionen

A. Vorbehandlung mit Interferon-Inducer, z. B. Grippevaccine (Begrivac)
    1. Tag: 0,5 ccm Grippevaccine subcutan
    8. Tag: 0,5 ccm Grippevaccine subcutan
    14. Tag: 0,5 ccm Grippevaccine subcutan

B. Dann typenspezifische Behandlung mit abgetöteter Herpesvaccine (Lupidon G)
    1. Tag: 0,1 ccm Lupidon G subcutan
    2. Tag: 0,3 ccm Lupidon G subcutan
    3. Tag: 0,5 ccm Lupidon G subcutan
    4. Tag: 0,7 ccm Lupidon G subcutan
    5. Tag: 0,9 ccm Lupidon G subcutan
    6. Tag: 1,0 ccm Lupidon G subcutan
    7. Tag: 1,5 ccm Lupidon G subcutan
    8. Tag: 2,0 ccm Lupidon G subcutan

C. Anschließend langfristige Vaccinetherapie: Zunächst alle 14 Tage weiterhin 2 ccm Lupidon G, bei schweren, hartnäckigen Fällen auch 3–4 ccm s.c.

Erst nach völligem Sistieren der Rezidive längere Intervalle einschalten:

— 4 Wochen
— 8 Wochen
— 3 Monate

Vierteljährlich 2 bis 4 ccm Lupidon G über Jahre!

Cervixcarcinom absolut sicher zu verhindern ist, kann noch nicht mit Sicherheit angegeben werden. Der prophylaktische Nutzen ist jedoch möglich — und daher ein Versuch in der angegebenen Form anzuraten. Das Sistieren der Rezidive und das Ausbleiben entzündlicher Vorgänge könnte nützen.

Parallel zu den Tierversuchen des Arbeitskreises von Zur Hausen mit dem Epstein-Barr-Virus und von Rapp und Duff (1972), die Transformationen von Hamsterzellen nach Infektion mit inaktiviertem Herpesvirus sahen, wurden Bedenken hinsichtlich der Applikation abgetöteter Herpesvaccinen geäußert. Hierzu ist folgendes anzumerken:

— Die Typ 2-Vaccine wird nur bei Patienten injiziert, die einen chronisch rezidivierenden Herpes genitalis aufweisen, sich also intensiv mit dem Herpesvirus auseinandergesetzt haben.

— Die Vaccine wird nicht lokal, d. h. nicht an der Portio oder in der Cervix, appliziert. Wir sahen: Krebs ist ein lokales, ein zelluläres Problem.

— die Typ 2-Vaccine wird subcutan am Oberarm injiziert und wird dort von Makrophagen aufgenommen und weiterverarbeitet. Die injizierte Antigenmenge ist sicher viel geringer als diejenige, die in der floriden Herpeseruption anfällt.

— Verzichtet man auf die spezifische Vaccinetherapie, geht der rekurrierende Herpesprozeß an Portio oder Cervix weiter. Wer will das klinisch verantworten, nachdem eine zuverlässige Therapie bekannt ist?

— Versuche mit Gewebekulturen, neugeborenen Mäusen oder Hamstern können nicht ohne weiteres auf die Verhältnisse beim Menschen übertragen werden. In fast 12 Jahren sahen wir am Menschen keine Veränderungen, die denen entsprochen hätten, die in vitro oder tierexperimentell erhalten wurden. Die Resultate an Primaten stehen noch aus. Der Mann aber, der diese Versuchsserie leitet, Nahmias, hat keine Bedenken gegen die Typ 2-Vaccine.

— Interferon-Induktoren, die nach Wacker (1973) schon in Stunden wirksam sind, können die Immunantwort verstärken und verlängern. Es erscheint — und damit möchte ich schließen — als sinnvoll, die durch Typ 2-Antigen stimulierte Immunkörperbildung durch Interferon-Inducer zu optimieren.

Sabin sieht möglicherweise in Herpesimpfstoffen künftige wirksame Krebsvaccinen. Ich persönlich halte sie für bedenkenlos applizierbar, so daß ich einen langfristigen Selbstversuch durchführe. Die mögliche Krebsprophylaxe lohnt meines Erachtens solches Experiment.

Literatur

Nasemann, Th.: Die Viruskrankheiten der Haut. In: Handbuch der Haut- und Geschl. Krh., Ergänzungswerk, Band IV/2, Berlin–Göttingen–Heidelberg: Springer 1961
Nasemann, Th.: Die Infektionen durch das Herpes simplex-Virus. Jena: Fischer 1965
Nasemann, Th.: Herpes simplex-Virus, Typ 2. Hautarzt **24**, 133—139 (1973)

Weitere Literatur kann vom Verfasser angefordert werden.

Hans-Jürgen Bandmann

Aufgaben des Dermatologen bei der Früherkennung des Krebses

Die Treffsicherheit einer fachärztlich gestellten klinischen Diagnose

Kein Patient ohne gutartige Tumoren oder Mäler, kaum ein Sprechstunden-Arbeitstag ohne Diagnosen von Praecancerosen im engeren Sinn, kaum eine Sprechstunden-Arbeitswoche ohne Diagnosen von malignen Hauttumoren!

Diese Behauptungen wird wohl jeder in einer Fachpraxis oder in einer Poliklinik tätige Dermatologe unterstützen.

Früherkennung von malignen Hauttumoren bedeutet:

1. Praecancerosen im weiteren Sinn als solche beobachten und die sie bedingenden Dermatosen wie sklerosierende Phimose, Lupus vulgaris oder Lupus erythematodes chronicus wirksam behandeln und ggf. deren Recidive frühzeitig erfassen.

2. Praecancerosen im engeren Sinn in absehbarer Zeit chirurgisch, elektrochirurgisch, kryotherapeutisch oder mittels ionisierender Strahlen vernichten, in ihnen nach initialen malignen Tumoren fahnden und die Patienten nachbeobachten. Das letztere wird aus zwei Gründen empfohlen: 1. Um Recidive möglichst bald einer erneuten Therapie zuzuführen und 2. um neue Praecancerosen, welche sich wegen weiter wirkender aetiologischer Faktoren, wie chronische Lichtschädigung oder Arsen entwickeln können, bald möglichst zu diagnostizieren.

Ein Patient, bei welchem ein M. Bowen gefunden wurde, sollte aus einem weiteren Grund über Jahre hindurch unter Hinzuziehung von Fachärzten anderer Disziplinen betreut werden: Es sollen 25% aller dieser Patienten nach durchschnittlich 5½ Jahren an Carcinomen anderer Organsysteme erkranken!

3. Maligne Hauttumoren unverzüglich einer geeigneten Behandlung zuführen.

Die klinische Diagnose oder Verdachtsdiagnose eines malignen Tumors oder einer Praecancerose der Haut im engeren Sinn ist tunlichst histologisch zu bestätigen bzw. zu überprüfen. Bei größeren Läsionen ist dazu eine Probeexcision vorzunehmen, kleinere Läsionen können in toto excidiert werden. Beabsichtigt man die entsprechende Läsion nicht chirurgisch, sondern z. B. radiologisch anzugehen, so sollte auch bei kleineren Läsionen eine Probeexcision die Diagnose absichern.

In Deutschland und in einigen anderen Ländern wird vor der Probeexcision aus einem Melanomalignom oder einem als solchen verdächtigten Tumor gewarnt. Die Berechtigung dieser Warnung bedarf einer Überprüfung. Bevor diese nicht eine verbindliche andere Empfehlung erlaubt, gilt als Regel: Keine Probeexcision aus einem Melanomalignom.

Wie nötig und nützlich die histologische Überprüfung der klinischen Diagnosen von malignen Hauttumoren und Praecancerosen ist, kann diese Mitteilung zeigen.

121 Ärzte, fast ausschließlich Hautärzte in der Praxis, übersandten der Dermatologischen Universitätsklinik München innerhalb der letzten 5 Jahre 4418 Präparate zur mikroskopischen Untersuchung. Diese wurde von 9 Histologen vorgenommen, von welchen einer etwa 80% der Biopsien befundete.

Bei 1308 Biopsien = 30% der Einsendungen sind maligne epidermale Tumoren, Praecancerosen im engeren Sinn, einschließlich der melanotischen Praecancerosen, Melanomalignome und der pseudo-carcinomatösen Keratoakanthome histologisch diagnostiziert worden. Sarkome, Leukosen, Retikulosen, Mykosis fungoides, seltene maligne Tumoren der Hautanhangsorgane und Hautmetastasen anderer bösartiger Tumoren sind in den genannten 1308 Befunden nicht enthalten.

Für die Auswertung der hier mitgeteilten Daten ist zu beachten: Falls mehrere klinische Diagnosen dem Histologen zur differentialdiagnostischen Auswertung angeboten wurden und sich unter diesen die mit der histologischen Diagnose übereinstimmende klinische fand, ist die klinische Diagnose als concordant mit der histologischen Diagnose gewertet worden.

Die Häufigkeitsverhältnisse der malignen Tumoren und Praecancerosen in der „Einlaufshistologie" sind auf Tab. 1 aufgezeichnet. Sie sagt nichts über das tatsächliche Vorkommen der dort aufgeführten Neubildungen aus! Ist doch anzunehmen, daß z. B. Praecancerosen vom Typ des Keratoma senile die Liste sonst anführen müßten.

Tabelle 1. Häufigkeit der histologisch diagnostizierten malignen Tumoren und Praecancerosen der Haut, sowie Häufigkeit der klinischen Verdachtsdiagnosen

	Histologische Diagnosen (insgesamt 1308)	Klinische Diagnosen
Basaliom	617 = 47%	730
Spinocelluläres Carcinom	280 = 21%	293
Keratoma senile	130 = 10%	133
Melanomalignom	80 = 6%	138
M. Bowen	76 = 6%	85
Keratoakanthom	63 = 5%	90
Cornu cutaneum	32 = 2%	47
Melanotische Praecancerose	14 = 1%	31
M. Paget	8	12
Leukoplakie	6	8
Erythroplasie	1	

Zu entnehmen ist dieser Zusammenstellung: Maligne Tumoren werden sehr viel häufiger zur histologischen Überprüfung eingesandt als Praecancerosen. Erstaunlich hoch ist die Zahl der in dermatologischen Fachpraxen beobachteten bzw. vermuteten spinocellulären Carcinome.

Melanomalignome werden aus berechtigter Vorsicht klinisch sehr viel häufiger vermutet als insgesamt histologisch diagnostiziert.

Die Liste wird von der Diagnose „Basaliom" angeführt.

Die histologische Diagnose Basaliom beruhte nur in 13% auf anderen klinischen Diagnosen (Tab. 2), doch 230 mal konnte die klinische Diagnose Basaliom nicht be-

Tabelle 2. Konkordanz der klinischen und histologischen Diagnose Basaliom

Basaliom:	617	
Klinik = Histologie:	500 = 81%	
Histologie ohne Klinik:	39 = 6%	
Andere klinische Diagnosen:	78 = 13%	
Klinische Diagnose Basaliom histologisch *nicht* bestätigt:	230	

stätigt werden. Diese und entsprechende Zahlen sind nicht in der Zahl 1308 enthalten. Klinisch wird am häufigsten ein Basaliom als spinocelluläres Carcinom oder als M. Bowen diagnostiziert (Tab. 3). Wobei die Verwechslung nach einer topographischen Orientierung gegeben zu sein scheint: Ulcerierende Basaliome im Gesicht werden als spinocelluläre Carcinome und oberflächliche „bowenoide" Basaliome des Rumpfes als M. Bowen angesehen. Erstaunlich und wohl zukünftig differentialdiagnostisch zu beachten ist die Verwechslung mit dem Granuloma anulare. Sie wird verständlich, wenn man an die morphologische Analogie zwischen Perlchensaum und granulomatösem Ring denkt. Die Verwechslung Basaliom und spinocelluläres Carcinom ist auch umgekehrt gegeben (Tab. 4, 6, 7).

Tabelle 3. Aufschlüsselung der klinischen Fehldiagnosen bei der histologischen Diagnose Basaliom

Histologische Diagnose Basaliom	78	
Klinische Diagnose:	Spinocelluläres Carcinom	18 = 23%
	M. Bowen	15 = 19%
	Melanomalignom	5 = 6%
	Keratoakanthom	5 = 6%
	Naevus naevocellularis	4 = 5%
	Granuloma anulare	4 = 5%
	Andere 16 Diagnosen	36%

Tabelle 4. Aufschlüsselung der klinischen Fehldiagnose Basaliom

Klinische Diagnose Basaliom:	230	
Histologische Diagnose:	Verruca seborrhoica	53 = 23%
	Spinocelluläres Ca	37 = 16%
	Naevus naevocellularis	15 = 7%
	Keratoma senile	14 = 7%
	Senile Talgdrüsenhyperplasie	10 = 4%
	Dermatofibroma lenticulare	9 = 4%
	Technisch nicht diagnostizierbar	37 = 16%
	Andere 33 Diagnosen	23%

Tabelle 5. Konkordanz der klinischen und histologischen Diagnose spinocelluläres Carcinom

Spinocelluläres Carcinom:	280
Klinik = Histologie	170 = 61%
Histologie ohne Klinik	22 = 8%
Andere klinische Diagnose	88 = 31%
Klinische Diagnose histologisch *nicht* bestätigt:	123

Tabelle 6. Aufschlüsselung der klinischen Fehldiagnosen bei der histologischen Diagnose spinocelluläres Carcinom

Histologische Diagnose:	Spinocelluläres Carcinom	88
Klinische Diagnose:	Basaliom	45 = 51%
	Keratoma senile	12 = 14%
	Keratoakanthom	11 = 13%
	Andere 12 histologische Diagn.	22%

Tabelle 7. Aufschlüsselung der klinischen Fehldiagnose spinocelluläres Carcinom

Klinische Diagnose:	Spinocelluläres Carcinom	123	
Histologische Diagnose:	Verruca seborrhoica	28	= 23%
	Basaliom	13	= 11%
	Verruca vulgaris	12	= 10%
	Keratoma senile	9	= 7%
	Technisch nicht diagnostizierbar	32	= 26%
	Andere 14 Diagnosen		= 23%

Am häufigsten wird klinisch die histologisch diagnostizierte seborrhoische Warze für ein Basaliom gehalten (Tab. 4). Doch auch 23% der fehldiagnostizierten spinocellulären Carcinome (Tab. 7) und 32% der als solche verdächtigten Melanomalignome (Tab. 10) sind histologisch ebenfalls seborrhoische Warzen! Die diagnostische Treffsicherheit ist bei der Diagnose „Spinocelluläres Carcinom" geringer. Fast ein Drittel dieser histologisch diagnostizierten Tumoren wird klinisch anders diagnostiziert (Tab. 6). So werden sie in der Hälfte aller Fehldiagnosen als Basaliome angesehen. Daß man bei der Diagnose Keratoma senile und Keratoakanthom spinocelluläre Carcinome feststellt, ist fast natürlich, darf man doch annehmen, daß die Einsendung solcher Präparate auch unausgesprochen zur entsprechenden differentialdiagnostischen Abklärung erfolgt.

Eine große Anzahl von Tumoren werden als spinocelluläre Carcinome bezeichnet, bei denen die histologische Überprüfung jedoch ein anderes Krankheitsbild ergibt (Tab. 7). Auf die entsprechende Verwechslung mit seborrhoischen Warzen und Basaliomen ist bereits hingewiesen worden.

Nur 15% der vom Histologen diagnostizierten Melanomalignome sind klinisch anders eingeordnet worden (Tab. 8).

Tabelle 8. Konkordanz der klinischen und histologischen Diagnose Melanomalignom

Melanomalignom:	80	
Klinik = Histologie	62	= 77,5%
Histologie ohne Klinik	6	= 7,5%
Andere klinische Diagnose	12	= 15 %
Klinische Diagnose histologisch nicht bestätigt:	76	

Die kleine Zahl dieser Fehldiagnosen erlaubt keine Gewichtung nach Prozenten (Tab. 9). Neben Naevus naevocellularis sind melanotische Praecancerose, spinocelluläres Carcinom, Basaliom, seborrhoische Warze und Granuloma pyogenicum anstatt eines Melanomalignoms diagnostiziert worden (Tab. 9).

In den dermatologischen Fachpraxen werden klinisch doppelt soviele Melanomalignome vermutet, wie tatsächlich histologisch bestätigt oder zusätzlich diagnostiziert werden können (Tab. 8, 10).

Tabelle 9. Aufschlüsselung der klinischen Fehldiagnosen bei der histologischen Diagnose Melanomalignom

Histologische Diagnose:	Melanomalignom	12
Klinische Diagnose:	Naevus naevocellularis	3
	Melanotische Praecancerose	3
	Spinocelluläres Carcinom	2
	Andere 4 klinische Diagnosen	4

Tabelle 10. Aufschlüsselung der klinischen Fehldiagnose Melanomalignom

Klinische Diagnose:	Melanomalignom:	76	
Histologische Diagnose:	Verruca seborrhoica	24 =	32%
	Technisch nicht diagnostizierbar	17 =	22%
	Hämangiom	6 =	8%
	Naevus naevocellularis	5 =	7%
	Dermatofibroma lenticulare	5 =	7%
	Naevus caeruleus	3 =	4%
	Basaliom	3 =	4%
	Granuloma pyogenicum	3 =	4%
	Andere 7 Diagnosen	=	12%

Neben seborrhoischen Warzen sind es vor allem Granuloma pyogenicum (histologisch auch Hämangiom), Pigmentnaevi, Dermatofibroma lenticulare (Histiocytom) und Basaliom, welche zunächst als Melanomalignom angesehen werden.

Vergleicht man alle entsprechenden klinischen Diagnosen maligner Hauttumoren und ihrer Praecancerosen (und der Pseudocancerose, Keratoakanthom) mit den histologischen Befunden, so kann man feststellen, daß die höchste diagnostische Treffsicherheit bei der klinischen Diagnose Basaliom und die geringste Übereinstimmung bei den Diagnosen Melanomalignom und melanotische Praecancerose gegeben ist. Allerdings ist dabei gleichzeitig darauf hinzuweisen, daß immer und bei Melanomalignomen und melanotischen Praecancerosen in besonderem Maße in erster Linie ein klinischer Verdacht nicht bestätigt wurde, also eine härtere Diagnose häufiger gestellt wurde, als daß man an einen entsprechenden Prozeß überhaupt nicht dachte oder einen andersartigen malignen Prozeß vermutete (Tab. 11).

Tabelle 11. Treffsicherheit der klinischen Diagnose maligner Tumoren und Praecancerosen der Haut gemessen am histologischen Untersuchungsergebnis

Klinische Diagnose		Histologisch bestätigt
Basaliom	730	500 = 68,5%
Spinocelluläres Carcinom	293	170 = 58 %
Keratoma senile	133	81 = 61 %
Melanomalignom	138	62 = 45 %
M. Bowen	85	48 = 56 %
Keratoakanthom	90	51 = 57 %
Cornu cutaneum	47	26 = 55 %
Melanotische Praecancerose	31	9 = 29 %

Die Auswertung der Befunde der „Einlaufshistologie" erlauben einige Schlußfolgerungen und Empfehlungen:

1. Nicht immer werden Excisate so vorgenommen, daß eine histologische Auswertung auch bei weitaufgeschnittenen und manchmal umgebetteten Präparaten möglich ist. So konnte bei 86 Präparaten aus folgenden Gründen keine histologische Diagnose gestellt werden:

a) Das Präparat zeigte nur nekrotische Massen — Excision aus ulcerierten Partien.

b) Das Präparat war vertrocknet — Fixationsflüssigkeit während des Transportes ausgelaufen.

c) Das Präparat war zu klein oder zu oberflächlich.

d) Das Excisat erfaßte keine Tumoranteile.

e) Das Präparat war durch elektrochirurgische Maßnahmen zu stark verändert.

2. Praecancerosen gelangen zu wenig zur Untersuchung. Sie kommen sehr wahrscheinlich weit häufiger vor als es aus der Übersicht der Tab. 1 fälschlich angenommen werden könnte. Die Diagnose „Praecancerose" wird histologisch keinesfalls öfter als die Diagnose „maligner Tumor" bestätigt (Tab. 11). So fanden sich unter 52 als senile Keratome diagnostizierte Läsionen 9 spinocelluläre Carcinome, 4 Basaliome, eine melanotische Praecancerose, 3 Morbus Bowen neben 1 Lupus vulgaris und 1 Lupus erythematodes chronicus. Alle diese Diagnosen waren auf dem entsprechenden Einsendungsformular *nicht* als auszuschließende Diagnosen oder eventuelle Differentialdiagnosen angegeben worden.

3. Der seborrhoischen Warze gebührt als differentialdiagnostisch von malignen Tumoren abzugrenzender benigner Tumor eine besondere Berücksichtigung.

53 von 230 irrtümlich als Basaliome angesehene Tumoren waren seborrhoische Warzen. Die entsprechenden Zahlen lauten für das spinocelluläre Carcinom 28/123, für das Melanomalignom 24/76, für das Keratoma senile 25/52, für das Keratoakanthom 15/39, für den M. Bowen 11/37 und für die melanotische Praecancerose 7/22. Doch andererseits werden wirklich maligne Tumoren sehr viel seltener klinisch als seborrhoische Warzen diagnostiziert!

4. Die Verwechslung von Basaliomen und spinocellulären Carcinomen ist in beiden Richtungen besonders häufig! (Tab. 3, 4, 6, 7).

Insgesamt: Die histologische Überprüfung ist bei der klinischen Diagnose eines malignen Hauttumors, einer melanotischen Praecancerose oder eines M. Bowen stets indiziert. Sie muß wegen einer mindestens mit 33% einzuschätzenden Fehldiagnose vor eingreifenderen therapeutischen Maßnahmen auf jeden Fall erfolgen.

Literatur

Andrade, R.: Die praecancerösen Wucherungen von Epidermis und Anhangsgebilden. In: Hbd. Haut-Geschl. Krh., Herausgegeben von J. Jadassohn. Erg. Werk. Herausgegeben von A. Marchionini. Bd. I/2, S. 344–415. Berlin–Göttingen–Heidelberg: Springer 1964

Bandmann, H.-J.: Praecancerosen und frühe Stadien maligner Tumoren der Haut. In: Krebsvorsorge und Krebsfrüherkennung von H.-J. Bandmann, H. Blaha et al. S. 141—177. München–Berlin–Wien: Urban & Schwarzenberg 1973

Gottron, H. A., Nikolowski, W.: Carcinom der Haut. In: Dermatologie und Venerologie. Herausgegeben von H. A. Gottron und W. Schönfeld. Bd. IV. S. 295—406. Stuttgart: Thieme 1960

Lever, W. F.: Histopathology of the skin. 4th Edition. Philadelphia-Toronto: J. B. Lippincott: 1967

Miescher, G.: Über melanotische Praecancerose. Oncologia (Basel) 7, 92—94 (1964)

Pinkus, H.: The border line between cancer and non cancer. In: Year-Book of Dermatology 1966/67. Edited by A. W. Kopf and R. Andrade. S. 5—34, Chicago: Year Book Medical Publisher: 1967

Sanderson, K. V.: Tumors of the skin. In: Textbook of Dermatology. 2nd Edition. Edited by A. Rook, D. S. Wilkinson, F. J. Ebling. Vol. 2 S. 1911—2007. Oxford, London, Edinburgh, Melbourne: Blackwell 1972

Scott van, E. J.: Definition of epidermal cancer. In: The Epidermis. Edited by W. Montagna and W. C. Lobitz: S. 573–586. New York and London: Academic Press 1964

Spier, H. W.: Melanomalignom-Probleme. Fortschr. prakt. Derm. Venereol. 4, 203—239 (1962)

Spier, H. W.: Zur Klinik und Differentialdiagnose der Epitheliome und atypischen Epithelwucherungen. Fortschr. prakt. Derm. Venereol. 2, 143—156 (1955)

Thies, W.: Praecancerosen und atypische Epithelwucherungen. Fortschr. prakt. Derm.-Venereol. 5, 314—326 (1965)

Pseudocancerosen und Pseudosarkomatosen der Haut

Wolfgang Nikolowski

Papillomatosis cutis carcinoides

Unter der Bezeichnung Pseudokanzerosen werden Krankheitszustände der Haut zusammengefaßt, die z. T. sehr häufig, z. T. recht selten auftreten und die in ihren selteneren Formen auch für den Erfahrenen makroskopisch-klinisch, manchmal aber auch feingeweblich schwierig von einem echten malignen Tumor zu unterscheiden sind.

In die Gruppe der Pseudokanzerosen werden heute im allgemeinen folgende Krankheitsbilder eingereiht:

1. die seborrhoischen bzw. senilen Warzen;

2. die sog. pseudoepitheliomatöse Hyperplasie, damit auch das Pseudorezidiv nach Bestrahlung;

3. das Keratoakanthom;

4. seltene Tumoren wie ekkrines Spiradenom, Mischtumor, Hidradenom, Porom, Trichoadenom, also insbesondere die sog. gutartigen Adenextumoren der Haut, aber auch das juvenile Melanom sowie der zellreiche blaue Naevus;

5. die Papillomatosis cutis carcinoides (= P. c. c.).

Die Bezeichnung Papillomatosis cutis wird im einschlägigen Schrifttum mit recht unterschiedlichem Inhalt gebraucht. Sicherlich ist hier Heite und Hintz zuzustimmen, daß es eine Krankheitseinheit Papillomatosis Vollmer/Fantl nicht gibt; denn einerseits handelt es sich im Fall Vollmer mit großer Wahrscheinlichkeit um eine Akanthosis nigricans maligna, andererseits im Falle Fantl um ein excessiv gewachsenes spitzes Condylom. Des weiteren wird man Heite und Hintz wohl auch beipflichten dürfen, daß die Papillomatosis Gougerot/Carteaud bei der Akanthosis nigricans benigna anzureihen ist.

1932 beschrieb Gottron unter der Bezeichnung Papillomatosis cutis einen Krankheitsfall, bei welchem von anderer Seite der Verdacht auf das Vorliegen eines Karzinoms ausgesprochen worden war, bei welchem jedoch nach Histologie und Verlauf Malignität nicht vorlag. Anhand weiterer Beobachtungen wurde das Krankheitsbild 1950 von Nikolowski und Eisenlohr zusammenfassend dargestellt und in Hinblick auf die makroskopisch-klinische Verwechselbarkeit wie auch die histologische Ähnlichkeit mit einem spinocellulären Karzinom die Bezeichnung Papillomatosis cutis carcinoides in Vorschlag gebracht.

Das Krankheitsbild der P. c. c. wurde anschließend verschiedentlich zum Gegenstand eingehender Diskussionen im in- und ausländischen Schrifttum.

Während manche Autoren die Sonderstellung der P. c. c. anerkannten, z. B. Keining, mitgeteilt durch Rathjens, des weiteren Schreus, Grixoni usw., wurde von anderer Seite widersprochen. Die P. c. c. wurde entweder als hochdifferenziertes Spinaliom, z. B. von Miescher, oder als vegetierende Pyodermie Azua, z. B. von Gay Prieto und Cascos, gedeutet. Obwohl man die beiden zuletzt genannten Auffassungen nicht ohne Begründung und nur mit Einschränkung zurückweisen kann, ist vom klinischen Gesichtspunkt her an der nosologischen Sonderstellung der P. c. c. festzuhalten, wie dies u. a. weitere Beobachtungen von Adam, Nikolowski und Wiehl sowie von Wodniansky und nicht zuletzt die kritischen Ausführungen von Heite und Hintz bestätigen.

Makroskopisch-klinisch sind die charakteristischen Züge der P. c. c. darin gegeben, daß (im allgemeinen an den Unterschenkeln bzw. den unteren Extremitäten) flächenhafte, der umgebenden nicht veränderten Haut lappenartig aufliegende Krankheitsherde bestehen und daß sich diese Herde selbst aus reiskorn- bis kirschkerngroßen, bis zu fingerendglieddicken, erodierten und mazerierten, gelegentlich auch überkrusteten oder hyperkeratotischen fleischfarbenen und leicht blutenden, schwammig weichen Knotenbildungen zusammensetzen. Bei kürzerer Bestandsdauer werden diese Knotenbildungen durch seichtere, bei längerem Bestand durch tiefere, vielfach mit nekrotischem Gewebsbröckeln ausgefüllte Furchen getrennt. Die Gestalt der einzelnen Papillome ist mehr zylindrisch und breit, jedenfalls nicht feinpapillär.

Histologisch findet sich eine hochgradige, gegen das Bindegewebe stets scharf begrenzt bleibende, keine Atypien und wenig Mitosen aufweisende Akanthose. Sie nimmt ihren Ausgang multizentrisch von der Epidermis und weist zunächst, wie man das in den flachen Randpartien sehen kann, nur Tiefenwachstum auf, späterhin auch Ausbildung von Tochterzapfen. Sekundär kommt es zu einer über das Hautniveau erhabenen Wucherung der Stachelzellen. Das gebildete Horn ist sowohl an der Oberfläche wie auch innerhalb der in die Tiefe gewucherten Zapfen stets kernhaltig. Mit der Wucherung von seiten des Epithels geht eine Neubildung eines zunächst lockeren, später derben faserreichen bindegewebigen Stromas einher, in dem anatomisch und funktionell erweiterte Blutgefäße liegen. — Alteration cavitaire und Disiunktion der Stachelzellen sind wohl als Folge gestörter Durchblutungsverhältnisse und als Ausdruck eines ungünstigen Verhältnisses zwischen dem stark vermehrten Epithel und dem Bindegewebe aufzufassen. Dazu kommt noch, daß die an der Oberfläche abgestoßenen Horn- und Epithelmassen in den teilweise sehr tiefen Krypten retiniert werden. Bakterielle Zersetzung und Irritation führen zu einer Mazeration des Epithels bis zu dessen Verlust. Die Disiunktion der in die Tiefe einwachsenden Epithelzapfen ruft die Ausbildung eines Granulationsgewebes mit Riesenzellen hervor und zwar besonders dann, wenn das Epithel zugrunde geht und Hornsubstanz frei in die Cutis zu liegen kommt.

Bei der Erstbeschreibung hatte Gottron Wert darauf gelegt, daß sich die P. c. c. symmetrisch an den Unterschenkeln entwickelt und zwar auf unveränderter Haut. Faßt man die im Schrifttum nachfolgend niedergelegten Beobachtungen zusammen, so können beide Feststellungen nicht als unbedingt gültig bezeichnet werden. Einseitige Lokalisationen sind nämlich offenbar häufiger als doppelseitige. Des weiteren war in der Mehrzahl der Fälle eine irgendwie geartete jahrzehntelange Irritation vorausgegangen, und es bestanden somit mehr oder weniger ausgeprägte krankhafte Veränderungen der umgebenden Haut.

Diese Bereicherung unseres Erfahrungswissens ist für eine kritische Stellungnahme zu Ätiologie und Pathogenese von Bedeutung.

Die von Cottini und Randozzo diskutierte Möglichkeit, die P. c. c. als Variante dem Keratoakanthom anzureihen, ist wohl abzulehnen. P. c. c. und Keratoakanthom unterscheiden sich deutlich hinsichtlich zeitlichem Ablauf, Lokalisation, Größe, Heilungstendenz usw.

Gegen die Annahme Mieschers (1950), der die P. c. c. als hochdifferenziertes Plattenepithelkarzinom deutete, spricht die Verteilung der Altershäufigkeit sowie die immer wieder beobachtete vieljährige Bestandsdauer (bis zu 15 Jahre). Es ist sicherlich sehr unwahrscheinlich, daß auch bei Annahme eines wenig enddifferenzierten und sehr langsam wachsenden spinocellulären Karzinoms innerhalb einer derart großen Zeitspanne keine für ein echtes Karzinom typische Weiterentwicklung eingetreten wäre.

Gay Prieto und Cascos möchten die P. c. c. in den Formenkreis der erstmals von Azua (1894) unter der Bezeichnung „Epithelioma excrecente seudoinflamatoria" beschriebenen vegetierenden Pyodermie einbeziehen. Die genannten Autoren vertreten die Ansichten, daß die vegetierende Pyodermie offenbar in Deutschland ein seltenes Ereignis, des weiteren das einschlägige spanische Schrifttum in Deutschland zu wenig bekannt sei und daher Zurhelle und Klein glaubten, 1926 eine Neuentdeckung gemacht zu haben. Dazu stellt Gottron fest, daß an der Berliner Klinik die Diagnose „vegetierende Pyodermie" geläufig war und daß E. Hoffmann, welcher die Publikation Zurhelles und Kleins veranlaßte, das Krankheitsbild bei Arndt kennengelernt hatte.

Vegetierende Vorgänge, worunter eine Hyperplasie der Epidermis *und* des Papillarkörpers begriffen werden soll, finden sich durchaus häufig in der Dermatologie. Dabei können die akanthotischen Zapfen so tief in die Cutis eindringen bzw. kann die Papillomatose so stark ausgeprägt sein, daß ein Aufbrechen der Epidermis-Cutis-Grenze bevorzustehen scheint. Bei der Pyodermia vegetans et exulcerans sind diese Vorgänge jedoch offenbar nie so hochgradig wie bei der P. c. c., so daß sich im ersteren Falle mehr flächenhafte, nicht jedoch eigentlich tumoröse Vegetationen entwickeln. Die „pyodermatische Reaktion" (Baker) ist keine spezifische, sondern lediglich eine charakteristische Reaktion, welche eben z. B. bei der vegetierenden Pyodermie, bei der Tuberculosis verrucosa cutis ebenso wie bei der Blastomykose, gelegentlich auch bei der Trichophytie usw. und zwar namentlich gerade an distalen Körperanteilen vorkommt, welche jedoch quantitativ offenbar nie das Ausmaß einer P. c. c. erreicht. Selbst wenn man anerkennen will, daß die P. c. c. nur eine besonders hochgradig entwickelte vegetierende Pyodermie darstellt, sollte die Bezeichnung P. c. c. auch aus praktischen Gründen beibehalten werden; denn die Hoffnung, eine P. c. c. mittels antibakterieller Lokal- und Allgemeinbehandlung zum Verschwinden zu bringen, kann aufgrund eigener Erfahrung nicht gestützt werden.

Wodniansky ordnet die P. c. c. in die pseudoepitheliomatösen Hyperplasien ein. Je nach dem Grade der reaktiven Akanthose mit mehr oder weniger starker Ausbildung papillomatöser Formationen treten dem Untersucher unterscheidbare Erscheinungsbilder entgegen. Entwickeln sich sehr kräftige und sehr stark ausgeprägte papillomatöse Wucherungen, so gestaltet sich eine P. c. c.

Bei mäßig starker Papillomatose formt sich das Bild der Pyodermia chronica vegetans. Bei noch geringerer Papillomatose, etwa bei chronisch ulzerierenden infektiösen Prozessen der Haut, resultiert eine makroskopisch kaum auffällige pseudoepitheliomatöse Hyperplasie.

Wodniansky vertritt also den Standpunkt, daß weder die Abgrenzung der P. c. c. von der Pyodermitis chronica vegetans Azua bzw. von der sog. pseudoepitheliomatösen Hyperplasie als eigener Krankheitsentität noch die Identifizierung dieser drei carcinoiden Epithelhyperplasien berechtigt ist. Offenbar liegt den drei Krankheitszuständen das gleiche pathogenetische Geschehen zugrunde, nämlich ein sekundäres Krankheitsgeschehen auf dem Boden differenter Primärerkrankungen.

Einzelbeobachtungen sowie insbesondere die bevorzugte Lokalisation an den Unterschenkeln lassen immer wieder daran denken, daß die P. c. c. mit der chronisch venösen Insuffizienz der Unterschenkel in ursächlichem Zusammenhang steht. Berücksichtigt man jedoch, daß die chronisch venöse Insuffizienz ein außerordentlich häufiges Leiden nach dem 40. Lebensjahre darstellt, daß die P. c. c. jedoch sehr selten ist, so ist es sicherlich unbefriedigend, in der chronisch venösen Insuffizienz einen alleinigen oder wesentlichen Kausalfaktor zu erblicken. Es müssen also doch wohl noch besondere Bedingungen neben dieser oder einer anderen chronischen über Jahre sich hinziehenden Grundkrankheit gegeben sein um eine Vegetation im Sinne einer P. c. c. auszulösen.

Zu denken wäre hierbei unter anderem auch an eine Arzneimittelwirkung, und zwar im negativen wie im positiven Sinn; denn seit Einführung (etwa 1952) und zunehmender

Anwendung kortikoidhaltiger Externa, gerade auch im Unterschenkelbereich, wurde die an sich seltene P. c. c. immer seltener. Es gibt heute wohl kaum noch „Beinleiden", welche nicht über kürzere oder längere Zeit hin mit „Cortisonsalben" behandelt worden sind. Liegt es in Hinblick hierauf nicht nahe, eine ursächliche (Teil-)Bedeutung der für die Glukokortikoide erwiesenen Hemmeffekte auf die Epidermisproliferation und -regeneration wie auch auf die Faserbildung im Bindegewebe zu erörtern? Dies gilt um so mehr, als vor der Kortikoidära doch eine Vielzahl von Substanzen (langzeitig) zur Anwendung gelangten, denen ein mitoseaktivierender, ein akanthogener und ein (sekundärer) papillomatosefördernder Einfluß zuzusprechen ist (vgl. z. B. Übersicht bei Schaaf).

Für Klinik und Praxis sind von besonderer Wichtigkeit die Fragen, ob überhaupt und wann gegebenenfalls mit einer malignen Umwandlung der P. c. c. zu rechnen ist. Zweckmäßigerweise wird man hierzu heute wohl am besten wie beim Keratoakanthom Stellung nehmen: wie dort unter dem klinischen Bilde des Keratoakanthoms, so kann sich hier unter dem Bild der P. c. c. sowohl eine Pseudokanzerose als auch eine Praekanzerose und schließlich ein Karzinom manifestieren. Bei gegebener klinischer Verdachtsdiagnose sollte also weder — auf der einen Seite — ein abwartendes Verhalten befürwortet, noch — auf der anderen Seite — eine Amputation gefordert werden. Notwendig aber ist eine alsbaldige histologische Abklärung, was verläßlich wohl nur mittels an mehreren Stellen entnommener Gewebsproben möglich ist.

Zusammenfassend wird man an dem Begriff der P. c. c. festhalten, sollte sich dabei aber bewußt bleiben, daß sich in dem Erscheinungsbild der P. c. c. nicht nur eine Pseudokanzerose, sondern auch eine Praekanzerose sowie ein Karzinom verbergen kann. Gerade im Hinblick auf solche im Grenzbereich zwischen Benignität und Malignität angesiedelte Entwicklungen ist erneut die Forderung zu erheben, daß beim „Hautkrebs" in allen seinen Erscheinungsformen zur Erreichung eines optimalen Resultates die makroskopisch-klinische und die mikroskopisch-klinische Diagnostik sowie gegebenenfalls die operative und/oder röntgenologische Therapie in einer Hand vereinigt bleiben.

Literatur

Adam, W., Nikolowski, W., Wiehl, R.: Arch. klin. exp. Derm. **203**, 357 (1956)
Gay Prieto, J., Cascos, M. A.: Dermatologica (Basel) **103**, 135 (1951)
Gottron, H. A.: Dermat. Z. **63**, 409 (1932) und Zbl. Hautkrkh. **40**, 445 (1932)
Gottron, H. A.: Zbl. Hautkrkh. **57**, 8 (1938)
Gottron, H. A., Nikolowski, W.: Karzinom der Haut. In: Dermatologie und Venerologie, hsg. v. Gottron und Schönfeld, Bd. IV, Stuttgart: Thieme 1960
Heite, H. J., Hintz, H.: Arch. klin. exp. Derm. **222**, 254 (1965)
Miescher, G.: Dermatologica (Basel) **101**, 217 (1950)
Nikolowski, W., Eisenlohr, E.: Dermat. Wschr. **121**, 289 (1950)
Nikolowski, W.: Dermat. Mschr. **156**, 148 (1970)
Nikolowski, W.: Praemaligne Zustände und maligne Tumoren der Haut. In: Almanach f. d. ärztl. Fortbildung 1970/71, hsg. v. A. Schretzenmayr. München: Lehmann 1971
Schaaf, F.: Probleme dermatologischer Grundlagenforschung. Heidelberg: Hüthig 1969
Wodniansky, P.: Dermatologica (Basel) **120**, 1 (1960)

Klaus Wolff und Josef Tappeiner

Floride orale Papillomatose (Papillomatosis mucosae carcinoides)

„Die floride orale Papillomatose ist eine papillomatös-verruköse, z. T. tumorös proliferierende Hyperplasie der Mundschleimhaut, die langsam aber unaufhaltsam fortschreitet, nach therapeutischen Eingriffen fast mit Sicherheit recidiviert und in ein echtes Plattenepithelkarzinom übergehen kann" [27].

Die Definition ist unbefriedigend; wie soll jedoch ein Krankheitsbild umrissen werden, dessen nosologische Einordnung bis heute Schwierigkeiten bereitet, über dessen Natur wir sehr wenig wissen und dessen Therapie bestenfalls als „Versuch einer Therapie" bezeichnet werden kann? So erscheint es mir sinnvoller, unserem Referat statt einer mißglückten Definition einen kurzen Fallbericht voranzustellen, der die mit diesem Krankheitsbild verbundenen Schwierigkeiten aufzeigt.

Bei einer 77jährigen, seit 16 Jahren zahnlosen Patientin bestehen seit Februar 1971 an der Wangenschleimhaut, am oberen Alveolarfortsatz und Gaumen leukoplakische Veränderungen, die sich seit dem Sommer 1971 zunehmend in papillär-verruköse Vegetationen umwandeln. Eine Excisionsbiopsie von der Unterlippe zeigt histologisch eine aktinische Keratose mit beginnender Malignität, Biopsien vom Gaumen und der Wangenschleimhaut lassen mikroskopisch eine papillomatöse Hyperplasie des Schleimhautepithels erkennen. Im September 1971 haben die Veränderungen zugenommen, die Patientin wird mit 20% Podophyllin und flüssigem Stickstoff behandelt. Nach einer vorübergehenden Besserung kommt es bereits nach wenigen Wochen zu einer neuerlichen Progredienz der papillomatösen Wucherungen, sodaß im März 1972 die gesamte befallene Schleimhaut des Alveolarfortsatzes und des harten Gaumens excidiert und der entstandene Defekt durch ein freies Spalthauttransplantat vom Oberschenkel gedeckt wird (Doz. Dr. Matras, Kieferchirurgische Klinik, Wien). Histologisch findet sich wiederum eine papillomatöse Schleimhauthyperplasie. Das Transplantat heilt gut an, doch findet sich bereits im Oktober 1972, also 7 Monate später, ein ca. 2 cm messender höckeriger Knoten innerhalb des Transplantates, das an dieser Stelle fest an der Unterlage fixiert ist. Der Alveolarfortsatz wird reseziert, die Histologie zeigt auch diesmal eine gutartige Hyperplasie. Drei Monate später, im Jänner 1973, ist das Operationsareal von neuen papillomatösen Wucherungen eingenommen, die Vegetationen an der Wangenschleimhaut erscheinen vermehrt und haben auf die Innenseite der Oberlippe sowie auf das Lippenrot selbst übergegriffen.

Was weiß man also über dieses Krankheitsbild? Erst seit der 1960 erschienenen Publikation von Rock und Fisher [18] wird der floriden oralen Papillomatose (FOP) einiges Interesse entgegengebracht, was aber nicht bedeutet, daß ähnliche Fälle nicht früher schon beobachtet worden wären. Das Verdienst der Erstbeschreibung kommt Scheicher-Gottron [22] zu, die derartige Mundschleimhautveränderungen unter dem Terminus „Papillomatosis mucosae carcinoides" umrissen und der Papillomatosis cutis carcinoides an die Seite gestellt hat; aber auch in manchen Statistiken über Karzinome der Mundschleimhaut findet man eine Reihe von Fällen, die sich nach den geltenden Kriterien der FOP zuordnen lassen. Es mag dies mit ein Grund dafür sein, daß heute, 15 Jahre nach der Erstbeschreibung, unter der Diagnose FOP weniger als 20 Fälle in der Weltliteratur mitgeteilt worden sind.

Tab. 1 gibt eine Übersicht über 11 aus der Literatur zusammengestellte Fälle* sowie über 8 Patienten, die wir selbst beobachtet haben und z. T. weiterverfolgen. Die folgenden Ausführungen basieren auf der Auswertung dieses Krankengutes.

Alters- und Geschlechtsverteilung

Die FOP kommt bei beiden Geschlechtern vor, Männer erkranken häufiger als Frauen (Abb. 1). Der Beginn der Krankheit fällt in das höhere Lebensalter, nur 2 von 19 Patienten waren bei Einsetzen der ersten Symptome jünger als 55 Jahre (Abb. 1). Frauen erkranken in höherem Alter als Männer.

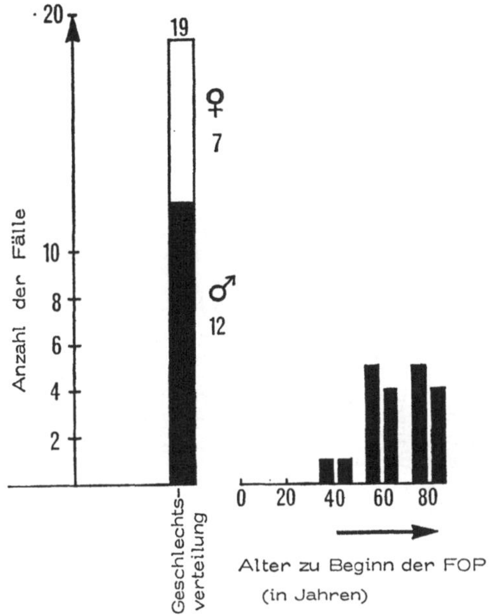

Abb. 1: Alters- und Geschlechtsverteilung der floriden oralen Papillomatose

Klinik

Klinisch stellten die Effloreszenzen der FOP zuerst leukoplakisch-weißlich verfärbte Areale der Mundschleimhaut dar, auf denen im Laufe der Zeit breitbasig aufsitzende papilläre Vegetationen entstehen. Diese erscheinen entweder als fleischige schleimhautfarbene Wucherungen mit himbeerartig gehöckerter Oberfläche oder sie lassen eine beträchtliche Verhornung erkennen und erhalten dadurch ein verruköses Aussehen. In fortgeschrittenen Fällen beobachtet man blumenkohlartige, septierte Tumormassen, die am Rande eine leukoplakisch verfärbte Basis erkennen lassen oder auf unveränderter Schleimhaut aufzusitzen scheinen. Durch multifokale Entstehung und Zusammenfließen der einzelnen Herde nehmen diese Vegetationen schließlich große Flächen der Mundschleimhaut ein und können dadurch die Nahrungsaufnahme entscheidend beeinträchtigen. Am häufigsten ist die Wangenschleimhaut befallen, es folgen die (meist zahnlosen) Alveolarfortsätze des Ober- und Unterkiefers, der harte und weiche Gaumen, seltener erstreckt sich der Prozeß auf Lippen und die Zunge.

---

* Die Übersicht ist nicht vollständig, da manche Fälle wegen mangelnder mitgeteilter Daten nicht berücksichtigt werden konnten bzw. uns die entsprechenden Publikationen nicht im Original zugänglich waren [10, 14, 16].

Tabelle 1*. Floride orale Papillomatose, Zusammenstellung bisheriger Beobachtungen

Nr.	Autor	Alter zu Beginn in Jahren	Geschlecht	Dauer in Jahren	Tabak	Zahnstatus	Lokalisation	Behandlung	Verlauf	Histologie	Überlebenszeit
1	Scheicher-Gottron, 1958	57	m	2	?	Paradentose	Zunge, Wangenschleimhaut	Röntgen	progredient	gutartig papillomatös	?
2	Rock und Fisher, 1960	60	m	9	Zigaretten	?	Wangenschleimhaut, Gaumen	Röntgen, Exzision, Elektrokoagulation, Maxillektomie	progredient multiple Rezidive	gutartig papillomatös	?
3	Wechsler und Fisher, 1962	81	w	4	?	zahnlos, Prothesen	Gingiva, Wangenschleimhaut sublingual, Pharynx	Podophyllin, Elektrokaustik, Kurettage, Exzision	progredient multiple Rezidive	gutartig papillomatös	?
4	Samitz und Weinberg, 1963; Samitz et al. 1967	55	m	10	Pfeife	zahnlos, Prothesen	Wangenschleimhaut, Lippen	Podophyllin, Aminopterin Iridium 162	progredient multiple Rezidive	gutartig papillomatös, Übergang in hochgradig anaplastisches Karzinom	?
5	Kaminsky und Mitarbeiter, 1966	79	m	1	?	zahnlos?	Wangenschleimhaut, Lippen	Methotrexat	Rezidive; Rückbildung nach Behandlung	gutartig papillomatös, Übergang in reifes Plattenepithelkarzinom	?

* Tabelle nach Wolff und Tappeiner [27], ergänzt

6	Barnett und Hyman, 1968	62	m	1	Zigaretten	?	Gingiva, Wangenschleimhaut, Lippen	Methotrexat, Elektrokaustik, Kurettage, Exzision	Rezidive	gutartig papillomatös	?
7	Tappeiner und Wolff, 1969	49	m	17	Zigaretten	zahnlos, Prothesen	Wangenschleimhaut, Lippen, Mundwinkel	Elektrokaustik, Exzision	progredient multiple Rezidive	gutartig papillomatös	starb an einem anderen Leiden
8	Kanee, 1969	78	w	1	0	zahnlos, Prothesen	Wangenschleimhaut, Gingiva, Boden der Lippen	Exzision, Kurettage, Elektrokaustik, Podophyllin, Methotrexat	Progredienz multiple Rezidive, Besserung auf Methotrexat	gutartig papillomatös, Übergang in Plattenepithelkarzinom	1 Jahr nach Exzision am Leben, frische Läsionen
9	Tappeiner und Wolff, 1971	58	m	19	Pfeife	fast zahnlos, Zahnwurzelreste	Wangenschleimhaut, Lippen, Zunge Mundwinkel Mundwinkel	Exzisionen Bleomycin	Progredienz, Rezidive; Rückbildung nach Bleomycin	gutartig papillomatös, Übergang in Plattenepithelkarzinom	am Leben, Progredienz des Leidens 3 Jahre nach wiederholten Exzisionen. Dzt. nach Bleomycin erscheinungsfrei (4 Monate)
10	Tappeiner und Wolff, 1971	37	m	20	Pfeife	fast zahnlos, Zahnwurzelreste Prothese	Wangenschleimhaut, Lippen	Exzisionen, weitere Therapie abgelehnt	Progredienz, Rezidive	gutartig papillomatös	am Leben, Progredienz des Leidens (3 Jahre nach Erstbeobachtung)

Nr.	Autor	Alter zu Beginn in Jahren	Ge-schlecht	Dauer in Jahren	Tabak	Zahn-status	Lokalisation	Behandlung	Verlauf	Histologie	Über-lebenszeit
11	Tappeiner und Wolff, 1971	89	w	4	0	zahnlos, Prothese	Zunge	keine Therapie	Progredienz	gutartig papillomatös	am Leben, Fortbestehen des Leidens (3 Jahre nach Erst-beobachtung)
12	Richter et al., 1972	71	w	2	?	zahnlos	Wangen-schleimhaut, Lippe, Zunge	Elektrokaustik, Exzision, Transplantat; Methotrexat	Progredienz Rezidive; Durchbruch durch Unter-kiefer nach außen; auf Methotrexat vorüberge-hende Besse-rung; dann neuerliches Rezidiv	gutartig papillomatös	Exitus bei Fortbestehen des Leidens, keine Obduktion
13	Eyre und Nally, 1971	58	m	26	?	zahnlos	Wangen-schleimhaut	?	Progredienz	gutartig papillomatös; Plattenepithel-karzinom	?
14	Kaulen-Becker, 1973	76	m	1	?	zahnlos	Wangen-schleimhaut; oberer Alveo-larfortsatz; Gaumen	Kauteri-sation	Rezidiv, Progredienz	papillomatös gutartig	?

15	Kaulen-Becker 1973	82	w	5	?	?	Lippen, Gaumen	Methotrexat, Unterspritzung mit 5-FU und Corticosteroiden	Rezidive, nach Methotrexat und 5-FU; Besserung nach lokaler Steroidunterspritzung	gutartig papillomatös	5 Monate erscheinungsfrei
16	Wolff und Tappeiner (unveröffentlicht)	77	w	2	0	zahnlos, Prothese	Wangenschleimhaut, Lippen, oberer Alveolarfortsatz, Gaumen	flüssiger N_2, Podophyllin, Exzision; breite Exzision, Resektion des Alveolarfortsatzes mit plastischer Deckung; Bleomycin	Rezidive, Progredienz; Rezidiv sogar nach Alveolarfortsatzresektion; Rezidiv im Transplantat; komplette Rückbildung auf Bleomycin	gutartig, papillomatös	erscheinungsfrei nach Bleomycin (9 Monate)
17	Wolff und Tappeiner (unveröffentlicht)	63	m	mehrere Jahre	Pfeife	zahnlos	Wangenschleimhaut	Excision, Deckung mit freiem Hauttransplantat		gutartig papillomatös	
18	Wolff und Tappeiner (unveröffentlicht)	66	m	mehrere Jahre	Zigaretten	zahnlos	oberer Alveolarfortsatz, Gaumen	keine Therapie	unverändert (6 Monate)	gutartig papillomatös	unverändert (6 Monate)
19	Wolff und Tappeiner (unveröffentlicht)	57	w	1	Zigaretten	zahnlos	Unterlippe, Lippenschleimhaut; Wangenschleimhaut	flüssiger N_2	Rückbildung	gutartig papillomatös	Rückbildung nach N_2; (3 Monate)

Die subjektiven Symptome sind eher geringfügig: Brennen, Trockenheit, stechende Sensationen, Gefühllosigkeit und Verlust der Geschmacksempfindung werden am häufigsten angegeben; bei (einer eher seltenen) Ulceration und Sekundärinfektion kann es zu stärkeren Schmerzen, zu Temperaturanstieg und zur Vergrößerung der regionären Lymphknoten kommen.

Anfänglich sitzen die papillomatösen Vegetationen der Schleimhaut oberflächlich auf, später kommt es zu einer beträchtlichen Infiltration auch der tiefer liegenden Gewebsanteile, die dann knoten- oder plattenartig verhärtet sind. An den Lippen und in den Mundwinkeln entstehen dadurch tiefe Rhagaden, mitunter ulceröse Substanzverluste. Selten wächst der Tumor invasiv in die Tiefe: Bei je einem Patienten von Wechsler und Fisher [26] und Richter et al. [17] kam es zu einem Durchbruch der proliferierenden Massen durch den Unterkiefer nach außen.

Klinisch imponiert die FOP daher als zwar langsam fortschreitende, aber doch lokal aggressive Proliferation des Epithels der Mundschleimhaut.

Histologie

Umso überraschender ist der histologische Befund: eine eindeutig gutartige Hyperplasie des Epithels beherrscht das feingewebliche Bild, das in eindrucksvollem Gegensatz zum aggressiven klinischen Verlauf steht. Monströse hyperplastische Reteleisten sind für den papillären Charakter der Vegetationen verantwortlich. Sie wachsen eng aneinander gelagert, von zarten Bindegewebssepten getrennt, in breiter Front gegen das daruntergelegene Bindegewebe vor, doch behalten sie den allgemeinen architektonischen Aufbau des Mundschleimhautepithels bei; auch ihr Verhalten zu dem darunterliegenden Bindegewebslager stellt lediglich eine ins Gigantische verzerrte Vergröberung der normalen Epithel-Bindegewebsverhältnisse dar. Die bulbösen Epithelzapfen sind abgerundet, scharf begrenzt und durch eine Basalmembran vom Bindegewebe getrennt, die Polarität der Basalzellen ist erhalten. Mitosen sind häufiger als im normalen Epithel, sie sind aber nicht atypisch, und auch suprabasal findet sich weder eine Desorganisation der epidermalen Stratifizierung, noch findet man nucleäre oder zelluläre Atypien, Dyskeratosen oder andere Zeichen von Malignität. Die suprabasalen Zellen besitzen reichlich eosinophiles Zytoplasma, welches in den höheren Schichten ein zunehmend farbloses, glasig durchscheinendes Aussehen bekommt. Es kommt zum Leukoedem [21], d. h., die Zellen erscheinen geschwollen, durchscheinend, die Kerne werden pyknotisch, die Zellgrenzen treten hervor. Ein str. granulosum fehlt, die Verhornung erfolgt graduell, parakeratotisch, sodaß das hyperplastische Epithel von einer dicken, oft überdimensional breiten kernhaltigen Hornlage bedeckt ist, die sich auch in die zwischen den papillären Exkreszenzen gelegenen Krypten erstreckt.

Das bindegewebige Stroma ist stark vaskularisiert und von einem chronisch entzündlichen zellulären Infiltrat durchsetzt, das stellenweise auch auf das hyperplastische Epithel übergreift. Erweiterte Gefäße finden sich auch in den elongierten, septenartigen Bindegewebspapillen, die oft bis knapp unter die parakeratotische Hornlage heranreichen.

Verlauf und Prognose

Der Verlauf der FOP ist typisch: die papillomatösen Veränderungen breiten sich langsam, aber unaufhaltsam aus, die Recidivrate, auf die noch bei der Besprechung der Therapie näher eingegangen wird, ist außerordentlich hoch. Grad und Geschwindigkeit der Progredienz schwanken in weiten Grenzen, meist erstreckt sich das Leiden über viele Jahre, manchmal sogar Jahrzehnte (Tab. 2; bei drei von unseren eigenen Patienten be-

Tabelle 2. Floride orale Papillomatose, Krankheitsdauer

Krankheitsdauer in Jahren	
Jahre	Anzahl der Fälle
1	6
2	2
4	2
5	1
9	1
10	1
17	1
19	1
20	1
26	1
keine Angaben	2

standen Wucherungen der FOP 17, 19 bzw. 23 Jahre. Auch in diesem Zusammenhang beeindruckt die Diskrepanz zwischen Klinik und Histologie: Selbst tumorartige, in die Tiefe reichende Knoten zeigen histologisch das geschilderte gutartige Erscheinungsbild.

Es ist dies ein Grund, weswegen die FOP ursprünglich als gutartiger Prozeß aufgefaßt und in den Formenkreis der Pseudokanzerosen eingeordnet wurde. Heute wissen wir aber, daß sie früher oder später in ein Plattenepithelkarzinom übergehen kann.

Bisher ist dieses Ereignis bei 5 von 19 Fällen beobachtet worden, doch variiert die Latenz bis zur eindeutigen Malignität beträchtlich (Tab. 3). In den Fällen von Kaminsky et al. [11] und Kanee [12] wurde ein Plattenepithelkarzinom bereits nach einem Jahr nachgewiesen, bei dem Patienten von Samitz und Weinberg [19, 20] erst nach einem Verlauf von 10 Jahren; in unserem eigenen Fall entstand ein Karzinom nach 19jährigem Bestehen des Leidens [25], bei dem Patienten von Eyre und Nally [6] (der übrigens nicht unter der Diagnose FOP publiziert wurde) erst nach 26 Jahren.

Tabelle 3. Floride orale Papillomatose, maligne Transformation

	Übergang in Karzinom
	Anzahl der Fälle
FOP	19
Karzinom	5 (nach 1, 1, 10, 19, 26 Jahren)
Metastasen	(1) ?

Die tatsächliche Umwandlungsrate der FOP in ein Karzinom läßt sich derzeit kaum abschätzen, da von einem beträchtlichen Teil der publizierten Fälle keine Nachuntersuchungsergebnisse bzw. Obduktionsberichte bekannt geworden sind. Unter diesem Gesichtspunkt erscheint aber die Zahl von 5 gesicherten Karzinomen bei insgesamt 19 Patienten doch ziemlich hoch.

Histologisch stellen diese Tumoren meist reife Plattenepithelkarzinome dar, und es mag dies mit ein Grund dafür sein, daß bei 4 von 5 Patienten keine Metastasen gefunden wurden. Bei einem Fall [19] lag ein hochgradig dedifferenziertes anaplastisches Karzinom vor; bei diesem Patienten war klinisch der Verdacht auf Drüsenmetastasen gegeben, eine histologische Untersuchung konnte allerdings nicht durchgeführt werden.

Über die Prognose quoad vitam läßt sich heute noch sehr wenig sagen. Von unseren eigenen 8 Patienten ist bisher nur einer, und zwar an einem anderen Leiden, verstorben, bei zwei Patienten aus der Literatur [17(?), 19(?)] könnte ein aus der FOP entstandenes Karzinom als Todesursache in Frage kommen, es ist dies jedoch nicht gesichert.

Therapie

Bisher durchgeführte Therapieversuche waren im großen und ganzen eher enttäuschend. Aus Tab. 4, in der die Ergebnisse anderer Autoren und unsere eigenen Erfahrungen zusammengestellt wurden, ist ersichtlich, daß von 33 Behandlungsversuchen lokaler Art 30 von Recidiven gefolgt waren. Wie bei unserer eingangs geschilderten Patientin können derartige Recidive selbst nach ausgedehnter Excision und Transplantation sowie nach Teilresektion des os maxillare auftreten. Allerdings muß dies nicht immer der Fall sein — einer unserer Patienten ist derzeit, 18 Monate nach Transplantation, erscheinungsfrei.

Tabelle 4

	Lokaltherapie* Anzahl der Behandlungen	Recidive	erscheinungsfrei
Curettage	4	4	
Elektrokaustik	6	6	
Excision	7	7	
Excision und Transplantation	4	3	1 (18 Monate)
Alveolarresektion	2	2	
Podophyllin	4	4	
Cytostat., lokal	1		1 (5 Monate)
N_2	2	1	1 (6 Monate)
Bestrahlung	3	3	
	Gesamt 33	30	3

* Zusammenstellung nach Literaturangaben und eigenen Erfahrungen (insgesamt 19 Patienten)

Große Hoffnungen sind in die systemische cytostatische Therapie gesetzt worden, doch haben sich auch diese nur teilweise erfüllt. Der von Samitz und Weinberg [20] mit Aminopterin behandelte Patient sprach auf die Therapie zunächst ausgezeichnet an, bekam jedoch Recidive und schließlich ein anaplastisches Karzinom [19], wobei sich die Frage erhebt, ob die cytostatische Behandlung bei dieser Entwicklung mit eine Rolle gespielt hat.

Methotrexat hat bei einem großen Prozentsatz der bisher behandelten Patienten zu guten Anfangserfolgen geführt. Allerdings stellten sich auch hier Recidive sehr häufig ein. Von 5 Fällen, die ausreichend nachbeobachtet worden sind, haben 4 früher oder später Recidive bekommen*. Aus diesem Grund sind wir bei der Beurteilung unserer eigenen, an sich sehr eindrucksvollen Ergebnisse mit Bleomycin noch sehr zurückhaltend: Bisher sind 2 Patienten behandelt worden und zwar mit einer Gesamtdosis von je 4,5 mg/kg (tgl. i.v. Gabe von 15 mg bis zur Gesamtdosis); während der Behandlung kam es zu

* Nicht berücksichtigt sind hier die beiden Patienten von Braun-Falco und Burg [4], über deren weiteres Schicksal uns nichts bekannt ist.

einer beträchtlichen exsudativen Reaktion, unter der die papillomatösen und verrukösen Wucherungen abgestoßen wurden; die resultierenden Erosionen heilten in 2 bis 3 Wochen ab, beide Patienten sind seither erscheinungsfrei. Die Nachbeobachtungszeit beträgt jedoch nur wenige Monate, sodaß ein abschließendes Urteil verfrüht erscheint. Sollten die Patienten längere Zeit recidivfrei bleiben, könnte Bleomycin als Mittel der Wahl bei FOP empfohlen werden.

Ätiologie und Pathogenese

Über die Ätiologie des Krankheitsbildes ist nichts bekannt und auch über die Pathogenese können wir nur vage Hypothesen aufstellen. Es ist hier nicht Raum, um auf das Postulat einer Virusinfektion und die Beziehungen zu dem Krankheitsbild der multiplen Laryngealpapillome einzugehen, wir haben dies an anderer Stelle getan [27]. Es genügt hier, darauf hinzuweisen, daß derzeit kein Anhaltspunkt vorliegt, eine Virusgenese anzunehmen, und daß zwischen FOP und Laryngealpapillomen keine Beziehung besteht. Hingegen lassen sich bei allen Patienten mit FOP zwei Faktoren feststellen, die u. U. pathogenetisch von Bedeutung sein können. Die Patienten sind zahnlos, sie tragen keine oder eine schlecht sitzende Prothese und sind fast alle schwere Raucher. Einer unserer Patienten konsumierte 58 Jahre lang 100 g Pfeifentabak (und zwar Eigenbau) pro Tag, ein anderer 25 Jahre 50 g täglich. Einige wenige Patienten mit FOP sind Nichtraucher, es ist also der Tabak sicher nicht Ursache des Leidens, doch glauben wir ihm zumindest bei einem Teil der Patienten eine co-pathogenetische Rolle zusprechen zu können.

Nosologie

Die FOP hat offenbar einen in der Medizin nicht unüblichen Zyklus durchgemacht: ursprünglich wahrscheinlich untergegangen im Begriff des Karzinoms der Mundschleimhaut, wurde sie dann als gutartige, nur klinisch karzinomähnliche Schleimhautproliferation der Mundhöhle herausgestellt, wie das auch in der von Scheicher-Gottron [22] gewählten Bezeichnung „Papillomatosis mucosae carcinoides" zum Ausdruck kommt. Ursprünglich haben auch wir diesem Terminus den Vorzug gegeben [24], wir sind aber heute nicht mehr sehr glücklich über diesen Entschluß: Denn, „carcinoides" bedeutet karzinom*ähnlich*, schließt Malignität also aus; die FOP aber geht in ein Karzinom über. Die FOP sollte daher nicht mehr als Pseudokanzerose, sondern als echte *Praekanzerose* aufgefaßt werden, wobei es dahin gestellt bleibt, ob sie eine primär gutartige Proliferation darstellt, die erst auf einen zusätzlichen Stimulus hin bösartig wird, oder ob sie schon a priori die Potenz zur Malignität in sich trägt.

Wie kann die FOP also nosologisch eingeordnet werden? Der Begriffsbestimmung, der Klinik, dem Verlauf und der Histologie nach ist sie kein M. Bowen der Mundschleimhaut [27]. Andrade [2] schließt sie in die sogenannten „giant mucocutaneous papillomatoses" ein, die eine doch sehr heterogene Gruppe benigner, semimaligner und maligner papillomatöser Wucherungen der Haut und Schleimhäute umfaßt. Uns erscheint die von diesem Autor getroffene Abgrenzung gegenüber anderen, sicherlich differenten Krankheitsbildern zu unscharf.

Pathologen und Kieferchirurgen kennen seit Jahren eine Sonderform des Karzinoms der Mundschleimhaut, das vorwiegend bei Kautabak-, Schnupftabak- und Betelnußkauern beobachtet wird und nach Ackerman [1] die Bezeichnung „verruköses Karzinom" trägt [1, 5, 7, 8, 9, 15, 23]. Dieser eher seltene Tumor (in einer Serie von 1217 Mundschleimhautkarzinomen fanden sich 55 derartige Ackermansche Tumoren [9]) weist Eigenschaften auf, die denen der FOP sehr ähnlich sind: das Ackermansche Karzinom kommt vorwiegend bei der älteren Bevölkerung vor, befällt hauptsächlich Männer und ist klinisch durch ausgedehnte leukoplakische, papillomatöse und verruköse Veränderungen der Mundschleimhaut gekennzeichnet, die zu blumenkohlartigen Vegetationen auswachsen. Es ist ein außerordentlich langsam wachsender Tumor mit großer Recidivneigung, dessen Verlauf sich über viele Jahre erstreckt, es wächst lokal invasiv und Metastasen sind selten; die Patienten sind fast durchwegs zahnlos und weisen einen exorbitanten Tabakkonsum, meist in Form von Kautabak, auf.

Wenn man nun das Ackermansche Karzinom mit der FOP vergleicht, fällt sogleich die überaus große Übereinstimmung fast aller Parameter auf, und es scheint, als seien die Unterschiede lediglich quantitativer Natur (Tab. 5). Dies trifft auch für die Histologie zu,

Tabelle 5*. Gegenüberstellung: Ackermansches Karzinom und floride orale Papillomatose

FOP	Verruköses Karzinom Ackerman	FOP
ältere Bevölkerung	+	+
vorwiegend Männer	+	+
Klinik: papillomatös, verrukös leukoplakisch	+	+
Verlauf: progredient, jahrelanger Verlauf	+	+
lokale Destruktion	+	±
regionale Metastasen	eher selten (11/55)**	— (1 Fall?)
Zahnlosigkeit	+	+
Tabak	+	± (8/11)
Histologie	im Prinzip identisch größere lokale Aggressivität	

* modifiziert nach Wolff und Tappeiner [27]
** nach Goethals et al. [9]

denn bei beiden Krankheitsbildern findet sich eine gutartige, wenn auch monströse Epithelhyperplasie. Beim verrukösen Karzinom, allerdings, ist die Polarität der Basalzellen stellenweise gestört, fokal finden sich auch in der Tiefe des Gewebes Keratinisationsherde, und auch das Wachstum ist lokal etwas aggressiver, da der Tumor in die umgebende Muskulatur und selbst in den Knochen eindringt; obgleich dies bei der FOP meist nicht der Fall ist, wurde bei den Patienten von Wechsler und Fisher [26] und Richter [17] aber gerade ein derartiges Verhalten beobachtet. Schließlich sei noch erwähnt, daß die hochdifferenzierten Ackermanschen Karzinome nach Röntgentherapie außerordentlich anaplastisch werden können [7,15], und es ist interessant, daß ein ähnliches Umschlagen von einem praemalignen zu hochmalignem Verhalten bei einem Fall von FOP beobachtet wurde, der bestrahlt und anschließend mit Aminopterin behandelt worden war [19].

Wir sind daher der Auffassung, und damit kommen wir zum Beginn unserer Ausführungen zurück, — daß die „neue" Krankheit floride orale Papillomatose einem wesentlich älteren Krankheitsbild, dem Ackermanschen Karzinom, sehr nahesteht; möglicherweise ist sie mit dessen gutartigeren Verlaufsformen identisch [27]. Im Spektrum maligner epithelialer Mundschleimhauttumoren nimmt die FOP damit eine Position im Sektor langsam wachsender Tumoren mit eher günstiger Prognose ein, doch sollte die Möglichkeit eines plötzlichen Übergangs in ein anaplastisches Karzinom im Auge behalten werden. Gerade diese rechtfertigt aber den Einsatz einer eingreifenden Therapie, wie sie beispielsweise die Verabreichung von Bleomycin darstellt.

Literatur

1. Ackerman, L. V.: Verrucous carcinoma of the oral cavity. Surgery **23**, 670 (1948)
2. Andrade, R.: Giant mucocutaneous papillomatoses. Arch. Derm. **99**, 499 (1969)
3. Barnett, J. G., Hyman, A. B.: Oral florid verrucosis. Arch. Derm. **97**, 479 (1968)
4. Braun-Falco, O., Burg, G.: Cytostatica und Immunosuppressiva in der Dermatologie. Hautarzt **21**, 391 (1970)
5. Cooke, R. A.: Verrucous carcinoma of the oral mucosa in Napua-New Guinea. Cancer **24**, 396 (1969)
6. Eyre, J., Nally, F. F.: Oral candidosis and carcinoma. Brit. J. Derm. **85**, 73 (1971)
7. Fonts, E. A., Greenlaw, R. H., Rush, B. F., Rovin, S.: Verrucous squamous cell carcinoma of the oral cavity. Cancer **23**, 152 (1969)
8. Friedell, H. L., Rosenthal, L. M.: The etiologic role of chewing tobacco in cancer of the mouth. J. Amer. Med. Assoc. **116**, 2130 (1941)
9. Goethals, P. L., Harrison, E. G., Devine, K. D.: Verrucous squamous carcinoma of the oral cavity. Amer. J. Surg. **106**, 845 (1963)
10. Jaimovich, L., Abulafia, J., Kaminsky, A.: Papillomatosis florida. Asoc. Arg. Dermat. **24**, 4 (1965)
11. Kaminsky, de R. A., Kaminsky, C. A., Abulafia, J., Kaminsky, A.: Papillomatosis florida oral: su tratamiento con methotrexate. Giorn. Ital. Dermat. **107**, 821 (1966)
12. Kanee, B.: Oral florid papillomatosis complicated by verrucous squamous carcinoma. Treatment with methotrexate. Arch. Derm. **99**, 196 (1969)
13. Kaulen-Becker, L.: Orale floride Papillomatose. Z. Haut- u. Geschl. Kr. **48**, 1 (1973)
14. Knossew, I. S.: Papillomatosis granulomatosis (florid oral papillomatosis). Aust. J. Derm. **8**, 173 (1966)
15. Kraus, F. T., Perez-Mesa, C.: Verrucous carcinoma. Clinical and pathologic study of 105 cases involving oral cavity, larynx and genitalia. Cancer **19**, 26 (1966)
16. Prokopcuk, A. J.: Papillomatosis oralis florida. Derm. i. Vener. (Sofia) **7**, 193 (1968)
17. Richter, G., Engel, S., Jacobi, H.: Zum Krankheitsbild der sogenannten oral florid papillomatosis. Dermatologica **144**, 75 (1972)
18. Rock, J. A., Fisher, E. R.: Florid oral papillomatosis of the oral cavity and larynx. Arch. Otolaryng. **72**, 593 (1960)
19. Samitz, M. H., Ackerman, A. B., Lantis, L. R.: Squamous cell carcinoma arising at the site of oral florid papillomatosis. Arch. Derm. **96**, 286 (1967)
20. Samitz, M. H., Weinberg, R. A.: Oral florid papillomatosis. Response to Aminopterin. Arch. Derm. **87**, 478 (1963)
21. Sandstead, H. R., Lowe, J. W.: Leukodema and keratosis in relation to leukoplakia of buccal mucosa in man. J. Nat. Cancer Inst. **14**, 423 (1953)
22. Scheicher-Gottron, E.: Papillomatosis mucosae carcinoides der Mundschleimhaut bei gleichzeitigem Vorhandensein eines Lichen ruber der Haut. Z. Haut. u. Geschl. Kr. **24**, 99 (1958)
23. Sorger, K., Myrden, J. A.: Verrucous carcinoma of the buccal mucosa in tobacco chewers. J. Canad. Med. Ass. **83**, 1413 (1960)
24. Tappeiner, J., Wolff, K.: Papillomatosis mucosae carcinoides (oral florid papillomatosis). Hautarzt **20**, 102 (1969)
25. Tappeiner, J., Wolff, K.: Floride orale Papillomatose (Papillomatosis mucosae carcinoides). Wr. klin. Wschr. **83**, 795 (1971)
26. Wechsler, H. L., Fisher, E. R.: Oral florid papillomatosis. Arch. Derm. **86**, 480 (1962)
27. Wolff, K., Tappeiner, J.: Oral florid papillomatosis. In: A. Andrade, S. Gumport, G. L. Popkin and T. D. Rees: Cancer of the Skin. Philadelphia: Saunders 1973

Gernot Rassner

Keratoakanthom

Vorbemerkungen

Nach einer Untersuchung der Brooks-Foundation [38] hat sich die Menge an wissenschaftlichen Informationen von 1800 bis 1900 verdoppelt. Die nächste Verdoppelung benötigte nur noch 50 Jahre (1900 bis 1950), die folgende Verdoppelung 10 Jahre (1950 bis 1960), der gegenwärtige Verdoppelungszeitraum wird mit ca. 6 Jahren angegeben.

Für die Medizin bedeutet dies u. a., daß die medizinische Ausbildung und Weiterbildung nach einer zunehmend kürzeren Zahl von Jahren überholt ist. Nicht umsonst befinden wir uns heute und hier in einer Fortbildungsveranstaltung.

Für das Krankheitsbild des Keratoakanthoms bedeutet diese „Wissensexplosion", daß die Kurve der verfügbaren Informationen ähnlich exponentiell verläuft. Ende des vergangenen Jahrhunderts tauchten die ersten Fallbeschreibungen auf (u. a. von Hutchinson), in den dreißiger Jahren erfolgten detaillierte Publikationen unter der Bezeichnung Molluscum sebaceum, tumor-ähnliche Keratosen, selbstheilendes Stachelzellkarzinom; von den fünfziger Jahren an nahm die Zahl der Arbeiten rapide zu. Sie dürfte heute etwa 1000 Publikationen umfassen (Lit.: u. a. [1,9,11,15,16]).

Bei dieser Sachlage kann ich in 20 Minuten natürlich nur einige Punkte des Themas ansprechen; die Auswahl erfolgte unter dem Gesichtspunkt der praktischen Bedeutung.

Hinsichtlich der *Nomenklatur* hat sich der Name Keratoakanthom als Oberbegriff für typische und atypische Formen dieses gutartigen, sich normalerweise spontan zurückbildenden Hauttumors allgemein durchgesetzt. Die große Zahl von über 20 Synonyma (Zusammenstellung: [1,3]) hat zweifellos mit dazu beigetragen, daß dieses Krankheitsbild so verzögert bekannt und berücksichtigt wurde.

Einige *epidemiologische* Daten. Die allgemeine Morbidität ist nicht bekannt. Daß es sich aber um ein häufiges Krankheitsbild handelt, zeigt die Relation Keratoakanthom: spinozelluläres Karzinom, die mit ca. 1 : 3 angegeben wird [10,17]. Noch unklar ist, ob Männer etwas häufiger erkranken als Frauen [1,10,14,26]. Eindeutig ist hingegen die Altersdisposition (die Mehrzahl der Erkrankten ist älter als 60 Jahre [3,14] und die Tatsache, daß fast ausschließlich Menschen der weißen Rasse erkranken [1,3].

Die *praktische Bedeutung* dieser als Pseudokanzerose [11,26] bezeichneten Erkrankung liegt vorwiegend darin, daß sie differentialdiagnostisch vom spinozellulären Karzinom der Haut abgetrennt werden muß. In der Tat ist noch bis vor wenigen Jahren das Keratoakanthom häufig in der Gruppe der Stachelzellkarzinome untergetaucht [14,17]. Die Folge waren nicht nur unnötig radikale Therapiemaßnahmen (einschließlich Amputationen), sondern auch eine Verfälschung der Karzinomstatistiken [1,10]. Andererseits ist es selbstverständlich genauso wichtig, ein spinozelluläres Karzinom nicht als Keratoakanthom zu verkennen.

Ätiologie und Pathogenese

Das Keratoakanthom *entsteht* meist durch ein Zusammenspiel von Reizfaktoren und Dispositionsfaktoren.

Wichtige äußere Reize scheinen zu sein:

— Sonnenlicht (über 90% aller Keratoakanthome finden sich in lichtexponierten Hautbereichen [1,3,10,14,17]
— chemische Reize, wie Teer, Pech, chemische Karzinogene in Zigarettenrauch und Industrieabgasen [10,27]
— Schädigung der Haut durch Verletzungen oder andere Hauterkrankungen [1,3,10, 20,33].

Beobachtet wurden Keratoakanthome nach innerer Gabe von Zytostatica [7,31]; diskutiert wurde das mögliche Vorliegen einer Virusinfektion [1,3,10,28,36]. Auf das assoziierte Vorkommen von multiplen Keratoakanthomen und Neoplasien innerer Organe wird später eingegangen.

Dispositionsfaktoren sind Alter, weiße Hautfarbe und Erbanlagen, die insbesondere bei multiplen Keratoakanthomen durch familiäre Häufung des Krankheitsbildes [1,3,10] deutlich werden.

Ausgehend von den äußeren Wurzelscheiden benachbarter Haarfollikel [1,10, 17—19,26] entwickelt sich eine massive Epithelhyperplasie, die das Oberflächenepithel kuppelförmig anhebt. Ihre wichtigsten Kennzeichen sind starke Verhornungsneigung und Spontanrückbildung. Es ist möglich, daß die Hyperplasie auch gelegentlich von Talgdrüsen oder Deckepithel ihren Ausgang nimmt [1,18,27,34].

Krankheitsbild

Es ist zweckmäßig, die in mehr als 90% vorliegende typische Form des Keratoakanthoms von atypischen Formen [20] abzutrennen.

Typische Form

Es handelt sich um einen meist solitären Tumor, der in über 90% in lichtexponierter Haut (Gesicht, Hals, Hände) lokalisiert ist, wobei das Ausgangsgebiet des Keratoakanthoms nicht präkanzerös verändert ist. Zunächst entsteht eine hautfarbene Papel, deren auffälligste Merkmale ungewöhnlich schnelles Wachstum und zentrale Verhornung sind. Nach etwa 2 Monaten hat der Tumor mit einem Durchmesser von 1 bis 2 cm seine maximale Größe erreicht, ist jetzt hautfarben bis bräunlich-rot, regelmäßig, knospen- bis kuppelförmig, von Teleangiektasien überzogen und zeigt den typischen zentralen Hornkrater. Es tritt keine Ulzeration auf, auch nach Entfernen der zentralen Hornmassen gibt es keine Blutung. Die jetzt erreichte stationäre Phase dauert ebenfalls etwa 2 Monate, die Verhornung nimmt weiter zu. Ausstoß des zentralen Hornpfropfes und allmähliches Kleinerwerden des Keratoakanthoms bis zum Restzustand einer eingezogenen Narbe stellen die Rückbildungsphase dar, die weitere 2 Monate in Anspruch nimmt. Bei ungünstiger Lokalisation (z. B. Nasenflügel, Ohrmuschel) können Mutilationen resultieren.

Die *Histopathologie*, die Sie in der Praxis wohl kaum zu beurteilen haben, soll nur in Stichworten erwähnt werden.

Bemerkenswert sind: Oberflächenepithel im Tumorbereich nicht präkanzerös verändert; regelmäßige Gesamtarchitektur mit guter Abgrenzung, kein Einbruch in Subcutis; Lippenbildung; erkennbare Ausrichtung von Proliferation (Peripherie) und Verhornung (Zentrum → Peripherie); cytologische Malignitätskriterien anteilmäßig gering

(Atypie, Polymorphie, atypische Mitosen); ausgeprägtes entzündliches Infiltrat mit Durchsetzung des Tumors [1,10,14,16,17].

Der Histopathologe benötigt eine Querschnittsbiopsie, eine Randbiopsie ist kaum zu beurteilen [30]. Außerdem ist die Angabe klinischer Daten (z. B. Alter des Tumors) wegen der ebenfalls vorhandenen Phasenabhängigkeit des histologischen Bildes erforderlich.

Mit krankhaften Veränderungen *anderer Organe* ist bei der typischen Form des Keratoakanthoms nicht zu rechnen.

Klinisch-chemische Untersuchungen im Blut und Urin fallen normal aus. Berichtet wurde über Intrakutantestungen mit Keratoakanthomextrakten, die bei Patienten mit Keratoakanthom positiv, bei Patienten mit spinozellulärem Karzinom negativ ausfielen [22,25]. Eine Sicherung dieser Befunde steht noch aus, für die Routinediagnostik sind sie z. Z. nicht verwertbar.

Subjektive Beschwerden fehlen oder sind gering. Viele Patienten sind allerdings durch den schnell wachsenden Tumor stark beunruhigt.

Auf den für das Keratoakanthom so typischen dreiphasigen *Verlauf* mit initial-schnellem Wachstum, stationärer Phase und Spontanrückbildung bei einer Gesamtdauer von etwa 6 Monaten wurde bereits hingewiesen [1]. In seltenen Fällen können Lokalrezidive [20] auftreten.

Das noch ungelöste und entsprechend viel diskutierte Problem der Krebsentstehung aus Keratoakanthomen kann hier nicht im Detail erörtert werden [1,17,26,35]. Der gesicherte Nachweis einer malignen Entartung (Metastasierung) ist nur sehr selten geführt worden. Mit der Möglichkeit einer Fehldiagnose (primäres Vorliegen eines spinozellulären Karzinoms) muß dabei gerechnet werden. Die ausschließliche Heranziehung histologischer Kriterien [35] als Beweis für Malignität oder Präkanzerose [8,17] erscheint gerade bei diesem Krankheitsbild nicht ausreichend.

Die Möglichkeit einer malignen Entartung ist (wie auch bei anderen gutartigen Tumoren) zweifellos gegeben, scheint aber bei strenger Diagnosestellung insgesamt selten zu sein [10].

Atypische Formen

Neben der geschilderten typischen Form des Keratoakanthoms treten in weniger als 10% atypische Formen auf [1,20], wobei die Atypien sich vorwiegend auf die Gestalt des Tumors oder die Zahl der Herde beziehen.

Gestaltatypien sind z. B. das Riesen-Keratoakanthom mit starkem zentrifugalem Wachstum, das keratotische, cornu cutaneumartige Keratoakanthom und das multinoduläre Keratoakanthom, welches entweder aus einem Einzelherd oder durch Aggregierung entsteht [32]. Diese gestaltatypischen Keratoakanthome können diagnostische und therapeutische Schwierigkeiten verursachen.

Zahlatypien stellen die multiplen Keratoakanthome [9] dar, wobei im Extremfall der sog. multiplen eruptiven Keratoakanthome [37] der Körper von Hunderten von Einzelherden übersät ist. Die Gruppe der multiplen Keratoakanthome kann folgende weitere Besonderheiten [1,3,10,17,20] bieten: atypische Lokalisation (Handflächen, Fußsohlen, Schleimhäute), Juckreiz, verzögerte Spontanrückbildung, familiäre Häufung und Assoziierung mit Erkrankungen innerer Organe [2,12,21,36,37] u. a. Neoplasien der Schleimhäute und des Blutes.
Eine genaue Durchuntersuchung ist unumgänglich.

Bemerkenswert ist, daß bei dieser leicht zu diagnostizierenden Form der multiplen Keratoakanthome selbst nach jahrzehntelanger Beobachtung maligne Entartungen nicht festgestellt werden konnten.

Diagnose und Therapie

Die Stellung der sicheren *Diagnose* Keratoakanthom ist zweifellos das größte praktische Problem bei diesem Krankheitsbild [26]. Typisch für das Keratoakanthom sind hinsichtlich der Anamnese die kurze Krankheitsdauer, die dreiphasische Wachstumsdynamik und — wenn vorhanden — Angaben über auslösende Reize bzw. Familiarität. Der phasenabhängige typische Lokalbefund wurde geschildert. Das entscheidende Kriterium der Spontanrückbildung kann allerdings in der Regel nicht abgewartet werden.

Differentialdiagnostisch sind zunächst je nach Wachstumsphase des Keratoakanthoms [1] u. a. auszuschließen: Basaliom, Dermatofibrom, Zyste, Molluscum contagiosum, Hautmetastase, Prurigo nodularis, Cornu cutaneum, Verruca vulgaris.

Dies ist klinisch bzw. histologisch in der Regel ohne Schwierigkeiten möglich. Die Differentialdiagnose spitzt sich dann häufig zu auf die entscheidende Frage: Keratoakanthom oder reifes spinozelluläres Karzinom?

Der Ausschluß eines Stachelzellkarzinoms kann vor allem in der Wachstumsphase erhebliche Schwierigkeiten bereiten. Einige differentialdiagnostisch hilfreiche klinische Daten wurden von Baer und Kopf [1] zusammengestellt (s. Abb. 2). In etwa 30 % ist es aufgrund des histopathologischen Befundes nicht möglich, ein reifes spinozelluläres Karzinom mit Sicherheit auszuschließen. Auch histochemische Befunde [6,15,17,24,29] sind im Einzelfall nicht beweisend. Dies gilt gleichermaßen für das Kriterium des Ansprechens auf niedrig dosierte Röntgenbestrahlung. Resignation über die sichere Diagnostizierbarkeit des Keratoakanthoms kennzeichnen den Schluß mancher wissenschaftlicher Publikationen.

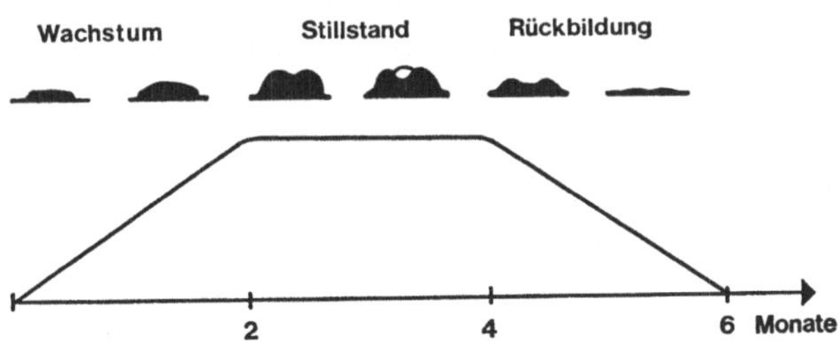

Abb. 1. Verlauf und Wachstumsdynamik

Hier ist m. E. eine nüchterne Bestandsaufnahme und Umorientierung der diagnostischen Strategie erforderlich. Die „Bestandsaufnahme" ergibt, daß beim Keratoakanthom (wie auch bei zahlreichen anderen Krankheitsbildern der Medizin) alle verfügbaren diagnostischen Kriterien nur eine mehr oder minder große Wahrscheinlichkeit beinhalten, allein für sich genommen aber in keinem Fall beweisend sind. Daß diese Relativierung auch den histologischen Befund einbezieht, hat dabei besonders irritierend gewirkt. Die weitere Suche nach einem alles entscheidenden Schlüsselkriterium erscheint z. Z. als wenig erfolgversprechend.

Die zukünftige „Strategie" müßte m. E. sein: Festlegung einer bestimmten Zahl diagnostischer Kriterien unter quantitativer Gewichtung ihrer Wertigkeit. Überprüfung und gegebenenfalls Modifikation dieses Diagnoseprogramms an einer ausreichenden Zahl von Keratoakanthomen, bis die statistisch erreichte diagnostische Wahrscheinlichkeit ausreichend groß ist. Dies ist natürlich eine Aufgabe der klinischen Forschung.

Das derzeit mögliche Vorgehen zur Sicherung zu der Diagnose erfordert eine synoptische Bewertung von Anamnese, klinischem Bild und histologischem Befund unter Berücksichtigung der angegebenen Kriterien (s. Abb. 3).

KERATOAKANTHOM : DIFFERENTIALDIAGNOSE		
KRITERIEN	**KA**	**SPI. KARZINOM**
Wachstumsgeschwindikeit	hoch (Wochen)	niedrig (Monate)
Wachstumsdynamik	dreiphasisch	kontinuierlich
Tumorgröße	rel. groß	rel. kleiner
Tumorform	regelmäßig, molluscoid, crateriform	unregelmäßig
Tumorzentrum	kerat. Pfropf	Geschwür
Umgeb. Haut	normal	Präkanzerosen
Metastasen	keine	möglich

nach BAER und KOPF, 1963

Abb. 2. Klinische Merkmale für die Differentialdiagnose Keratoakanthom - Stachelzellkarzinom

KERATOAKANTHOM: DIAGNOSESTELLUNG

Praktisches Vorgehen und Kriterien

I. Anamnese: Dauer der Erkrankung (kurz)

Wachstumsdynamik (dreiphasisch)

Auslösende Reize ?

Familiarität ?

II. Befund :   Typ. Lokalbefund ?

Gewebsentnahme für Histologie

Querschnittsbiopsie oder Excision

Untersuchung innerer Organe (bei multipl. KA)

Abb. 3. Hinweise für das praktische Vorgehen bei der Diagnosestellung

Einige abschließende Bemerkungen zur *Therapie*.

Wenn die Diagnose Keratoakanthom sicher erscheint, sind verschiedene Wege des Vorgehens möglich [1,10,17].

1. Totalexcision ohne besondere Sicherheitsmaßnahmen, Nachkontrolle in ca. ½ Jahr.

Zur erforderlichen histopathologischen Beurteilung kann in diesem Fall der excidierte Tumor herangezogen werden.

2. Abtragung des Tumors, Curettage des Tumorbettes und Blutstillung. Mehrere Nachkontrollen bis zu ½ Jahr empfehlenswert.

3. Röntgenbestrahlung, wenn die chirurgische Entfernung auf Schwierigkeiten stößt. Angaben über Strahlenempfindlichkeit der Keratoakanthome und Bestrahlungsschemata sind allerdings sehr unterschiedlich [1,5,10,17,22].

4. Die empfohlene subläsionale, bzw. intraläsionale Therapie mit Glucocorticosteroid-Kristallsuspension ist ebenso wie die lokale oder systemische Behandlung mit Zytostatika in ihrer Wirksamkeit noch nicht statistisch abgesichert [3,4,13,23,33].

5. Abwarten der Spontanremission bei regelmäßigen Kontrollen ist prinzipiell möglich. Da die Keratoakanthome überwiegend in frei sichtbaren Hautbereichen sitzen, der Patient auch häufig durch das schnelle Wachstum beunruhigt ist, scheidet dieser Weg meist aus.

Besteht ein Zweifel an der Diagnose Keratoakanthom (lautet die Diagnose beispielsweise: Keratoakanthom, reifes spinozelluläres Karzinom nicht sicher ausschließbar), sollte aus Sicherheitsgründen wie bei spinozellulärem Karzinom vorgegangen werden.

Ein letztes Wort noch zu den atypischen Keratoakanthomen. Während das typische Keratoakanthom nach erfolgter Diagnosestellung durchaus in der Praxis behandelt werden kann, stellen die atypischen Keratoakanthome therapeutische und diagnostische Problemfälle dar und sollten primär von der Klinik betreut werden.

Literatur

1. Baer, R. L., Kopf, A. W.: Keratoacanthoma. In: Year Book of Dermatology 1962—1963. Year Book Medical Publishers, Inc. 1963
2. Bakker, P. M. and S. S. Tjon A Joe,: Multiple Sebaceous Gland Tumours, with Multiple Tumours of Internal Organs. Dermatologica 142, 50—57 (1971)
3. Belisario, J. C.: Brief Review of Keratoacanthomas and Description of Keratoacanthoma Centrifugum Marginatum. Austral. J. Derm. VIII, 65—72 (1965)
4. Belisario, J. C.: The Treatment of Skin Cancer and Pre-Cancer with Topical Cytotoxic Ointments. XIII. Congressus Internat. Dermat. Bd. I. Springer Verlag Berlin–Heidelberg–New York (1968)
5. Braun-Falco, O., Lukacs, S.: Dermatologische Röntgentherapie. Springer Verlag Berlin–Heidelberg–New York (1973)
6. Brett, R., Braun-Falco, O.: Beitrag zur Differenzierung von Tumoren. Arch. klin. exp. Derm. 200, 515–519 (1955)
7. Clendenning, W. E., Auerbach, R.: Keratoacanthoma in Generalized Pustular Psoriasis. Acta Derm. Venerol. 43, 68–75 (1963)
8. Cottini, G. B. ,Randazzo, S. D.: Zum augenblicklichen Stand der Frage des Keratoakanthoms. Derm. Wschr. 147, 60 (1963)
9. Ereaux, L. P., Schoqflocher, P., Fournier, C. J.: Keratoacanthomata. Arch. Derm. 71, 73—83 (1955)
10. Ghadially, F. N.: Keratoacanthoma. In: Dermatology in General Medicine. Mc Graw-Hill, Inc. 1971
11. Gottron, H. A., Nikolowski, W.: Karzinom der Haut. In: Dermatologie und Venerologie Bd. IV. Herausgeb.: H. A. Gottron u. W. Schönfeld. Thieme Verlag Stuttgart (1960)
12. Grant Peterkin, G. A., Macmillan, J. B., Maclean, Sh.: Pseudo-Carcinoma of The Skin. Scot. med. J. 7, 27—35 (1962)
13. Grupper, C.: Treatment of Keratoacanthomas by Local Applications of the 5-Fluorouracil (5-FU) Ointment. Dermatologica Suppl. I, 140, 127–132 (1970)
14. Gründer, B., Hundeiker, M.: Keratoakanthom und Karzinom. Derm. Mschr. 159, 122—133 (1973)
15. Grüneberg, Th.: Die Differentialdiagnose des Molluscum pseudocarcinomatosum. Derm. Wschr. 141, 1—10 (1960)

16. Hamperl, H., Kalkoff, K. W.: Zur Kenntnis des Molluscum pseudocarcinomatosum. Haut-arzt **5**, 440—447 (1954)
17. Kalkoff, K. W.: Das Keratoakanthom (Molluscum pseudocarcinomatosum) im Rahmen des Krebsproblems. Strahlentherapie **112**, 163—187 (1960)
18. Kalkoff, K. W., Hundeiker, M.: Zur Histogenese des Keratoakanthoms. In: XIII. Congressus Internat. Derm. Bd. I. Ed: W. Jadassohn and C. G. Schirren. Springer Verlag Berlin–Heidelberg–New York (1968)
19. Kalkoff, K. W., Macher, E.: Zur Histogenese des Keratoakanthoms. Hautarzt **12**, 8—15 (1961)
20. Kopf, A. W.: Unusual Forms of Keratoacanthoma. In: XIII. Congressus Internat. Dermat. Bd. I. Ed: W. Jadassohn and C. G. Schirren. Springer Verlag Berlin–Heidelberg–New York (1968)
21. Korting, G. W., Lachner, H.: Multiple eruptive Keratoakanthome bei sideroachrestischer Anämie. Med. Welt, 63—65 (1970)
22. Maggiora, A.: Beitrag zum Keratoakanthomproblem. Dermatologica **137**, 263—269 (1968)
23. McNairy, D. J.: Intradermal Triamcimolone Thereapy of Keratoacanthomes. Arch. Derm. **89**, 136 (1964)
24. Milewski, B., Chorzelski, T.: Vergleichende histologische und histochemische Untersuchungen von Keratoakanthomen und höher differenzierten spinocellulären Epitheliomen. Hautarzt **13**, 7—12 (1962)
25. Nicolau, S. G., Badanoiu, A., Balus, L.: Specific Anti-Tumoral Reactions in Patients with Keratoacanthoma: Role of Immunity in Spontaneous Cure of this Tumor. Arch. klin. exp. Derm. **217**, 308—320 (1963)
26. Nikolowski, W.: Zur Problematik des Keratoakanthoms. Derm. Mschr. **156**, 148—153 (1970)
27. Oehlschlaegel, G.: Zur Histogenese und nosologischen Stellung des Keratoakanthoms. Hautarzt **14**, 156—166 (1963)
28. Orfanos, C. E.: Feinstrukturelle Morphologie und Histopathologie der verhornenden Epidermis. Thieme Verlag Stuttgart (1972)
29. Petzoldt, D.: Die praktische Bedeutung der Histochemie. Arch. klin. exp. Derm. **237**, 268 bis 278 (1970)
30. Popkin, G. L., Sheldon, J. Brodie, Hyman, A. B., Andrade, R., Kopf, A. W.: A Technique of Biopsy Recommended for Keratoacanthomas. Arch. Derm. **94**, 191—193 (1966)
31. Roenigk, H. H., Fowler-Bergfeld, W., Curtis, G. H.: Methotrexate for Psoriasis in Weekly Oral Doses. Arch. Derm. **99**, 86—93 (1969)
32. Spier, H. W., Thies, W.: Aggregierte Keratoakanthome (Mollusca pseudocarcinomatosa) Hautarzt **7**, 206—209 (1956)
33. Tarnowski, W. M.: Multiple Keratoacanthomata. Arch. Derm. **94**, 74—80 (1966)
34. Teller, H.: Über das Molluscum pseudocarcinomatosum unter besonderer Berücksichtigung seiner feingeweblichen Entwicklung. Z. Haut-Geschl. Kr. **20**, 217—227 (1956)
35. Venkei, T., Sugar,: Early Diagnosis, Pathohistology and Treatment of Malignant Tumours of the Skin. Akadémiai Kiadó Budapest (1965)
36. Weber, G., Stetter, H., Pliess, G., Stickl, H.: Assoziiertes Vorkommen von eruptiven Kerato-akanthomen, Tubencarcinom und Paramyeloblastenleukämie. Arch. klin. exp. Derm. **238**, 107—119 (1970)
37. Winkelmann, R. K., Brown, J.: Generalized Eruptive Keratoacanthoma and Report of Cases. Arch. Derm. **97**, 615—623 (1968)
38. Zielinski, G.: Einsatz neuer Methoden im Studium und Weiterstudium des Arztes. In: Ausbildung zum Arzt von morgen. Herausg.: H. Schipperges. Thieme Verlag Stuttgart (1971)

André Kint und Marie-Louise Geerts

Pseudosarkome der Haut

Seit Konwaler et al. (1955) aus der großen Gruppe der Bindegewebsproliferationen die „subcutaneous pseudosarcomatous fibromatosis" absonderten, wurde Tumoren, die histologisch zwar wie Sarkome aussehen, klinisch jedoch gutartig verlaufen, viel Aufmerksamkeit geschenkt. Diese Tumoren werden häufig unter dem Namen Pseudosarkome zusammengefaßt. Sie werden von Lane (1957) wie folgt umschrieben: „… presumably non neo-plastic connective tissue mass with histological appearance that is at once bizarre, ‚alarming' and deceivingly suggestive of some fully malignant form of true sarcoma capable of metastasis …" Aus dieser Definition können die hauptsächlichen Tumor-Kriterien abgeleitet werden.

Es sind
a) immer Bindegewebswucherungen, die
b) auf histologischem Gebiet häufig ein besorgniserregendes Aussehen haben, und die
c) klinisch einen gutartigen Verlauf zeitigen.

Epitheliale und neurogene Tumoren werden also nicht dazugerechnet. Beim Studium der Bindegewebstumoren der Haut scheint es nun, daß die erwähnten Kriterien auf sehr voneinander abweichende Neubildungen anwendbar sind und daß histologisch keine scharfe Grenze zwischen gutartigen und bösartigen Geschwülsten und pseudo-sarkomartigen Tumoren gezogen werden kann. Dies bringt es mit sich, daß das Studium dieser letztgenannten Neubildungen nur dann sinnvoll sein kann, wenn es aus dem weiten Rahmen der Bindegewebstumoren heraus durchgeführt wird. Danach kann festgestellt werden, ob die Pseudosarkome in dieser großen Tumorgruppe eine Sonderstellung einnehmen, und wodurch sie sich gegebenenfalls von anderen Bindegewebsgeschwülsten unterscheiden.

Angesichts der großen Bedeutung der Klinik für eine korrekte Ausdeutung des mikroskopischen Bildes glauben wir, daß es für den Kliniker nützlich sein kann, bei der Einteilung der Bindegewebstumoren einmal der Klinik und zum anderen der histologischen Struktur Rechnung zu tragen. Infolgedessen wird auch klar werden, in welchen Geschwülsten pseudosarkomatöse Erscheinungen auftreten können.

Wir haben der Reihe nach zu unterscheiden:

1. Neubildungen, die sowohl klinisch als auch histologisch gutartig sind: Histiozytom, Fibrom, Keloid.
2. Neubildungen, bei denen die klinische Entwicklung nicht direkt aus der histologischen Struktur abgeleitet werden kann:
   2.1. Neubildungen mit klinisch gutartigem Verlauf, aber histologisch bösartiger Struktur: das pseudo-sarkomatöse Dermatofibrom, die noduläre Fasciitis (mit dem paradoxen Fibrosarkom und der fasciitis ossificans), das atypische Fibroxanthom, das nach Röntgentherapie auftretende Pseudosarkom, das sekundäre Pseudosarkom beim spinozellulärem Epitheliom.

2.2. Neubildungen mit klinisch infiltrativer Tendenz, aber gutartigem histologischem Bild: das Fibroxanthom, die juvenile Fibromatose, das Reticulo-Histiozytom.

3. Neubildungen, die sowohl klinisch wie histologisch maligne sind: das Dermatofibrosarcoma protuberans.

1. Neubildungen, die klinisch und histologisch gutartig sind

Diese Tumoren, worunter man das Histiozytom, das Fibrom und die Keloide zählt, stellen selten diagnostische Schwierigkeiten dar. Auch werden wir nicht auf ihre klinischen oder histologischen Merkmale eingehen.

Es muß jedoch darauf hingewiesen werden, daß Dermatofibrome mit dichten Zellbündeln beschrieben wurden, und andere mit konzentrischen Zellgruppen oder überwiegend perivasculärer Ordnung der Zellbündel, so daß pseudosarcomatöse Bilder entstehen können (siehe weiter unten).

2. Neubildungen, deren klinische Entwicklung nicht direkt aus der histologischen Struktur abgeleitet werden kann

2.1. *Neubildungen mit klinisch gutartigem Verlauf, aber histologisch bösartiger Struktur*

2.1.1. Das pseudosarkomatöse Dermatofibrom:

Unter den Fibromen gibt es Tumoren mit dichter Zellstruktur, bei denen Bündel spindelförmiger Zellen häufig rund um ein Blutgefäß angeordnet sind, wie es im „dermatofibrosarcoma protuberans" von Darier und Ferrand die Regel ist („Wagenradbilder"). Diese Geschwülste können um so mehr Sarkomen gleichen, weil sie nicht selten Kernatypien und Mitosen enthalten. Daher werden sie auch pseudosarkomatöse Dermatofibrome genannt (Levan et al. 1963).

2.1.2. Noduläre Fasciitis:

Unter der Bezeichnung „subcutaneous pseudosarcomatous fibromatosis" haben Konwaler et al. (1955) aus der schon verwirrenden Gruppe der Sarkome einen Tumor mit besonderen klinischen und histologischen Merkmalen abgesondert. Die Geschwulst wurde später unter verschiedenen Namen beschrieben: nodular fasciitis, pseudosarcomatous fasciitis, proliferative (nodular) fasciitis, fasciitis, pseudosarcomatous dermatofibroma, pseudosarcomatous fibromatosis.

Es handelt sich um einen Tumor, der in den meisten Fällen an den Armen oder Unterarmen vorkommt, sich plötzlich und schnell entwickelt und in der Subkutis lokalisiert ist. Es ist eine harte, gut abgegrenzte Geschwulst, die innerhalb von 2 bis 3 Wochen an Umfang zunimmt und einen Durchmesser von 2 bis 3 cm erreichen kann. Sie sitzt weder an der Haut noch den darunterliegenden Geweben fest. Das histologische Bild ist schwer zu deuten. Man findet in der Subkutis eine Wucherung von Fibroblasten, die zu dichten Zellanhäufungen führen kann, aber meist geht sie mit einem mukoiden Stroma einher. Zwischen den Zellen gibt es Lymphozyten und eine deutliche Neubildung von Kapillaren; es besteht auch eine Neigung zur Infiltration des umliegenden Gewebes. Man findet viel Mitosen vor, die jedoch nie atypisch sind. Der Unterschied zum Fibrosarkom beruht auf dem Mukoidreichtum und der vaskulären Proliferation. Außerdem sind die Zellkerne wohl hyperchromatisch, aber in der Regel nicht abnormal. Der Mukoidreichtum darf nicht dazu verleiten, auf Myxome zu schließen. Im Liposarkom findet man neben Fettgewebe ein Myxoidgewebe mit sternförmigen Zellen; unter diesen letzteren befinden sich Fibroblasten, von denen das Zytoplasma kleine Vakuolen oder eine große Höhlung mit Lipoiden enthält. Das Neurom kann man ausschließen, da in der nodulären Fasciitis keine Nervenfasern gefunden werden.

Das von Bourne (1963) beschriebene „*paradoxe Fibrosarkom*" hat eine analoge histologische Struktur wie die subkutane pseudosarkomatöse Fibromatose, ist jedoch, im Gegensatz zu diesem Tumor, nicht in der Subkutis, sondern in der Cutis angesiedelt. Auch in den Muskeln werden analoge Bilder beschrieben, und zwar unter dem Namen „*proliferative Myositis*" (Kern, 1960); diese Schäden könnten sich zu „*myositis ossificans*" entwickeln.

Die von Kwittken und Branche (1969) beschriebene *fasciitis ossificans* wurde von diesen Autoren für eine Variante der nodulären Fasciitis gehalten. Der Tumor wird aus einem grobmaschigen Netz von spindelförmigen Zellen gebildet und enthält ebenfalls ein dichtes Entzündungsinfiltrat aus Lymphozyten, Polynuklearen, Plasmozyten und Makrophagen. Es besteht auch Extravasation roter Blutzellen. Die spindelförmigen Zellen haben verschiedene Größe und pleomorphe Kerne. Aus diesen Zellen können sich Riesenzellen entwickeln, die mitunter sehr zahlreiche, runde oder unregelmäßige Kerne haben, oder es entsteht Bindegewebe und bisweilen Ossifikation. Der Tumor enthält viel Eisen; um die Riesenzellen herum ist das Retikulin positiv. Die Ursache dieser Neubildung ist nicht bekannt.

2.1.3. Das atypische Fibroxanthom:

Das von Levan, Hirsch und Kwong (1962) beschriebene pseudosarkomatöse Fibroxanthom oder atypische Fibroxanthom wird von mehreren Autoren für eine autonome Geschwulst gehalten.

Es tritt meistens bei Personen über 60 Jahren an Licht exponierten Stellen auf und geht mit seniler Elastose einher.

Nicht selten findet man bei diesen Patienten Keratosis senilis oder Epitheliome.

Das klinische Bild ist nicht typisch und kann dasjenige eines Epithelioms vortäuschen oder eines Granuloma pyogenicum nachahmen. Es handelt sich um langsam wachsende, feste Tumoren, die manchmal mit Geschwüren behaftet sind und 1,5 bis 3 cm Durchmesser haben.

Auf histologischem Gebiet wird die Geschwulst, die durch einen schmalen Rand Bindegewebe von der Epidermis getrennt ist, leicht mit einem Sarkom verwechselt. Sie unterscheidet sich von diesem jedoch durch ihr polymorphes Aussehen, das dem Vorhandensein verschiedener Zelltypen zu verdanken ist. Man findet dabei nämlich große Histiozyten mit ei- bis spindelförmigen Kernen, Riesenzellen mit einem oder mehreren regelmäßigen oder abnormalen Kernen und manchmal mit schaumigem Zytoplasma, die wie Toutonriesenzellen oder Fremdkörper-Granulom-Riesenzellen aussehen können; daneben kommen auch Fibrozyten und Lymphozyten im Tumor vor.

Fettfärbungen fallen in den Histiozyten positiv aus, und nicht selten wird Eisenpigment wahrgenommen. Das polymorphe Aussehen des Tumors erinnert an eine pseudosarkomatöse Wucherung nach Bestrahlung; diese Neubildungen enthalten jedoch keine Riesenzellen. Im Gegensatz zu diesem Polymorphismus sind Sarkome eher monophasisch. Das Histiozytofibrom, das auch Eisen und fetthaltige Histiozyten, außer einigen Riesenzellen enthält, wird vom atypischen Fibrosarkom vor allem durch das Fehlen von Kernanomalien unterschieden. Über die Art der atypischen Fibroxanthoms herrscht noch keine Einstimmigkeit; für einige (Kempson et al., 1964) handelt es sich um eine Reaktion der Haut auf ein Trauma, auf Licht, auf Bestrahlung, während andere (Tapernoux et al., 1971) das Leiden eher für einen echten Tumor halten.

2.1.4. Das Pseudosarkom nach Radiumtherapie:

Es ist bekannt, daß sich nach Radiumtherapie im bestrahlten Bereich ein Fibrosarkom entwickeln kann. Pettit, Schamnes und Ackerman (1954), Stout (1948), Rachmaninoff (1961), beschreiben zugleich das Vorkommen einer fibromatösen Wucherung des Bindegewebes. Eine deutliche Abgrenzung zwischen beiden Prozessen ist jedoch nicht möglich.

Die Fibromatose entsteht Jahre nach der Bestrahlung und hat ein histologisch wechselndes Aussehen. Man trifft dabei alle Übergänge an zwischen gut differenzierten Zellbündeln mit leicht hyperchromatischen Kernen, und wenig oder gar nicht differenzierten Zellen mit unregelmäßigen Kernen, zahlreichen Mitosen und vollkommenem Fehlen von Kollagen. Der Unterschied zwischen dem Fibrosarkom und der fibromatösen Wucherung stützt sich dann auch besonders auf die Infiltrationsneigung der Neubildung. Metastasen kommen nicht vor; die Wucherung kann jedoch sehr infiltrierend sein. Diese Erscheinung ist nur durch die Klinik festzustellen und kann nicht mikroskopisch erfaßt werden. Es entstehen auch nicht selten Basaliome und Spinaliome in diesen Gebilden; das Vorkommen von Lymphomen wurde ebenfalls beschrieben (Rachmaninoff, 1961).

2.1.5. Pseudosarkomatose als Reaktion auf Epitheliome

Hierunter versteht man vor allem spinozelluläre Epitheliome des Mundes und der oberen Luftwege, die als polypoide Tumoren auftreten und bei denen die epidermoide Komponente von einer starken peritumoralen, fibroblastischen Wucherung umgeben ist. Hierdurch ist es möglich, daß der primäre Tumor nicht entdeckt wird, während die Geschwulst für ein Sarkom gehalten wird. Dieser Irrtum ist um so leichter möglich, weil die Fibroblastenbündel vollkommen ungeordnet durcheinander verlaufen und weil dabei zahlreiche Kernatypien wie auch Mitosen auftreten.

2.2. *Neubildungen mit klinisch infiltrativer Neigung, jedoch mit gutartigem histologischem Bild*

2.2.1. Juvenile Fibromatose:

Eine besondere Form des Dermatofibroms wird unter der Bezeichnung „infantile oder juvenile Fibromatose" (Keasby, 1953; Prior und Sisson, 1954; Stout, 1954) beschrieben. Es handelt sich dabei um Tumoren, die vor allem bei Kindern in den ersten drei Lebensjahren entstehen, und zwar in Form eines glatten, mehr oder weniger runden, leicht erhöhten, rötlichen, scharf begrenzten Fleckes.

Histologisch ist die Geschwulst aus Bündeln spindelförmiger Zellen mit hellem vesikulärem Kern und reichlich Zytoplasma zusammengestellt. Kernatypien kommen dabei nicht vor. Zwischen den Bindegewebsbündeln können ziemlich viele Kapillaren festgestellt werden; ihre Wände sind nicht selten verdickt und es besteht fibrinoide Degeneration. Man findet auch viele Verkalkungsherde mit damit einhergehender Fremdkörpergranulom-Reaktion.

Neben dieser juvenilen Fibromatose können beim Kind palmare und plantare Fibromatosen entstehen, die gleicherweise sehr rezidivierenden Charakter haben.

Sie finden jedoch ihren Ursprung in den Fascien und nicht in der Haut. Histologisch sind sie auch nicht von desmoiden Fibromatosen zu trennen.

2.2.2. Das Fibroxanthom:

Das Fibroxanthom tritt als eine harte, ziemlich gut begrenzte Infiltration der Cutis auf, deren Oberfläche eben ist, von gelblicher Farbe oder normaler Hautfarbe.

Histologisch besteht der Tumor aus Fibroblasten mit verschiedenem Reifegrad sowie aus Zellen mit schaumigem Zytoplasma, in denen Fett nachgewiesen werden kann. Die Ränder gehen nach und nach in die umgebende Cutis über. Nicht selten finden sich hier und da kleine Gruppen von Entzündungszellen, vor allem von Lymphozyten und ab und zu Plasmozyten.

2.2.3. Das Retikulo-Histiozytom (reticulohistiocytic granuloma):

Vom Retikulo-Histiozytom ist eine multiple und eine solitäre Form bekannt. Die erstgenannte Form kommt am meisten vor und findet vermutlich ihren Ursprung in den

Sehnen und Sehnenscheiden; man findet die Tumoren besonders an den lateralen und dorsalen Seiten der Finger und Hände, manchmal rund um die Ellenbogen und auf den Vorderarmen. Nicht selten sind sie mit Rheumasymptomen einhergehend.

Die solitäre Form ist selten und hat keine spezifischen klinischen Charakteristika. Sie tritt als gut abgegrenzte, rotblaue, intrakutane Geschwulst auf, die sich fest anfühlt und langsam an Umfang zunimmt. Histologisch ist dieser Tumor von der Epidermis durch einen schmalen Streifen normalen Bindegewebes getrennt. Er besteht aus zahlreichen Histiozyten mit runden bis ovalen Kernen und reichlichem Zytoplasma, aus Riesenzellen, Lymphozyten, Polynuklearen und selten Plasmozyten (Purvis und Helwig, 1954). Typisch ist im Zytoplasma der Histiozyten das Vorhandensein von PAS-positiver, Diastase-resistenter Granula. Die Differentialdiagnose zum juvenilen Xanthogranulom, Fibroxanthom und Dermatofibrom kann schwierig sein. Das Vorhandensein von Riesenzellen ist hierbei das wichtigste Kriterium. Über die Art der Erkrankung gehen die Meinungen noch auseinander. Es könnte sich um echte Tumoren handeln, um eine granulomatöse Reaktion oder um einen reaktiven Prozeß des retikuloendothelialen Systems.

3. Wucherungen, die klinisch und histologisch maligne sind

Das Dermatofibrosarcoma protuberans

Dieses Krankheitsbild, das 1924 von Darier und Ferrand, und 1925 von Hofmann beschrieben wurde, hat eine bezeichnende klinische Entwicklung, die grosso modo in zwei Phasen verläuft. In der ersten Phase, auch Stadium der fibrösen „Plaque" genannt, bildet sich in der Cutis eine harte Plaque, die sich sehr allmählich nach der Peripherie hin ausbreitet oder durch Zusammenschluß mehrerer intrakutaner Nodi zustande kommt. Sie ist mit einer buckligen, meist glatten, rotbraunen bis blauroten Haut bedeckt und fühlt sich hart an. Sie ist stets auf den tieferen Geweben verschiebbar.

Die zweite Phase bzw. das tumorale Stadium tritt erst Jahre später ein. Auf der Oberfläche der harten Scheibe bilden sich ein oder mehrere Tumoren; die Plaque behält jedoch ihre eigenen Charakteristika bei. Die Tumoren sind in Form und Abmessungen wechselnd, sessil oder pediculiert, schmerzlos und hart. Im Gegensatz zu fibrösen Plaques wachsen sie verhältnismäßig schnell. Sie haben eine starke Neigung zur Infiltration der umliegenden Haut. Im allgemeinen führt diese Art Geschwulst nicht zu Metastasenbildung, obgleich einige Fälle mit Lungenmetastasen bekannt sind (Taylor und Helwig, 1962).

Das histologische Bild zeigt unter einer dünnen Epidermis eine zellarme Zone, in der sich loses Bindegewebe befindet, das ein myxoides Aussehen hat. Nach der Tiefe zu wird der Tumor dichter. Er besteht dann aus einer kompakten Masse spindelförmiger Zellen, deren Kerne oft vollkommen regelmäßig sind, manchmal jedoch deutliche Atypien aufweisen.

Przybora und Wognerowicz (1959), Taylor und Helwig (1962), beschreiben eine charakteristische Anordnung, die an die Konfiguration der Speichen eines Wagenrads erinnern („cartwheel-configuration"). Die Zellen verlaufen dabei nämlich strahlenförmig von einer kleinen zentralen Zone aus, die manchmal eine Kapillare enthalten kann. Dieses Bild, das auch „twisted strip pattern" genannt wird und in praktisch allen Dermatofibrosarkomen vorkommt, sei pathognomonisch für den Tumor. Was das Entstehen des Tumors anbelangt, wird heute allgemein angenommen, daß es sich um einen Fibroblastentumor handelt (Stout, 1948; Pack und Tabah, 1951; Taylor und Helwig, 1962), und man nimmt nicht mehr an, daß ein neurogener Ursprung oder eine eventuelle Beziehung zu den sogenannten Milchleisten besteht. Die Malignität des Tumors wird dagegen nicht von allen Autoren in gleicher Weise beurteilt. Woringer (1936) hält ihn für eine gutartige Wucherung, die zu den Fibromen gerechnet werden kann. Darier und

Ferrand (1924) nehmen eine lokale Malignität an und Hoffmann (1925) meint, daß das Dermatofibrosarkom unter den Bindegewebsgeschwülsten dieselbe Stellung einnimmt wie das Basalzellen-Epitheliom bei den Epithelialtumoren. Steigleder (1964) ordnet das Dermatofibrosarkom auf der Grenze zwischen gut- und bösartigen Tumoren an, während Pack und Tabah (1951) es tatsächlich für einen malignen Tumor halten. Die Hypothese von Przybora und Wognerowicz (1959) schreibt den Zellen eine evolutive Fähigkeit zu.

Aus obigen Ausführungen geht hervor, daß bei zahlreichen Bindegewebetumoren pseudosarkomatöse Bilder auftreten können. Diese können als dichte, zellreiche Bindegewebsbündel mit oder ohne Kernatypien in Erscheinung treten oder als „Wagenradbilder", die ein Dermatofibrosarcoma protuberans simulieren, oder auch als Fibroblastenbündel, die das umliegende Gewebe infiltrieren. Die Bedeutung dieser Bilder ist jedoch wechselnd. Manchmal handelt es sich nur um Nebensymptome, die zufällig bei Tumoren gefunden werden, welche größtenteils ihre eigenen Merkmale beibehalten haben. Dies trifft vielfach bei Fibromen und Keloiden zu, in denen sich Fibroblastenbündel bilden können, die durch ihre Gedrängtheit oder ihre Orientierung an Sarkome erinnern. In bestimmten Geschwülsten können die Zellbündel so dicht und die Kerne so zahlreich sein, daß man auch hier an Sarkome denken kann, obwohl das Fehlen von Kernanomalien und das Vorkommen von Kollagen zwischen den Zellbündeln diese Diagnose verwerfen. Das kommt vor bei juveniler Fibromatose, beim Retikulo-histiozytom und bei Plaques eines beginnenden Dermatofibrosarkoms. Im allgemeinen haben diese Tumoren klinisch eine infiltrative Tendenz. Rückfälle sind häufig, wenn die Excision ungenügend war. Hier ist ein histologischer Aspekt mit Vorsicht zu interpretieren, während das klinische Bild von ausschlaggebender Bedeutung ist. Von Pseudosarkomen im Sinne von Lane (1957) kann jedoch keine Rede sein, da das mikroskopische Aussehen nicht bösartig ist und die Entwicklung nicht gerade als gutartig betrachtet werden kann. Eine dritte Gruppe umfaßt Tumoren, bei denen die pseudosarkomatösen Aspekte völlig überwiegen und die nicht nur durch die Dichtheit ihrer Zellwucherungen gekennzeichnet sind, sondern auch dadurch, daß dabei zahlreiche Kernanomalien, Mitosen und Riesenzellen auftreten. Diesem manchmal sehr beunruhigenden histologischen Bild entspricht ein ziemlich typisches, doch gutartiges klinisches Bild. In dieser Gruppe findet man die noduläre Fasciitis, das atypische Fibroxanthom, das Pseudosarkom von spinozellulären Epitheliomen und das nach Strahlentherapie auftretende Pseudosarkom. Bei exakter Untersuchung kann in den meisten Fällen trotzdem die Bösartigkeit auch histologisch ausgeschlossen werden, und zwar dank besonderer Merkmale, die mehreren Tumoren eigen sind. So trifft man bei der nodulären Fasciitis zwischen den Zellen auf einen schleimähnlichen Stoff sowie auch auf eine Wucherung von Kapillaren und nur typische Mitosen. Das atypische Fibroxanthom hat neben großen chromatinreichen Kernen, Zellen mit Schaumzytoplasma und zahlreiche Riesenzellen. Auf ein Pseudosarkom auf spinozellulärem Epitheliom kann dadurch geschlossen werden, daß die Nukleolen nicht verändert sind und auch hier Riesenzellen gefunden werden. Die besonderen Kennzeichen dieser dritten Gruppe machen es auf diese Weise möglich, diesen Tumoren eine Sonderstellung innerhalb der Bindegewebstumoren einzuräumen, was MacKenzie (1970) veranlaßte, diese Wucherungen als „Pseudosarkome der Haut" in einem besonderen Kapitel zu behandeln. Ob es sich um reaktive Prozesse oder um echte Tumoren handelt, ist noch umstritten und kann heute noch nicht mit Sicherheit entschieden werden. Das Dermatofibrosarcoma protuberans nimmt angesichts seiner typischen Entwicklung und seines besonderen histologischen Bildes, unter den Bindegewebstumoren eine Sonderstellung ein. Auf die Schwierigkeiten der histologischen Untersuchung wurde weiter oben hingewiesen; es ist klar, daß hier das Mikroskop allein nicht immer eine definitive Lösung bringen kann. Wie Stout (1948) bereits für andere Bindegewebswucherungen betonte, ist hierfür das klinische Bild häufig unentbehrlich.

Zusammenfassend kann man also schlußfolgern, daß bei vielen Bindegewebstumoren Bilder vorkommen können, die stark an Sarkome denken lassen. Diese Aspekte sind jedoch bei bestimmten Tumoren stark ausgeprägt, obwohl das klinische Bild dieser Erkrankungen gutartig ist. Dies hat zur Bezeichnung „Pseudosarkome der Haut" Anlaß gegeben (McKenzie, 1970). Durch ihre eigenen Merkmale und ihre besondere Entwicklung bilden diese Tumoren eine bestimmte Gruppe, die jedoch schwer abzugrenzen ist. Es ist noch nicht klar, ob man sie als echte Tumoren oder als reaktive Prozesse betrachten soll.

Literatur

Bourne, R. G.: Paradoxical fibrosarcoma of Skin. Pseudosarcoma review of 13 cases. Med. J. Aust. 1, 504—510 (1963)

Darier, J., Ferrand, M.: Dermatofibromes progressifs et récidivants ou fibrosarcomes de la peau. Ann. Derm. Syph., 6e série, V, 545—562 (1924)

Hoffmann, E.: Über das knollentreibende Fibrosarkom der Haut (Dermatofibrosarcoma protuberans). Dermatol. Zeitschr. 43, 1—28 (1925)

Keasbey, L. E.: Juvenile aponeurotic fibroma (calcifying fibroma). A distinctive Tumor arising in the palms and soles of young children. Cancer 6, 338—346 (1953)

Kern, W. H.: Proliferative Myositis; a pseudosarcomatous reaction to injury. A report of seven cases. AMA Arch. Pathol. 69, 209—216 (1960)

Konwaler, B. E., Keasbey, L., Kaplan, L.: Subcutaneous pseudosarcomatous fibromatosis (fasciitis). Amer. J. clin. Pathol. 25, 241—252 (1955)

Kwittken, J., Branche, M.: Fasciitis ossificans. Am. J. clin. Path. 51, 251—255 (1969)

Lane, N.: Pseudosarcoma (polypoid sarcoma-like masses) associated with squamous-cell carcinoma of the mouth, fauces and larynx. Cancer 10, 19—41 (1957)

Levan, N. E., Hirsch, P., Kwong, M. A.: Pseudosarcomatous Dermatofibroma. Arch. Derm. 88, 908—912 (1963)

MacKenzie, D.: The differential Diagnosis of fibroblastic disorders. Oxford and Edinburgh: Blackwell Scientific Publications 1970

Pack, G. T., Tabah, E. J.: Dermatofibrosarcoma protuberans. A report of thirty-nine cases. Arch. Surg. 62, 371—411 (1951)

Pettit, V. D., Chamness, J. T., Ackerman, L. V.: Fibromatosis and fibrosarcoma following irradiation therapy. Cancer 7, 149—158 (1954)

Prior, J. T., Sisson, B. J.: Dermal and Fascial fibromatosis. Ann. of Surgery 139, 453—467 (1954)

Przybora, L. C., Wojnerowicz, C.: Malignancy of Dermatofibrosarcoma protuberans and report of 2 cases with lymphgland metastases. Oncologia 12, 236—254 (1959)

Purvis, W. E., Helwig, E. B.: Reticulohistiocytic granuloma (reticulohistiocytoma) of the skin. Am. J. clin. Pathol. 24, 1005—1015 (1954)

Rachmaninoff, N. A., McDonald, J. R., Cook, J. A.: Sarcoma-like Tumors of the Skin following Irradiation. Amer. J. Clin. Path. 36, 427—437 (1961)

Steigleder, G. K.: Neoplastisch wuchernde Zellen der Cutis und Subcutis. Hdb. H-. u. Geschl.-krh. Ergänzungswerk, Band I, Teil 2, p. 708. Berlin–Göttingen–Heidelberg–New York: Springer 1964

Stout, A. P.: Juvenile fibromatoses. Cancer 7, 953—978 (1954)

Stout, A. P.: Fibrosarcoma; the malignant tumor of fibroblasts. Cancer 1, 30—63 (1948)

Taylor, H. B., Helwig, E. B.: Dermatofibrosarcoma protuberans. A study of 115 cases. Cancer 15, 717—725 (1962)

Woringer, Fr.: Tumeurs conjonctives bénignes. In: Nouvelle pratique dermatol., Herausgeb. Darier, Civatte, Flandin, Tzanck, vol. VI, p. 555, Paris, Masson & Cie 1936

Heinz Gartmann

Benignes juveniles Melanom

Vor nunmehr 25 Jahren grenzte die amerikanische Pathologin Sophie Spitz aus der Gruppe der gut- und bösartigen Pigmentzellengeschwülste einen Tumor ab, der weniger klinisch als feingeweblich einem malignen Melanom entspricht, sich aber gutartig verhält und vorwiegend bei Kindern und Jugendlichen zur Beobachtung gelangt. Sie nannte ihn „juveniles Melanom"; wir ziehen wie viele andere Autoren die Bezeichnung benignes juveniles Melanom (b.j.M.) vor, um Verwechslungen mit dem malignen Melanom zu vermeiden.

Obwohl seither viel über diesen Tumor berichtet und diskutiert worden ist, herrscht —wie die Erfahrung lehrt — vielfach immer noch Unklarheit über seine Erkennung, Behandlung, biologische Wertigkeit und Prognose. Die praktische Bedeutung der Kenntnis des b.j.M. liegt zweifelsohne darin, daß der meist jugendliche Träger von eingreifenden radikalen Operationen oder strahlentherapeutischen Maßnahmen verschont werden kann.

Unsere Erfahrungen mit dem b.j.M. stützen sich auf die Beobachtung von insgesamt 202 Geschwülsten in den vergangenen 25 Jahren an deutschen Universitätskliniken (Leipzig, Mannheim, Heidelberg, Köln). Die gelegentlich zu hörende, neuerdings von Wodnianski wiederholte Behauptung, daß das b.j.M sehr selten sei, trifft nicht zu (vgl. auch Kopf und Andrade).

Unter 5530 operativ entfernten und von uns in den vergangenen 25 Jahren histologisch untersuchten Pigmentzellengeschwülsten, deren Träger zwischen 4 Monate und 82 Jahre alt waren, fanden sich 4165 Naevuszellnaevi, 743 maligne Melanome, 234 blaue Naevi, 202 benigne juvenile Melanome und 186 Fälle von Melanosis circumscripta praeblastomatosa.

Tabelle 1. Alter und Geschlecht von 202 Trägern eines benignen juvenilen Melanoms

Alter	männlich	weiblich
$^8/_{12}$— 2	8	6
3— 5	19	21
6— 8	12	14
9—11	10	14
12—14	10	13
15—17	8	12
18—22	8	11
23—29	1	11
30—39	6	11
40—49	—	6
51	—	1
	82	120

Obwohl das b.j.M. bevorzugt im ersten und zweiten Lebensjahrzehnt bei beiden Geschlechtern beobachtet wird (Tab. 1), tritt es doch auch bei älteren Erwachsenen auf, mitunter als seit Kindheit persistierender Tumor (Herzberg).

Der älteste Kranke mit b.j.M. im Untersuchungsgut von Allen war 56, im eigenen 51 Jahre alt. Kernen und Ackerman beobachteten Träger eines b.j.M. sogar im Alter zwischen 62 und 65 Jahren.

Ob es sich in solchen Fällen um seit Kindheit bestehende oder erst im Erwachsenenalter entstandene Geschwülste handelt, läßt sich nur bis zu einem gewissen Grade feststellen, da erfahrungsgemäß anamnestische Angaben mit größter Zurückhaltung zu verwerten sind. Das b.j.M. kann sich sowohl schnell als auch allmählich entwickeln. Die Skala der Bestandsdauer, von unseren Patienten oder bei Kindern von deren Eltern bei der ersten ärztlichen Konsultation angegeben, reichte von 3 Wochen bis 24 Jahren.

Tabelle 2. Klinische Diagnosen von 202 benignen juvenilen Melanomen

Juveniles Melanom	50	Retentionscyste	3
Malignes Melanom	42	Lymphocytom	2
Naevuszellnaevus	41	„Granulom"	2
blauer Naevus	8	„Tumor"	2
„Pigmenttumor"	1		
Melanofibrom	1	Lupus vulgaris	1
		„Tuberkulose"	1
Histiocytom	8	Sarkoid Boeck	1
Fibrom	7	Fremdkörpergranulom	1
Verruca vulgaris	5	Mastocytom	1
Keratoakanthom	1	Basaliom	1
Naevus sebaceus	1	Ca.-Metastase	1
Basalzellenpapillom	1		
		„Ulcerierter Knoten"	1
Granuloma teleangiektatikum	4	Keine Diagnose	6
Haemangiom	4		
Angiofibrom	3		
Angiokeratom	2		

Das *klinische Bild* ist variabel, weshalb Fehldiagnosen leicht möglich sind (Tab. 2). Es handelt sich um glasstecknadelkopf- bis zweimarkstückgroße Knötchen, Knoten oder flache Infiltrate, deren Farbe zwischen gelblich-rosa, rötlich, gelbbraun, rotbraun, braun, graubraun, schwarzbraun oder schwarz variiert, wobei der rötlich bis rotbraune, lupusartige Farbton (Steigleder und Wellmer) häufiger zur Beobachtung gelangt. Die Tumoren sind rundlich, ovalär oder unregelmäßig, vielfach derb und unbehaart. Ihre Oberfläche ist meist glatt, gelegentlich aber auch uneben, höckerig oder warzig und wird nicht selten von mehr oder weniger deutlichen Teleangiektasien durchzogen. Manchmal ist im Zentrum eines sonst flachen b.j.M. eine kurze spitz- oder stumpfkegelige Erhebung zu beobachten. Nässen, Blutung oder Ulzeration selten, jedoch bei starker Verdünnung des Deckepithels oder nach Kratzen möglich. Am häufigsten ist das Gesicht einschließlich der Lider (Wollensak und Meythaler) und Conjunctiva bulbi (Gartmann und Thurm) befallen, aber auch Rumpf und Extremitäten (Tab. 3) sind Sitz eines b.j.M. Lokalisation auf der Mundschleimhaut und im Bereich des Auges wird zumindest für möglich gehalten. Multiples Auftreten (Kopf und Andrade; Korting et al.; Brownstein) ist wie ge-

Tabelle 3. Lokalisation von 202 benignen juvenilen Melanomen

Sitz	männlich	weiblich	insgesamt
Gesicht	35	38	73
Oberlid	—	2	2
Conjunctiva	2	3	5
Ohr	6	4	10
behaarter Kopf	4	1	5
Hals/Nacken	2	3	5
Brust	1	4	5
Bauch	1	3	4
Vulva	—	3	3
Rücken	4	9	13
Gesäß	1	—	1
Ober- und Unterarm	8	22	30
Handrücken	2	3	5
Finger	2	4	6
Ober- und Unterschenkel	10	15	25
Fußknöchel	1	—	1
Fußrücken	2	4	6
Ferse	—	1	1
Fußsohle	1	1	2
	82	120	202

meinsames Vorkommen von b.j.M. und Naevuszellnaevus (Gartmann; Kopf und Andrade; Korting et al.) nur selten zu beobachten.

Die Vielfalt des klinischen Erscheinungsbildes weist eindeutig darauf hin, daß der klinischen Diagnose nicht die entscheidende Bedeutung zukommt, wenngleich der Kenner auf Grund seiner Erfahrung nicht selten die richtige Diagnose vermutet.

Das für die Diagnose ausschlaggebende *feingewebliche Bild* weist die von Spitz gemeinsam mit Allen erarbeiteten Kriterien auf. Die Tumorzellen erinnern teils an Melanomzellen, teils an Naevuszellen, teils nehmen sie eine Eigenstellung ein. In der Mehrzahl der Geschwülste finden sich intraepidermale, segregierende, dishaerente Tumorzellen und Tumorzellnester, d. h. die Zeichen junktionaler Aktivität. Im wesentlichen werden drei Arten von Zellen beobachtet und zwar spindelige, polygonal-epitheloide und rundliche Elemente. Ein Nebeneinander oder Ineinanderübergehen der einzelnen Zellarten kommt vor.

Spindelzellen treten im b.j.M. am häufigsten auf. Wir fanden sie vorwiegend allein in 108, kombiniert mit polygonalen, epitheloiden in 18 und mit rundlichen Zellelementen in 5 Geschwülsten. Die spindeligen oder spindelförmigen Zellen, deren Achsen meist parallel verlaufen, sind länglich, protoplasmareich, von wechselnder Größe und besitzen einen schmalen, dunklen, länglichen bis ovalären, zwar verschieden großen, doch meist wohl differenzierten Kern mit kleinen Kernkörperchen. Gelegentlich treten mehrkernige Zellen auf, vorzugsweise in der subepidermalen Zone.

Im Gegensatz zu spindeligen Zellen des malignen Melanoms fällt beim b.j.M. eine gewisse Einförmigkeit und mangelnder Pleomorphismus der Zellen auf, die zur Nestbildung, zu wirbelförmigen Strukturen und faszikulärer Anordnung neigen. Hin und wieder sind streifen- oder bandförmige Zellverbände wie gekreuztes Gitterwerk verflochten.

Polygonale, epitheloide Zellen beobachteten wir vorwiegend allein in 32, kombiniert mit spindeligen in 13 und mit rundlichen Zellelementen in 7 Geschwülsten. Es handelt sich dabei um meist große Zellen mit homogenem eosinophilem oder amphophilem, teilweise voluminösem Protoplasma, die öfters größer als die Keratinozyten sind. Die Zellkerne sind in Größe und Gestalt recht variabel, nicht selten sind Riesenkerne erkennbar und die Kernkörperchen treten leidlich hervor. Manche dieser Zellen enthalten 2 bis 6 und noch mehr Kerne, so daß monströse Riesenzellen nicht selten sind. Sie unterscheiden sich aber von den Riesenzellen im Naevuszellnaevus, die schmaler sind, weniger Protoplasma aufweisen und deren Kerne sich oft überdecken. Die polygonalen, epitheloiden Zellen neigen zu nestförmigen, alveolären Strukturen, bei stattgehabter fibröser Involution bleiben die Riesenzellen am deutlichsten erhalten.

Rundzellige Elemente beobachteten wir vorwiegend allein in 8, kombiniert mit spindeligen in 5 und mit polygonalen, epitheloiden Zellen in 6 Geschwülsten. Es handelt sich dabei um rundliche Zellen, die ähnlich den Naevuszellen ein relativ spärliches Protoplasma und verschieden große, wohl differenzierte Kerne, selten auch Riesenkerne aufweisen. Hin und wieder kommen im Papillarkörper mehrkernige Riesenzellen vor.

Im Gegensatz zum Naevuszellnaevus, wo wir niemals Mitosen fanden, sahen wir solche in 84 b.j.M. Übereinstimmung mit dem Vorkommen pathologischer Mitosen im malignen Melanom besteht jedoch nicht.

Die Zellen des b.j.M., gleich welcher Form treten zunächst intraepidermal auf und stoßen dann in das obere, mittlere und tiefere Korium vor. Nur in einem Falle — es handelte sich um ein b.j.M. am Unterschenkel eines 10jährigen Mädchens — waren die Tumorzellen bis ins subcutane Fettgewebe vorgedrungen. Die Entwicklungsstadien des b.j.M. entsprechen also denen des Naevuszellnaevus, da eine rein intraepidermale (Junktions-)Phase, eine epidermokoriale (Compound-)Phase und rein koriale (Intradermal-)Phase zur Beobachtung gelangen. Nicht selten ist im Korium ein Übergang spindeliger, polygonaler oder rundlicher Tumorelemente in Zellen zu beobachten, die nicht von Naevuszellen zu unterscheiden sind. Die Tumorzellen des b.j.M. werden kleiner, und schließlich findet in den mittleren und tiefen Schichten des Koriums ein fließender Übergang in Naevuszellen statt, so daß man den Eindruck einer „Normalisierung" des Zellbildes zum Naevuszellnaevus hin gewinnt (Gartmann).

Für die feingewebliche Diagnose sind ferner folgende Hinweise nötig. Die das b.j.M. bedeckende Epidermis ist glatt oder papillär. Die Hornschicht kann verbreitert sein, hin und wieder besteht eine fokale Parakeratose. Häufig trifft man auf eine unregelmäßige Akanthose, die sich bis zur pseudoepitheliomatösen Hyperplasie (Allen) steigern kann.

Im eigenen Untersuchungsmaterial war in 20 b.j.M. die Epidermis unverändert, in 21 verschmälert, in 139 lag pseudoepitheliomatöse Epithelhyperplasie vor, in 20 traten akanthotische und pseudoatrophische Epidermisabschnitte nebeneinander auf, in 2 war die Epidermis zerstört.

Oft ist bei b.j.M. ein relativ stark ausgeprägtes subepidermales Oedem — im eigenen Material in 139 Tumoren — zu beobachten, dessen Ursache bislang noch unklar ist und das weder für den Naevuszellnaevus noch für das maligne Melanom typisch ist. Nicht zu verwechseln ist damit eine homogene Gewebsauflockerung infolge Auseinandertretens subepithelialer Tumorzellkomplexe, die ein Oedem vortäuschen kann.

Auffallend sind schließlich zahlreiche erweiterte und teilweise prall gefüllte Kapillaren im oberen Korium, wir beobachteten sie in 173 b.j.M. Diese Gefäßektasien dürften in Zusammenhang mit dem meist spärlichen Melaningehalt für die häufig rotbraune, lupoide Farbe des b.j.M. verantwortlich sein. Der Pigmentgehalt des b.j.M. schwankt, doch Pigmentarmut überwiegt.

Die lymphozytäre Infiltration im Geschwulststroma, an der sich auch Plasmazellen beteiligen können, ist recht unterschiedlich ausgeprägt. Sie variiert zwischen schmalen perivasalen Rundzellmänteln und stärkerer chronischer Entzündung. Bei Ulzeration treten polynukleäre Leukozyten und Eosinophile auf.

Eine eingehende Schilderung der histologischen Befunde beim b.j.M. findet sich in der hervorragenden Monographie von Kopf und Andrade im Year Book of Dermatology 1965—66.

Histochemische Untersuchungen sind bisher nur an relativ wenigen Geschwülsten erfolgt (Steigleder und Wellmer; Kopf und Andrade; Wells und Farthing; u. a.). Die vorliegenden Ergebnisse stimmen bis zu einem gewissen Grade mit denen überein, die bei Naevuszellnaevi erzielt wurden, zum Teil weichen sie davon ab.

Ultramikroskopische Untersuchungen der Zellen des b.j.M. ergaben weitgehende Übereinstimmung mit entsprechenden Befunden an Naevuszellen (Mishima).

Wie wir schon früher mehrfach betont haben, besteht kaum mehr ein Zweifel, daß das b.j.M. nur eine besondere Variante des Naevuszellnaevus darstellt, wobei im Hinblick auf das Vorkommen inaktiver Geschwülste nicht nur von einer Sonderform des aktiv wachsenden „junction nevus" gesprochen werden kann.

Schumachers–Brendler hat den Standpunkt vertreten, daß man das b.j.M. als gutartige Melanomvariante oder als melanomähnliche Zellnaevusvariante ansehen und als eigenständigen Naevusprozeß weder in die Zellnaevus — noch in die Melanomgruppe einordnen sollte. Diese Ansicht hat sich allerdings nicht durchsetzen können.

Einigkeit besteht heute weitgehend darüber, daß es sich beim b.j.M. tatsächlich um einen gutartigen Tumor handelt (Allen; Haber; McWhorter und Woolner; Kernen und Ackerman; Gartmann; Jakubowicz; Kopf und Andrade; Steigleder; Wayte; u. v. a.) B. j. M., die metastasiert haben sollen, werden nicht mehr als solche anerkannt. In keinem unserer Fälle war bisher ein bösartiger Verlauf zu beobachten. In malignen Melanomen von Erwachsenen sollen angeblich in Einzelfällen Reste von b.j.M. gefunden worden sein, jedoch weiß jeder erfahrene Histopathologe, wie schwierig eine solche Feststellung sein dürfte. Wir haben bei eingehender histologischer Untersuchung von 743 malignen Melanomen niemals solche Reste gefunden. Nur einmal fanden wir angrenzend an das angeblich seit Kindheit bestehende b.j.M. am Oberarm einer 48jährigen Ärztin klinisch und histologisch Veränderungen im Sinne einer Melanosis circumscripta praeblastomatosa. Mit Allen sowie Kopf und Andrade möchten wir betonen, daß der junktionalen Komponente des b.j.M. lediglich die gleiche Potenz zu maligner Entartung innewohnt wie der junktionalen Komponente des Naevuszellnaevus, keine größere und keine geringere, und diese ist außerordentlich minimal. Niemand aber wird den Naevuszellnaevus deswegen als potentiell maligne ansehen.

Was aus einem b.j.M. wird, das verbleibt, wissen wir nicht. Mehrere Jahre bestehende Geschwülste älterer Jugendlicher und persistierende Formen bei Erwachsenen weisen häufig neben dem Erlöschen der junktionalen Komponente eine involutionierende Fibrose auf, die im mittleren und tieferen Korium zu verstärkter Isolierung der einzelnen Tumorzellen führt. Auch der Übergang von Zellen des b.j.M. in Naevuszellen ist in älteren Geschwülsten erfahrungsgemäß eher zu erwarten. Eine spontane Rückbildung des b.j.M. ist bisher nur bei *klinisch* diagnostizierten Geschwülsten beobachtet worden (Woringer; Kopf und Andrade).

Über die Faktoren, die zu einer Umwandlung der epidermisständigen Melanozyten in die Zellen des b.j.M. Anlaß geben, herrscht Ungewißheit. Daß es sich beim b.j.M. um einen Tumor neuroektodermalen Ursprungs handelt, wird kaum noch bestritten.

Die *Therapie* besteht ausschließlich in einfacher vollständiger operativer Entfernung. Ausgedehnte Operationen wie beim malignen Melanom sind nicht notwendig. Von elektrochirurgischer Zerstörung oder Fräsung raten wir ab, da sie die notwendige histologische Untersuchung unmöglich macht, welche für die Diagnose des b.j.M. von ausschlaggebender Bedeutung ist. Ätzungen oder Vereisungen sind wegen ihrer nur oberflächlichen und völlig unzureichenden Wirkung abzulehnen. Wir beobachteten in 7 Fällen Rezidive nach unvollständiger Excision, Jakubowicz auch nach Entfernung im Gesunden. Überflüssig ist eine Strahlenbehandlung oder auch Nachbestrahlung nach erfolgter Excision. Die Zellen des b.j.M. verhalten sich wie Naevuszellen gegen Röntgenstrahlen völlig refraktär. Die prophylaktische Ausräumung und Bestrahlung benachbarter Lymphknoten ist nicht diskutabel.

Abschließend ein Wort zur Bezeichnung b.j.M. Weder das Beiwort „juvenil" trägt dem Vorkommen der Geschwulst bei Erwachsenen Rechnung, noch entspricht die Bezeichnung „Melanom", unter der man allgemein das maligne Melanom versteht, dem gutartigen Verlauf. Das Beiwort „benigne" ist daher unerläßlich. Die besonders von amerikanischen Autoren (Kernen und Ackerman; Lund und Kraus) verwendete Bezeichnung Spindelzellen-, Epitheloidzellen- oder gemischter Spindel-Epitheloidzellennaevus hat sich nicht eingebürgert. Erfahrungsgemäß dürfte es wenig Zweck haben, für eine bereits geläufige, wenn auch nicht vollauf befriedigende Bezeichnung eine neue brauchbarere zu propagieren, die dem klinischen Verlauf und dem feingeweblichen Substrat besser entspricht.

Literatur

Allen, A. C.: Juvenile melanomas and malignant melanomas. Surg. Gynec. Obstet. **104**, 753 (1957)

Allen, A. C.: Juvenile melanomas of children and adults and melanocarcinoma of children. Arch. Derm. **82**, 325 (1960)

Allen, A. C., Spitz, S.: Malignant melanoma. Cancer **6**, 1 (1953)

Brownstein, W. E.: Multiple agminated juvenile melanoma. Arch. Derm. **106**, 89 (1972)

Gartmann, H.: Das sog. juvenile Melanom. Münch. med. Wschr. **104**, 587, 633 (1962)

Gartmann, H.: Juveniles Melanom (Spitz) und Naevuszellnaevus. Aesthet. Med. **13**, 369 (1964)

Gartmann, H., Thurm, K.: Juveniles Melanom der Augenbindehäute. Derm. Wschr. **142**, 805 (1960)

Haber, H.: Cellular naevi in children (juvenile melanoma). Trans. St. John's Hosp. Derm. Soc. No. 31, 44 (1952)

Herzberg, J. J.: Zur Diagnostik und Therapie der Melanocytoblastome. Arch. klin. exp. Derm. **203**, 142 (1956)

Jakubowicz, K.: Über die Zugehörigkeit des sog. juvenilen Melanoms zur Gruppe des aktiven Naevuszellnaevus. Hautarzt **16**, 411 (1965)

Kernen, J. A., Ackerman, L. V.: Spindle cell nevi and epithelioid cell nevi (so called juvenile melanomas) in children and adults. Cancer **13**, 612 (1960)

Kopf, A. W., Andrade, R.: Benign juvenile melanoma. In: Year Book of Dermatology 1965—66, p. 7. — Year Book Med. Publ. Chicago. — Dort ausführliches Schrifttum!

Korting, G. W., Brehm, G., Nürnberger, F.: Zur klinischen Variationsbreite des sog. juvenilen Melanoms. Zschr. Haut-Geschl.-krkh. **43**, 233 (1968)

Lund, H. Z., Kraus, J. M.: Melanotic tumors of the skin. In: Atlas of tumor pathology, Sect. 1, Fasc. 3, publ. by A.F.I.P.–Washington 1962

McWhorter, H. E., Woolner, L. B.: Pigmented nevi, juvenile melanomas, and malignant melanomas in children. Cancer **7**, 564 (1954)

Mishima, Y.: Melanotic tumors. In: Ultrastructure of normal and abnormal skin, p. 388, ed. by A. S. Zelickson. London: Henry Kimpton 1967

Schumachers-Brendler, R.: Beitrag zur Klinik und Histologie der Naevi naevocellulares sowie des juvenilen Melanoms. Arch. klin. exp. Derm. **217**, 600 (1963)

Spitz, S.: Melanomas of childhood. Amer. J. Path. **24**, 591 (1948)

Steigleder, G. K.: Dermatologie und Venerologie, p. 405. Stuttgart: Thieme 1972

Steigleder, G. K., Wellmer, K.: Zur Abtrennung des sog. juvenilen Melanoms. Arch. klin. exp. Derm. **202**, 556 (1956)

Steigleder, G. K., Wellmer, K.: Zur Differentialdiagnose des benignen juvenilen Melanoms. Zschr. Haut-Geschl.-krkh. **24**, 95 (1958)

Wayte, D. M.: Pathology of nevi and melanomas. In: The skin, p. 506; ed. by E. B. Helwig and F. K. Mostofi. Baltimore: Williams & Wilkins 1971

Wells, G. C., Farthing, G. J.: Juvenile melanoma. A histochemical study. Brit. J. Derm. **78**, 380 (1966)

Wodniansky, P.: Haut- und Geschlechtskrankheiten, p. 461. Wien, New York: Springer 1973

Wollensak, J., Meythaler, H.: Histologie der Lidtumoren mit besonderer Berücksichtigung von juvenilem Melanom und Hidradenoma papilliferum. Klin. Mbl. Augenheilkde. **150**, 388 (1967)

Woringer, F.: L'évolution d'une tumeur de Spitz. Bull. Soc. franç. derm. syph. **70**, 246 (1963)

Externe Dermatotherapie

Claus Führer

Moderne Salbengrundlagen

Definitionen

Unter Salben versteht das Deutsche Arzneibuch streichfähige Arzneizubereitungen, unter Cremes wasserhaltige Salben. Damit ist der Salbenbegriff nach dem Deutschen Arzneibuch sehr breit gefaßt und entspricht nicht dem angelsächsischen Sprachgebrauch sowie auch den Vorstellungen der Gesellschaft für Fettwissenschaft.

Die Bezeichnung Creme für alle wasserhaltigen Salben ist unzweckmäßig, da man danach konsequenterweise auch die Hydrogele als Creme bezeichnen müßte. Nach der angelsächsischen Nomenklatur steht die Creme neben der Salbe, wobei man unter einer Salbe eine streichfähige wasserfreie Zubereitung versteht, unter einer Creme eine wasserhaltige streichfähige Zubereitung mit Emulsionscharakter. Daneben wird weiterhin noch das Hydrogel aufgeführt. Wir befinden uns offensichtlich noch in einem Stadium, in dem die Fassung der Begriffe nicht endgültig abgeschlossen ist, und es wäre wünschenswert, endlich eine allgemein gültige Normierung der Begriffe durchzuführen.

Um weitere Definitionen zu erwähnen, sei zunächst die Paste angeführt, die eine streichfähige Arzneizubereitung mit einem hohen Feststoffanteil nach den Definitionen der meisten Arzneibücher darstellen soll. Die Frage, was man unter einem hohen Feststoffanteil versteht, ist durchaus noch offen. Offensichtlich möchte man mit dem Pastenbegriff auch die Vorstellung verbinden, daß die betreffende Zubereitung eben aufgrund des hohen Feststoffanteils bestimmte rheologische Eigenschaften aufweist. Vom physikalischen oder physiko-chemischen Standpunkt aus betrachtet, ist eine Paste ein Grenzzustand, der sich zwischen einem befeuchteten Pulver und dem einer Suspension befindet. Nur in diesem Zustand, in dem die flüssige Phase gerade die Konzentration erreicht hat, daß sie die Porosität der Gesamtmasse aufhebt, ist das spezielle charakteristische rheologische Verhalten zu erwarten, nämlich das dilatante Fließverhalten.

Unter einer Milch versteht man eine Öl-in-Wasser-Emulsion flüssigen Charakters, unter einer Schüttelmixtur und einer Lotion eine Suspension, d. h. eine Verteilung eines Feststoffes in einer Flüssigkeit. Die folgenden Ausführungen sollen sich insbesondere mit Rücksicht auf die zur Verfügung stehende Redezeit in erster Linie mit den wasserfreien streichfähigen Zubereitungen, d. h. den Salben, in engerem Sinn beschäftigen.

Die klassische und die moderne Grundlage

Wenn man sich mit modernen Salbengrundlagen auseinandersetzen will, so ist zunächst die Frage angebracht, ob eine generelle Unterscheidung zwischen modernen und klassischen Salbengrundlagen überhaupt aufgeführt werden kann. Wenn man einen zeitlichen Schnitt in die Entwicklungsgeschichte der Salbenrezeptur legen will, so dürfte hierfür wohl etwa die Zeit nach dem 2. Weltkrieg in Frage kommen. Bis zu dieser Zeit wurden für die Zusammenstellung der Grundlagen Grundstoffe verwendet, die im wesentlichen natürlicher Herkunft waren und bereits im Altertum auch schon Verwendung fanden. Ich darf in diesem Zusammenhang an die Fette erinnern, wie Schweineschmalz,

Hammeltalg, Olivenöl, Rizinußöl, Sesamöl usw., an die Wachse wie Walrat, Bienenwachs und auch das Wollwachs, das früher fälschlicherweise als Wollfett bezeichnet wurde. Es war im Altertum gebräuchlich, geriet dann im frühen Mittelalter in Vergessenheit und wurde erst für salbentechnologische Zwecke im vorigen Jahrhundert wieder entdeckt. Auch das Vaselin ist im wesentlichen nichts Neues, obgleich es aus dem Rückstand der Erdoeldestillation gewonnen wird. Die Verwendung von Paraffinkohlenwasserstoffen war nämlich ebenfalls im Altertum bereits bekannt, nur natürlich nicht direkt in dieser Form.

Wie hoch entwickelt die Salbentechnologie des Altertums war, möchte ich nur an einem einfachen Beispiel wiedergeben.

Wir wissen heute, daß die Kühlsalben des DAB 6 auf eine Rezeptur zurückgeht, die bereits Galen verwendete. Galen lebte von 129 bis 199 nach Christi und baute seine Heilslehre auf den hippokratischen Theorien auf. Nach Hippokrates, der von 460 bis 377 vor Christi lebte, wurden die Arzneimittel in 4 sogenannte Elementarqualitäten eingeteilt, nämlich kalt und warm und feucht und trocken. Ich erwähne dies deswegen, weil ganz offensichtlich die Kühlsalbe in dieser Vorstellung absolut ihren sinnvollen Platz gehabt hat und es daher nicht verwunderlich ist, daß die Rezeptur eine Reife erlangt hat, die unter Ausschöpfung der damals bekannten Naturstoffe dem Optimum weitgehend angenähert ist. Gleichzeitig möchte ich aber auch darauf hinweisen, daß die erwähnten vier Elementarqualitäten aufzeigen, daß im Altertum in der Behandlung der physikalische Effekt oder auch der physiko-chemische Effekt im Vordergrund der Diskussion stand.

Wir sind heute noch nicht in der Lage, den kolloidchemischen Zustand, der der Kühlsalbe zugrunde liegt und der offensichtlich für den Kühleffekt verantwortlich zu machen ist, exakt zu beschreiben. Es gibt zwar einige Vorstellungen über den Wirkungsmechanismus, jedoch dürften diese noch aufgrund fehlender exakter experimenteller Beweise hypothetischen Charakter tragen.

Die moderne Dermatologie kann im Gegensatz zur klassischen sich eindeutig Wirkstoffen bedienen, d. h. Substanzen, die einen stoffspezifischen pharmakologischen Effekt hervorrufen. Damit ist bei der Behandlung der physikalische oder physiko-chemische Effekt weit in den Hintergrund getreten, so daß die Salbengrundlage in der modernen Rezeptur oft nur die Rolle einer Trägersubstanz übernimmt und in dieser Hinsicht in ihrer Bedeutung oft unterschätzt wird.

Welche Aufgabe soll nun eine moderne Salbengrundlage haben:

1. Im Gegensatz zur klassischen Salbengrundlage soll die moderne Salbengrundlage eine Trägerfunktion übernehmen für den Wirkstoff. Der Wirkstoff soll in der für die Therapie erforderlichen Konzentration am Wirkungsort erscheinen, gleichzeitig aber auch von Stellen ferngehalten werden, an denen er keine Wirkung entfalten soll. Es sei in diesem Zusammenhang daran erinnert, daß je nach Art der Grundlage ein und derselbe Wirkstoff u. U. nur einen Oberflächeneffekt hervorruft oder so weit in die Haut eindringt, daß er zur Resorption gelangt.

2. Eine moderne Salbengrundlage sollte aufgrund ihrer physikalisch und physiko-chemischen Beschaffenheit, d. h. aufgrund ihres kolloidchemischen Aufbaues die Therapie unterstützen. Hiermit ist folgendes gemeint:

Grundsätzlich wird mit dem Auftragen einer Salbe auf die behandelnde Fläche nicht nur der Wirkstoff, sondern auch die Grundlage selbst am Krankheitsherd appliziert. Hierin unterscheidet sich die dermatologische Behandlung sehr wesentlich von der allgemeinen Behandlung. Applikationsort und Wirkungsort sind meist identisch. Mit dem Aufbringen der Salbengrundlage wird eine Umweltveränderung durchgeführt, die zwangsläufig auch das physiologische Geschehen in diesem Bereich beeinflussen muß. Ich denke hier z. B. an Veränderungen im Wasserhaushalt, an Durchblutungsveränderungen und dergleichen mehr. Es ist also durchaus möglich, die Salbengrundlage so zu wählen, daß die physikalischen Effekte der Therapie entsprechend ausfallen können. In besonderen Fällen wird man allerdings auch im Sinn einer optimalen Arzneistoffwirkung auf die Ausnutzung dieser Effekte verzichten, z. B. dann, wenn es darum geht, einen Wirkstoff so schnell wie möglich und so tief wie möglich in die Haut eindringen zu lassen. Es würde den Umfang des Referates sprengen, wenn auf diese an sich wichtigen Fakten näher eingegangen werden würde.

3. Eine moderne Salbengrundlage soll in ihrer Zusammensetzung reproduzierbar sein, d. h., die Grundstoffe, aus denen die Grundlage aufgebaut ist, sollten stets die gleiche chemische Zusammensetzung haben, wobei ganz besonders auch auf die Molekulargewichtsverteilung makromolekularer Anteile geachtet werden sollte.

4. Die Grundlagen sollten im Sinn der industriellen Fertigungsmöglichkeiten aber auch im Sinn der Sicherheit des Einsatzes eine möglichst hohe Stabilität besitzen.

Die Forderungen 3 und 4 sind so schwerwiegend, daß die Tendenz heute zu Recht besteht, alle Naturstoffe soweit wie möglich zu vermeiden und durch eindeutig synthetische Produkte zu ersetzen.

Beispiele der derzeitigen Entwicklung

Der zur Verfügung stehenden Zeit entsprechend möchte ich nur einige Stoffgruppen im folgenden näher besprechen:

Kohlenwasserstoffgrundlagen

Die scheinbar einfachste Grundlage stellt das Vaselin dar. Es sollte im wesentlichen aus Paraffinkohlenwasserstoffen bestehen, die bekanntlich einen hohen Grad an chemischer Stabilität besitzen. Wie alle Salbengrundlagen ist Vaselin rheologisch als plastisch zu bezeichnen, wobei diese mechanischen Eigenschaften auf eine Kombination zwischen festen und flüssigen Komponenten zurückgeht. Die festen Komponenten bilden ein mehr oder minder zusammenhängendes Gerüst, das in seiner Verformbarkeit die mechanischen Eigenschaften der gesamten Grundlage entscheidend beherrscht. Während die Zusammensetzung der flüssigen Anteile des Vaselins als relativ unkritisch angesehen werden kann, besteht doch eine gewisse Verunsicherung in kolloidchemischer Hinsicht, die von den festen Anteilen ausgeht. Die Technik der Gewinnung erlaubt es im allgemeinen nicht, Produkte eindeutiger Zusammensetzung herzustellen. Nicht nur in kolloidchemischer, sondern auch in chemischer Hinsicht treten Unterschiede von Hersteller zu Hersteller, ja sogar von Charge zu Charge auf. Damit können kaum Voraussagen getroffen werden, wie sich die eine oder andere Rezeptur, die mit Hilfe von Vaselin hergestellt worden ist, unter der Lagerung verhält. Mehr oder minder starke Konsistenzveränderungen, Dispersitätsänderungen z. B. durch Umlösungsprozesse und dergleichen mehr, können ganz unterschiedlich verlaufen.

Es hat daher nicht an Versuchen gefehlt, das sogenannte Naturvaselin durch ein Kunstvaselin zu ersetzen. Der Ausdruck Naturvaselin ist übrigens lediglich daraus abgeleitet, daß das Produkt aus Rückständen der Erdöldestillation gewonnen wird — die Natur spielt hier schon fast keine Rolle mehr! Da — wie bereits erwähnt — die kolloidchemischen Eigenschaften in erster Linie von den Feststoffanteilen beherrscht werden und hier die größte Unsicherheit in bezug auf die Reproduzierbarkeit des Produktes besteht, ist in jüngster Zeit ein besonders interessantes Kunstvaselin entwickelt worden. In diesem wurde bewußt darauf verzichtet, feste Paraffinkohlenwasserstoffe natürlicher Herkunft zu verwenden. Das Feststoffgerüst bildet ein Hochdruckpolyäthylen hohen Molekulargewichtes, das bekanntlich chemisch nichts anderes ist als ein stark verzweigter Paraffinkohlenwasserstoff. Dieses ist in einem flüssigen Paraffin heiß gelöst und abgeschreckt worden. Um die Wasseraufnahmefähigkeit der Grundlage etwas zu erhöhen, wurde noch das später zu erwähnende Glycerinmonostearat eingearbeitet. Die Entwicklung selbst auf diesem einfachen Gebiet der Kohlenwasserstoffgrundlagen kann durchaus noch nicht als abgeschlossen angesehen werden.

Fette

Die natürlichen Fette waren wegen ihrer günstigen physiologischen Eigenschaften stets sehr beliebte Grundsubstanzen.

Ebenso wie beim Vaselin, so ist hier sogar in erhöhtem Maße die Schwierigkeit zu diskutieren, Produkte einheitlicher Beschaffenheit zu bekommen. Als Triglyceride, d. h. dreiwertige Ester zwischen Glycerin und höheren Fettsäuren zeichnen sie sich durch eine außerordentlich große Variabilität aus. Diese besteht nicht nur in der Tatsache, daß in ein und demselben Fett unterschiedliche Triglyceridmoleküle vorkommen, bei denen die Moleküle untereinander verschiedene Fettsäuren tragen, sondern vielmehr auch darin, daß selbst innerhalb der einzelnen Moleküle verschiedene Fettsäurereste in einer unterschiedlichen Kombinatorik auftreten können.

Die natürlichen Fette streichfähiger Konsistenz, die also unmittelbar als Salbengrundlagen verwendet werden könnten, enthalten als Lipogele einen flüssigen Anteil, der meist aus öligen Fetten mit ungesättigten Fettsäuren aufgebaut ist. Hier spielt die Ölsäure als einfach ungesättigte Fettsäure, die sich aus der Stearinsäure ableitet, die dominierende Rolle. Sie tritt in den flüssigen Anteilen in unterschiedlicher Kombinatorik mit gesättigten Fettsäureresten oder aber auch anderen ungesättigten auf. Hier ist z. B. die Linolsäure als zweifach, die Linolensäure als dreifach und die Arachidonsäure als vierfach ungesättigte Säure zu nennen. Die Chemie der natürlichen Fette verkompliziert sich noch weiterhin dadurch, daß neben den Triglyceriden Diglyceride und Monoglyceride vorkommen, d. h. Glycerinester mit nur einer zweifachen Veresterung oder gar nur einer einzigen Veresterung unter Erhaltung der restlichen Hydroxylfunktionen des Glycerins. Diese Verbindungen, die ebenfalls in den unterschiedlichsten Varianten auftreten können, spielen eine ganz besondere Rolle für die Wasseraufnahmefähigkeit des betreffenden Fettes.

Der Vollständigkeit halber muß noch erwähnt werden, daß kleinere Mengen noch zahlreicher anderer Verbindungen, wie z. B. Wachse, aber auch chemisch ganz andere Stoffe auftreten können, die sowohl in die Technologie als auch in die Haltbarkeit entscheidend eingreifen können.

Die Verunsicherung durch die recht komplizierte und wechselnde Zusammensetzung sowie auch die oft recht geringe Haltbarkeit der natürlichen Fette, brachte es mit sich, künstliche Grundlagen zu entwickeln, die den optimalen technologischen und physiologischen Eigenschaften weitgehend entsprechen.

Bei diesen Grundlagen steht natürlich das Triglycerid, d. h. ein echtes Fett, im allgemeinen im Mittelpunkt. Dieses wird entweder vollsynthetisch durch Veresterung von Glycerin mit entsprechenden gesättigten Fettsäuren hergestellt oder aber auch auf halbsynthetischem Wege durch Hydrierung von Oelen mit einem hohen Anteil ungesättigter Fettsäure. Letzteres Verfahren liegt dem Ol. Arachidis hydrogenatum, dem gehärteten Arachisöl zugrunde. Dieses Produkt kann natürlich nicht so eindeutig definiert sein wie ein vollsynthetisches Fett und weist daher von Hersteller zu Hersteller je nach Art des angewandten Verfahrens oder je nach Art der Ausgangsrohstoffe Unterschiede auf.

Die Triglyceride höherer Fettsäuren, wie z. B. das Glycerintripalmitat oder Glycerintridearat sind bei Zimmertemperatur feste Massen, die so hart sind, daß sie sich als Grundlage selbst noch nicht anbieten. Ferner zeigen solche Reinsubstanzen nicht das Schmelzverhalten, das von den Salbengrundlagen zu fordern ist, d. h. einen gleitenden

Übergang von der festen zur flüssigen Form über ein breites Temperaturintervall. Diese Eigenschaften können beim Aufbau eines echten Lipogels gebildet werden, d. h. durch Zuschlag flüssiger Komponenten. Hierfür bieten sich einerseits mineralische, andererseits aber auch pflanzliche Oele an.

Die mineralischen Oele sind Paraffinkohlenwasserstoffe, die pflanzlichen echte Fette, also Triglyceride mit einem mehr oder minder hohen Anteil ungesättigter Fettsäuren.

Das bedeutet, daß man durch Verschnitt der synthetischen oder halbsynthetischen Fette mit Paraffinoel ein Lipogel erhalten kann, das den Carbogelen sehr nahesteht, mit pflanzlichen Oelen dagegen ein Lipogel erhält, das den natürlichen Fetten, wie Schweineschmalz, verwandt ist.

Die Fette mit ungesättigten Fettsäuren, die den vegetabilischen Oelen zugrunde liegen, besitzen aufgrund der Doppelbindung eine gewisse Polarisierbarkeit und vermitteln damit der Grundlage ein erhöhtes Wasseraufnahmevermögen. Mit dem erhöhten Wasseraufnahmevermögen geht automatisch — weil wesensgleich — eine erhöhte Löslichkeit oder Benetzbarkeit polarer Substanzen einher.

Schließlich läßt sich die Wasseraufnahmefähigkeit noch weiter erhöhen, indem man diesem Lipogel synthetische Di- oder Monoglyceride zusetzt, wobei das Monoglycerid durch die noch freien beiden Hydroxylgruppen des Glycerins die größte Wasseraufnahmefähigkeit aufweist.

Fette sind außerordentlich gefährdet, oxidativ abgebaut zu werden. Aus diesem Grund werden ihnen im allgemeinen Antioxidantien, z. B. in Form von α-Tocypherolacetat zugesetzt. Verbindungen, die selbst ein hohes Reduktionspotential besitzen, physiologisch indifferent sind und deren Oxidationsprodukte ebenfalls eine ausreichende physiologische Indifferenz aufweisen. Die Gefahr oxidativer Veränderungen in der Fettphase — auch von inkorporierten Wirkstoffen — wird im allgemeinen weit unterschätzt. Die Löslichkeit von Sauerstoff allein in mineralischen Fetten, z. B. Vaselin, ist etwa um den Faktor 10 größer als in Wasser.

Aus dem bisher aufgeführten kann nun eine moderne Lipogel-Salbengrundlage abgeleitet werden, bestehend aus einem synthetischen oder halbsynthetischen gesättigten Triglycerid als gerüstbildenden Feststoffanteil, einem mineralischen oder pflanzlichen Oel als flüssigen Anteil, einem Di- bzw. Monoglycerid oder einem entsprechenden Gemisch zur Erhöhung der Polarität sowie einem Antioxidans. Derartige Grundlagen kann man rezepturmäßig zusammenstellen. Sie werden aber auch bereits als fertige Massen in den Handel gebracht.

Wachse

Den Fetten nahe verwandt sind die Wachse. Sie stellen Ester höherer Fettsäuren mit ein- bzw. zweiwertigen meist höheren Alkoholen dar. Die natürlichen Wachse wie Bienenwachs, Walrat und dergleichen werden in erster Linie als konsistenzgebende Faktoren eingesetzt, die bei einem vornehmlich fettigen Charakter eine relativ gute Wasseraufnahmefähigkeit zeigen. Ihre Zusammensetzung und damit ihre technologischen Eigenschaften sind wie die aller Naturstoffe wechselnd, so daß sich auch hier die Möglichkeit des Einsatzes von synthetischen Ersatzstoffen anbot. Hervorragende Eigenschaften in dieser Hinsicht zeigen die Fettalkohole, Stoffe, die zwar chemisch keine Wachse sind, diesen gegenüber aber in technologischer Hinsicht sehr verwandt sein können. Cetylalkohol, Stearylalkohol oder das Gemisch aus beiden, d. h. der Cetylstearylalkohol findet als konsistenzgebender Faktor, oder wir würden von der Geltheorie herkommend eher sagen als Gerüstbildner, breite Anwendung. Ausgehend von der Vorstellung, daß den Salben eine Gelnatur zukommt, ist es verständlich, daß Stoffe, die ein gutes Kristallisationsvermögen in Form von mizellaren Strukturen haben, als Gerüstbildner in Frage kommen können und in der Gesamtrezeptur mit einer um so geringeren Konzentration vorgesehen zu werden brauchen, je fester das Mizellargerüst ist. Demzufolge werden diese höheren Alkohole eben wegen dieser Eigenschaften in relativ geringen Konzentrationen angewendet und sind sogar in der Lage, ohne oder mit nur geringfügigen weiteren Feststoffzusätzen mit flüssigen oeligen Komponenten wie etwa Paraffinoel oder pflanzlichen Oelen streichfähige Präparate zu bilden. Da diese Substanzen als Alkohole hydratisierbar sind, d. h. Wasser anlagern können, sind die aus ihnen hergestellten Systeme in gewissem Grade wasseraufnahmefähig. In der angelsächsischen Literatur wird oft als gerüstbildender höherer Alkohol Laurylalkohol eingesetzt. Aus kolloidchemischen Gründen ist jedoch dem Gemisch Cetyl-stearylalkohol der Vorzug zu geben.

Ein echtes synthetisches Wachs stellt der Oelsäureoleylester, bekannt unter dem Handelsnamen Cetiol, dar. Die Doppelbindung sowohl des Oleylalkohols als auch der Oelsäure verhindert die Kristallisationsfähigkeit, so daß diese Verbindung trotz ihres hohen Molekulargewichtes flüssig ist. Die Polarisierbarkeit der Doppelbindungen bewirkt aber auch gleichzeitig, daß die Masse bei an sich fettigem Charakter gute Benetzungseigenschaften auch für polare Substanzen zeigt und dadurch relativ tief in die Haut einzudringen vermag.

Es ist zu erwarten, daß den Grundlagen, die aus so einfachen Systemen wie definierten Fettalkoholen, Glycerinmonostearat, mineralischen oder pflanzlichen Oelen, die heute auch bereits durch synthetische Produkte ersetzt werden können, eine große Zukunft zukommt, da sie chemisch übersichtlich sind. Sie bieten damit die beste Gewähr, in gewissem Grade sicher vor physiologischen Unverträglichkeiten zu sein, die ihre Ursache in nicht eindeutig faßbaren Komponenten der Arznei haben. Die Ausschaltung der Ranzidität spielt in diesem Zusammenhang eine außerordentliche Rolle, da die chemischen Reaktionen, die zur Ranzidität führen, die verschiedenartigsten chemisch teilweise hoch aktiven Verbindungen, wie z. B. Peroxide, Aldehyde und dergleichen, durchlaufen.

Dies ist auch einer der großen Vorteile, die der Einsatz der Wollwachsalkohole anstelle des Wollwachses bietet. Wollwachse — früher fälschlich als Wollfett bezeichnet — ist ein Wachsgemisch, d. h. ein Gemisch aus verschiedenen Estern höherer Fettsäuren mit höheren Alkoholen. Als solches ist es — wie alle Naturprodukte — nicht rein, sondern enthält noch eine ganze Palette verschiedenartigster Verbindungen. Wollwachs selbst ist während der Lagerung ständigen chemischen Veränderungen unterworfen und kann in hohem Maße zur Ranzidität neigen. Es ist jedoch seit langem bekannt, daß die aus der Verseifung des Wachses gewinnbaren höheren Alkohole praktisch die gleichen technologischen Eigenschaften aufweisen wie das Wollwachs, dabei aber eine wesentlich geringere Anfälligkeit gegenüber Verderb. Als veredeltes Naturprodukt besitzen die Wollwachsalkohole eine sehr wechselnde Zusammensetzung, die vom Rohmaterial und den Herstellungsverfahren abhängen. Es ist aus diesem Grund entschieden davor zu warnen, gelegentlich beobachtete Unverträglichkeiten generell den Wollwachsalkoholen zuzuschreiben oder aber auch die hohe physiologische Indifferenz auf alle Produkte zu übertragen.

Man darf annehmen, daß die künftige Entwicklung auf diesem Gebiet darauf hinausläuft, daß man auch die Wollwachsalkohole durch definierte synthetische Verbindungen gleicher Art zunehmend ersetzt. Der Hauptanteil der Wollwachsalkohole wird von den Sterinalkoholen insbesondere dem Cholesterin, gebildet. Aus dieser Erkenntnis heraus sind auch schon verschiedene Rezepturen von Salbengrundlagen bekannt geworden, die als hydrophilisierenden Faktor lediglich Cholesterin anstelle von Wollwachs oder Wollwachsalkoholen enthalten. Da das Wollwachs in den klassischen Rezepturen nicht nur als wasserbindende, sondern auch zum Teil als konsistenzgebende Komponente angesehen werden muß, kann reines Cholesterin naturgemäß nicht unmittelbar anstelle von Wollwachs eingesetzt werden, sondern die gesamte Komposition muß einen entsprechenden Aufbau aufweisen. Eine solche Kombination wäre z. B. aus Cetylstearylalkohol Kunstvaseline und Cholesterin gegeben.

Mit dem Wollwachs bzw. den Wollwachsalkoholen werden als Grundlagen im allgemeinen sogenannte Absorptionsbasen hergestellt, Grundlagen, die ein außerordentlich hohes Wasseraufnahmevermögen besitzen. Die Wasseraufnahme erfolgt — sofern nicht extrem hydrophile Tenside mit eingearbeitet werden — in der Weise, daß das System stets einen fettigen Charakter behält. Die aus den Absorptionsbasen mit Wollwachsalkoholen hervorgehenden Cremes sind mit reinem Wasser nicht abwaschbar, lassen sich dagegen mit Oelen verdünnen.

Wegen dieser und weiterer Eigenschaften, die sie mit den flüssigen Wasser in Oel-Emulsionen gemeinsam haben, bezeichnet man sie auch als Wasser in Oel-Emulsionen und die wasserfreien Absorptionsbasen als Wasser- in Oel-Absorptionsbasen, obgleich der echte Emulsionscharakter dieser Systeme nicht so ganz gesichert zu sein scheint.

O/W-Systeme

Den Wasser-in-Oel-Absorptionsbasen stehen die Oel-in-Wasser-Absorptionsbasen gegenüber, die in der Dermatologie und Kosmetik immer mehr an Bedeutung gewinnen. In der klassischen Rezeptur spielten die Oel-in-Wasser-Systeme eine völlig untergeordnete Rolle, da das einzige echte Oel-in-Wasser-Tensid, das früher bekannt war, die Alkaliseife, sich nur sehr bedingt für die Herstellung dermatologischer oder kosmetischer Präparate eignet. Die alkalische Reaktion, die bei diesen Verbindungen unvermeidlich ist, führt zur Quellung des Keratins und oft zu Reizerscheinungen. Die Quellung des Keratins kann in dem einen oder anderen Fall von therapeutischem Interesse sein. Es sei an dieser Stelle an die Möglichkeit der leichten Penetration von Arzneistoffen erinnert, die allerdings nur in den seltensten Fällen genutzt werden kann, in denen der inkorporierte Wirkstoff in alkalischem Milieu wasserlöslich und stabil ist.

Es ist daher nicht zu verwundern, daß erst mit der Entwicklung neutraler Tenside die Möglichkeit eröffnet wurde, in breiterem Maße Oel-in-Wasser-Absorptionsgrundlagen und Cremes anzuwenden. Der große Vorteil dieser Grundlagen liegt vor allem in der Abwaschbarkeit und damit der bequemen Anwendung. Es muß jedoch auch darauf hingewiesen werden, daß diese Grundlagen nicht unproblematisch sind. So ist es z. B. erforderlich, die Präparate zu konservieren, da sie nicht nur leicht mikrobiell kontaminiert werden können, sondern sogar oft mehr oder minder gute Nährböden bilden. Im Gegensatz zu den Lipogelen oder auch den Wasser-in-Oel-Absorptionsbasen sind die Oel-in-Wasser-Systeme im wesentlichen aus körperfremden Substanzen, d. h. Stoffen, die in der Natur nicht vorkommen, aufgebaut. Allein schon von dieser Warte aus betrachtet, müssen die einzelnen Kombinationen im Hinblick auf ihre physiologische Verträglichkeit besonders kritisch untersucht werden. Als Cremes, d. h. nach Einarbeitung von Wasser, neigen die Präparate oft zur Austrocknung, so daß es angezeigt ist, Feuchthaltesubstanzen als weitere Hilfsstoffe mit einzuarbeiten. Diese sollten dem genannten Präparat eine bestimmte Sorptionsisotherme verleihen, die optimal regulativ im Sinne des Wasserhaushaltes der Haut liegt. Die Beherrschung dieses Faktors ist allein schon von den theoretischen Vorstellungen her noch nicht gegeben, so daß mühsame empirische Entwicklungen unvermeidbar sind. Auch kann eine Übertragung generell von einer dermatologischen Rezeptur auf die andere bei gleichartiger Grundlage nicht erfolgen, da die inkorporierten Wirkstoffe in den Wasserhaushalt oft auch mehr oder minder mit eingreifen, so daß stets die Gesamtrezeptur zu betrachten ist. Derartige Probleme treten bei den Wasser-in-Oel-Absorptionsgrundlagen naturgemäß nicht auf. Manche Unverträglichkeit von Oel-in-Wasser-Grundlagen dürften auf Nichtbeachtung dieser Tatsache zurückzuführen sein. Eine ähnliche Problematik taucht zwangsläufig auch bei den PEG-Grundlagen auf.

Das bis heute jedoch am wenigsten gelöste Problem ist die Konservierung. Möglicherweise wird mit einer rein chemischen Konservierung auf die Dauer den dermatologischen Forderungen nach Indifferenz nicht entgegenzukommen sein.

Im wesentlichen werden als Tenside anionische oder besser anionenaktive Stoffe eingesetzt, und hier spielt in erster Linie das Fettalkoholsulfat z. B. in Gestalt von reinem Cetyl-, reinem Stearyl- oder cetlystearylschwefelsaurem Na, bekannt unter dem Handelsnamen Lanette E® im Gemisch mit Cetylstearylalkohol eine Rolle. Welche Bedeutung dem Cetylstearylalkohol dabei zukommt, ist noch unklar. Man spricht von einem Hilfsemulgator. Alle Vorstellungen hierüber sind jedoch mehr oder minder hypothetisch. Anionenaktive Tenside können Verbindungen mit kationenaktiven Wirkstoffen eingehen, wodurch sowohl das Tensid in seiner kolloidchemischen als auch der Wirkstoff in seiner pharmakologischen Wirksamkeit nachteilig verändert werden.

Kationische Tenside haben sich als Emulgatoren wegen ihrer pharmakologischen Eigenschaften nicht bewährt. Dagegen gibt es eine Reihe nichtionogener Tenside, die sich für die Herstellung von Absorptionsgrundlagen oder auch für die Herstellung von Cremes hervorragend eignen. Es sei hier für das Oel-in-Wasser-System an die Tweens®, d. h. Polyäthylenglykolsorbitanfettsäureester, für das Wasser-in-Oel-System an die Spans®, d. h. Sorbitanfettsäureester, erinnert. Und schließlich an die Reihe der Hostaphate®, die für beide Systeme in Frage kommen. Grundsätzlich müssen diese Tenside für die Herstellung einer Salbe oder einer Creme mit einem Gerüstbildner, wie z. B. Cetylstearylalkohol kombiniert werden.

Wieweit diese Grundlagen alle wirklich echte Emulsionsbildner sind, ist heute auch noch eine völlig offene Frage.

Die vorstehenden Betrachtungen sollten zeigen, welche Wege die zukünftige Salbentechnologie in der Auswahl der Grundstoffe für ihre Grundlagen gehen wird. Es ist anzunehmen, daß synthetische Produkte Naturstoffe weitgehend ablösen werden, wobei mit Sicherheit den synthetischen Polymeren in der Salbentechnologie eines Tages eine ganz besondere Rolle zukommen wird.

Wilhelm Schneider

Gesichtspunkte zur Auswahl von Trägersubstanzen in der Dermatotherapie

Die externe Hauttherapie wurde bis zu den „Meistern der Jahrhundertwende" aus der hautärztlichen Empirie heraus entwickelt. Erst seit den 20er Jahren kam dann das Experiment und mehr naturwissenschaftliche Grundlage hinzu. Ich denke hier besonders an Bernhardt und Strauch, Moncorps, Franz-Hermann, Liesegang u. a.

Nach welchen Gesichtspunkten soll eine gezielte und zweckmäßige externe Hauttherapie im Hinblick auf die verwendeten Grundlagen betrieben werden?

Im neueren Schrifttum steht die optimale Wirkstoffabgabe in die verschiedenen Hautschichten absolut im Vordergrund (z. B. W. Jadassohn, Hagermann, Zesch, Schäfer und Hoffmann). Zweifellos spielt aber auch der jeweilige Hautzustand eine entscheidende Rolle, und zwar nicht nur im Hinblick auf die verschiedenen Akuitätszustände (Siebert), sondern auch auf die unterschiedlichen Konstitutionstypen Seborrhoe und Sebostase. Wir werden aber noch sehen, daß diese verschiedenen Betrachtungsweisen sich überschneiden können, indem z. B. eine entzündete und gequollene Haut ebenso wie die fett-feuchte des Seborrhoikers unabhängig von Wirkstoff und Vehikel stärker resorbiert als eine gesunde oder gar eine sebostatische Haut.

Die folgende Abb. 1 zeigt die verschiedenen Externa-Grundlagen mit ihren Variationsmöglichkeiten. Ursprünglich ging man von einem 3-Stoff-System fest, flüssig, fett aus. Ich habe hier den Begriff „fett" ersetzt durch „Bildner plastischer Gele", im Sinne von Münzel, der dann aber neben Wachsen, Kohlenwasserstoffen und Fetten, Siliconen und Polyglykolen auch die Emulgatoren umfaßt.

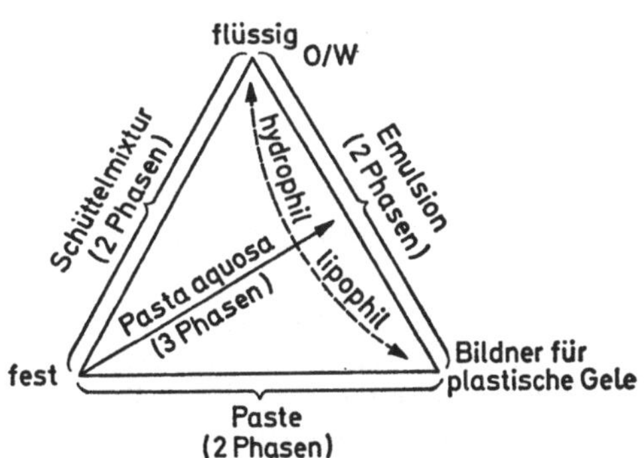

Abb. 1. Diagramm der Externa-Grundlagen

Mischt man 2 Stoffgruppen, dann erhält man 2-Phasen-Externa, also Schüttelmixturen, Pasten oder Emulsionen, mischt man 3, dann entstehen die 3-Phasen-Externa, d. h. entweder die Pasta aquosa oder eine stabilisierte Emulsionslotion.

Die externe Therapie hat in den letzten Jahren leider z. T. unbemerkt einen gewaltigen Umbruch vollzogen. Das klassische Schema von Siebert ging fast ausschließlich von der Akuitätslage aus (Tab. 1). Es begann bei erhaltener Kontinuität des Epithels mit Schüttelmixturen, bei Nässen, dagegen mit Umschlägen zunächst ohne Wirkstoffe, d. h. indifferent. Im subakuten Stadium wurde auf Schüttelmixturen oder Pasten mit milden Medikamenten wie Ichthyol, Schwefel oder Tumenol übergegangen, denen dann im chronischen Stadium Salben und Pflaster mit starken Wirkstoffen wie Teer und Chrysarobin (Cignolin) folgten.

Allein schon die Entwicklung der Emulsionen, insbesondere vom O/W-Typ mußte zwangsläufig zu einer Revision dieser Vorstellungen führen. Die Auffassung, daß die oberflächlich wirkenden „indifferenten Grundlagen" — wie Puder, Schüttelmixturen und Pasten — kühlend, entzündungswidrig (im Sinne der reaktionskinetischen Entzündungstherapie nach Schade) weiterhin aufsaugend und gut verträglich, die Salben mit sog. Tiefenwirkung dagegen weniger kühlend und entzündungswidrig, schlechter verträglich, aber als gute Medikamententräger wirksamer sind, bedarf der Ergänzung. Die O/W-Emulsionen mit ihren ausgezeichneten entzündungswidrigen physikalischen Eigenschaften (d. h. der Kühlwirkung der äußeren Wasserphase) sind gleichzeitig Trägersubstanzen, die ihre Wirkstoffe zeitlich und mengenmäßig außerordentlich günstig zur Permeation bzw. Absorption (Vonkennel) bringen und damit praktisch in allen Stadien brauchbar. Die gute Resorption zeigte bereits Moncorps 1929 hier in München, und dies bestätigten Zesch, Schäfer und Hoffmann jüngst wieder in Berlin. Wir können heute also so verfahren, wie in Querspalte 2 der Tab. 1 angedeutet.

Tabelle 1: Therapieschema

akut	*subakut*	*chronisch*
I Schüttelmixturen, bei Nässen Umschläge	Schüttelmixturen, Pasten, Pasten mit milden Medikamenten: Schwefel, Ichthyol, Tumenol	Salben und Pflaster mit starken Wirkstoffen Teer, Chrysarobin
II Pasta Aquosa O/W-Emulsion evtl. mit Umschlägen	O/W-Emulsion	W/O-Emulsion-Homogen Lipidsalben, starke Wirkstoffe
III O/W-Emulsion mit Antibiotika, Kortikoiden Tinkturen speziell mit Glukokortikoiden		(evtl. Emulsion oder Salbe)

I = Klassisches Therapieschema nach Siebert, II und III = heutige Möglichkeiten

Wenn hier (Tab. 1) für das chronische Stadium noch W/O-Emulsionen und homogene Lipidsalben figurieren, dann deshalb, weil die sebostatische, fett- und wasserarme Haut, aber auch die stark schuppende bzw. keratotische Haut dies unter Umständen erfordert. Eine gute zielgerichtete Therapie muß allen Umständen und Phasen gerecht werden. An dieser Stelle sei noch ergänzend gesagt, daß die W/O-Emulsion nicht immer dem Typ Butter entspricht, d. h. wenig Wassertröpfchen innerhalb von viel Fett, sondern es gibt auch Wasser-in-Öl-Emulsionen wie die Nivea-Creme, in der die Wassertröpfchen lediglich durch feinste Lipidhäutchen umspannt bzw. auseinandergehalten werden. Hier hat sogar die W/O-Emulsion eine gewisse Kühlwirkung, weil die blütenweiße und scheinbar feste Creme beim Einreiben auf der Haut zerfällt, die weiße Farbe schwindet und das frei gewordene Wasser kühlt. Andererseits entspricht die Lipid-Wasserrelation in den O/W-Emulsionen nur selten oder höchstens annäherungsweise denen der Milch. Der Vergleich ist also nur von prinzipiellem Verständigungswert.

Die Abdeckwirkung einer wasserfreien Fettsalbe im Vergleich zu O/W-Emulsionen, gemessen mit der Resonanzfrequenz nach Tronnier und Wagener, zeigt die folgende Abb. 2. Sie erkennen an der oberen durchgezogenen Kurve die ansteigende Wassersättigung der Haut. Diese schmort hier gewissermaßen im eigenen Saft.

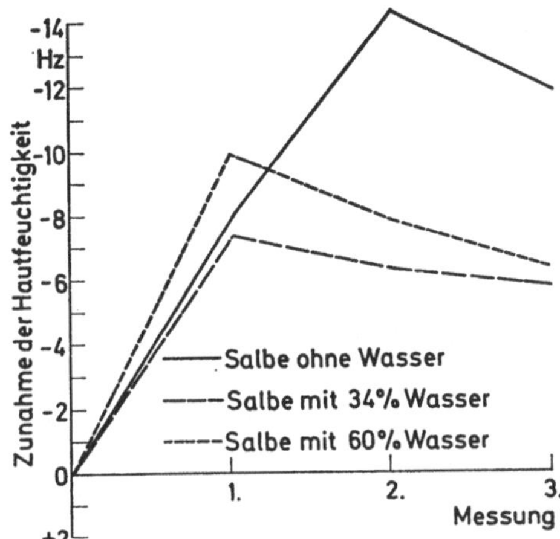

Abb. 2. Abdeckwirkung von Salbengrundlagen

Die sehr unterschiedliche Wirkung einer O/W-Emulsion auf die seborrhoische Haut einerseits und die sebostatische andererseits zeigt die Abb. 3. Das hier dargestellte Ansteigen der Wassersättigung der Haut ist bei der ansich schon fett-feuchten Haut des Seborrhoikers relativ gering, bei der fett- und wasserarmen sebostatischen Haut jedoch bedeutend. Diese experimentellen Befunde bestätigen also indirekt die mehr empirisch entwickelte Auffassung von Keining sowie Halter und Falk, wonach die seborrhoische Haut bzw. das seborrhoische Ekzem speziell mit Schüttelmixturen und Pasten behandelt werden soll.

Das klassische Therapieschema ist aber auch durch Antibiotica und Kortikoide wenigstens teilweise durchbrochen worden, insofern, als eine antibiotische oder eine Kortikoid-Zubereitung u. U. auch mit einer nicht hautadäquaten Grundlage wirksam wird, z. B. bei einer bakteriellen oder einer hochgradig entzündlichen Hautveränderung. Der therapeutische Effekt dieser Wirkstoffe muß aber dann so durchschlagend sein, daß er gleichzeitig auch die zusätzliche Irritation bzw. die Abdeckwirkung, z. B. einer Vaselin-Grundlage überwindet. Gelingt dies nicht, dann kann sogar eine Verschlechterung resultieren. Die entsprechenden Konsequenzen wurden bereits für die Kortikoide gezogen, die heute in einer großen Bandbreite hautadäquater Grundlagen angeboten werden, d. h. als wäßrige Lotionen (Tinkturen), Schüttelmixturen, Pasten und Emulsionen.

Für die lokale Akne-Therapie und auch manche Feuchtigkeitscremes hat sich ein neuer Emulsionstyp bewährt, die sog. Umkehremulsion (hier auf der Basis von Hostaphaten), die als primäre W/O-Emulsion (Typ Butter) z. B. nach Zuführung von Wasser in den O/W-Typ übergeht, wobei nicht nur viel Wasser aufgenommen, sondern auch überschüssiges hydrophobes Lipid abgegeben wird. Die folgende Abb. 4 zeigt den Effekt an der Haut, der zwar sehr erheblich ist, siehe die obere Kurve, aber auch weniger an-

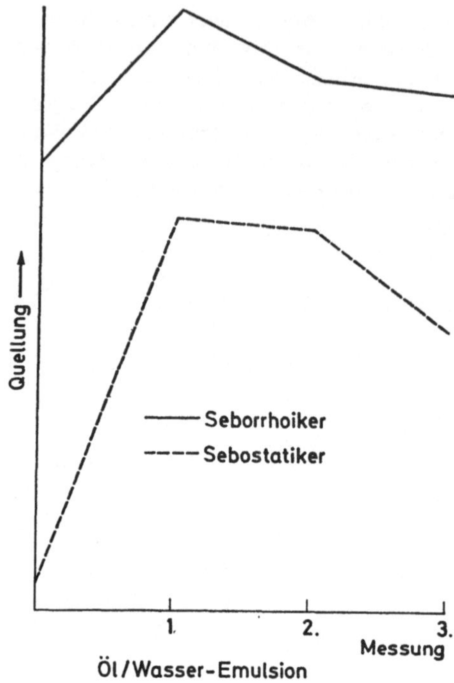

Abb. 3. Wirkung einer O/W-Emulsion auf die verschiedenen Hauttypen

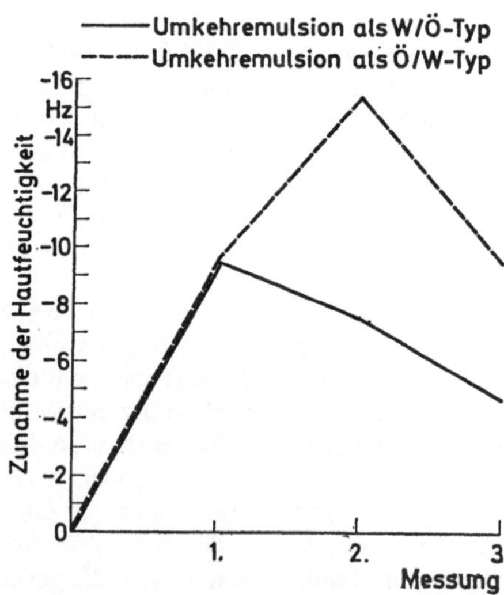

Abb. 4. Beeinflussung der Hautfeuchtigkeit durch Umkehremulsionen

haltend als die Abdeckwirkung, z. B. im Rahmen der kosmetischen Nachtcremes und homogener therapeutischer Salben. Dies gilt indes nur für die Hydratation der Haut, nicht jedoch für die Akne-Therapie.

Es ist das erklärte Ziel unserer Akne-Therapie, den inerten, in den Follikeln erstarrten Talg zu emulgieren, mit Wasser anzureichern, und so zum Abfließen, zur besseren Spreitung zu bringen. Daß man an den Aknetalg mit wäßrigen Lösungen, also auch von Medikamenten in der Tat infolge der Lipidbremse, d. h. der Einhüllung in hydrophobe Lipide, nicht herankommt, hatten vorherige Alkalineutralisationsversuche gezeigt, wobei die Aknehaut fast so träge reagierte wie die ichthyotische, keinesfalls aber so gut und so schnell wie die seborrhoische Haut. Überraschend für uns verhielt sich also die Akne nicht wie eine Superseborrhoe.

Das Beispiel zeigt, daß wir auch das Verhältnis Vehikel: Wirkstoff neu überdenken müssen, denn die spezifische therapeutische Wirkung beruht hier auf der Umkehremulsion. Die Grundlage ist hier also praktisch zum zielgerichteten Wirkstoff geworden. Andererseits hat man schon lange den Teer ohne Vehikel verwendet und ist dabei besser gefahren als mit manchen Teersalben, besonders, wenn diese Emulgatoren enthielten. Emulgatoren wirken nämlich nicht nur als Gleitschiene in die Haut, sondern verringern gleichzeitig auch die Teilchengröße erheblich.

W. Jadassohn brachte bereits 1947 eine neue Vorstellung in die Therapie ein. Er verwendete flüchtige Vehikel, die nur kurz beim Auftragen in Erscheinung traten und sehr schnell durch hohe Konzentrationsanreicherung des allein verbleibenden Wirkstoffes eine starke Tiefenwirkung erreichten. Hagermann sowie Proppe haben die Effektivität dieses Therapieprinzips für Triamcinolon-Acetonid (Volon-A-Tinktur) und Salicyl-Säure unter Beweis gestellt. Dies gilt übrigens praktisch für alle Hormone, die also aus alkoholischen Lösungen am besten penetrieren, was nicht nur im Hinblick auf therapeutische Wirkung, sondern auch auf unerwünschte Nebenwirkungen beachtet werden sollte. Ähnlich liegen die Verhältnisse bei den Folien, die die klassischen Pflaster abgelöst haben, ihr Abdeckeffekt erhöht nicht nur die Tiefenwirkung, sondern auch die Gefahr der Infektion mit nachfolgenden Pusteln und Follikulitiden. Die sog. Tiefenwirkung kann aber auch absolut unerwünscht sein, wie bei den Lichtschutzmitteln. Diese sollen ja die Strahlung *vor* der Haut abfangen, d. h. physikalisch absorbieren. Dringen sie jedoch in die Haut, dann kommt es geradezu zu einem Aufstau von Licht-Energie im Gewebe, d. h. aus dem Photo-Absorber ist ein Photokatalysator geworden (Sidi).

Die Penetration von Externa nach der Vorstellung von Hagermann zeigt die folgende Abb. 5, über die Diffusion von Salicyl-Säure. In Vaseline verteilte ungelöste Salicylsäurekristalle können nur da begrenzt penetrieren, wo sie mit dem Wasserlöslichen

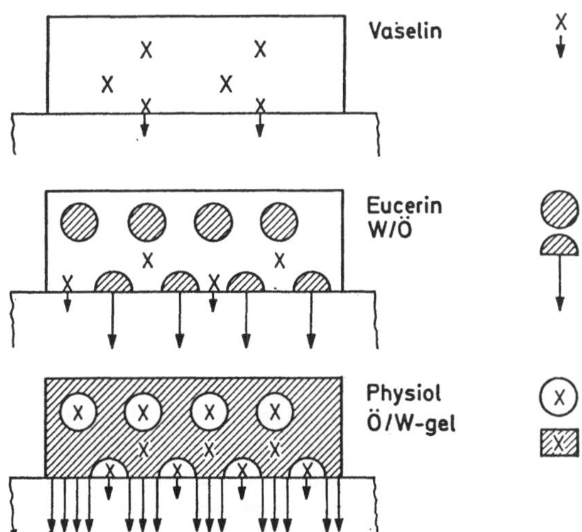

Abb. 5. Penetration verschiedener Externa nach Hagermann

der Haut in Kontakt kommen, wie dies (oben) die wenigen, kurzen Pfeile andeuten. Es ist daher völlig überflüssig, derartige Salben oder Salben-Verbände in zu dicker Schicht aufzutragen. Schon etwas besser ist die Diffusion von gelöster Salizylsäure aus einer W/O-Emulsion (Mitte), markiert durch die langen Pfeile.

Optimal wird die Diffusion jedoch erst dann, wenn die Salicyl-Säure in der äußeren, geschlossenen Wasserphase einer O/W-Emulsion gelöst ist (unten), entsprechend den zahlreichen langen Pfeilen.

Die sog. Tiefenwirkung von Arzneimitteln in Abhängigkeit vom Vehikel zeigten bereits Czetsch-Lindenwald und Schmidt-La-Baume in einem ebenso einfachen wie anschaulichen Versuch. Trypaflavin in Vaseline inkorpiert führt überhaupt nicht zu einer Gelbfärbung der Haut. Mit Ungt. molle (Lanolin-Vaseline āā) kommt es zwar zu einer Gelbfärbung der Haut, die jedoch leicht wieder abgewaschen werden kann. Ist das Trypoflavin dagegen in einer wasserhaltigen Emulsion gelöst, dann penetriert der Farbstoff so stark in die Haut, daß er eben nicht mehr abgewaschen werden kann.

Neuere Untersuchungen von Zesch, Schäfer und Hoffmann haben gezeigt, daß die locker geschichteten oberen Hornschichtlagen ein Reservoir für Externa darstellen, die festeren und dichteren tieferen Hornschichtlagen dagegen eine Barrierefunktion aufweisen. Weiter wurde gefunden (Zesch und Schäfer), daß z. B. Hydrocortison aus verschiedenen Grundlagen unterschiedlich penetriert. So stellt die Hornschicht für Vaseline und W/O-Emulsionen ein Reservoir für das Abfluten in die Tiefe dar. Unter Verwendung von O/W-Emulsionen oder Polyäthylenglykol-Salben dagegen entfällt nicht nur diese Reservoirfunktion der oberen Lagen der Hornschicht, sondern es wird auch die Barriere-Funktion der unteren Hornschichtlagen so weit aufgehoben, daß begrenzte Mengen von Hydrocortison in die Cutis und sogar darüber hinaus ins Fettbewebe eindringen können. Entsprechend verhielt sich nach Jung und Steche die Penetration von Venoruton aus einem Hydrogel.

Da die Penetration mit Hilfe von Vaseline oder W/O-Emulsionen zwar schneller, aber gleichzeitig auch geringer ist, die bei O/W-Emulsionen oder Polyäthylenglykol zwar langsamer aber gleichzeitig mit wesentlich höheren Konzentrationen erfolgt, liegen die Konsequenzen für die Praxis auf der Hand. Bei den fetten Salben müßte die Anwendung häufiger wiederholt werden, um höhere Medikamentenanreicherung im Gewebe zu erreichen, oder auch nur zu erhalten. Die Untersuchungen haben aber auch unsere Auffassung und speziell die von Tronnier bestätigt, wonach die Barriere keine absolute Größe darstellt, sondern eine Funktion, die z. B. durch starke Quellung außer Gefecht gesetzt werden kann, und dies geschieht hier durch die beiden wasserhaltigen Externa, nämlich die O/W-Emulsion und das Polyaethylenglykol. Andererseits könnte man natürlich auch die Quellwirkung abdeckender Fettsalben, ich betone „von Zeit zu Zeit und kurzzeitig" einsetzen, um den hochkonzentriert penetrierenden hydrophilen O/W-Emulsionen noch bessere Startbedingungen zu geben. Ein ähnliches Vorgehen wurde z. B. von Hagermann in Verbindung mit Volon-A-Tinktur ausdrücklich empfohlen.

Unter den neuen Grundlagen verdienen Polyglykolsalben mehr als bisher Beachtung (Kondensationspolymere des Äthylenoxyds mit Wasser). Die niedermolekularen Polyaethylenglykole (MG. 400, 700) sind flüssig sowie wasserlöslich und daher auch Lösungsmittel für wasserlösliche Medikamente und sogar Gifte. So konnte Schütz die Intoxikationserscheinungen phenolverätzter Ratten durch ein Bad in Polyaethylenglykol wieder beseitigen. Nach Hagermann wird z. B. Penicillin aus Polyaethylenglykol recht gut an Wasser und damit auch an eine nässende mazerierte Haut abgegeben, an eine trockene dagegen nicht. Wird jedoch ein Medikament wie Betamethason-Dipropionat in Propylenglykol gelöst und dann 5%ig mit Vaselin gemischt, dann kommt es zur Wirkung. Da hier das Steroid in wenig Lösungsmittel gelöst und in viel hydrophobes Vaselin eingearbeitet war, mußte der Diffusionsdruck von der Salbe in die Haut gehen.

Bevor ich abschließend noch 3 Rezeptbeispiele bringe, noch kurz ein Hinweis für die Praxis der Rezeptur.

Jeder Emulgator hat einen bestimmten HLG-Wert, d. h. in der entsprechenden Emulsion herrscht ein gewisses hydrolipophiles Gleichgewicht (HLG), und jeder Emulgator hat eine mehr oder weniger große Reservekapazität. Dies bedeutet für die Praxis der Rezeptur, daß bestimmte Emulsionen nicht beliebig durch andere Zusätze, z. B. von Lanolin oder Vaselin verändert werden können. Das gilt besonders z. B. für die sehr empfindlichen Umkehremulsionen, wie die Sebohermal-Emulsion, die ich, wie schon gesagt, speziell für die Akne entwickelt habe.

Und nun die Beispiele:

Rezept 1

Sog. 18er Lotio:

Rp. Cerae Lanettae N			3,0
Zinci oxydati			
Talci			
Glycerini pur.			
(vel Karion Merck)			
Spirit. 70%		aa	18,0
Aq. dest.		ad	100,0

Rezept 2

Abwaschbare Zinkpaste:

Rp. Zinci oxydati			
Talci		aa	25,0
Rennex 690 (Atlas)			4,5
Vaselini flavi		ad	100,0

Rezept 3

Abwaschbare Arningsche Tinktur:

Rp. Tumenoli	4,0
tere c. Tween 20	5,0
Anthrarobini	1,0—2,0
solve in Äther	10,0
Tinct. Benzoes	15,0

Tumenol wird mit 5,0 g Tween 20 angerieben, Anthrarobin in Äther und Tinct. Benzoes gelöst, sodann werden beide Mischungen zusammengegeben.

Man sieht 1. als Emulsionslotion die Lotio von Czetsch-Lindenwald und Schmidt-La Baume, 2. für eine Pasta aquosa die abwaschbare Zinkpaste mit dem Emulgator Rennex 690 und 3. schließlich noch eine Arningsche Tinktur, die nicht nur besser abwaschbar ist, sondern auch eine höhere Tiefenwirkung entfalten kann.

Ich habe versucht, Vorstellungen über den gezielten und zweckmäßigen Einsatz von Vehikeln im Rahmen der modernen Therapie zu geben. Eine übersichtliche Darstellung erforderte, daß ältere und neuere Erkenntnisse im Versuch einer synoptischen Darstellung hier zusammengefaßt werden mußten.

Enno Christophers

Pharmakologische Effekte an der Hornschicht

Die Hornschicht ist eine lückenlose Membran, die den Körper zur Umwelt abgrenzt. Sie ist das peripherste Gewebe unseres Körpers, eine Schutzschicht von hoher Impermeabilität, großer Dehnbarkeit, Flexibilität und Reißfestigkeit (in ausreichend hydriertem Zustand).

Die Hornschicht besteht (am menschlichen Rumpf) aus durchschnittlich 18 Zellagen, die fast 50% der gesamten epidermalen Zellpopulation ausmachen. Durch die extreme Abflachung der Zellen ist das Stratum corneum in vivo nur etwa 10 μ dick, und nur an wenigen Körperarealen wie Palmae oder Plantae liegen erheblich höhere physiologische Dickenwerte vor (s. Tab. 1 und 2).

Messungen der Zellgröße haben ergeben, daß eine Hornzelle eine Oberfläche von fast 2000 μ^2 besitzt (beide Seiten, die Ober- und die Unterseite zusammengenommen) [17]. Bei einer 15 bis 20 Zellagen dicken Hornschicht resultiert daraus eine ganz erhebliche Zunahme der protektiven Oberfläche unseres Körpers.

Betrachtet man die einzelnen Faktoren, die die hohe Widerstandsfähigkeit dieses Gewebes ausmachen, so sind im wesentlichen drei Strukturelemente anzuführen:

Tabelle 1. Zahl der Zellagen im menschlichen Stratum corneum

Region: Rücken

Pat.	Alter	Zellagen	Col.	Pat.	Alter	Zellagen	Col.
1	20—30	14—16	+	1	4	12	+
2	20—30	16—17	+	2	5	18	+
3	20—30	19—21	(+)	3	6	14	+
4	20—30	18	+	4	6	16	+
5	20—30	17—18	+	5	13	15	(+)
6	20—30	21	+	6	14	15	+
7	20—30	17	+				
8	20—30	17	+				
9	20—30	16—18	+				

Die Zahl der Zellagen wurde nach Darstellung des Stratum corneum mit Hilfe der Alkalischwellmethode bestimmt. Col. = Vorliegen eines columnär geschichteten Stratum corneum [6].

1. die Zellmembran, die wohl zu den dicksten wie auch resistentesten Zellmembranen unseres Organismus gehört,

2. die Interzellularsubstanz, wahrscheinlich aus Polysaccharidkomplexen bestehend, die eine hochgradige Verklebung und damit die Kohärenz des Gewebes garantiert und

3. der Zellinhalt, der gemeinhin als Keratin bezeichnet wird. Er geht aus der Verschmelzung vorgefertigter Strukturproteine (Keratofibrillen) mit dem weitgehend amorphen Keratohyalin sowie den desintegrierenden Zellorganellen hervor und bildet

ein Fiber-Matrixsystem [3, 4] (vergleichbares Pendant: Stahlbeton). Im Gegensatz zum Wasserlöslichen [19] läßt sich gerade das Gerüstprotein mit konventionellen biochemischen Methoden bislang nicht in toto aufschließen, so daß die genaue Definition dieses Materials aussteht [10].

Tabelle 2. Dicke des menschlichen Stratum corneum

Region: Rücken; Werte in μ

Alter: 70 Jahre		Alter: 25 bis 40 Jahre		Alter: 1 bis 10 Jahre	
I	II	I	II	I	II
9,9	23,3	11,1	23,1	5,5	11,3
9,9	22,1	11,1	22,7	3,1	8,3
8,0	17,6	11,4	23,8	6,0	12,0
8,2	17,7	11,8	25,7	9,4	12,1
9,5	18,7	11,0	24,4	5,5	8,5
6,1	12,2	8,9	18,0	4,4	14,8
8,8	12,9	9,1	18,7	6,7*	19,5
9,4	21,3	10,0	21,9	9,5*	21,1
10,5	20,9	9,2	20,7	6,26	13,46
11,2	20,2	14,4	23,0		
9,3	18,2	10,9	23,9	Schwellung: 115%	
7,3	19,8	10,8	21,1		
10,2	19,9	10,9	20,5	* Neugeborene	
9,2	18,1	10,8	22,1		
11,1	21,4				
9,3	18,9	Schwellung: 104%			
Schwellung: 104%					

Jeder Einzelwert entspricht dem Mittel von 10 Ablesungen nach I: 10minütiger Immersion, II: 24stündiger Immersion von isolierter Hornschicht in H_2O. Bestimmungen mit einem elektronischen Dickenmeßgerät. Schwellung = mittlere Schwellung des Stratum corneum nach 24stündiger Immersion.

Neben der relativ hohen Widerstandsfähigkeit und seiner Impermeabilität (in beide Richtungen: nach außen wie nach innen) unterliegt das Stratum corneum einer dauernden Erneuerung. Pro Tag wird, wie autoradiographische Untersuchungen gezeigt haben, ½ bis 1 Zellage „nachgeschoben", während an der Oberfläche die gleiche Durchschnittsmenge durch natürliche Abschuppung abgelöst wird. Diese Cornifikationsrate wie auch die entsprechende Zellverlustrate an der Hautoberfläche bedingen die Konstanthaltung und stetige Erneuerung des Gewebes und sind Voraussetzung des etwa 14 Tage dauernden Hornschicht-Turnovers [1].

Von besonderer Bedeutung für die Funktion des Stratum corneum ist naturgemäß die Gewebsschicht, aus der die fertigen Hornzellen hervorgehen: das Stratum granulosum. Die hier stattfindende Proteinsynthese, Auflösung und Umgestaltung der Zelle, die ihren Tod und damit ihr funktionelles Ziel als Ergebnis hat, sind nur teilweise verstanden. Der Prozeß („Cornification") ist jedoch äußerst empfindlich gegenüber Störgrößen, insbesondere von außen eingebrachten Substanzen, Verletzungen oder auch Belastungen physikalischer Natur. Fehler, die beim Ablauf dieser komplexen Vorgänge auftreten, führen zu unvollständig „verhornten" Zellen, morphologisch fast ausschließlich am nicht desintegrierten Zellkern (Parakeratose) sichtbar [21]. Die funktionelle Belastbarkeit einer derartigen Hornschicht ist zwangsläufig vermindert, und es ist eine verständliche Folge beispielsweise bei dauernder Einwirkung toxischer und leicht penetrierender

Substanzen, daß Einzelvorgänge sich aufschaukeln: „fehlerhafte" Cornification → Bildung eines „fehlerhaften" Stratum corneum → entzündliche Reaktion → Ekzematisation (Beispiel: sog. toxisch-degeneratives Ekzem).

Maßnahmen der dermatologischen Lokaltherapie treffen zuallererst auf die Hornschicht. Die Zahl der verfügbaren „hornschichtwirksamen" Substanzen ist klein, sie sind seit langem bekannt und wurden zumeist empirisch ermittelt. Angriffspunkt und Wirkungsmechanismus können deshalb oftmals nur vermutet werden, und detaillierte Untersuchungen zu dieser Frage liegen nur wenige vor.

Mangelnder Darstellbarkeit (makroskopisch und mikroskopisch) des Stratum corneum war es zuzuschreiben, daß unsere Kenntnisse vielfach dürftig blieben [5, 6, 8, 11].

Es sind summarisch dargestellt zwei Ziele, auf die in der praktischen Dermatologie pharmakologische Effekte gerichtet sind: einmal die *Verminderung* übermäßiger Hornmassen (so bei hyperkeratotischen und/oder stark schuppenden Erkrankungen) und zweitens die *Verbesserung* der Hornschichtqualität.

In beiden Fällen können Lokaltherapeutika ohne den Umweg über den Gesamtorganismus angewendet werden, sie unterscheiden sich jedoch grundsätzlich durch den modus operandi. Lokaltherapeutika, die ihre Wirkung primär und (fast) ausschließlich in der Hornschicht entfalten, sind zudem in den meisten Fällen für die lebende Zelle *toxisch*, d. h. die enterale oder parenterale Verabreichung gleicher Mengen *würde für den Organismus deletäre Folgen haben.*

Das Wasserbindungsvermögen des Stratum corneum ist bekanntlich eine seiner hervorstechendsten Qualitäten — da ausschließlich durch Wasser dieses Gewebe in einem plastischen (verformbaren) Zustand gehalten werden kann (isoliertes menschliches Stratum corneum läßt sich in völlig hydriertem Zustand bis auf etwa das 1,8fache seiner ursprünglichen Länge dehnen, während es in trockenem Zustand bei einer Extension von etwa 5% bereits bricht [7]).

Menschliches Stratum corneum bindet bei 100% r. L. bis zum Fünffachen seines Trockengewichtes an Wasser [20]. Es schwillt dabei auf etwa das Doppelte an (s. Tab. 2). Beide Eigenschaften — Dehnbarkeit und Wasserbindung — sind temperaturabhängig und nehmen mit sinkender Temperatur rasch ab, leicht verständlich, daß der im Winter bevorzugt auftretende Zustand der sog. „rauhen Haut" mit den beiden letztgenannten Eigenschaften zu tun hat [14].

Ein einfacher Test, der schon Wichtiges über Beschaffenheit und Wirksamkeit von Substanzen am menschlichen Stratum corneum auszusagen vermag, besteht darin, daß man die leicht isolierbaren Hornschichtmembranen [12] in entsprechende Flüssigkeiten einbringt und den Zeitpunkt der Auflösung bestimmt. So dauert es bei 37° C und ständigem Schütteln in Wasser bis zu 16 Tagen, bis das Stratum corneum in einzelne Stücke zerfällt. Setzt man ein Detergenz wie 0,1%iges Natriumlaurylsulfat (NaLS) zu, so tritt der Zerfall nach 8 Tagen ein, während bei 1%igem NaLS bereits nach 2 Tagen Gleiches erreicht wird [7]. Diese mit einfachen Mitteln durchzuführende Untersuchung weist darauf hin, daß das Stratum corneum auch nach einer sehr drastischen Behandlung relativ lange Zeit erhalten bleibt.

Hauptangriffspunkte dieser Substanzen sind wahrscheinlich im Zellinhalt zu suchen, wo es nach Tensideinwirkung zur Herauslösung von Wasserlöslichem kommt mit der nachfolgenden Verstärkung interfibrillärer Bindungen im Gerüsteiweiß [16]. Interessant ist, daß auch nach konzentrierter Alkalieinwirkung die Hornzellmembran morphologisch intakt bleibt [15].

Eine gleichartige Folgerung läßt sich nach folgendem Experiment machen:

Mißt man die Wasserverdunstung durch menschliches Stratum corneum in vitro, das in vivo durch Auflegen eines detergenzgetränkten Verbandes (10%ige NaLS-Lösung, 1 Std.) vorbehandelt wurde, so zeigt sich eine Erhöhung der Wasserpermeation um mehr als das Doppelte. Wird das vorbehandelte Hautareal in vivo belassen und erst in den darauffolgenden Tagen für die Messung entfernt, so sinken die erhöhten Wasserpermeationswerte rasch auf Normwerte zurück [7]. Das Ergebnis zeigt, daß wir einen rasch einsetzenden Verlust der Barrierefunktion ohne erkennbare strukturelle Veränderungen, aber mit Störungen im Zellinhalt verursacht haben, der durch die sich innerhalb der folgenden Tage nachschiebenden neuen Hornzellagen wieder normalisiert wird.

Die sog. Keratolytika unserer dermatologischen Praxis (Salicylsäure, Resorcin) bewirken schon nach kurzfristiger Anwendung eine Ablösung intakter Zellverbände von der Hautoberfläche, so daß der primäre Angriffspunkt hier in der Interzellularsubstanz, weniger an der Zellmembran und nicht im Zellinhalt gesucht werden muß. Ihre Wirkung ist naturgemäß abhängig von Dosis und Zeit, so daß bei niedrig konzentrierter Anwendung über die Stimulation der Epidermopoese ein gegenteiliger („keratoblastischer") Effekt erzielt wird.

Das zweite und wohl bedeutsamere Ziel pharmokologischer Bemühungen dient der *Verbesserung* der Hornschichtqualität. Angriffspunkt ist die lebende Epidermis über den Weg einer Beeinflussung der zellulären Ausdifferenzierung (Keratinisation und Cornification). Es sind im wesentlichen zwei Substanzen, über die einiges bekannt ist und die zudem die wohl wirksamsten „verhornungsbezogenen" Pharmaka darstellen: Vitamin-A-Säure und Corticosteroide.

Die Vitamin-A-Säure (VAS) hat als Lokaltherapeutikum in jüngerer Zeit großes Interesse gefunden [13,18,22]. Es sind zwei Charakteristika, die diese Substanz auszeichnen: VAS stimuliert wie keine andere vergleichbare Substanz die epidermale Zellneubildung [9] und ruft gleichzeitig tiefgreifende Veränderungen im Verhornungsmodus hervor [23]. In sehr hoher Dosierung (1 bis 3 %ig) ist VAS sogar in der Lage, die Keratinbildung weitgehend zu hemmen. So wird nach lokaler VAS-Anwendung beispielsweise die persistierende Hyperkeratinisation von Akne-Comedonen, in eine „Hypokeratinisation" zurückgeführt und auf diesem Wege die klinische Normalisierung erreicht [18]. Das Stratum corneum, das nach lokaler VAS-Applikation gebildet wird, ist nach anfänglicher Parakeratose dünnschichtiger, weicher, elastischer und weist eine verminderte Zahl von Zellagen auf.

Die zweite Substanzgruppe mit besonderer Wirkung auf den Verhornungsmechanismus sind die Corticosteroide. Diese Wirkstoffgruppe hat die vielseitigsten Angriffspunkte im Gesamtorgan Haut, sie gehört zu den sichersten und wirksamsten Pharmaka der externen Dermatotherapie und nimmt in der dermatologischen Praxis verständlicherweise den breitesten Raum ein.

Der sog. cytostatische Effekt der Corticosteroide auf die epidermale Zellproliferation ist *ein* Ergebnis der Steroidtherapie, das jedoch relativ hohe Dosierung (z. B. Okklusvbedingungen über längere Zeit) voraussetzt und leicht überbewertet wird. So zeigen in vitro gezüchtete Epidermiszellen, denen 10 μg Hydrocortisonacetat zugesetzt wurde, eine deutlich erhöhte Wachstumsrate [7]. Erst bei einer Erhöhung der Hydrocortisonkonzentration im Medium auf das Zehnfache kann eine Hemmung beobachtet werden.

Bei oberflächlicher Verletzung der Epidermis durch Hornschichtabriß läßt sich unter dem Einfluß von Corticosteroiden eine vorübergehende Erhöhung der Zellproliferation feststellen. Die Normalisierung der Verhornung mit Wiederherstellung der Barrierefunktion [2] tritt dagegen sehr frühzeitig und schon bei verhältnismäßig niedriger Dosierung auf und ist sicherlich einer der Hauptangriffspunkte dieser Pharmagruppe.

Trotz des breiten Raumes, den die an der Hornschicht wirksamen Substanzen in der täglichen Praxis einnehmen, sind unsere Kenntnisse über Wirkungsmechanismus, Dosis-Zeit-Relation, Pharmakokinetik unzureichend. Es erscheint jedoch wichtig, Hornschicht und Hornschichtbildung als meßbare Größen anzusehen, die es ermöglichen, ein besseres Verständnis für diesen Bereich der Dermatologie zu gewinnen.

Literatur

1. Baker, H., Blair, C. P.: Brit. J. Derm. **80,** 367 (1968)
2. Stüttgen, G.: Dermatologica **124,** 65 (1962)
3. Brody, J.: Ultrastruct. Res. **30,** 209 (1970)
4. Brody, J.: The epidermis. In: J. Jadassohn's Handbuch der Haut- und Geschlechtskrankheiten (Hrsg.: O. Gans und G. K. Steigleder). Bd. I/1. Berlin–Heidelberg–New York: Springer 1968
5. Christophers, E.: Arch. klin. exp. Derm. **237,** 717 (1970)
6. Christophers, E.: Z. Zellforsch. **114,** 441 (1971)
7. Christophers, E.: unveröffentlicht
8. Christophers, E., Kligman, A. M.: J. invest. Derm. **42,** 407 (1964)
9. Christophers, E., Braun-Falco, O.: Arch. klin. exp. Derm. **232,** 427 (1968)
10. Fraser, R. D. B., MacRae, T. P., Rogers, G. E.: Keratins. Springfeld: Thomas 1972
11. Kligman, A. M.: The Biology of the Stratum Corneum. In: The Epidermis (W. Montagna and W. C. Lobitz, Hrsg.), p. 387. New York: Academic Press 1964
12. Kligman, A. M., Christophers, E.: Arch. Derm. **88,** 702 (1963)
13. Matoltsy, A. G., Matoltsy, M. N.: J. invest. Derm. **46,** 127 (1966)
14. Middleton, J. D.: Brit. J. Derm. **81,** 717 (1969)
15. Nagao, S., Stroud, J. D., Hamada, T., Pinkus, H., Birmingham, D. J.: Acta dermatovener. **52,** 11 (1972)
16. Park, A. C., Baddiel, C. B.: J. Soc. Cosm. Chem. **23,** 13 (1972)
17. Plewig, G., Marples, R. R.: J. invest. Derm. **54,** 13 (1970)
18. Plewig, G., Wolff, H. H., Braun-Falco, O.: Arch. klin. exp. Derm. **239,** 390 (1971)
19. Spier, H. W., Schwarz, E.: Proc. Int. Congr. Dermatol. (Excerpta Med. Found.) **1,** 389 (1962)
20. Scheuplein, R. J., Morgan, L. J.: Nature **214,** 456 (1967)
21. Steigleder, G. K.: Arch. klin. exp. Derm. **207,** 209 (1958)

Hugo Constantin Friederich und Werner Horn

Narben, Keloide und Atrophien des Hautorgans

1. Atrophien

Eine „Atrophie" der Haut liegt nach der Definition Oppenheims vor, wenn „ein Schwund der die Haut aufbauenden Elemente nachweisbar ist", wenn dieser „sich in einer Abnahme der Zahl der Elemente oder in einer Abnahme der Größe oder in einer Kombination beider ausdrückt". Daraus resultiert eine mit Erhaltenbleiben der Hautoberflächenfelderung einhergehende Verdünnung sämtlicher Hautschichten. Man kann eine primäre, gewissermaßen „physiologische" Atrophie von einer „sekundären" Atrophie trennen. Ein Beispiel für eine „primäre" Atrophie ist die Greisenhaut; das Muster einer „sekundären" Atrophie ist der „unerwünschte, atrophische Röntgenfolgezustand nach Röntgenbestrahlung".

„Atrophien" der Haut beeinflussen die Betroffenen funktionell und aesthetisch. Die Zielvorstellung für eine erfolgreiche Therapie geht davon aus, neben der Entstellung einen Zustand „auszurotten", dessen Vorhandensein das Problem einer möglichen Praecancerosenbildung während des Krankheitsverlaufes zur Diskussion stellt. Die Rolle des Dermatologen in der Therapie der „Atrophien" beschränkt sich auf die Beseitigung von Veränderungen des Hautorgans und der Hautanhangsgebilde. Da solche Hautveränderungen Muskeln, Knochen, Nerven und sogar tiefer gelegene Organe in Form und Funktion beeinflussen können, liegt es nahe, daß der Dermatologe in kollegialer Zusammen-

Tabelle 1.   Atrophien. Möglichkeiten zur Behandlung

Heilplan

1.1.	Keine Therapie
1.2.	Keine Therapie, aber Nachkontrolle
1.3.	Externa
1.4.	Externa und Interna
1.5.	Operation
1.5.1.	Dermabrasion von Epithel und Teilen der Cutis
1.5.2.	Ersatz von Epithel und Cutis
1.5.2.1.	Einzeitige Totalexcision, Defektdeckung durch Haut aus der nächsten Umgebung mittels Mobilisation und Dehnung benachbarter Spendergebiete
1.5.2.2.	Einzeitige Totalexcision, Defektdeckung durch Haut aus der weiteren Umgebung mittels gestielten, autologen Nah-, Verschiebe-, Schwenk-, Rotations-, Verlegungs-, Verlagerungs-, Transpositionslappen aus einem benachbarten Spendergebiet
1.5.2.3.	Mehrzeitige graduelle Serienexzision, mehrzeitige Defektdeckung durch Haut aus der nächsten Umgebung mittels Mobilisation und Dehnung des Spendergebietes
1.5.2.4.	Einzeitige Totalexzision, Defektdeckung durch Verpflanzung eines autoplastischen, freien Epidermis-Cutis-Transplantates (Vollhauttransplantat) aus einem fernen Spendergebiet
1.5.2.5.	Ersatz von Epithel, Cutis und Subcutis mit korrektiven Eingriffen an daruntergelegenen Organen (Silastic-Prothese)

arbeit mit dem Chirurgen, dem Ophthalmologen, dem Vertreter der Hals-Nasen-Ohren-heilkunde, dem Gynäkologen und dem Orthopäden den Heilplan aufstellt und in seinem Bereich ausführt.

Der Vorschlag eines Heilplanes (Tab. 1) weist eine Reihe therapeutischer Möglich-keiten auf, die im folgenden besprochen werden sollen:

1.1 Ein Verzicht auf eine Therapie erscheint erlaubt, wenn der Patient in hohem Alter steht und durch therapeutische Maßnahmen mit dem Schwerpunkt einer Krebsprophy-laxe bzw. der Aufhebung einer Entstellung in seinem psychischen Wohlbefinden negativ beeinflußt wird, d. h., wenn er erst durch Therapievorschläge auf mögliche Folgen auf-merksam gemacht wird, deren wirkliches Eintreffen er mit hoher Wahrscheinlichkeit gar nicht mehr erlebt, oder deren Problematik er nicht wahrgenommen hat.

Zu bedenken ist im Einzelfall: „Entstellung" bedeutet im Alter erhöhte Einsamkeit, einen Faktor also, der dann einmal zur Indikation einer aktiven Therapie werden kann, wenn es um „Rehabilitation", „intrafamiliäre Resozialisation" oder „Asylierung" geht. Das Ausmaß der Veränderung des Körperbildes steht dabei selten in Relation mit der seelischen Reaktion der Patienten oder der ihrer Umgebung. Das durch Therapie „Er-reichbare" ist allerdings auch nicht immer in Relation mit dem vom Patienten „Erwünsch-ten" zu bringen.

1.2. Von einer dem Verzicht auf Therapie nachfolgenden, durch den Arzt zeitlich fest-gelegten Kontrolle des Kranken darf keinesfalls Abstand genommen werden. Die von Kalkoff, Braun-Falco und Schirren an der Marburger Klinik durchgeführten, von Schulze minutiös organisierten Lupussprechtage tragen unter diesem Gesichtspunkt reiche Früchte. Durch sie besteht die Möglichkeit, Kranke mit atrophischen Röntgen-behandlungsfolgezuständen nach Bestrahlung des Lupus vulgaris, der Lupuskarzinome, aber auch bei anderen Kranken mit Präcancerosen, z. B. dem Xeroderma pigmentosum und Melanosis circumscripta praeblastomatosa, ferner bei Basaliomen, Spinaliomen und Melanomen in einem bestimmten Kontrollrhythmus zu untersuchen und beim Auftreten geringster Verdachtsmomente dem behandelnden Arzt unverzüglich therapeutische Maß-nahmen vorzuschlagen.

1.3.,1.4. Der Effektivität einer Therapie mit Externa und Interna sind Grenzen gesetzt. Der psychotherapeutische Wert sei unbestritten, der kosmetische Wert ist augenscheinlich und für den Atrophieträger bedeutsam. Der therapeutische Wert ist schwer verifizierbar. Ob es möglich ist, durch Externa eine aktive Karzinomprophylaxe zu betreiben, ist pro-blematisch, obwohl letzter Sinn jeder Hautpflege und Kosmetik wahrscheinlich in einer Karzinomprophylaxe durch Aufbringen einer chemischen Schutzschicht zwischen Um-welt und Haut besteht, die gegenüber Licht abdeckt und die Haut geschmeidig erhält.

1.5. Wie steht es nun mit dem Einsatz von Hautersatzverfahren? Wo liegen die Grenzen?
Fläche und Ausdehnung der Atrophie stellen für den operierenden keine Probleme dar. Problematischer ist die Frage nach einer zweckmäßigen Anaesthesie. An der Klinik und auch zuweilen in der Praxis wird sie vom Anaesthesisten gelöst. In der dermatologi-schen Praxis wird das Maß der Ausdehnung des Eingriffes von den Grenzen einer in poliklinischer Therapie vertretbaren Lokalanaesthesie bestimmt.

1.5.1. Ist bei der Versorgung von Atrophien aufgrund der Erfahrungen der letzten Jahre die Dermabrasion vorzuziehen? Die Dermabrasion ist technisch weniger aufwendig als ein plastischer Eingriff. Sie erfordert auch einen geringeren zeitlichen Aufwand für Arzt und Patienten und ist in ihrer Effektivität zufriedenstellend. Niveaudifferenzen gegenüber der Umgebung lassen sich durch ihren Einsatz einebnen, Pigmentunterschiede ausgleichen und Auflagerungen entfernen.

Die Fräse ist allerdings ein Instrument, dessen manuelle Anwendung man erlernen muß. Ihr Einsatz erfordert vom Operateur Kraft und Konzentration. Die Anforderungen steigen mit der Drehzahl der Instrumente. Es ist also ein erheblicher Unterschied, ob man mit der Fräse nach Schreuss (35000 Umdrehungen pro Minute = R.P.M.), mit dem „Dermabrader" von Stryker — an der Marburger Klinik arbeiten wir mit dem micro-pneumatischen Dermabrader original Stryker (45000 R.P.M.) — oder mit dem „Mini-Brader" (650 bis 1300 R.P.M.) operiert.

Das hochtourige Schleifgerät nach Schreuss und der „Dermabrader" sind Geräte, die in erster Linie dem klinischen Einsatz vorbehalten sind. Der batteriebetriebene „Mini-Brader" (bei Verwendung einer $2/1\frac{1}{2}$ Volt Batterie N 650 R.P.M. $\pm$ 6%, 2–3 Volt Batterie N 1300 R.P.M. $\pm$ 6%) hat sich dagegen außerordentlich gut in der dermatologischen Praxis, d.h. in der Klinik und in der poliklinischen Praxis bewährt. Die Anwendung erfordert keinen besonderen technischen Aufwand. Der mit dem „Mini-Brader" Arbeitende hat Stahlbürste und Nylonbürste N zur Verfügung. Die Wartung ist einfach.

Es genügt, daß die Schleifköpfe sterilisiert werden — wir vertreten hier aus identischen Erfahrungen die gleiche Meinung wie Kaje — und das Handstück mit einer sterilen Hülle umgeben wird. Das Gerät liegt beim Einsatz ruhig in der Hand. Es wird mit sanftem Druck fast „streichelnd" über die zu behandelnde Stelle geführt. Die zu „schleifende" Veränderung wird Schicht für Schicht abgetragen. Das „Einfrieren" der Fläche ist zweckmäßig, aber es geht auch ohne, eine Beobachtung, die schon Kromayer 1939 machte. Das ruhige, vibrationsfreie Rotieren der Schleifköpfe, die Unabhängigkeit vom Kabel zwischen Handstück und Motor bzw. Preßluftbehälter macht den Operateur beweglicher und ungebundener verglichen mit dem Aufwand bei der „hochtourigen Fräse". Eine einjährige Erfahrung ermutigt uns zu der Feststellung, daß das Gerät eine nahezu ideale Therapie in der Dermabrasion kleiner Flächen darstellt, aber durchaus auch einen Einsatz an großen Flächen, z. B. Aknenarben, erlaubt. Die Prozedur dauert länger als beim „Dermabrader" oder beim Einsatz der „Schleifgeräte". Sie birgt aber beim wenig Erfahrenen und nicht in Übung Befindlichen auch weniger Gefahr.

Wer „hochtourig" oder „niedertourig" schleift, muß dem Patienten eine Anaesthesie zumuten. Die Äußerung von Schmerzempfindungen und unkontrollierte Ausweichbewegungen des Patienten während des Schliffes müssen vermieden werden. Darum gilt auch die grundsätzliche Empfehlung, daß hochtourige Schleifgeräte in der Nähe der Augenlider, Ober- und Unterlippe und der Nasenflügel eigentlich nur in Vollnarkose eingesetzt werden sollten. Die Assistenz muß streng angewiesen werden, daß sie das zu fräsende Hautareal spannt, während der Operation nicht losläßt und zur Blutstillung erst auf Kommando des Operierenden den Tupfer im Operationsgebiet benutzt. Ein vom Schleifkopf mitgerissener, rotierender Tupfer kann wie ein abgeschossenes, zackiges Projektil Defekte insbesondere am Auge und am Augenlid bedingen. Ein ähnlicher Vorgang tritt ein, wenn lange Haare blitzschnell von der Fräse aufgewickelt und ausgerissen werden, darum Abdecken der Haare des Patienten unter einer OP-Haube und Vorsicht an der Stirnhaargrenze! Rundungen an der Nase und an den Wangen lassen sich in Vollnarkose durch sichere Führung des Gerätes nach einiger Übung auffangen. Grundsätzlich empfiehlt es sich, eine etwas größere Fläche als den erkrankten Hautbezirk zu bearbeiten, damit keine „Markierung", d. h. kein Niveauunterschied zum Gesunden produziert wird.

Eine intraoperative Blutung bei der Dermabrasion ist bei Lokalanaesthesie relativ gering; in Halothannarkose kann sie beträchtlich sein. Aus diesem Grund läuft an der Klinik die Infusion eines Plasmaexpanders mit. Eine postoperative Nachblutung ist allerdings selten, Verbände mit Tabotamp-Streifen — technisch einfacher ist das Aufbringen von Zyano-Acrylatklebern — zur lokalen Blutstillung haben sich bewährt. Eine Abdeckung mit Antibiotica ist fast nie notwendig. Der Wundverband selbst erfolgt an der Klinik mit Corticotulle®. Diese aus der Verbrennungs- und Pemphigusbehandlung entlehnte topische Corticosteroidtherapie ist die modernste Weiterentwicklung des „Tulle gras lumière®". Die Wundbehandlung verbindet sich so mit einer postoperativen Keloidprophylaxe und Narbenpflege. Der Verbandwechsel am 5. bis 6. Tag ist erleichtert, weil das Wundsekret durch die Maschen des Corticotulle Abfluß findet. Ein Verkleben des Verbandes mit der „gefrästen Fläche" tritt durch das „gras", d. h. die Vaselinbeschichtung, nicht ein. Postoperative Wundheilungsstörungen insbesondere Superinfektionen oder mangelnde Epithelisation wurden bei über 2000 Einsätzen bisher nie beobachtet. Ab dem 6. bis 8. Tag tritt an die Stelle des Corticotulle die Behandlung mit einem Gel. Bewährt hat sich ob seiner Transparenz und Verträglichkeit dafür das Brand- und Wundgel Medice®.

1.5.2., 1.5.2.1., 1.5.2.2., 1.5.2.3., 1.5.2.4., 1.5.2.5.   Hautersatzverfahren — also die Verpflanzung von Epidermis und Teilen der Cutis, die Verpflanzung oder „plastische" Verschiebung von Epidermis, Cutis und Subcutis — gelangen dann zur Anwendung, wenn es gilt, zerstörte oder fehlende Haut durch vollwertige, allen Anforderungen entsprechende neue Haut zu ersetzen. Voraussetzung für einen komplikationslosen Ablauf einer solchen „Plastik" ist, daß die Fläche des Transplantates dem Defektumfang entspricht. Ob man eine „gestielte" oder eine „freie" Transplantation durchführt — „gestielte" Plastiken sind Gewebsverpflanzungen, die an der Donorstelle nicht völlig aus der Umgebung herausgenommen werden, sie bleiben mit ihr durch den Lappenstiel verbunden; „freie" Plastiken sind Transplantationen von der Spenderstelle an die Empfängerstelle, im Rahmen derer das verpflanzte Gewebe ganz aus dem ursprünglichen Körperzusammenhang gelöst wird — hängt von der Ausdehnung der „Hautatrophie" ab.

1.5.2.4.   Wer transplantiert, muß sich darüber klar sein, daß er die Eigenschaften der Spenderstelle auf die Empfängerstelle überträgt. Diese von Orentreich „Donordominanz" benannte Eigenschaft wird bei der Okuda-Orentreichschen Haartransplantation und ihren Variationen therapeutisch benutzt. Tragisch kann ihr Auftreten bei einer postoperativen „Fettbauchbildung" sein, wenn diese Möglichkeit bei der Auswahl der Spenderstelle nicht in die Überlegung des Heilplanes einbezogen wurde. Der Grundsatz, daß die zu verpflanzende Haut in „Farbe, Form und Textur" dem entfernten Hautareal identisch sein sollte, bedarf der Beachtung.

1.5.2.1., 1.5.2.2., 1.5.2.3.   Wer „plastisch" operiert, muß die Schnittführung so wählen, daß die angewandte Methode therapeutisch und kosmetisch befriedigt. Auf die Möglichkeit von Serieneingriffen, d. h. der Beseitigung des atrophischen Gebietes in mehreren Sitzungen, sei hingewiesen. Die Kenntnis des „Unterlaufens" des Flächenproblems in Lokalanaesthesie, also Morestins „Serienexcision" und Kutas Idee der „successiven ökonomischen Excision" ist auch bei der operativen Beseitigung der Atrophien für den Dermatologen außerordentlich wertvoll.

1.5.2.5.   Am Rande sei noch darauf hingewiesen, daß durch Einbau subcutaner Prothesen durch den plastischen Chirurgen die Möglichkeit besteht, formale Veränderungen des Körperbildes, die als unerwünschte Nebenwirkungen einer sekundären Atrophie aufgetreten sind, zu korrigieren. Beispiele aus dermatologischer Indikation dafür sind in erster Linie die „unerwünschten Röntgenfolgezustände" nach Rö-Bestrahlung des Hämangioma cavernosum im Kindesalter, z. B. die danach auftretende Mammahypoplasie oder Gesichtsasymmetrie.

2. Narben und Keloide

„Narben" überbrücken Substanzverluste der Haut verschiedenster Genese durch den Einsatz neugebildeten, faserigen, gefäßarmen Bindegewebes mit glatter, glänzender oder höckeriger Oberfläche („hypertrophische" Narben). Das geordnete Netzwerk der elastischen Fasern fehlt oder wird zum größten Teil vermißt.

„Wulstnarben", „Keloide" — posttraumatisch entstandene echte Narbenvarianten — sind krebsscherenartige, langzeitig bestehende, indolente, seltener juckende oder schmerzhafte, platten- oder knotenartige Gebilde von roter bis gelblich-weißer Farbe. Sie überragen das Hautniveau. Feingeweblich liegen persistierende, bindegewebige Proliferationen vor, die in die Cutis gebettet, breite, hyalinisierte, wirbelartig verflochtene Knoten oder Plaques bilden. Die Kollagenfaserbündel im mittleren und tieferen Korium sind schwach ausgebildet. Die darüber gelegenen Hautabschnitte (Stratum papillare und Epidermis) sind entweder unverändert oder atrophisch. Im frühen Stadium der Keloidentwicklung atrophieren die Hautanhänge, im späteren sklerosieren sie. Voraus gehen Veränderungen, die mit einem „normalen", posttraumatisch eingetretenen Hautverschluß identisch sind. Erst die eintretende Fibrose und Sklerosierung der Kollagenfasern erlauben diagnostisch einen Hinweis auf eine im Gang befindliche Keloidbildung. Die differentialdiagnostische Angrenzung von „hypertrophischen" Narben, vom kollagenisierten Dermatofibrom und von der Narbe ist im Einzelfall schwierig, bzw. unmöglich.

Auch die klinisch-morphologische Differenzierung zwischen „Keloiden" und „hypertrophischen" Narben ist mit einer großen Unsicherheit belastet. „Hypertrophische" Narben gehen zwar nicht über die Verletzungsstelle hinaus, es fehlen fingerförmige, in das gesunde Gewebe übergehende Fortsätze. Sie bilden sich nach einer relativ kurzen Bestandsdauer spontan zurück: das Narbenkeloid persistiert. Eine eigene Untersuchung an 100 „Keloidkranken" ergab, daß sich offensichtlich posttraumatisch entstandene Hautverschlüsse, die klinisch als „Keloide" diagnostiziert werden mußten, ebenfalls, ohne Therapie, „spontan" zurückbilden können. Die Auffassung, daß es wahrscheinlich unter den Keloiden eine größere Anzahl „hypertrophischer"Narben gibt, als man glaubt (Maurer und Härtel), und daß kein Begriff in der Medizin häufiger mißgedeutet wird als das Wort „Keloid" (Conway) ist zu bestätigen. Während die Narbenbildung nach Verletzungen der Cutis als unerwünschter, aber unvermeidbarer Traumafolgezustand anzusehen ist, ist bei der Keloidbildung ein anlagebedingter individueller Faktor zu unterstellen. Nur ein Teil der Menschen bekommt unter den gleichen Bedingungen ein Keloid. Klükens Schema ist nicht viel zuzufügen.

Die genannten vielfachen Übereinstimmungen in Klinik, Histologie und Pathogenese ließen es zweckmäßig erscheinen, den Heilplan der „Narben" (N), Spontankeloide, Narbenkeloide und „hypertrophischen Narben" (K) gemeinsam abzuhandeln.

Tabelle 2.   Narben und Keloide. Möglichkeiten zur Behandlung

Heilplan
2.1.	Keine Therapie
2.2.	Keine Therapie und Nachkontrolle
2.3.	Externa
2.4.	Enterale und partentrale Therapie
2.5.	Operation
2.6.	Physikalische Therapie
2.7.	Kombinierte Verfahren

Die Therapie der „Narben" (N) ist unproblematisch. Sie unterscheidet sich im Prinzip nicht von der Behandlung gutartiger Tumoren. Aesthetische Gesichtspunkte diktieren die Schnittführung und den Modus des Wundverschlusses. Bei günstiger Lokalisierung kann bei entsprechender Ausdehnung schon die einzeitige Exzision zu günstigen Ergebnissen führen.

2.5.1.2., 2.5.1.3., 2.5.2.1. Flächenprobleme lassen sich durch Serienexzessionen überwinden. Eine saubere Schnittfläche mit sehr scharfem Skalpell, die Entfernung von Fremdkörpern (Haaren, Glassplittern) aus dem Operationsfeld, eine Schnittführung unter Vermeidung tangentieller Verletzung von Haartalgdrüsenapparaten, spannungslose Vereinigung niveaugleicher Wundränder nach breiter beidseitiger Unterminierung durch atraumatische Naht, die sparsame Verwendung von Nähten durch Einsatz von Wundkleber und Leukoclips porös®, der intraoperative Beginn der Keloidprophylaxe durch Instillation von Korticosteroiden in das Wundbett (Volon A 40®) und der Einsatz von Korticosteroiden in der anschließenden postoperativen Phase (Verband mit Corticotulle®), die frühzeitige Entfernung der Nähte, ihr alleiniger Ersatz durch Wundkleber oder Leukoclips porös®, eine früheinsetzende Narbenpflege ab dem 14. Tag mit Externa (Tag)* und Sermaka-Folie® (Nacht) sind Maßnahmen, die einmal eine aktive Keloidprophylaxe, zum anderen eine gezielte Narbenpflege darstellen. Daß in Erfüllung dieser therapeutischen Vorstellung einmal eine Polypragmasie entstehen kann, ist gegeben. Daß auf der anderen Seite sich einmal trotz aller Bemühungen schicksalhaft ein Keloid entwickeln kann, ist unvermeidlich. Warum dies der Fall ist, ist bisher noch ungeklärt.

2.5.1.6., 2.5.1.7., 2.5.2.6., 2.5.2.7., 2.5.1.8.   Der Einsatz des hochtourigen, bzw. niedertourigen Schleifgerätes in einer oder mehreren Sitzungen ist indiziert, wenn es gilt flächenhaft angeordnete Niveauerhebungen zu planieren oder wenn der Versuch ratsam erscheint, Niveaueinsenkungen, bei sog. „eingezogenen" Narben durch Randabflachung auszugleichen. Bei der „Planierung" kann die initiale „grobe" Phase des Dermabrasionsaktes vom Skalpell ausgeführt werden, evtl. in kombiniertem Einsatz mit dem Schleifgerät, mit dem dann zweckmäßigerweise die feinere, „gezielte" Niveauanpassung erfolgt.

Eine wenig beachtete Indikation zur Dermabrasion ist die Einebnung von narbigen Unregelmäßigkeiten der Hautoberfläche mit dem Ziel, eine Verbesserung des Körperbildes durch dekorativ wirkende Kosmetika vorzubereiten. An der Klinik hat sich dabei die Zusammenarbeit mit der hier tätigen Kosmetikerin bewährt; sie führt die dekorativ kosmetische Beratung und das „Anlernen" der Patienten durch.

2.4., .2.6, 2.7.   Die Ergänzung der externen Therapie und operativer Maßnahmen durch parenterale Gaben von Vitamin E, scheint vertretbar. Physikalische Maßnahmen, Massage, Bewegungsübungen, eine Behandlung mit ionisierenden Strahlen sollte erst nach klinischer Abheilung der Wunde erfolgen.

Vor Antritt jeglicher Therapie sollte allerdings Sicherheit darüber bestehen, daß das „wahrscheinliche" funktionelle und aesthetische Behandlungsergebnis besser ist als die Behandlungsindikation. Ist dies nicht zu erwarten, sollte der Kranke mit voller Rücksichtnahme auf seinen seelischen Zustand entsprechend beraten werden. Eine erfolglose Therapie wirft neue, schwere Probleme für den Narbenträger auf.

2.7.   Der in Tabelle 4 zusammengefaßte Behandlungsvorschlag erlaubt eine Anpassung auf die individuellen und individualen Erfordernisse des Einzelfalles.

Die Therapie der Narbenkeloide, Spontankeloide und hypertrophischen Narben ist nach wie vor ein schwieriges Problem. Dies weiß jeder behandelnde Arzt. Dies sollte sich jeder Gutachter vor Augen halten, wenn er sein Zeugnis zur Frage des „Versagens der Therapie" oder „eines Rezidives nach der Therapie" oder „eines unerwünschten Behandlungsfolgezustands im Anschluß an eine Therapie" abgibt. Es gibt eben keine Behandlungsart, die gute kosmetische Erfolge bei Rezidivfreiheit ohne Versager garantiert (Maurer und Härtel), wie es kein klinisches Zeichen gibt, das den Operierenden absolut vor dem Auftreten des Keloides schützt.

Eine „Versuchsexzision" in einem weniger sichtbaren Hautabschnitt ohne postoperative Keloidbildung ist keine Gewähr dafür, daß nach einer Operation an anderer Stelle

---

* Heparin Heparin-DMSO-haltige Salben: Ichtholan Spezial ®

nicht *doch* ein Keloid auftritt. Eine ohne Keloid abheilende Unfallnarbe bietet keine Sicherheit dafür, daß die zur Beseitigung notwendige Schnittführung in ein Keloid übergeht. Auf der anderen Seite kann „spontane" Abheilung eintreten, nachdem an zweiter Stelle ein Keloid entfernt wurde. Die Fahndung auf der gesamten Haut nach einem Keloid, nach einer Dupuytrenschen Kontaktur, nach einer Induratio penis plastica, die Fahndung nach Uterusfibromen, nach Fingerknöchelpolstern, nach Zungenfibromen, nach einer dominant erblichen Neigung zur Hyperplasie des Bindegewebes der Haut, des Skelettes, der inneren Organe und des Gefäßsystems nach Touraines „Polyfibromatosis hereditaria" ist sicher zweckmäßig. Man geht aber nie fehl, wenn man in Zweifelsfällen klinisch und gutachtlich *immer* das Auftreten einer Keloidbildung als nicht unmöglich unterstellt und sich von vornherein darauf einstellt.

2.1., 2.2. Klinische Beobachtungen sprechen dafür, daß sich hypertrophische Narben von selbst zurückbilden. Dies geschieht im Durchschnitt nach 9 bis 12 Monaten. Ein „Abwarten ohne Therapie" ist daher bei Narben und Keloiden über eine Zeit bis zu einem Jahr nach dem auslösenden Trauma vertretbar. So soll eine Phase erreicht werden, in der die fibroblastische Aktivität im Keloid das Minimum erreicht. Klinisch-morphologisch manifestiert sich dies in einer Fältelung der Epidermis über dem Keloid (Romacker). Ein derartiges sachlich begründetes „Abwarten" wird einerseits durch den zu einer aktiven Therapie drängenden Patienten erschwert; zum anderen von der unbequemen Vorstellung, daß ein erfolgversprechender Therapiebeginn einer gerade in dieser Phase des „frischen" Keloides erfolgversprechenden Strahlentherapie versäumt und damit eine gewichtige therapeutische Chance vertan wurde.

2.5., 2.7. Der „operative" Heilplan der Keloide ist technisch vielseitig. Dadurch erlaubt er einmal einen „gezielten" Einsatz angepaßt auf therapeutische Erfordernisse des Einzelfalles, zum anderen die therapeutisch besonders effektive Verwendung einer individuell gestalteten „kombinierten Therapie" (Tab. 4).

Der Versuch einer tabellarischen Erfassung der sich anbietenden Behandlungsmöglichkeiten und ihrer Kombination geschah aus der Sicht des Dermatologen. Er bedarf laufend der Ergänzung.

2.7.1.1., 2.7.1.2., 2.7.1.3. Die Auswahl der operativen Technik beim Einsatz einzeitig topisch eingesetzter Verfahren steht in Abhängigkeit von der Ausdehnung des Keloides. Sie reicht von der einzeitigen Totalexcision und der anschließenden spannungslosen Defektdeckung durch Haut aus der nächsten Umgebung bis zur einzeitigen Totalexcision und spannungslosen Defektdeckung durch Verpflanzung eines autoplastischen freien Epidermis-Cutis-Transplantates in kombiniertem Einsatz mit Corticosteroiden und ionisierenden Strahlen, neuerdings sogar eines homoplastischen eingefrorenen Transplantats.

2.5.1.2. Es muß allerdings unterstrichen werden, daß die verführerische einzeitige radikale chirurgische Exzision leider mit einem besonders hohen Prozentsatz an Rezidiven belastet ist. Trotzdem sollte nicht übersehen werden, daß es Einzelfälle gibt, bei denen nach alleiniger chirurgischer Beseitigung ohne jegliche sonstige Therapie eine Heilung eintrat. Die Bemerkung, daß eine „rein operative Therapie des Keloids heute nicht mehr zu verantworten sei", erscheint mir daher zu hart, nicht nur weil die klinische Abgrenzung von hypertrophischen Narben und Keloiden Schwierigkeiten bereitet. Unerläßlich scheint mir allerdings der Hinweis, daß der Patient bei alleiniger chirurgischer Exzision im besonderen Maße über evtl. auftretende Rezidive aufgeklärt werden sollte.

2.5.2. Was für die einzeitige Operation gilt, gilt auch für die mehrzeitige Operation mit allen unter 2.5.2. aufgeführten Variationen. Das multiple „Schnitzeln" der Keloide, multiple Serienexzisionen, sowie multiple Planierungen mit Skalpell oder Schleifgerät, multiple Z-Plastiken, oder die Kombination der Methoden, die Kombination der Methoden, die Kombination der Operation mit Corticosteroiden oder ionisierenden Strahlen hat die alleinige chirurgische Therapie abgelöst.

2.7.1.1., 2.7.1.2., 2.7.1.3. Die unter 2.7.1.1., 2.7.1.2. und 2.7.1.3. genannten Verfahren einzeln oder kombiniert angewendet sind Methoden, die besonders beim frischen Keloid oder beim frischen Rezidiv eines operativ entfernten Keloides erfolgversprechend eingesetzt werden können.

2.7.2.2. Die Beseitigung der Spannung ist für eine optimale Versorgung unerläßlich. Wenn man diese Vorstellung bejaht, muß man auch die Konsequenzen anerkennen in der Operationsplanung und -vorbereitung (2.7.2.2.).

Die Frage, ob man nicht durch Gewebekleber ganz atraumatisch operieren kann, möchte ich aufgrund der letzten Erfahrungen dahingehend beantworten, daß die Anwendung des Gewebeklebers vom Typ des Histacryl® eigentlich in die postoperative Phase gehört. Sie kann trotz aller klaren Vorteile die Hautnaht nicht ersetzen, sie kann aber bei früher oder vorzeitiger Nahtentfernung zusammen mit dem Einsatz von Pflasterstreifen (Leukoclip porös®) die primäre Haftung der Wundränder sichern.

2.7. Der heutige Trend der Keloidtherapie geht eindeutig daraufhin, chirurgische mit medikamentösen und physikalischen Maßnahmen zu kombinieren, um zu einer erfolgversprechenden Behandlungsform zu kommen.

Tabelle 3.   Narben und Keloide. Möglichkeiten zur operativen Behandlung

2.5. Operativer Heilplan

2.5.1.   Einzeitige Verfahren

2.5.1.1.   Einzeitige Skarifikationen

2.5.1.2.   Einzeitige Totalexcision: Defektdeckung durch Haut aus der nächsten Umgebung mittels Mobilisation und Dehnung benachbarten Spendergebietes

2.5.1.3.   Einzeitige Totalexcision: Defektdeckung durch Verpflanzung eines autoplastischen, freien Epidermis-Cutis-Transplantates (Vollhaut-Spalthaut-Transplantat) aus fernliegendem Spendergebiet

2.5.1.4.   Einzeitige Totalexcision: Defektdeckung durch ein „refrigerated homograft"

2.5.1.5.   Einzeitige Planierung mit dem Skalpell

2.5.1.6.   Einzeitige Planierung mit dem Minibrader

2.5.1.7.   Einzeitige Planierung mit dem Dermabrader

2.5.1.8.   Einzeitige Planierung mit dem Skalpell und nachfolgendem Schliff mit dem Minibrader oder Dermabrader

2.5.1.9.   Einzeitige Excision oder Planierung oder Dermabrasion und ionisierende Strahlen

2.5.1.10. Einzeitige Excision oder Planierung oder Dermabrasion und Corticosteroide und ionisierende Strahlen

2.5.2.   Mehrzeitige Verfahren

2.5.2.1.   Serienexcisionen

2.5.2.2.   Multiple Z-Plastiken

2.5.2.3.   Multiple Skarifikationen

2.5.2.4.   Multiple Skarifikationen und multiple CO_2-Schee Anwendungen

2.5.2.5.   Multiple Planierungen mit dem Skalpell

2.5.2.6.   Multiple Planierungen mit dem Minibrader

2.5.2.7.   Multiple Planierungen mit dem Dermabrader

2.5.2.8.   Multiple Planierungen mit dem Skalpell und nachfolgendem Schliff mit Minibrader oder Dermabrader

2.5.2.9   Multiple Planierungen, Z-Plastiken, Dermabrasionen und ionisierende Strahlen

2.5.2.10. Multiple Planierungen, Z-Plastiken, Dermabrasionen, ionisierende Strahlen und Corticosteroiden

Tabelle 4.   Narben und Keloide. Möglichkeiten zur kombinierten Therapie

2.7.   *Kombinierte Therapie*

2.7.1.   Operation
2.7.1.1. Excision oder
2.7.1.2. Dermabrasion oder
2.7.1.3. Planierung mit dem Skalpell und Dermabrasion bis unter das Hautniveau
2.7.2.   Wundversorgung
2.7.2.1. Intraoperative Benetzung der Op-Wunde mit Triamcinolonacetonid (Volon A®)
2.7.2.2. Spannungsloser Verschluß der Op-Wunde unter Beachtung der „relaxed skin tension lines" bei Einsatz:
2.7.2.3. eines den lokalen Verhältnissen angepaßten OP-Termins (Z-Plastik, Vollhauttransplantat)
2.7.2.4. eines, den lokalen Verhältnissen angepaßten Wundverschlusses (atraumatische Naht, Histacryl®, Leukoclip porös®
2.7.3.   Verband
2.7.3.1. Corticotulle®
2.7.3.2. Ruhigstellung (Schiene, Gipsverband)
2.7.4.   Nachbehandlung
2.7.4.1. Frühzeitige Entfernung der Nähte. Sicherung der Wunde mit Histacryl® oder Leukoclip porös®
2.7.4.2. Rö-Bestrahlung beim ersten Anzeichen eines Rezidivs in Abhängigkeit von der Dicke des Keloides und der Lokalisation
2.7.4.3. Nachbehandlung mit Fluoradrenolon-Folie (Sermaka-Folie®)
2.7.4.4. Frühzeitige Massage und aktive Bewegungsübungen

Literatur

1. Conway. H., Gillette, R., Smith, J. W., Findley, A.: Die Differentialdiagnose von Keloiden und hypertrophen Narben bei Gewebekulturen mit Betrachtungen über die Therapie von Keloiden mit chirurgischer Excision und Decadron. Plastic Surg. **25**, 117—125 (1960)
2. Klüken, N.: Klinik und Therapie der Keloide. Dtsch. Ärzteblatt **27**, 1539—1544 (1964)
3. Kaje, B. L.: Plastic and reconstructive Surgery **45**, 191—192 (1970)
4. Maurer, G., Härtel, P.: Das Keloid. In: Handbuch der plastischen Chirurgie von E. Gohrbandt, J. Gabka und A. Berndorfer, Band 1, Beitrag 21. Berlin: de Gruyter 1965
5. Okuda, S.: Klinische und experimentelle Untersuchungen über die Transplantation von lebenden Haaren. Japan. J. Derm. Urol. **46**, 125 (1939)
6. Oppenheim, M.: Handbuch der Haut- und Geschlechtskrankheiten von J. Jadassohn, 8/2, S. 500. Berlin: Springer 1932
7. Orentreich, N.: Autografts in alopecias and other relected dermatological conditions. Ann. N. Y. Acad. Sc. **83**, 463 (1959)
8. Romacker, W.: Die chirurgische Behandlung des Keloids. Aesthetische Medizin **7**, 208 (1962)
9. Schreus, H. Th.: Fräsen und Schleifen. In: Handbuch der plastischen Chirurgie von E. Gohrbandt, J. Gabka, und A. Berndorfer, Band, 1, Beitrag 19. Berlin: de Gruyter 1965

Hellmut Ippen

Lichtschutz bei normaler und erkrankter Haut

Im Rahmen des Hauptthemas „Externe Dermatotherapie" möchte ich meine Ausführungen auf den externen Lichtschutz beschränken, zumal die internen Schutz- und Behandlungsmöglichkeiten bereits anläßlich des Kongresses in Bochum 1972 zur Diskussion standen und beim nächstjährigen Kongreß der Deutschen Dermatologen-Gesellschaft erneut behandelt werden sollen.

Zum externen Lichtschutz der Haut sollen uns hier in erster Linie die folgenden Fragen beschäftigen:

1. Wozu überhaupt ein externer Lichtschutz der normalen Haut?
2. Wie wirken externe Lichtschutzmittel?
3. Wie wird die Wirksamkeit solcher Präparate gemessen?
4. Welche Ratschläge kann der Dermatologe dem Hautgesunden zur Verwendung von Lichtschutzmitteln geben?
5. Wie kann der krankhaft Lichtempfindliche äußerlich geschützt werden?

Dabei sollen dem nicht speziell erfahrenen Fachkollegen vor allem Hinweise und Anregungen gegeben werden, mit deren Hilfe er ratsuchenden Laien den richtigen Weg durch den Dschungel von Reklameversprechungen und Halbwahrheiten der Laienpresse weisen kann.

1. Sinn eines externen Lichtschutzes der gesunden Haut

Nicht nur zur Verhütung der Rachitis hat das Sonnenlicht in unseren Breiten eine segensreiche Wirkung. Deshalb wird jedermann im Licht der Sonne spontan einen in jeder Hinsicht positiven Umweltfaktor sehen.

Berücksichtigt man darüberhinaus noch die schon den ältesten Kulturen bekannte Rolle der Sonne als Energiespender, ohne den kein irdisches Leben vorstellbar wäre, so wird verständlich, daß sich Beobachtungen über negative Lichtwirkungen nur langsam durchsetzen konnten. Dem Laien ist auch heute noch höchstens der Sonnenbrand — diese durch die Latenzzeit ausgesprochen heimtückische Verbrennung — als direkte ungünstige Folge einer zu starken Lichtexposition verständlich.

Deshalb wird es wahrscheinlich noch langer und intensiver Aufklärungsarbeit speziell von uns Dermatologen bedürfen, bis auch die chronischen Lichtschäden der Haut vorbehaltlos als solche anerkannt werden und nicht nur sehr allgemein mit „Wind und Wetter" in Verbindung gebracht werden.

Wenden wir uns damit der Beantwortung der eingangs gestellten ersten Frage zu, so besteht die Aufgabe der extern anwendbaren Lichtschutzmittel beim Hautgesunden darin, die Haut zuverlässig vor den schädlichen Wirkungen des Sonnenlichtes zu schützen. Die sich hieraus zwangsläufig ergebende Frage, wo denn die Grenze zwischen den nützlichen und schädlichen Wirkungen angenommen werden muß, soll im vierten Teil beantwortet werden.

2. Wirkungsweise der externen Lichtschutzmittel

Zum weiteren Verständnis erscheint es zunächst notwendig, die verschiedenen Möglichkeiten des externen Lichtschutzes darzustellen. Dies wird erleichtert, wenn man sich die Wirkungen vergegenwärtigt, die das Sonnenlicht, bzw. seine Teilbereiche, auf die Haut ausüben.

Betrachten wir die Sonne als Lichtquelle, so wird die bei der dort stattfindenden Kernverschmelzung freigesetzte Energie nahezu über das gesamte Spektrum der elektromagnetischen Wellen emittiert. Auf dem Weg zur Erdoberfläche erfolgt durch eine Reihe natürlicher Filter eine weitgehende Abschwächung vor allem der energiereichsten, kurzwelligen Anteile, so daß die unterste Grenze des Sonnenlichtes auf der Erdoberfläche normalerweise zwischen 295 und 305 nm, also im Ultraviolett B liegt. Solange die Erde ihre atmosphärische Hülle aus Luft und Wasserdampf behält, sind wir vor den Strahlen mit einer Wellenlänge unter 200 sicher. Dazwischen, also zwischen 300 und 200 nm, liegt jedoch mit dem kurzwelligen Ultraviolett B und Ultraviolett C ein Gebiet, mit dessen Wirkung wir uns vielleicht schon bald sehr intensiv auseinandersetzen müssen: Dies beruht darauf, daß diese Wellen bzw. Lichtquanten zur Zeit noch durch einen Ozonmantel in etwa 20 km Höhe in einem photochemischen Kreisprozeß absorbiert werden. Sollte es jedoch, trotz aller Gott sei Dank bisher immer wieder aufgetretenen Hindernisse, zu einem nennenswerten Überschall-Luftverkehr kommen, so würden solche Flugzeuge, die wirtschaftlich nur in dieser Höhe fliegen können, den gesamten Sauerstoff oder das Ozon in wenigen Jahren zu Kohlendioxid verbrennen, so daß dann dieser Filter verschwände.

Was dieser Eingriff in unsere Umwelt nicht nur für unsere Haut sondern vor allem für das pflanzliche Leben bedeutet, ist heute überhaupt noch nicht abzusehen. Umso erstaunlicher ist es, mit welcher Unbekümmertheit der Verbrauch dieses geringen Sauerstoffvorrates durch den Überschallflug einkalkuliert wird!

Augenblicklich können wir jedoch noch davon ausgehen, daß die untere Grenze des Sonnenlichtes auf der Erdoberfläche um 300 nm liegt, daß also alle Lichtwirkungen an der Haut durch diese und größere Wellenlängen ausgelöst werden.

Betrachten wir zunächst die *gesicherten* Lichtwirkungen auf die Haut, so läßt sich heute der akute Lichtschaden, der Sonnenbrand mit allen seinen Früh- und Spätfolgen, auf den schmalen Bereich um 300 nm zurückführen. Dabei ergibt sich zwischen dem experimentell ermittelten Erythem-Maximum bei 297 nm und dem Maximum in der Sonne dadurch ein gewisser Unterschied, daß der geringe oder bei dunstiger Atmosphäre sogar fehlende Anteil des UV mit Wellenlängen unter 300 nm ursächlich eine geringere Rolle spielt, als der noch erythemwirksame Anteil kurz oberhalb 300 nm, so daß das Erythem-Maximum im Sonnenlicht zwischen etwa 300 und 310 nm liegt.

Neben diesem bis höchstens 320 nm hinaufreichenden Erythembereich muß noch das langwellige Ultraviolett A und das kurzwellige sichtbare Licht berücksichtigt werden: Dieses Licht kann bereits in der Haut vorhandene Melanin-Vorstufen durch Oxydation dunkeln, ein Vorgang, der als direkte Pigmentierung bezeichnet wird. Er kann bei Menschen mit Sonnenbräunung oder stärkerem konstitutionellen Pigmentgehalt der Haut z.B. nach einer längeren Autofahrt in der Sonne beobachtet werden, wobei die Fensterscheiben ebenso wie gewöhnliches Glas als Filter für das kurzwellige Ultraviolett B zu betrachten sind, also nur die längerwelligen Bereiche zur Wirkung kommen lassen.

Neben dem Sonnenbrand mit nachfolgender („indirekter") Pigmentierung durch UV B- und ggf. UV A-bedingter direkter Pigmentierung gibt es aber nun auch noch den chronischen Lichtschaden der Haut.

Für diese dermatologisch so wichtigen Hautveränderungen von der aktinischen Elastose, über „senile" Keratosen, Basaliome bis hin zur UNNAschen Landmannshaut und zur Cheilitis actinica mit dem sich daraus entwickelnden Unterlippen-Carcinom ist der ursächliche Wellenlängenbereich bis heute nicht bewiesen.

Daß das Sonnenlicht für alle diese Veränderungen die entscheidende und ausschließliche Ursache ist, wird nicht nur durch entsprechende Statistiken, sondern auch durch Einzelbeobachtungen belegt, bei denen durch Lichtüberdosierung in ungewöhnlichen Hautbezirken eine typische Landmannshaut erzeugt wurde.

Die ältere Annahme, daß diese chronischen Schäden Folgen zahlreicher akuter, also UV B-bedingter Epidermisschäden mit sekundären Cutisveränderungen sind, hat durch neuere Beobachtungen weitgehend an Wahrscheinlichkeit eingebüßt.

Die frühesten Veränderungen finden sich in einer solchen Ausprägung um die Wände des äußersten subpapillären Gefäßplexus, daß eine photochemische Primärreaktion in der Cutis mit einer gewissen Wahrscheinlichkeit den Ausgangspunkt für die aktinische Elastose und ihre Folgen bildet. Betrachtet man unter diesem Gesichtspunkt die Eindringtiefe der verschiedenen Lichtwellenbereiche, so stellt man fest, daß die Permeation des langwelligen Ultraviolett A und des sichtbaren Lichtes in die Cutis unverhältnismäßig größer ist als die des UV B, das ganz überwiegend in Hornschicht und Epidermiszellen absorbiert wird.

Berücksichtigt man schließlich noch das physikalische Gesetz, daß das Ultraviolett A sehr viel energiereicher ist als das sichtbare Licht, so dürfte in diesem Lichtbereich mit einer ziemlichen Wahrscheinlichkeit die Ursache der chronischen Lichtschäden der Haut liegen.

Nach diesem Exkurs in das Gebiet der Lichtwirkungen auf die Haut läßt sich die Aufgabe der externen Lichtschutz-Maßnahmen folgendermaßen definieren: Durch Lichtschutzmittel soll der akute Lichtschaden der Haut, also der Sonnenbrand mit seinen Folgen für Haut und Gesamtorganismus verhindert werden.

Darüberhinaus ist die Prophylaxe der chronischen Lichtschäden von der vorzeitigen Hautalterung bis zu Basaliomen und Carcinomen unbedingt erwünscht.

Das erste Postulat wäre verhältnismäßig einfach zu erfüllen, wenn wir uns nicht mit der Mode der gebräunten Haut auseinanderzusetzen hätten: Im einfachsten Falle durch Meidung jeder stärkeren Sonnenexposition,

dann durch Tragen einer lichtundurchlässigen Kleidung einschließlich Schleier, Handschuhen und Sonnenschirm, wie in früheren Zeiten durchaus üblich.

Da beides mit der heutigen Einstellung des zivilisierten Menschen nicht in Einklang zu bringen ist, bleibt als dritte Möglichkeit die Erzeugung einer Schicht direkt auf der Haut, die entweder nach Art einer Paste, eines Puders oder eines Make-up den größten Teil des gesamten Sonnenlicht-Bereiches von der Haut fernhält oder aber nach Art der üblichen Lichtschutzmittel nur die Sonnenbrand-erzeugenden Teile herausfiltert.

So wie die zwischen Erde und Sonne befindlichen natürlichen Filter die Wellenlängen unterhalb etwa 295 nm abfiltern, basieren alle die Präparate darauf, durch Zusatz spezieller Substanzen die untere Grenze des auf die Haut gelangenden Lichtes aus dem Erythembereich heraus bis auf etwa 320 nm zu verschieben.

Im Idealfalle würde dabei eine ähnlich scharfe Grenze auftreten wie im Falle der Sonnenemission bei etwa 295 nm und damit die Gefahr eines Sonnenbrandes selbst bei hohen Lichtintensitäten sicher gebannt.

Der Wunsch der überwiegenden Mehrheit nach möglichst intensiver Sonnenbräune erzwingt nun aber einen Kompromiß, indem die allermeisten handelsüblichen Lichtschutzmittel so eingestellt sind, daß sie höchstens schwere Sonnenbrände verhindern, eine leichtere Epidermisschädigung aber eintreten lassen, weil anders keine indirekte Pigmentierung zustande kommt.

Zusammen mit den großen individuellen Unterschieden in der Lichtempfindlichkeit und der sehr verschiedenen Sonnenintensität in Abhängigkeit von Jahreszeit und geographischer Breite hat dieser Kompromiß zwischen Erythemschutz und Hautbräunung dazu geführt, daß heute fast immer Serien von Lichtschutzpräparaten mit unterschiedlicher Wirksamkeit angeboten werden.

Dabei sollten wir Dermatologen jedoch die Tatsache im Auge behalten, daß es sich hierbei um einen ausgesprochenen faulen Kompromiß handelt, der von dem Verbraucherwunsch nach einer gebräunten Haut erzwungen wird.

Vom hautärztlichen Standpunkt ist das stärkste Lichtschutzmittel das beste, so daß wir in viel stärkerem Umfange die künstliche Bräunung der Hornschicht mit Dihydroxyaceton-haltigen Präparaten befürworten sollten, statt in der natürlichen Sonnenbräune mehr als den Ausdruck einer abgelaufenen Lichtschädigung der Haut zu sehen!

3. Bewertung von Lichtschutzmitteln

Doch wie erfolgt nun die Bewertung eines Lichtschutzmittels, die objektive Beurteilung seiner Wirkungsintensität? Hierzu hat sich heute bis in die Werbung hinein der von Schulze vorgeschlagene Begriff des „Schutzfaktors", teils als „Lichtschutzfaktor", teils auch als „Sonnenschutzfaktor" (Greither), durchgesetzt.

In grober Näherung gibt dieser Faktor darüber Aufschluß, um wieviel länger man bis zum Auftreten eines Sonnenbrandes mit einem Präparat geschützt der Sonne ausgesetzt bleiben kann als mit der ungeschützten Haut. Bekommt man ohne ein Lichtschutzmittel nach einem Sonnenbad von 10 min einen leichten Sonnenbrand, so verlängert ein Präparat mit dem Schutzfaktor 2 diese Zeit auf 20 min, ein solches mit einem Wert von 4 dagegen auf etwa eine dreiviertel Stunde.

Da sich nun aber eine solche direkte Wirksamkeitsbestimmung von Lichtschutzmitteln mit Hilfe der Sonne in unseren Breiten kaum durchführen läßt, erfolgt die Ermittlung des Schutzfaktors in aller Regel auf der Grundlage der Versuche von Schulze mit Hilfe bestimmter künstlicher Lichtquellen, unter denen der genannte Autor für die Ultravitalux-Lampe (OSRAM) eine weitgehende Vergleichbarkeit mit den Befunden im natürlichen Sonnenlicht nachweisen konnte.

Üblicherweise werden solche Bestimmungen an zwanzig Probanden unterschiedlichen Hauttyps durchgeführt. Durch Heftpflasterstreifen wird die Haut des oberen Rückens in 1 bis 2 cm breite horizontale Streifen aufgeteilt, von denen jeder zweite mit einem Prüfpräparat behandelt wird. Dann werden durch vertikale Pflaster aus jedem Streifen 8 bis 10 ungefähr quadratische Felder gebildet und hierauf die Lichtexposition durchgeführt.

Bei der Benutzung von vier Ultravitalux-Lampen im Abstand von 40 cm zum Rücken liegt die Belichtungszeit bis zum Auftreten eines eben erkennbaren Erythems zwischen einer und vier Minuten, so daß meist nach einer Minute die erste vertikale Felderreihe lichtdicht abgedeckt wird. Die übrigen Felder werden nach geometrisch ansteigenden Zeitintervallen abgedeckt, wobei als Steigerung die Quadratwurzel aus zwei gebräuchlich ist.

Je nach der Zahl der verfügbaren Felder wird die Lichtexposition nach 11.2, 16.0 oder 22.4 min beendet und alles Pflaster entfernt. Ungefähr 24 h später wird dann für jede horizontale Felderreihe die Erythemschwellenzeit, d.h. die Belichtungszeit, die für ein eben erkennbares Erythem nötig war, bestimmt.

Dividiert man nun diesen Wert für ein behandeltes Hautareal durch den Wert des benachbarten ungeschützten Hautstreifens, so erhält man den Schutzfaktor, den der betreffende Proband für das geprüfte Präparat aufweist. Als „mittlerer Schutzfaktor" wird schließlich das arithmetische Mittel der Einzelwerte der jeweils zwanzig Versuchspersonen angegeben.

4. Praxis der Lichtschutzmittelanwendung

Will man die so erhaltenen Werte auf die Praxis übertragen, so steht der Dermatologe vor einer recht unglücklichen Alternative: Aufgrund des vorher Gesagten sollte er allen Ratsuchenden grundsätzlich das Präparat mit dem höchsten Schutzfaktor empfehlen. Nur ein solches Präparat gewährt den größten Schutz vor den akuten und chronischen Sonnenschäden.

Gegen einen solchen radikalen Standpunkt spricht aber nicht nur der Wunsch der überwiegenden Mehrheit nach einer möglichst kräftigen Bräunung, sondern auch die günstige Wirkung einer maßvollen Sonnenexposition auf das Allgemeinbefinden.

Der beste Ausweg aus diesem Dilemma ist zweifellos ein differenzierter Lichtschutz. Dieser sollte für die Hautpartien, die im Laufe des Lebens häufig einem Übermaß an Licht exponiert sind (also in erster Linie Gesicht, Nacken, Décolleté und Handrücken), möglichst vollständig sein. An den übrigen Partien ist dagegen ein Präparat ausreichend, das einen stärkeren Sonnenbrand gerade verhütet.

Um das hierfür bestgeeignete auszuwählen, muß man berücksichtigen, daß das Auftreten eines Sonnenbrandes immer von zwei Faktoren abhängt: der Sonnenintensität und der individuellen Empfindlichkeit.

Die *Sonnenintensität* wird dabei in erster Linie vom Sonnenstand bestimmt, der seinerseits von Jahres-, Tageszeit und geographischer Breite abhängt. Dadurch haben wir sowohl in unseren Breiten als auch dicht am Äquator theoretisch am 21. 6. mittags um 12 h die größte Sonnenintensität. Doch vergessen wir dabei nicht, daß weitere Faktoren die Sonnenintensität vermindern oder verstärken können. Neben dem Bewölkungsgrad sollte vor allem der atmosphärische Dunst berücksichtigt werden, der einerseits die Sonnenintensität zwar vermindert, andererseits die Gefahr eines Sonnenbrandes im Schatten aber erhöhen kann. Dies beruht auf einer Vermehrung des vom Dunst reflektierten Sonnenlichtes (der „Himmelsstrahlung"). Ähnliche Reflexionsphänomene auf der Erdoberfläche (von Schnee, hellem Sand oder Wasseroberflächen) können auch zu einer erheblichen Verstärkung der Lichtexposition beitragen.

Die *individuelle Lichtempfindlichkeit* wird primär ausschließlich von konstitutionellen Faktoren bestimmt. Abgesehen von den meist vorhandenen Erfahrungen des Patienten läßt sie sich in erster Näherung aus dem Melaningehalt der Augen, der Haut und der Haare (in dieser Reihenfolge!) und dem Vorhandensein oder Fehlen von zahlreichen Epheliden abschätzen: Das eine Extrem ist der weitgehend unempfindliche dunkeläugige Südländer mit universell pigmentreicher Haut, das andere der überaus lichtempfindliche Blauäugige mit rötlichen Haaren, dessen Hautmelanin fast nur in Epheliden zu finden ist. Zu dieser konstitutionellen Basis kann nun aber als wichtiger sekundärer Faktor die sog. Lichtgewöhnung treten.

Wie Miescher nachweisen konnte, hängt die durch allmähliche Adaption ansteigender Lichtdosen erwerbbare Verringerung der Lichtempfindlichkeit von der Ausbildung der Lichthyperkeratose („Lichtschwiele") als Folge geringer Erythemreaktionen ab. Wie stark die Lichtschutzwirkung einer solchen verdickten Hornschicht ist, wird wohl am besten durch die Tatsache verdeutlicht, daß an Handtellern und Fußsohlen ein Sonnenbrand praktisch nicht vorkommt.

Merkwürdigerweise ist die „Lichtschwiele" den Laien kaum bekannt, weil von diesen fast immer die Sonnenbräune als Ausdruck einer lichtgewohnten Haut angesehen wird. Zunächst laufen Hyperkeratose und Sekundärpigmentierung auch tatsächlich parallel, so daß das Pigment als Indikator benutzt werden kann. Bei vielen Menschen verschwindet die „Lichtschwiele" jedoch rascher als die Bräunung, so daß sie in der zweiten bis dritten Woche nach einem Mittelmeerurlaub in unseren Breiten recht unliebsame Überraschungen erleben können.

Liegt die Sonnenexposition dagegen nur wenige Tage zurück, ist ein Schluß von der Bräunung auf den Grad der Gewöhnung durchaus gerechtfertigt.

Unter Benutzung dieser beiden Faktoren, Sonnenintensität und Lichtempfindlichkeit der Haut, läßt sich nun ein einfaches Nomogramm für die verschiedenen Schutzfaktoren konstruieren, mit dessen Hilfe man für den einzelnen das jeweils gerade ausreichende Lichtschutzmittel auswählen kann (Abb. 1).

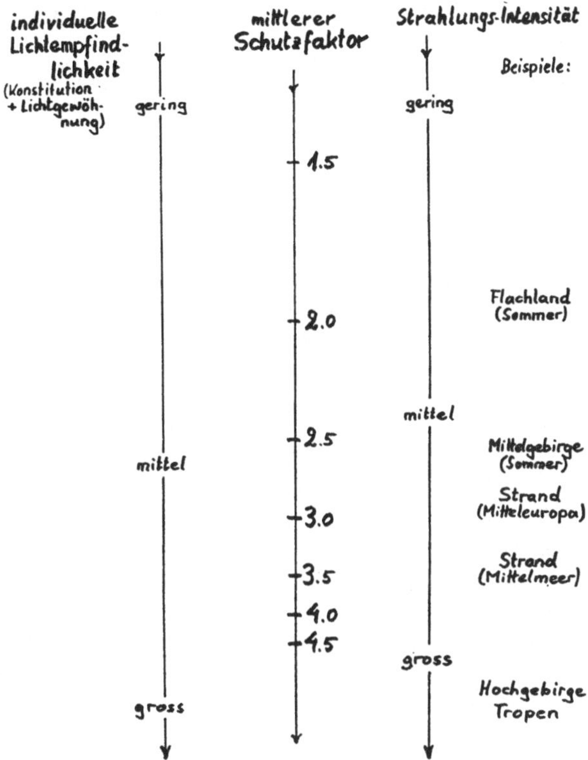

Abb. 1. Lichtschutz-Nomogramm

Wird dieses Schema für einen Urlaub in sonnenreicher Gegend benutzt, so muß die eintretende Lichtgewöhnung dergestalt in Rechnung gestellt werden, daß nach einigen Tagen auf ein Präparat mit niedrigerem Schutzfaktor gewechselt wird, so daß jeder, der unbedingt kräftig gebräunt werden will (und kann), wenigstens zwei verschiedene Licht-schutzmittel in den Urlaub mitnehmen sollte, wobei das später zu benutzende Präparat in seinem Schutzfaktor um ein bis zwei Stufen unter dem ersten liegen sollte.

Durch einen solchen differenzierten Lichtschutz ist es möglich, einen wenigstens einigermaßen vertretbaren Kompromiß zwischen den Vorstellungen des Dermatologen einerseits und denen des Klimatherapeuten und des modeabhängigen Laien andererseits zu finden. Deshalb hier noch einmal die Grundsätze:

1. Maximaler Schutz für die regelmäßig exponierte Haut des Gesichtes, des Nackens, des Décolleté und der Handrücken.
2. Verhinderung eines stärkeren Sonnenbrandes der übrigen Haut durch ein Präparat, das der individuellen Lichtempfindlichkeit und der Sonnenintensität entspricht.

3. Anpassung an die eintretende Lichtgewöhnung durch Übergang auf ein schwächeres Lichtschutzmittel nach einigen Tagen.

5. Externer Schutz bei Lichtkranken

Schließlich noch einige Hinweise zur Anwendung äußerlicher Lichtschutzmaßnahmen bei Lichtdermatosen und ähnlichen Krankheiten.

Hierzu lassen sich unter Berücksichtigung der qualitativen und quantitativen Unterschiede etwa folgende Regeln aufstellen:

1. Selektiver Schutz vor dem Ultraviolett B durch Anwendung von Extrempräparaten ist bei Dermatosen, die ausschließlich durch den Erythembereich ausgelöst werden, z.B. bei Xeroderma pigmentosum, theoretisch möglich. Zweifellos sind aber die folgenden, weitergehenden Maßnahmen zuverlässiger.

2. Ein Großteil der durch Ultraviolett B und A ausgelösten Lichtdermatosen läßt sich durch therapeutische Breitband-Lichtschutzmittel nach Art des Contralum® günstig beeinflussen.

3. In schweren Fällen und bei Dermatosen, die durch sichtbares Licht ausgelöst oder ungünstig beeinflußt werden, kann ein weitergehender Schutz durch deckende Zubereitungen (Puder, Make-up usw.) erreicht werden.

4. Ungefähr ebenso wirksam ist eine ausreichende Bekleidung, bei der allerdings häufig breitkrempige Hüte und Sonnenschirme vor allem dann nicht ausreichen, wenn heller Sand, Schnee oder Wasser einen anderen Einfallswinkel des Lichtes bedingen.

5. Gelegentlich kann die Lichtempfindlichkeit so hochgradig sein, daß nur noch die vollständige Meidung der Sonne, d.h. Aufenthalt in einem mehr oder weniger abgedunkelten Zimmer und Spaziergänge in der Dämmerung oder im Dunkeln möglich sind.

Nach diesem ganz kurzen Abstecher in die Dermatopathologie läßt sich aus dem vorher Gesagten der Schluß ziehen, daß für den Dermatologen auch die Beschäftigung mit dem Lichtschutz der gesunden Haut ein wichtiges Gebiet sein kann. Denn nur er ist aufgrund seiner Kenntnisse der Hautphysiologie, -pathologie und der Prophylaxe in der Lage, dem Laien Ratschläge für eine optimale Nutzung des reichhaltigen Angebotes an Lichtschutzmitteln zu geben.

Zusammenfassung

Im Rahmen einer Übersicht über den externen Lichtschutz der Haut wird zunächst die Bedeutung der Lichtschutzmittel für die Verhütung der akuten und chronischen Lichtschäden besprochen. Nach einem Überblick über das Wirkungsprinzip solcher Präparate erfolgt eine Darstellung der üblichen Methode zur Bestimmung des „Schutzfaktors" als Maß für die Wirksamkeit dieser Präparate. Hieraus werden Hinweise für den Dermatologen für die Verwendung von Lichtschutzmitteln und eine sachgerechte Beratung abgeleitet. Dabei zeigt sich, daß der vom ausschließlich dermatologischen Standpunkt wünschenswerte totale Lichtschutz nicht durchführbar und auch nicht wünschenswert ist, weil eine große Verbrauchermehrheit eine möglichst intensive Sonnenbräunung anstrebt und vor allem unter klimatherapeutischem Blickwinkel die günstigen Wirkungen des Sonnenlichtes auf den Gesamtorganismus nicht vollständig unterbunden werden sollten. Deshalb wird zu einem differenzierten Lichtschutz geraten, der einerseits in einem möglichst vollständigen Lichtschutz der regelmäßig exponierten Hautareale (Gesicht, Hals, Nacken und Handrücken), daneben aber in einem der Lichtempfindlichkeit und Sonnenintensität angepaßten abgestuften Lichtschutz der übrigen Haut besteht. Zum Abschluß werden einige Hinweise zum externen Lichtschutz bei Lichtdermatosen gegeben.

Literatur

Ham, G. van, Herzog, W.: Richtige Anwendung von kosmetischen Sonnenschutzmitteln. Kosmet.-Parf.-Drogen-Rdsch. **16**, 3—7 (1969)

Hoppe, U.: New Sun-Screening Substances with Affinity to the Skin. J. Soc. Cosmet. Chem. **24**, 317—330 (1973)

Ippen, H.: Untersuchungen zur Lichtphysiologie der Haut. I. Erythemschutz durch externe Anwendung von 5-Fluoruracil. Arch. klin. exp. Derm. **234**, 204—212 (1969). — II. Erythemschutz durch externe Anwendung von Pyrimidin- und Purin-Derivaten. Arch. klin. exp. Derm. **235**, 25—31 (1969)

Ippen, H., Perschmann, U.: Untersuchungen zur Lichtphysiologie der Haut. III. Zum Verhalten fluoreszierender Lichtschutzmittel auf der Haut. Arch. klin. exp. Derm. **236**, 207—216 (1970)

Kraft, E. R.: The Importance of the Vehicle in Formulating Sunscreen and Tanning Preparations. J. Soc. Cosmet. Chem. **23**, 383—391 (1972)

Langner, A., Kligman, A. M.: Further Sunscreen Studies of Aminobenzoic Acid. Arch. of Derm. **105**, 851—55 (1972)

Lotmar, R.: UV-Strahlung und Erythemschwellenzeit in verschiedenen Höhenlagen. Schwz. med. Wschr. **101**, 291—93 (1971)

Schulze, R.: Gewöhnung und Umstimmung der menschlichen Haut bei Bestrahlung mit Sonne und Ultra-Vitalux-Lampe. Strahlenther. **86**, 51—68 (1952)

Schulze, R.: Einige Versuche und Bemerkungen zum Problem der handelsüblichen Lichtschutzmittel. Parf. u. Kosmet. **37**, 310, 365 (1956)

Schulze, R.: Das Strahlenklima der Erde. Darmstadt: Steinkopff 1970

Tronnier, H.: Kosmetischer Lichtschutz. Cosmetologica **19**, 271—80 (1970)

Wiskemann, A.: Zur Reproduzierbarkeit des Lichtschutzfaktors. Fette und Seifen **70**, 361—364 (1968)

Wittels, W.: Künstlicher Lichtschutz. II. Untersuchungen zur Wirksamkeit abgeschwächter UV-Strahlung. Ästhet. Med. **18**, 149—52 (1969)

Phlebologie

Herbert Fischer

Die Pathophysiologie und Funktionsdiagnostik der venösen Durchblutungsstörungen

Mit der fast stereotypen Formel: „venöse Rücklaufstörung mit Stauungsdermatose und — falls vorhanden — Ulcus cruris" scheint die Pathogenese dieser Störungen erschöpfend ausgedrückt zu sein. Bei näherer Prüfung erweist sich diese Definition aber als noch viel gröber als die der „arteriellen Durchblutungsstörung". Seit Ratschow besteht kein Zweifel mehr, daß hier sehr genau zwischen Ursache, Sitz und Grad unterschieden werden kann und auch muß, soll das Wesen der Durchblutungsstörung richtig erfaßt und verstanden werden. Es ist nicht gleichgültig, ob das Hindernis in den großen zuleitenden Arterien oder in der Endstrombahn sitzt und ob die Störung organisch oder funktionell bedingt ist. Dieselben Gesichtspunkte gelten aber auch für den venösen Schenkel des Kreislaufs.

Ohne Zweifel bestehen — worauf Gottron immer hinwies — Störungen der Endstrombahn bei der Akrocyanose, der Erythrocyanose und den Livedo-Krankheiten, kombiniert mit solchen im arteriellen Schenkel auch bei der Erythrothermalgie und beim Raynaud-Syndrom. Immer mehr Bedeutung erlangen sie beim Schock und bei bestimmten hyperergischen Gefäßreaktionen. Die Prüfung des Irisblendenphänomens, der Hauttemperatur in Verbindung mit der Hautfarbe (Schneider), die sog. Wärmestromdichte nach Hensel (das ist die Wärmeabgabe der Haut pro Flächeneinheit) oder gar die Thermopille von Aschoff und Wever (als Quotient der pro Zeit- und Flächeneinheit abgegebenen Wärmemenge und der Differenz zwischen Mund- und Hauttemperatur) liefern aber im Zusammenhang mit dem arteriellen Zustrom nur indirekte und ganz grobe Anhaltspunkte und sind nicht frei von Störungen. Denn die oberen venösen Hautgeflechte stellen sozusagen nur die Heizkörper im Radiatorensystem der Wärmeversorgung und -regulation dar (die Arteriolen wären in diesem Vergleich die Stellschrauben, die Arterien die zuleitenden, die großen Venen die ableitenden Heizungsröhren).

Die gleiche Einschränkung gilt für die modernen Durchblutungsmessungen mit markierten Edelgasen: Hier besteht in den Papillarplexus der Haut eine Art Falle, in der das Gas regelrecht gefangen wird und zwischen arteriellem und venösem Kapillarschenkel und dem Gewebe zirkuliert, so daß die Aktivitäten u. U. über sehr lange Zeiträume erhalten bleiben!

In der Haut bestehen somit mindestens 3 Funktionssysteme der Endstrombahn: Eines für die Ernährung der Epidermis, ein anderes für die Wärmeregulation und ein weiteres für die Ernährung der Cutis und Subcutis, der die Regulation des Gewebswassers bzw. der interstitiellen Flüssigkeit angeschlossen ist. Diese Funktionen können isoliert oder kombiniert gestört sein. Einfluß, Kapazität und Ausfluß können sich bis zu einem gewissen Grade gegenseitig regulatorisch beeinflussen, worüber im folgenden Referat von Felix wohl noch Näheres zu hören ist.

Der weitere Abstrom über die verschiedenen Gefäßplexus wird zunächst nur durch relativ schwache Kräfte gewährleistet, wie den kapillären Drucküberschuß, der als vis a tergo von der Herzkraft nach Passieren der Arteriolen und Kapillaren noch verbleibt, das

Prinzip der kommunizierenden Röhren, atmungsbedingte Druckdifferenzen in Bauch und Thorax oder die elastische Ansaugung des Herzens. Wie labil dieses Gleichgewicht sein kann, zeigt sich in der passiven Orthostase, in welcher es auch beim Gesunden nach kurzer Zeit zur Dekompensation des Rückstromes zum Herzen und damit zum orthostatischen Kollaps kommt. Am Kreuz führt der immer wieder hinausgezögerte, protrahierte orthostatische Kollaps schließlich zu Anasarka und zum Tode. In welchem Maße eine Verschiebung des Gleichgewichtes aber nicht nur unmittelbar, sondern auch

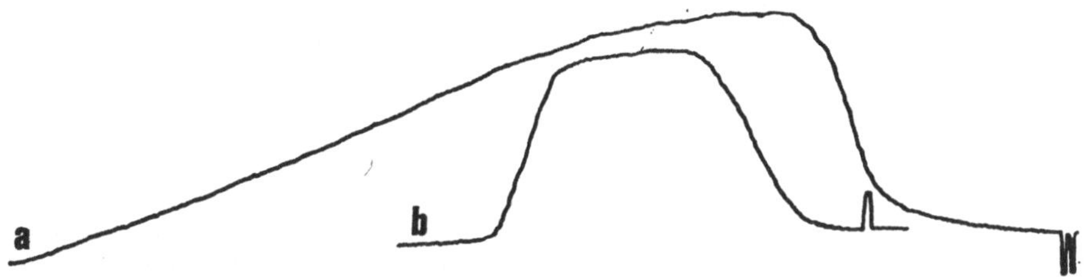

Abb. 1. Verhalten des Wadenvolumens beim Hoch- und Zurückkippen in Sitzstellung am Röntgentisch. Beim Venengesunden (Kurve a) nimmt das Wadenvolumen entsprechend dem arteriellen Nachstrom nur allmählich zu; beim Venenkranken mit insuffizienten Klappen infolge venöser Stromumkehr dagegen sehr rasch (Kurve b). Bei Vorliegen von Varizen kommt noch eine Erhöhung der Kapazität hinzu, so daß beim Zurückkippen ein sog. Wasserfalleffekt auftritt. (Eichzacken = 5 ml)

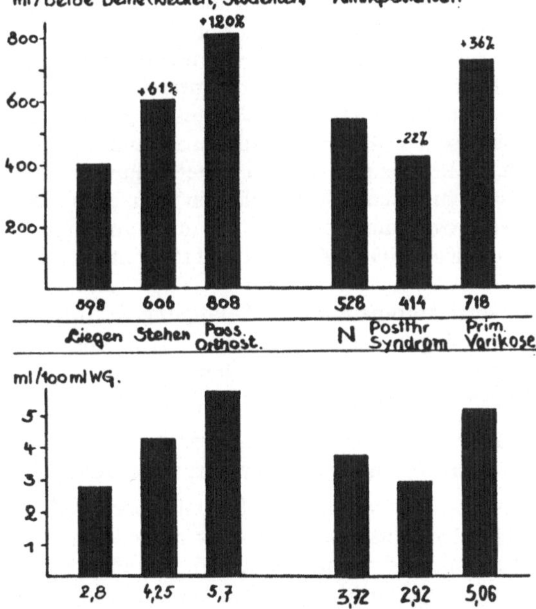

Abb. 2. Venöse Kapazität der Unterschenkel im Liegen, Stehen und in passiver Orthostase (bei völliger Muskelrelaxation) bei gesunden Studenten (n. Rieckert, linke Bildhälfte) und bei (älteren) venengesunden Hautkranken, Beinkranken mit postthrombotischem Syndrom (mit Hautveränderungen, ohne Varizen) und Kranken mit dekompensierter primärer Varikose mit Hauterscheinungen (rechte Bildhälfte)

auf die Dauer auf die Endstrombahn zurückwirken kann, zeigt die Herzinsuffizienz mit ihren z. T. recht ausgeprägten Ödemen. Die mangelnde Abschöpfung am Ende der Strombahn führt hier neben anderen Störungen im Elektrolythaushalt schließlich zu einer allmählichen Aufstauung im peripheren Venensystem, die aber in erster Linie nur den Wasserhaushalt betrifft, während bei den Stauungsdermatosen noch der nutritive und reaktive Faktor von seiten der Gefäße und des Gewebes hinzukommt. Die Strombahn wird, da die Venen immens dehnbar sind, schon durch kleinste Druckdifferenzen stark erweitert und die Strömung dadurch verlangsamt. Nicht umsonst spielen daher die Kreislaufzeiten, z. B. mit Farbstoffen oder mit Aether-Decholin in der Herzdiagnostik eine so große Rolle. Diese Strömungsverlangsamung pflanzt sich schließlich retrograd bis in die Endstrombahn fort. Die Folge ist eine regelrechte Versumpfung des Quellgebietes, ähnlich wie bei einem Fluß, der aufgestaut wird oder dessen Delta verlandet. Die Drucksteigerung ist dabei relativ gering und entspricht allenfalls der Höhe des Wehres oder des den Abstrom aufstauenden Dammes. Stauung und Strömungsverlangsamung pflanzen sich dagegen umso weiter nach rückwärts fort, je flacher das Gefälle ist, ähnlich wie im Venensystem mit seinem niederen Druck und den relativ kleinen Druckgradienten.

Unter diesen Gesichtspunkten wird es verständlich, daß auch relativ unscheinbare Wandveränderungen in den tiefen Venenstämmen, die den Abstrom akut gar nicht so sehr behindern, auf die Dauer eben doch zu Störungen in der Endstrombahn i. S. einer Rückwärtsdekompensation führen können. Die Aufstauung läßt sich experimentell sogar eher nachweisen als das unmittelbare Strombahnhindernis, und so zeigt sich z. B. im Venendrainageversuch nach Kappert in diesen Fällen beim Zurückkippen aus dem Sitzen im Plethysmogramm keine Abflußverzögerung, sondern im Gegenteil eher ein Wasserfalleffekt in Form eines schwallartigen Abstromes, vorausgesetzt, daß die Beckenvenen intakt sind. Sind keine Varizen vorhanden, läßt sich die Starre des Systems beim Vor- und Zurückkippen besonders deutlich nachweisen. (Abb. 1).

Es ist klar, daß ein solches störanfälliges System zur Bewältigung größerer Anforderungen unbedingt weiterer, unterstützender Hilfsmechanismen bedarf. Die wichtigsten sind der Muskeltonus — der allein schon eine Blutanschoppung in den Beinen und damit einen passiven orthostatischen Kollaps verhindern kann — und die Muskelvenenpumpe. Nehmen doch die Beinvenen nach den Untersuchungen von Rieckert beim Aufrichten aus dem Liegen zu ihrem Grundvolumen von etwa 400 ml zusätzlich etwa 200 ml — nach Sjöstrand sogar maximal bis zu 500 ml — auf, in passiver Hängelage aber doppelt soviel, so daß die Kapazität auf 800 ml und mehr ansteigt! (Abb. 2).

Die *Muskelpumpe* setzt automatisch mit Betätigung der Muskulatur ein. Sie stellt eine kombinierte Druck-Saugpumpe dar, die im Prinzip aus drei Teilen zusammengesetzt ist. Die Klappen dienen dabei nur als Strömungs- und nicht als Druckventile, die die Bewegung des Blutes von außen nach innen und zum Herzen richten.

1. Bei der Muskelkontraktion werden die Muskelvenen wie ein Schwamm ausgepreßt und damit unmittelbar Raum für das vermehrt nachströmende Blut geschaffen.

2. Gleichzeitig werden die zwischen den Muskelbäuchen verlaufenden Venen komprimiert — die zwischen den Muskelspindeln aber aufgedehnt, da ihre Wand mit der Umgebung fest verankert ist. Bei der Muskelerschlaffung kehren sich die Verhältnisse um, so daß diese Druck-Saugpumpe auf den verschiedenen Etagen sozusagen im Gegentakt arbeitet. Schließlich werden

3. auch die großen Leitvenen, die in den Muskelsepten fest verpackt sind, bei der Muskelaktion je nach Phase und Etage abwechselnd erweitert und komprimiert, so daß unter der Richtungswirkung der Klappen eine paternosterartige Blutförderung zustande kommt.

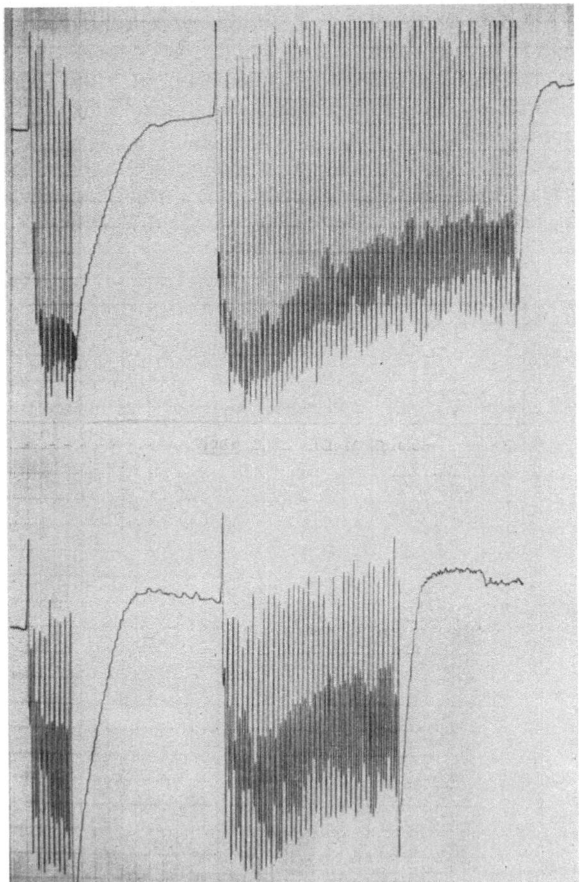

Abb. 3. Funktion der Muskelvenenpumpe: Wadenvolumen im Sitzen bei gehähnlichen Bewegungen (Segmentplethysmographie). Durch Kontraktion und Entspannung der Wadenmuskeln entstehen große Ausschläge, deren Basis von Schritt zu Schritt zunächst aber immer tiefer tritt (linke Kurventeile). Die Differenz zwischen dem Volumen vor Arbeitsbeginn und nach Beendigung der Bewegung entspricht der abgepumpten Blutmenge. Der Wiederanstieg entspricht dem arteriellen Nachstrom (bei intakten Klappen). Die einzelnen Pulse sind als Stufen deutlich erkennbar.

Bei länger fortgesetzter Bewegung (rechte Kurventeile) nimmt das Grundvolumen infolge der einsetzenden Arbeitshyperämie wieder zu, ebenso der arterielle Nachstrom (nach Beendigung der Arbeit), die Kurve steigt wesentlich steiler wieder an (aus dem Neigungswinkel läßt sich die Durchblutung in ml/min unmittelbar berechnen)

Die Muskelpumpe leistet nach Stegall am Unterschenkel bei voller Bewegung fast so viel wie das Herz in Ruhe (6 bzw. 7×10^8 erg/min) und kann somit ganz erhebliche Widerstände überwinden.

Das Reservoir, aus dem diese Pumpe schöpft, ist über die Perforansvenen vor allem das extrafasziale Saphenasystem. Es besitzt keine korrespondierenden Arterien und liegt wie der gesamte Blutkreislauf der Haut mehr oder weniger im Nebenschluß zum intrafaszialen Muskel- und Knochenkreislauf. Bei arteriellen Verschlüssen dekompensieren daher zuerst die Muskeln, bei venösen aber die Haut.

Dieser Teil des Venensystems dient nun wie ein zwischengeschalteter elastischer Sack ebenso als Vorfluter für den Abstrom wie als Windkessel, der alle retrograden Druck- und Stromwellen auffängt und ausdämpft und schließlich auch als Relais, welches unvermittelte Druckänderungen bei raschem Lagewechsel ausgleicht. So ist immer eine stets gleichmäßige Durchströmung der Haut gewährleistet. Die Kapazität dieses Venenpools ist so groß, daß der Ausfall großer Teile einschließlich des Saphenastammes vollständig kompensiert werden kann. Auch die Muskelpumpe vermag ihn mit einer Aktion allein noch nicht auszuschöpfen, sondern benötigt schon normalerweise bis zu 5 Arbeitsgänge.

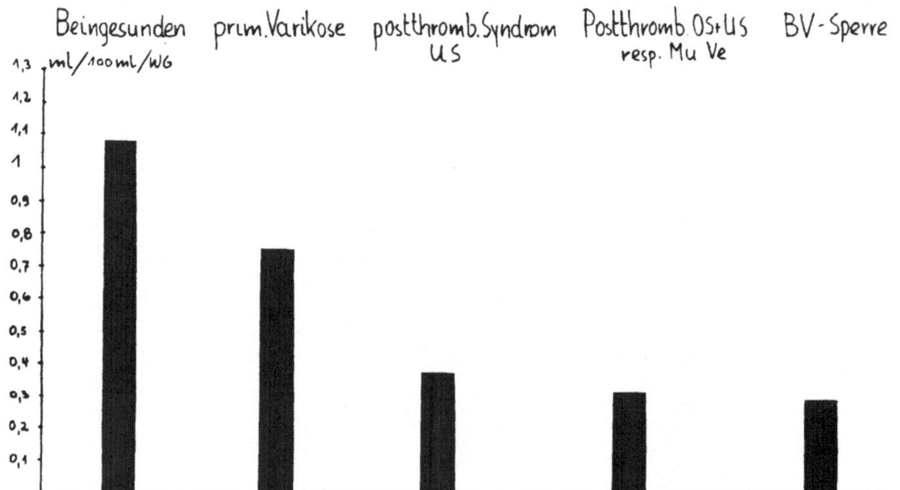

Abb. 4.   Venöse Förderung der Muskelpumpe bei Venengesunden und Kranken mit dekompensierter primärer Varikose und postthrombotischem Syndrom

Die Leistung der Muskelpumpe läßt sich nun durch Volumenmessungen recht gut erfassen. Wird um die Wade eine Meßmanschette angelegt, die Volumenänderungen exakt anzeigt, und dann eine gehähnliche Bewegung ausgeführt, so entspricht die Differenz des Anfangs- und des Endvolumens der Wade der aus dem betroffenen Segment abgepumpten Blutmenge. Der Wideranstieg der Kurve entspricht, wenn die Klappen intakt sind, dem arteriellen Nachstrom. Wird die Bewegung fortgesetzt, so stellt sich allmählich ein Plateau auf einer niederen Ebene ein. (Abb. 3).

Je mehr Blutvolumen aber abgepumpt wird, desto stärker fällt auch der Druck, und es ist schon lange bekannt und in letzter Zeit wiederholt bestätigt worden, daß es dieser bewegungsbedingte Druckabfall in den tiefen und in den oberflächlichen Venen ist, der beim postthrombotischen Syndrom mindestens beeinträchtigt, wenn nicht ganz aufgehoben ist (z. B. Fegan, Santler, Arnoldi, Nachbur). Da, wie wir gesehen haben, der Druck aber eine Funktion des Volumens ist, können derartige Funktionsprüfungen ebenso gut mit dem ursprünglichen Parameter vorgenommen werden. Plethysmographische Volumenmessungen können zudem unblutig und wesentlich einfacher durchgeführt werden als die blutigen Druckmessungen. Für die Praxis haben wir zur groben Orientierung empfohlen, die Blutdruckmanschette des Blutdruckapparates rutschsicher am größten

Wadenumfang anzulegen und auf einen Druck von etwa 20 mm Hg aufzupumpen. Sinkt die Quecksilbersäule unter gehähnlichen Bewegungen infolge der Volumenabnahme der Wade um 6 mm Hg ab, ist die Muskelpumpe intakt. Zur Kontrolle sollte auch noch der Wiederanstieg der Quecksilbersäule auf den Ausgangswert abgewartet werden.

Diese Funktionsprüfungen erscheinen deshalb so bedeutsam, weil sie erlauben, in Gutachtenfällen erstmals quantitative Werte anzugeben.

Eine Beeinträchtigung der Muskelpumpe kann sich schon bei einer Ektasie der tiefen Leit- oder Muskelvenen einstellen, wenn z. B. Pendelblut entsteht. Arnoldi spricht in diesen Fällen von einer idiopathischen Dysfunktion der Muskelvenenpumpe. Ein schwerwiegender Defekt tritt auf, wenn die Muskelveneneinflußschleife leckt, während eine Insuffizienz der Perforansvenen nur manifest wird, wenn es in ihnen zur Stromumkehr kommt und Blut aus den tiefen Leitvenen wieder retrograd nach extrafaszial fließt. Die Lokalisation einer solchen Perforansinsuffizienz, die vor allem für den Chirurgen wichtig ist, mittels Bandagen bzw. Stauschläuchen nach Mahorner-Ochsner, Cooper oder Pratt kann heute ergänzt werden durch den Fluoreszintest (Wuppermann), der in der ersten Zeit nach der Injektion solche insuffizienten Perforansvenen auf der Haut sichtbar werden läßt. Mit dem Ultraschall-Doppler-Gerät kann über einer insuffizienten Perforansvene durch Kompression der Wade außerdem ein Strömungsgeräusch nachgewiesen werden.

Eine ausgedehnte primäre Varikose kann dagegen solange kompensiert bleiben, wie der Abstrom in der Tiefe funktioniert und der Durchfluß durch die Endstrombahn der Haut erhalten bleibt (Schneider).

Zu einer beträchtlichen Aufstauung mit gleichzeitigem Druckanstieg kann es nur dann kommen, wenn ein Strömungshindernis jenseits der Muskelpumpe liegt und diese intakt ist. So steigt bei pelvinen Venenstenosen, die nach Schneider und Fischer klinisch kennzeichnenderweise mit Caput medusae in der Leiste, Beinödem und Siderosklerose in der Fesselgegend einhergehen, der Druck in der V. femoralis unter Muskelarbeit als Zeichen des gestörten Abtransportes signifikant an. Dieses Verhalten dient May als Indikation zur Palma-Operation und ebenso zur Beurteilung ihres Erfolges, d. h. bei wiedereröffneter Abflußbahn bleibt der vor der Operation gemessene Druckanstieg unter Muskelarbeit aus.

Es wurde versucht, zu zeigen, wie eine Beeinträchtigung der tiefen intrafaszialen Leitvenen und der Muskelpumpe nicht akut, aber allmählich und auf die Dauer zu einer Störung im weit davon entfernten, vorgeschalteten extrafaszialen Quellgebiet führen kann. Die technischen Schwierigkeiten exakter Messungen wurden dabei nicht erwähnt, ebensowenig Strömungsmessungen, wie sie neuerdings mit markierten Substanzen und mit dem Doppler-Ultraschallgerät durchgeführt werden können, da sie für die Praxis z. T. noch zu aufwendig sind. Das heißt aber nicht, daß die Strömung bedeutungslos ist, wie die Verhältnisse im Liegen, Aufstehen und Stehen bei einem Versuch von Rieckert an der Ziege beispielhaft zeigen sollen.

In einer dehnbaren Strombahn, wie sie das Venensystem darstellt, ändert sich der Radius im Gegensatz zu den Voraussetzungen des Poiseulleschen Gesetzes aber druckpassiv. Daher ist die Stromstärke nicht wie in starren Röhren eine lineare Funktion des Druckes, sondern eine Potenzfunktion (mit einem Exponenten größer als 1).

Das Ultraschall-Dopplergerät läßt sich jedoch zur Ermittlung einer Stromumkehr insbesondere bei Insuffizienz der ileofemoralen Verbindung und bei der Thrombosediagnose gebrauchen.

Für die ärztliche Praxis sind diese Verhältnisse zum tieferen Verständnis pathologischer Vorgänge Voraussetzung. Therapeutisch ist die Behebung der Stase und die Wiederherstellung einer ausreichenden Durchströmung in den Hautgefäßen entscheidend. Dies kann am wirksamsten letztendlich nur durch die Verbesserung der Muskelpumpe und ihrer Abschöpffunktion erreicht werden, und unter diesem Gesichtspunkt gewinnen nicht nur der Kompressionsverband und hier vor allem der starre, wenig dehnbare, einen neuen Aspekt, sondern auch die Ausschaltung der Leckstellen und die Einengung der extrafaszialen Venenpools durch Verödung oder Operation.

Literatur

Arnoldi, C. C.: Untersuchungen über die Pathophysiologie der Muskel-Venen-Pumpe. In: Klücken, Ergebnisse der Angiologie, Bd. 3, 437—441. Stuttgart/New York: Schattauer 1970
Krug, H., Schlicher, L.: Die Dynamik des venösen Rückstroms. Leipzig: Edition 1963
Ludbrook, J.: Aspects of venous function in the lower limbs. Springfield: Thomas Publ. 1966
May, R.: Meßmethoden in der Venenchirurgie. Bern/Stuttgart/Wien: H. Huber 1971
Nachbur, B.: Die periphere Venendruckmessung. Eine Methode zur Bestimmung der venösen Leistungsreserve der unteren Extremitäten. Zbl. Phlebol. **10**, 224—278 (1971)
Rieckert, H.: Die Hämodynamik des venösen Rückflusses aus der unteren Extremität. Arch. Kreisl.-Forsch. **62**, 293—318 (1970)
Rieckert, H.: Orthostasesyndrom. Kurzmonographien. Sandoz **6**, (1972)
Santler, R.: Zur Ätiologie und Pathogenese des varikösen Symptomenkomplexes. Zbl. Phlebol. **1**, 17—50 (1962)
Schneider, W., Fischer, H.: Die chronisch-venöse Insuffizienz. Stuttgart: F. Enke 1969
Stegall, H. F.: Musclepump in the dependent leg. Circ. Res. **19**, 180—190 (1966)
Wuppermann, Th., Reiss, H. D., Jobst, U., Gerber, R.: Markierung insuffizienter Venae perforantes am Unterschenkel mittels Flourescintests und des Directionals-Dopplers. Phlebol. u. Proktol. **2**, 8—12 (1973)

Wolfgang Felix

Pharmakologie der „Venenmittel"

Röhren, in denen eine Flüssigkeit strömt, bieten dieser Strömung einen Widerstand. So verhält es sich auch im Blutkreislauf. Wenn man hier aber von Strömungswiderstand spricht, denkt man meist an den, welchen die kleinsten arteriellen Gefäße dem Blut entgegensetzen, bevor es in die Kapillaren gelangt. Diese Gefäße bilden in ihrer Gesamtheit den sog. peripheren Widerstand. Das Besondere des arteriellen Systems liegt darin, daß sich sein Strömungswiderstand auf einen eng umschriebenen Abschnitt unmittelbar vor der Endstrombahn konzentriert. In der Tat kann man demgegenüber den Strömungswiderstand der größeren Arterien vernachlässigen. Diese Besonderheit ist notwendig für die Steuerung der Organdurchblutung.

Anders verhält es sich auf der venösen Seite. Hier ist der Strömungswiderstand nicht auf einen eng umschriebenen Abschnitt konzentriert, sondern er dehnt sich auf die Venen weitgehend gleichmäßig aus. Er hat keine physiologische Funktion und ist mehr als ein notwendiges Übel anzusehen, das bei der Erfüllung der Aufgaben des venösen Systems stören kann. Die Venen haben zwei Aufgaben. Einmal müssen sie das Blut dem Herzen zuleiten, zum andern müssen sie für einen niedrigen peripheren Venendruck sorgen, damit der Flüssigkeitsaustausch zwischen Blut und Gewebe nicht beeinträchtigt wird. Wenn nämlich der Venendruck zu hoch ist, dann wird die Rückdiffusion von Wasser aus dem Gewebe in das Blut erschwert. Aus diesem Grund strömt das Blut, das die Kapillaren passiert hat, in einen Raum mit großem Querschnitt und dementsprechend niedrigem Druck ein; deshalb benötigen wir viel venöses Blut. Die Rückführung des Blutes zum Herzen erfordert jedoch einen gewissen Venentonus, damit das Blut nicht in den abhängigen Partien versackt. Ein zu starker Venentonus erhöht aber den postkapillären Strömungswiderstand und mit ihm Venen- und Kapillardruck.

Der postkapilläre Widerstand ist nicht die einzige Größe, die Venen- und Kapillardruck bestimmt. Die beiden Drucke hängen weiterhin von der Durchblutung und von der Viskosität des Blutes ab. Bei unverändertem postkapillären Widerstand sind sie größer, wenn die Durchblutung zunimmt und wenn das Blut zähflüssiger ist. Beides begünstigt den Einstrom von Flüssigkeit aus dem Blut in das Gewebe und erschwert die Rückdiffusion. So müssen also prae- und postkapillärer Widerstand, d. h. Arteriolen- und Venentonus, aufeinander abgestimmt sein. Eine Zunahme des Venentonus ohne gleichzeitige Zunahme des Arteriolentonus stört das Gleichgewicht des Flüssigkeitsaustauschs und begünstigt eine Ödembildung. Wichtig ist, das bei der Therapie von Venenerkrankungen zu beachten. Ebenso wichtig ist es, eine eventuell erhöhte Viskosität zu vermindern. Ferner ist zu beachten: Wenn bei chronischen Abflußstörungen mit massiven Ödemen die Durchblutung beeinträchtigt ist, so sind statt tonisierend eher dilatierend wirkende Pharmaka indiziert, die aber dann nicht nur den Arteriolen-, sondern auch den Venentonus senken.

Diese theoretischen Betrachtungen sind vorausgeschickt, um auf einen wesentlichen Irrtum bei der medikamentösen Therapie venöser Abflußstörungen hinzuweisen, nämlich auf die falsche Vorstellung, mit einer Venentonisierung allein alle Probleme lösen zu können. Aus der Zeit, da diese Vorstellung herrschte, stammen wohl die Bezeichnungen „Venentonikum", „Venopharmakon", „Antivarikosum", „Venostatikum". Die Pharmaka, die man hierzu zählte, besitzen die vermutete venentonisierende Wirkung nicht. Bis jetzt sind überhaupt keine Pharmaka bekannt, die selektiv venentonisierend wirken. Sie wären bei venösen Abflußstörungen kontraindiziert, da sie, wie dargelegt, Ödeme begünstigen statt beseitigen. Wenn man unter „Venenmittel" Medikamente versteht, die zur Behandlung von Venenerkrankungen mit allen Folgezuständen gedacht sind, so wäre eine große Zahl von Wirkstoffen zu besprechen. Ich beschränke mich auf die Pharmaka, die Gefäßtonus, Kapillardurchlässigkeit und eventuell die Viskosität des Blutes beeinflussen. Unberücksichtigt bleiben entzündungshemmende Pharmaka, wie Indometacin, Oxyphenbutazon, Phenylbutazon, Diuretika, herzwirksame Glykoside, Corticoide, Antibiotika, Antikoagulantien und Fibrinolytika.

Gefäßaktive Pharmaka

Es gibt weder Venenpharmaka noch Arterienpharmaka, sondern nur gefäßaktive Substanzen. Die Gefäßwirkung kann lokal, d. h. durch peripheren Angriff, oder neurogen, z. B. an Baro- oder Chemoreceptoren, hervorgerufen werden. Schließlich ist noch indirekte Wirkung über die Freisetzung gefäßaktiver Hormone möglich. In der Regel überwiegen aber die lokalen Wirkungen, sie überlagern die neurogenen. Qualitativ sind sie an Venen und Arterien gleichartig, wogegen quantitative Unterschiede bestehen können. Bis jetzt gibt es nur eine Gruppe von Pharmaka, welche die Venen und die Arterien tonisieren, das sind die Sympathomimetika. Adrenalin und Noradrenalin eignen sich für die Therapie wenig, da sie oral gegeben nicht wirken. Man muß auf die Derivate ausweichen. Die allgemeine Venentonisierung fördert das venöse Angebot an das Herz, der Blutdruck steigt. Der Blutdruckanstieg wird unterstützt durch die Tonisierung der arteriellen Widerstandsgefäße. Die Tonisierung der Arteriolen ist erwünscht, da sie den vermehrten Einstrom von Blut unter erhöhtem Druck verhindert, was die Ödementwicklung begünstigen würde.

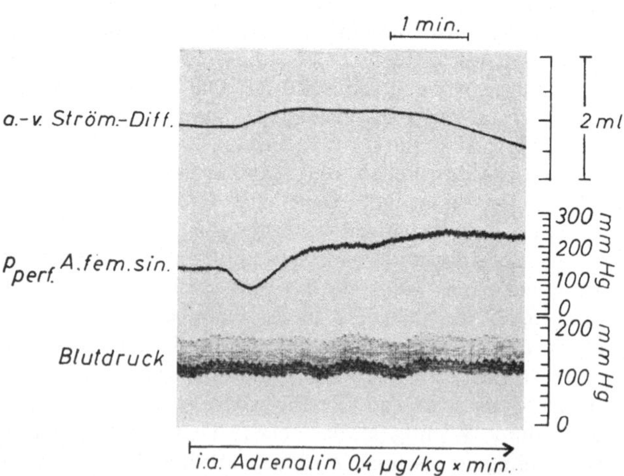

Abb. 1.   Ödematöse Wirkung des Adrenalins am Hinterlauf der Katze. Die Extremität wurde mit konstanter Stromstärke perfundiert, so daß sich die Wirkung an den arteriellen Widerstandsgefäßen nur im Verhalten des Perfusionsdrucks (p_{perf}. A. fem. sin.) äußerte. A.-v. Strömungs differenz:

Anstieg = art. Zufluß < ven. Abfluß
Abfall   = art. Zufluß > ven. Abfluß

Näheres s. Text. (Nedopil, Felix, Remien: unveröff. Versuche)

Verhindert man, daß sich die kontrahierende Wirkung an den Arteriolen auf die Durchblutung auswirkt, so erzeugen auch Adrenalin und Noradrenalin ein Ödem. Dies zeigt ein Versuch, der in Abb. 1 dargestellt ist.

Hier wurde die hintere Extremität einer Katze mit konstanter Stromstärke perfundiert. Die Konstriktion der Widerstandsgefäße während einer Dauerinfusion von Adrenalin verminderte die Durchblutung nicht, sondern vermehrte lediglich den Perfusionsdruck. So strömte das Blut mit unverminderter Stärke durch Kapillaren und Venen. Der venentonisierende Effekt erhöhte den postkapillären Widerstand, das erzeugte ein Ödem (in der Abbildung an der arteriovenösen Stauungsdifferenz zu erkennen). Zu Beginn rief die Venentonisierung ebenfalls eine Strömungsdifferenz hervor, jetzt aber mit Überwiegen des venösen Abflusses. Daraus ersieht man, daß der Tonisierung der Arteriolen geradezu eine Schutzwirkung zukommt, wenn die Venen tonisiert werden. Eine Venentonisierung ohne gleichzeitige Tonisierung der Arteriolen müßte also zum Ödem führen, und das nicht nur in den Extremitäten, sondern auch in Bauchorganen, Lunge und Hirn.

Wichtig ist aber, das Verhältnis von prae- und postkapillärem Widerstand zu berücksichtigen. Wenn der Arteriolentonus stärker zunimmt, als es notwendig wäre, um die Auswirkung der Venentonisierung auf den Flüssigkeitsaustausch zu kompensieren, so ist das nicht unbedingt erwünscht. Dies ist indessen bei etlichen Sympathomimetika, vor allem bei Adrenalin und Noradrenalin, der Fall. Günstiger liegt das Verhältnis bei dihydrierten Secalealkaloiden wie z. B. Dihydroergotamin (DHE). Wendet man Dosen an, welche die Venen ebenso stark tonisieren wie Noradrenalin, so ist die Tonisierung der Widerstandsgefäße unter DHE schwächer als unter Noradrenalin (Tab. 1). Auch was die Venentonisierung anbelangt, besteht offenbar ein Unterschied zwischen DHE und Noradrenalin. Bei gleich starker Tonisierung (berechnet aus der Volumenabnahme der gesamten Extremitätenvenen bei gleichem Venendruck) erhöht Noradrenalin den postkapillären Widerstand deutlich, während DHE ihn weniger stark beeinflußt. Dies mag darauf beruhen, daß Noradrenalin im Gegensatz zu DHE die Extremitätenvenen unterschiedlich stark kontrahiert. Vielleicht ist die Wirkung an den peripheren Venen stärker als an den größeren, so daß dadurch der postkapilläre Widerstand erhöht wird.

Tabelle 1. Wirkung von DHE und Noradrenalin auf Widerstandsgefäße und Venen der denervierten Extremität

	Abnahme des Venenvolumens in %	Zunahme des Perfusionsdrucks in %
Noradrenalin 0,21 µg/min ia	— 12,0 ± 2,7	+ 98,3 ± 20,5
DHE 10,5 µg/min ia	— 11,3 ± 1,7	+ 38,6 ± 11,8

Versuch am Hinterlauf der Katze, bei dem sich eine Venentonisierung in einer Abnahme des Venenvolumens und eine Tonisierung der arteriellen Widerstandsgefäße in einer Zunahme des Perfusionsdruckes der mit konstanter Strömung perfundierten Extremität äußerte. Bei etwa gleich starker Venentonisierung erhöht Noradrenalin den Tonus der Widerstandsgefäße mehr als DHE

Es sei betont, daß DHE im Gegensatz zu Noradrenalin die Venen nur begrenzt tonisiert, d. h., der Effekt nimmt nicht in gleichem Maß wie bei Noradrenalin mit steigender Dosis zu. Durch das günstige Verhältnis ihrer kontrahierenden Wirkungen auf prae- und postkapilläre Gefäße sind die dihydrierten Secalealkaloide den Sympathomimetika meistens vorzuziehen, wenn auch der kontrahierende Effekt an sich schwächer ist. Man muß aber berücksichtigen, daß eine venentonisierende Therapie nur dann Sinn hat, wenn sich die Venen noch kontrahieren können, sonst kann sie Schaden anrichten; denn es kontrahieren sich vor allem die gesunden Venen. Das Blut wird dann in die geschädigten, nicht mehr kontraktionsfähigen Venen verschoben, so daß diese noch mehr gedehnt werden und die Ödemneigung zunimmt. Die Therapie mit gefäßkontrahierenden Substanzen ist also vor allem für die leichteren Fälle gedacht. Indiziert ist sie besonders auch dann, wenn eine Hypotonie besteht.

Roßkastanienextrakte wirken weder auf Arterien noch auf Venen kontrahierend. Sie sind für die Therapie von Venenerkrankungen wertlos.

Wenn bei chronischer venöser Stauung mit starkem Ödem die Durchblutung beeinträchtigt ist, sind, wie eingangs dargelegt, vasodilatierende Medikamente angezeigt. Voraussetzung ist allerdings, daß die Gefäße noch fähig sind, sich zu erweitern. Hierfür kommen die bekannten vasodilatierenden Medikamente, wie β-Sympathomimetika, Nikotinsäureester, in Betracht. Besonders hervorgehoben sei in diesem Zusammenhang das Buphenin, weil es neben seiner Gefäßwirkung offenbar noch eine direkte antiödematöse Wirkung besitzt.

Antiödematös wirkende Pharmaka

Zu den Wirkstoffen, welche die Ödementwicklung hemmen, gehören vor allem jene Substanzen, an die man denkt, wenn von „Venenmitteln" die Rede ist: das Saponin Aescin, Flavonoide und auch Glykoside mit digitalisähnlicher Struktur. Zu nennen ist außerdem das oben erwähnte β-sympathomimetisch wirkende Buphenin. Unter der Wirkung dieser Substanzen wird weniger Wasser in das Gewebe filtriert, als aus dem Gewebe in das Blut rückresorbiert wird. Dieser antiödematöse Effekt wurde in Tierversuchen wiederholt nachgewiesen. Klinische Untersuchungen weisen darauf hin, daß er auch an Menschen auftreten kann. Der antiödematöse Effekt kann auf verschiedene Weise zustande kommen. Erstens können ihn die erwähnten hämodynamischen Faktoren verursachen: Der praekapilläre Widerstand kann zunehmen und dadurch den Kapillardruck senken; oder der Kapillardruck nimmt ab, weil Kapillaren eröffnet werden und der postkapilläre Widerstand sinkt. Zweitens wirkt die Abnahme der Viskosität antiödematös, weil dünnflüssiges Blut unter geringerem Druck durch die Kapillaren strömt. Drittens führt eine Abnahme der Kapillardurchlässigkeit zu einem antiödematösen Effekt, wenn die Kapillaren durch pathologische Vorgänge für Eiweiß leicht durchgängig geworden sind. Ob eine Verminderung der normalen Durchlässigkeit der Kapillaren ebenfalls antiödematös wirkt, steht dahin; denn hiervon ist nur die Bewegung eiweißfreier Flüssigkeiten betroffen, und eine Abnahme der Durchlässigkeit würde ebenso Filtration wie Rückresorption beeinträchtigen, so daß kein Netto-Effekt auftreten muß. Trotzdem zeigen Tierversuche, daß ein solcher Effekt auch an Kapillaren von gesunden Versuchstieren möglich ist. Allerdings läßt er sich nicht regelmäßig auslösen.

Die antiödematöse Wirkung des Buphenins beruht teilweise sicher auf seiner Gefäßwirkung, außerdem vermindert es auch eine pathologisch erhöhte Kapillardurchlässigkeit. Denn ähnlich wie Flavonoide, verschiedene andere Glykoside und auch das Aescin verhindert Buphenin die morphologischen Veränderungen an Kapillaren der Ratte, die durch Dextran erzeugt werden. Die erwähnten Substanzen hemmen auch die ödematöse Wirkung anderer Stoffe.

Flavonoide vermindern wahrscheinlich auch die Viskosität des Blutes. Vermutlich beruht der Effekt darauf, daß sie die Aggregation der Erythrozyten, vielleicht auch die der Thrombozyten herabsetzen. Hier ist auch die Acetylsalicylsäure zu erwähnen. Sie hemmt die Aggregation der Thrombozyten und dadurch Thrombosen. Aescin kann in subhämolytischen Dosen Erythrozyten zum Quellen bringen und dadurch die Viskosität und die Mikrozirkulation beeinträchtigen.

Die antiödematösen Effekte der Flavonoide und des Aescins sind vor allem bei parenteraler Anwendung nachgewiesen worden, wobei die Flavonoide am deutlichsten

bei i. v. und i. a. Injektion wirken. Vom Aescin werden offenbar nur zehn Prozent der
oral gegebenen Dosis resorbiert. In welchem Umfang Flavonoide aus dem Magen-
Darm-Trakt des Menschen resorbiert werden, ist unklar.

Therapeutischer Erfolg

Wenngleich es Pharmaka gibt, die den Gefäßtonus beeinflussen oder antiödematös
wirken, so darf man von ihnen doch keine großen therapeutischen Erfolge erwarten. Die
Therapie ist nur symptomatisch und für sich allein unzureichend. Sie kann allenfalls
andere therapeutische Maßnahmen unterstützen. Erwarten kann man lediglich, daß die
Ödementwicklung verlangsamt wird und daß noch gesunde Gefäße geschützt werden.
Dagegen werden die morphologischen Veränderungen an chronisch erkrankten Gefäßen
kaum mehr beeinflußt. Sicherlich ist die Diskrepanz zwischen einer allzu optimistischen
Reklame und dem, was tatsächlich therapeutisch möglich ist, mit ein Grund für die weit-
verbreitete Enttäuschung und Ablehnung der Venenmittel.

Ein weiterer Grund ist der, daß über 90% der Handelsspezialitäten unterdosiert sind
und deshalb nicht wirken. Hinzu kommt die Unsicherheit der Resorption nach oraler
Gabe und der Aufnahme durch die Haut nach lokaler Anwendung in Salben, Gels und
anderen Zubereitungen.

Ich habe nicht die Absicht, auf die etwa 100 Handelsspezialitäten einzugehen. Nur
einige Kriterien seien genannt. Wichtig ist, sich nicht nur für Namen und Indikation der
Spezialität zu interessieren, sondern auch für ihre Zusammensetzung. So müssen z. B. an
Flavonoiden 0,5 bis 1 g mehrmals täglich gegeben werden. Auch bei diesen Dosen ist die
Wirkung nach oraler Einnahme unsicher. Würden die Flavonoide nicht in reiner
Form, sondern als Extrakte angewandt, so wären für eine Dosis von 0,5 bis 1,0 g bei
einem 5%igen Wirkstoffgehalt 10 bis 20 g erforderlich. Mit Füllsubstanz gepreßt, würden
Tabletten bzw. Dragées von beträchtlichen Dimensionen entstehen. Viele Handelsspezialitäten enthalten aber nur Bruchteile eines Gramms, daneben noch eine ganze
Reihe anderer Wirkstoffe, z. T. ebenfalls in Form von Extrakten. Auf diese Medikamente
kann man verzichten. Der Wert solcher Arzneimittel verhält sich umgekehrt proportional
zur Anzahl seiner Inhaltsstoffe. Man sollte nur solche Präparate geben, die einen bis
höchstens drei Wirkstoffe in ausreichender Dosis enthalten.

Aloys Greither

Indikationen zur operativen Behandlung von Varizen

Die erste Schwierigkeit meines exponierten und in diesem Gremium wohl manchen Widerspruch herausfordernden Themas besteht darin, daß nicht nur die chirurgischen Möglichkeiten als solche, sondern deren *Indikationen* bei der Behandlung von Krampfadern aufgezeigt werden sollen. Nun gibt es aber kaum ein Problem auf dem Gebiet der Varicosis, über das größere Meinungsverschiedenheiten bestünden als über die Indikation des jeweiligen therapeutischen Vorgehens. Auf der einen Seite stehen — man muß wohl sagen, nahezu fanatische — Anhänger ausschließlicher Verödungsbehandlung (ihnen voran K. Sigg), die grundsätzlich jedes operative Vorgehen, gleich welche Form von Varizen und welchen Schweregrades vorliegen möge, für unnötig, wenn nicht sogar für falsch und verwerflich halten. Die Vertreter der operativen Behandlung, die übrigens von Jahr zu Jahr zunehmen, sind dagegen der Auffassung, daß die Güte und Dauerhaftigkeit des Behandlungserfolges und die weitgehende Gewähr längerer Rezidivfreiheit proportional sei der Radikalität chirurgischen (und nur chirurgischen) Vorgehens. Damit sind die beiden konträren Standpunkte skizziert; in dem Feld zwischen diesen Extremen haben sich unsere Betrachtungen zu bewegen.

Die bisherigen Ausführungen zeigen bereits die zweite Schwierigkeit meiner Themastellung auf: es gibt nämlich nicht eine chirurgische Therapie schlechthin, sondern eine Reihe von Verfahren, die sich hinsichtlich ihrer Radikalität — und damit auch ihrer Indikation — erheblich voneinander unterscheiden.

Vielleicht kann für das Verständnis der operativen Methoden ein kurzer historischer Exkurs dienlich sein. Die Möglichkeit einer operativen Behandlung war bereits *Hippokrates* bekannt. *Celsus*, der im 2. Jh. n. Chr. lebte, übte folgendes Verfahren: er legte die Krampfadern an verschiedenen, einige Querfinger voneinander entfernten Stellen frei, zerstörte die bloßgelegten Varizenabschnitte mit dem Glüheisen und riß die durchtrennten Strecken heraus. Die Methode war nicht sehr schonend.

Plinius und *Plutarch* bezeugen übereinstimmend einen Ausspruch des Marius nach überstandener Operation, daß „die Heilung die Schmerzen nicht wert sei“. *Oribasius*, der im 4. Jh. n. Chr. in Byzanz wirkte, kann als der Vorläufer des modernen „Stripping“ gelten: mit Hilfe länglicher Einschnitte in die Haut unterfuhr er stumpf eine Varize mit einem Federkiel oder Haken und zog damit große Varizenstücke, wenn auch nicht eine ganze Vena saphena, heraus. *Paulus v. Aegina* im 7. Jh. unterband die Krampfadern unten und oben, eröffnete sie und ließ sie ausbluten.

Die Entdeckung des Blutkreislaufs und die noch unbeherrschte Asepsis ließen die chirurgischen Verfahren dann für Jahrhunderte in den Hintergrund treten, zumal in der Renaissance die Klebe- und Pflasterchirurgie der Araber wiederentdeckt wurde. Sie bedeutete gleichsam eine Vorwegnahme des modernen Kompressionsverbandes und der klassischen Verfahren konservativ-physikalischer Behandlung.

Die große Aera chirurgischer Varizenbehandlung entwickelte sich seit dem Ende des vorigen Jahrhunderts und scheint jetzt zu einem gewissen Abschluß hinsichtlich der möglichen Verfahren gekommen zu sein.

Madelung exstirpierte die Varizen des Unterschenkels, später auch des Oberschenkels, und zwar scharf. *Trendelenburg* und *Perthes* unterbanden die V. saphena magna so hoch wie möglich und exstirpierten dann große Varizenanteile scharf. *Schede* unterband sämtliche oberflächliche Varizen vermittels des Zirkelschnittes; dieses Verfahren hatte vor ihm bereits der Italiener *Moreschi* empfohlen. *Rindfleisch* durchtrennte sämtliche varikös entarteten Venen durch einen um die ganze Extremität in mehreren Touren geführten, bis zur Fascie reichenden Spiralschnitt. Die Wunde wurde ohne Naht versorgt. Das Verfahren von *Rindfleisch* war wohl der schwerste und auch kosmetisch entstellendste Eingriff, der bald wieder verlassen wurde. In meiner Heidelberger Zeit habe ich noch Patienten mit den wulst- und spiralenförmigen Narben nach der Operation von *Rindfleisch* gesehen.

Heute gilt als das konsequenteste und radikalste Verfahren das *Stripping nach Babcock*. (Babcock hat dieses Verfahren allerdings nicht erfunden, sondern es geht auf den Berliner Chirurgen *Keller* zurück). Der erste Schritt ist — wie bei jeder halbwegs radikalen chirurgischen Methode — die Ligatur bzw. streckenweise Resektion der V. saphena magna kurz vor ihrer Einmündung in die V. femoralis (nach Trendelenburg und Perthes) mit Unterbindung aller Abzweigungen bzw. Einmündungen. Danach wird die V. saphena magna in ihrem distalen Anteil, am medialen Knöchel, aufgesucht. Von peripher nach inguinal wird eine Knopfsonde eingeführt, der zentripetale Anteil der V. saphena darübergestülpt, und dann die ganze V. saphena nach peripher herausgezogen. Dabei werden die Verbindungsvenen abgerissen, insofern sie nicht vorher scharf aufgesucht und ligiert wurden.

Die Operation nach *Babcock* (mit Modifikationen zusätzlicher scharfer Ligaturen) ist heute das verbreitetste Verfahren; sie hat auch die Methode nach *Moszkowicz* weitgehend verdrängt. Sie bestand darin, die V. saphena magna in der klassischen Weise zu ligieren, dann aber nach distal, in die freigelegte V. saphena, noch ein Verödungsmittel zu injizieren. Dieses Verfahren ist so gut wie ganz verlassen worden; die Entwicklung geht dahin, operatives Vorgehen und Verödung sauber zu trennen.

Schließlich ist noch eine weitere Operationsmethode zu erwähnen, die vor allem an der Düsseldorfer Hautklinik durch *Schreus* und *Krieger* (1956) ausgebaut wurde. Sie stellt eine Modifikation des Vorgehens nach *Klapp* dar. Sein ursprüngliches Verfahren bestand — neben und nach der Unterbindung der V. saphena — in einer subcutanen Durchschneidung der Varizen an möglichst vielen, einander relativ eng benachbarten Stellen. Da diese Schnitte ein unbefriedigendes Ergebnis mit zahlreichen, wenn auch kleinen Narben ergaben, wurden die Durchtrennungen von Klapp durch die sog. *percutane Ligatur* ersetzt. Hier wurde die Varize durch eine Umstechung, deren Knoten über der Haut geknüpft wurde, ligiert. Eine wesentliche Verbesserung dieses Verfahrens ist in der *subcutanen Ligatur* zu sehen, die bei guter Technik kaum auffällt und höchstens einige leicht versenkte Stichstellen hinterläßt (Beschreibung später).

Und nun noch einmal zu der schwierigen Frage der *Indikation* chirurgischen Vorgehens bei der Behandlung von Krampfadern. Ganz allgemein könnte man vielleicht folgendermaßen formulieren: Die Indikation operativen Vorgehens stellt sich umso eher, je ausgedehnter die Varizen in ihrem Umfang und Kaliber sind, handele es sich nun um primäre, kompensierte oder sekundäre, dekompensierte Varizen (die Gegenindikationen sollen hier nicht ausführlicher besprochen werden, sie sind im allgemeinen die gleichen für eine Verödung wie für ein operatives Vorgehen). Ganz allgemein kann man als wichtigste Gegenindikation gegen die Verödung folgendes Postulat bzw. folgende Einschränkung geltend machen:

Exzessiv große, etwa daumenstarke Varizenkonvulute sind mit der Verödung nicht zu beherrschen. Ferner ist die Verödung wandverdickter, unter sklerotischer Haut liegender Varizen, wie bereits *Salfeld* betont hat, wenig ergiebig, wenn nicht überhaupt nutzlos.

Je ausgedehnter eine Varicosis ist, umso radikaler und minutiöser hat das chirurgische Vorgehen zu sein. Das beste *kosmetische* Ergebnis ist vom bloßen Stripping zu erwarten, denn es entsteht nur eine gut zu verbergende Narbe in der Leistenbeuge und am medialen Knöchel. Vom *funktionellen* Resultat her ist das bloße Stripping aber unbefriedigend; die abgerissenen Verbindungsvenen finden bald neue Anschlüsse, es stellen sich Rezidive ein. Das Stripping macht also die zusätzliche scharfe Ligatur von insuffizienten Vv. perforantes notwendig, und das bedingt zusätzliche Narben. Aus diesem Grund bevorzugen wir die subkutanen Ligaturen einschließlich der Unterbindung bzw. Resektion der Vena saphena magna an typischer Stelle.

Die Grenze der Verödungsbehandlung kann noch durch zwei weitere Fakten verdeutlicht werden:

1. Weder die ausschließliche perkutane oder subkutane Ligatur noch die Verödung bringt eine großkalibrige Varize, selbst wenn ein guter Verödungseffekt eintreten sollte, völlig zum Verschwinden. Dazu nötig ist ein Kollaps des Gefäßes, der nur durch die zentrale Ligatur bzw. Unterbindung der Vena saphena magna herbeigeführt wird. Da Patienten nicht nur eine Stillegung der Varizen, sondern auch deren Verschwinden wünschen, ist von einem bestimmten Kaliber ab die ausschließliche Verödungsbehandlung nicht geeignet, befriedigende kosmetische Resultate zu erzielen.

2. Manche Patienten suchen den Arzt nicht wegen der kosmetischen Entstellung bzw. wegen der Varizen als solche auf, sondern wegen eines lastenden Schweregefühls, das sie in den Beinen, besonders im Stehen, empfinden und das ihnen längeres Stehen oft völlig unmöglich macht. Dieses Schweregefühl wird auch durch gelungene Verödungen nicht beseitigt, ebensowenig durch ausschließliche perkutane oder subkutane Ligaturen. Es verschwindet aber meist schlagartig, wenn in einer sorgfältigen Operation die Vena saphena mit allen Ästen an typischer Stelle ligiert bzw. reseziert wurde. Die vollständige Ausschaltung der Vena saphena vermag also einmal einen Kollaps der Gefäßwände und ein leichteres Verschwinden zu bewirken, andererseits ist diese Operation auch geeignet, ohne zusätzliche Verödung oder subkutane Ligaturen erhebliche statische Beschwerden von Varizenträgern schnell und nachhaltig zu beseitigen.

Es gibt indessen noch eine weitere Indikation für chirurgisches Vorgehen, die sich zum Teil aus dem bisher Gesagten ergibt. Mit den nun folgenden Ausführungen hoffe ich auch der dritten Schwierigkeit ein wenig zu begegnen, die meiner Themastellung anhaftet. Es bleibt eine undankbare Aufgabe, Ihnen, den praktizierenden Dermatologen, Behandlungsmethoden vorführen zu müssen, die für Ihre tägliche Arbeit, ohne gut funktionierenden Operationssaal und die dazu nötigen Hilfsmittel, in weitem Umfang unzugänglich sind. Undankbar ist es ferner, daß ich Ihnen gewisse Grenzen der Ihnen durchaus zugänglichen Verödungsbehandlung aufzeigen muß (über die dankbarere Aufgabe der positiven Indikation der Verödungsbehandlung hat Herr Götz zu sprechen). Als kleinen Ersatz hoffe ich Ihnen nicht nur eine wichtige Indikation für gemäßigt chirurgisches Vorgehen, sondern auch dessen Anwendbarkeit unter den Bedingungen einer gut eingerichteten dermatologischen Praxis aufzeigen zu können.

Besinnen wir uns auf die Verhältnisse des Blutumlaufs und die drei Systeme von Venen an den Beinen, wie sie Herr Fischer bereits erwähnt hat. Rekapitulieren wir: in den oberflächlichen Venen bzw. Varizen werden etwa $1/_{10}$, in den tiefen Venen $9/_{10}$ des venösen Rückstroms bewältigt. Oberflächliche Varizen können also ausgeschaltet werden, wenn der Abfluß über die tiefen Venen funktioniert. Über deren Zustand müssen Sie sich freilich durch einige ebenso einfache wie wichtige Tests informieren, ehe Sie, ohne weitere Untersuchungsmaßnahmen, die Verödung vornehmen. Sie dürfen die oberflächlichen Varizen sogar dann veröden, wenn insuffiziente Vv. perforantes (communicantes) vorliegen. Eine gewisse Vorsicht ist jedoch geboten an den Stellen oder in der unmittelbaren Nähe insuffizienter Vv. perforantes.

Da diese Verbindungsvenen insuffiziente Klappen haben, kann hier injiziertes Verödungsmittel leichter in die tiefen Venen gelangen, was vermieden werden sollte. Die Gefahr einer tiefen Thrombose ist vielleicht deshalb nicht so groß, weil der Blutstrom in der Tiefe wesentlich schneller fließt und eine rasche Verdünnung des Verödungsmittels eintritt. In insuffizienten Verbindungsvenen mit zerstörten Klappen und erweitertem Kaliber gelangt Verödungsmittel auch leichter in die Tiefe aus folgendem Grund: der Injektionsdruck, vor allem bei der Airblockmethode, bei der schnell und unter hohem Druck injiziert wird, ist wesentlich größer als die mögliche paradoxe Strömungsgeschwindigkeit von den tiefen Venen nach peripher. Der Züricher Röntgenologe *Decoppet* hat bereits in den fünfziger Jahren nachgewiesen, daß nach regelrecht durchgeführten Verödungen im Bereich der Vena saphena magna schon nach Wochen klinisch womöglich stumme Thrombosen bzw. ungewollte Verödungen im Bereich der tiefen Venen nachweisbar sind. Im allgemeinen werden diese Thrombosen zwar wieder symptomlos rekanalisiert, sie können aber ebenso Jahre später zu den Erscheinungen des postthrombotischen Syndroms führen, ohne daß es dann noch möglich wäre, eine vorausgegangene Verödungsinjektion für dieses Ereignis verantwortlich zu machen. Selbst wenn die Injektion in die Einmündungsstelle der insuffizienten Venae perforantes ohne Gefahr vorgenommen werden könnte, bleibt zu bezweifeln, ob diese Stellen einer dauerhaften Verödung zugänglich sind. Von hier gehen nämlich in den meisten Fällen die späteren Rezidive aus, weil die Thromben nicht genügend ausgebildet sind und durch den paradoxen Blutstrom, von der Tiefe nach der Oberfläche hin, allmählich ausgehöhlt werden und auch ein anfänglich gut sklerosiertes Gefäß wieder rekanalisieren können. Man muß also damit rechnen, daß die Einmündungen insuffizienter Vv. perforantes durch die Verödungstherapie nicht mit genügender Sicherheit zu beherrschen sind. Um diese Quelle sicherer Rezidive zuzuschütten, sind operative Maßnahmen geeigneter. Das bloße Stripping, d. h. das Abreißen der Vena saphena an den insuffizienten Verbindungsstellen, genügt ebenfalls nicht, weil die abgerissenen Stümpfe der Venae perforantes bald wieder Anschluß an sich neu entwickelnde Varizen finden. Die beiden operativen Möglichkeiten der Ausschaltung dieser rezidivgefährdeten Stellen sind folgende:

1. die gründliche, scharfe Ligatur und Abtrennung der insuffizienten Verbindungsvene von der V. saphena, sei es mit oder ohne Stripping; und

2. die subkutane Ligatur nicht der Vv. perforantes selbst (das gelingt überraschenderweise kaum mit der nötigen Sicherheit), sondern unmittelbar oberhalb und unterhalb dieses Abgangs von der Vena saphena. Diese Methode ist halbradikal und nicht so sicher wie radikales chirurgisches Vorgehen, aber sie ist risikolos und deshalb besser als das Belassen dieser rezidivgefährdeten Stellen oder der meist unzulässige Verödungsversuch.

Hier findet sich also sogar eine Methode, die auch dem praktischen Dermatologen bei einigem Geschick zur kleinen Chirurgie zugänglich ist. Zuvor aber: *wie diese insuffizienten Vv. perforantes lokalisieren?* Das ist sehr einfach und benötigt meist keine Röntgenkontrastdarstellung des gesamten Venensystems, d. h. keine Venographie. Da in den klappeninsuffizienten Vv. perforantes ein paradoxer Blutstrom herrscht, d. h. von der Tiefe nach peripher, sind diese Stellen in Form einer knopfartigen Vorwölbung, einer *Varizenhernie*, wie ich das nennen möchte, meist schon klinisch sichtbar. Sie werden noch deutlicher durch den Wickeltest nach *Mahorner-Ochsner* bzw. das Verfahren nach *Pratt*, bei dem in dem zwischen den beiden abrollenden Binden freibleibendem Hautstück diese Varizenhernien deutlich zum Vorschein kommen. Die dann prolapsartig vortretenden Einmündungen insuffizienter Vv. perforantes in die V. saphena lassen sich gut markieren. Mit Hilfe dieser Markierung ist die subkutane Ligatur knapp darüber und darunter leicht.

Noch einige Worte zur *Technik der subkutanen Ligatur:* das Prinzip ist einfach. Der erste Stich mit einer kräftigen Dreikantnadel und starkem Nylonfaden wird tief unter der Varize durchgeführt (deren Anstechen ist nicht gravierend, es verdirbt nur die Übersicht); der gegensinnige Stich wird durch die gleichen Stichstellen über der Varize, also subkutan, geführt. Die verschiedene Richtung der Stichführung bringt es mit sich, daß beim zweiten oft etwas Cutis mitgefaßt wird, wodurch eine kleine, meist bleibende Einsenkung entstehen kann. Um den Knoten leichter verschwinden zu lassen, wird der sog. Zügel an die Gegenseite der Knüpfstelle durch den ligierenden Faden geführt; der Zügel gestattet, den fertigen Knoten durch die Stichstelle unter die Haut zu ziehen. Zur Erlernung einer exakten Technik, die keine Einziehungen hinterläßt, ist etwas Übung erforderlich. Vor allem sollte man die Varize samt subkutanem Fett (nicht Muskulatur) kräftig anheben, um beim Stich nichts anderes als das subkutane Gewebe zu erfassen. Auch die Kenntnis der Anatomie ist notwendig; man darf vor allem in der Nähe des Fibuläköpfchens den Nervus fibularis nicht erfassen. Das Anstechen von Varizen, durch falsche Einschätzung ihres Kalibers, ist nicht von Bedeutung; wichtig ist zu wissen, was allgemein auch nicht genügend bekannt ist, daß auch das bloße Anstechen einer Varize mitunter zu einer guten Sklerosierung führt.

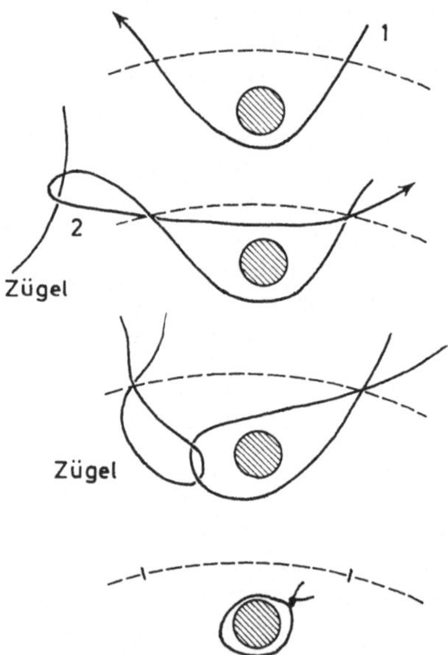

Abb. 1.   Die Technik der subkutanen Ligatur

Die Technik der subkutanen Ligatur erlaubt also, auch unter den Bedingungen einer dermatologischen Praxis, den rezidivgefährdeten Stellen insuffizienter Vv. perforantes sicherer als mit der Verödung beizukommen. Die Frage bleibt freilich, ob nicht doch die zusätzliche Ligatur und Resektion der V. saphena notwendig werden. Der Erfolg der zusätzlichen Ligatur der V. saphena ist in jedem Fall weit besser als die Verödung und die subkutane Umstechung allein; einmal was das sofort zusammenfallende Kaliber der Varizen anlangt, zum anderen, was die oft erheblichen statischen Beschwerden der Patienten betrifft, von denen bereits die Rede war.

Die Behandlung von Krampfadern ist weder ausschließlich dermatologische noch ausschließlich chirurgische Domäne. Sachliches Abwägen des erforderlichen Vorgehens und kritische Beurteilung der Erfolge und Mißerfolge sollten den jeweils angezeigten Methoden ihr Recht geben, ohne Ausschließlichkeitsanspruch. Die bis zu einem gewissen Grad indizierten und auch erfolgbringenden Methoden der Verödung bedürfen jedoch in einer Reihe von Fällen, vor allem in den schweren, eine Ergänzung durch chirurgisches Verfahren, wobei sicher Grad und die Dauer des Erfolges von der Radikalität des chirurgischen Vorgehens abhängen. Verödung und operative Maßnahmen sollten nicht eine Sache der Weltanschauung oder emotioneller Fixierung sein, sondern sie sollten einander ergänzen, wobei der niedergelassene Dermatologe sich darüber bewußt sein sollte, daß auch ihm in gewissem Umfang chirurgische Maßnahmen in seiner Praxis zur Verfügung stehen.

Hans Götz

Indikationen zur Verödungsbehandlung der Varizen

Nach der neuen Weiterbildungsordnung für den Facharzt für Haut- und Geschlechtskrankheiten ist der Erwerb von Kenntnissen über den varikösen Symptomenkomplex zwingend vorgeschrieben. Ich darf hier gleich bemerken, daß in den letzten Jahren diese Bezeichnung dem Begriff der chronisch-venösen Insuffizienz subsummiert wurde. Indessen geht eine Varize nicht in jedem Fall mit einer venösen Insuffizienz einher, andererseits eine venöse Insuffizienz nicht immer mit einer Varizenbildung.

Dem Patienten sind diese feinen Unterschiede natürlich nicht geläufig, sondern jeder der anwesenden Kollegen weiß, daß der Varizenträger das Sprechstundenzimmer nicht selten bereits mit der fertigen Diagnose betritt: „Herr Doktor, ich leide an Krampfadern". In einem solchen Falle muß der Arzt prüfen, ob es sich wirklich um Varizen handelt, die der Behandlung zugänglich sind. Positivenfalls hat er bei bestimmten Kranken mögliche Vorurteile gegen eine Verödungstherapie abzubauen. Im Zweifelsfall sollte man allerdings lieber auf die Verödung verzichten, denn so mancher mißtrauische Patient ist heute geneigt — gefördert durch falsch verstandene populär-medizinische Aufklärungsschriften — auch abwegige Komplikationen nur allzu rasch der Venenverödung anzulasten.

Um meiner Aufgabe gerecht zu werden, das Pro und Kontra bei der Indikation zur Varizenverödung darzustellen, bedarf es zwecks besseren Verständnisses der kurzen Er-

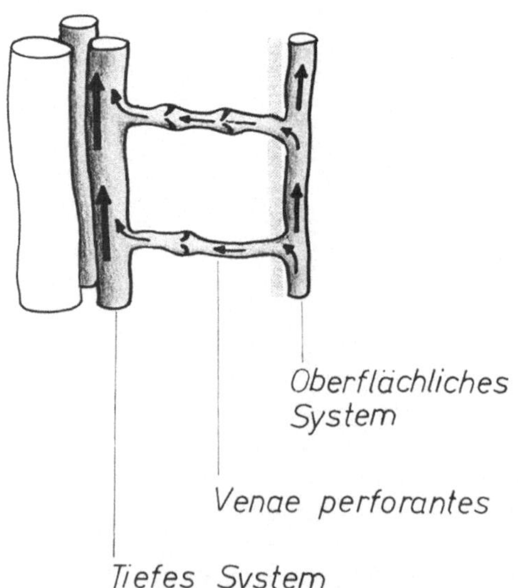

Abb. 1. Die drei wesentlichen Venensysteme der unteren Extremitäten

wähnung einiger anatomischer und physiologischer Grundkenntnisse, die wir über den varikösen Symptomenkomplex besitzen.

Der Rückfluß des Blutes zum rechten Herzen aus den unteren Extremitäten wird im wesentlichen durch drei Venensysteme gewährleistet (Abb. 1).

Wir erkennen in der Abb. 1 ein oberflächliches System, das vor allem die Venae saphena magna und parva und ihre Abzweigungen erfaßt, ein tiefes System, gebildet von den Venae tibialis, fibularis, poplitea und femoralis, und ein Quersystem in Form von Verbindungswegen aus der Tiefe des Beines zur Oberfläche, dargestellt durch die Venae perforantes. Alle diese Venen besitzen mehr oder weniger zahlreiche Klappen, die unter normalen Verhältnissen eine Ventilfunktion ausüben. Während aber das oberflächliche Venensystem die Aufgabe hat, das Blut nur aus der Haut abzuleiten, was etwa 10 bis 20% der Gesamtblutmenge einer Extremität ausmacht, erfolgt der Abtransport des Restblutes (80 bis 90%) über das tiefe Venensystem. Mittler sind hier die schon zitierten Venae perforantes, von denen es am Unterschenkel etwa 160 bis 180 gibt. Ihnen kommt, wie wir schon hörten, eine überragende Bedeutung für die Pathogenese der venösen Durchblutungsstörungen zu.

Zwei Symptome sind es, die dem weniger Erfahrenen zeigen, wo sich insuffiziente Venae perforantes entwickelt haben. Gegenüber der Einmündungsstelle einer solchen Verbindungsvene in das oberflächliche Gefäß bildet sich eine unterschiedlich dimensionierte, durchschnittlich fingernagelgroße Vorwölbung aus, die am besten beim stehenden Patienten hervortritt. Man hat ihr die englische Bezeichnung „blow out" gegeben, weil die Haut an dieser Stelle wie aufgebläht erscheint. Zur richtigen Diagnose gehört aber noch ein zweites Zeichen, das wir besser am liegenden Patienten nachweisen. An der Stelle des „blow out" tastet man ein deutliches Loch, eine Muskelfaszienlücke, die sich oft wie ausgestanzt anfühlt und meist auch druckschmerzhaft ist. Durch eine Phlebographie lassen sie sich übrigens genau lokalisieren, was möglicherweise vor operativen Maßnahmen geboten erscheint.

Das Prinzip der Verödung einer Vene besteht darin, durch Injektion eines bestimmten Mittels artifiziell eine Entzündung der Gefäßwand auszulösen. Die provozierte Phlebitis oder Thrombophlebitis führt zum erstrebten Ziel der Verklebung der Intima. Ein ideales Verödungsmittel sollte daher die folgenden Eigenschaften besitzen:

1. Gute Endothelaffinität
2. Mangelnde Toxizität
3. Gleichbleibende Wirkung
4. Geringgradige Allergenpotenz.

In den letzten Jahren scheint mir das Äthoxysklerol diesen Forderungen nahe zu kommen. Auf Feinheiten der Technik will ich nicht eingehen, nur seien kurz einige Punkte hervorgehoben, die sich mir als beachtenswert erwiesen haben:

1. Injektionsnadeln mit größerem Lumen lassen die Gefahr intraarterieller Injektion eher vermeiden.
2. Beim stehenden Patienten einstechen, beim liegenden in die weitgehend leere Vene injizieren.
3. Vorzugsweise im Abstand einer Woche an 2 bis 3 weit auseinander liegenden Stellen kleine Mengen des Verödungsmittels in einer Sitzung applizieren.
4. Niemals mit angelegter Staubinde injizieren. (Gefahr des Eindringens der Verödungsflüssigkeit in die tiefen Venen.)
5. Stets Kompressionsverband anlegen (kann man nachts abnehmen).
6. Keine Bettruhe.

Voraussetzung für eine erfolgreiche Injektionstherapie ist die genaue Untersuchung des Kranken. Am besten tastet man die Beine am stehenden Patienten von distal nach proximal ab und zeichnet die stärksten Venenkonvolute, insbesondere aber die Stelle des „blow out", auf. Die Durchführung der Tests nach Trendelenburg (Prüfung der Klappeninsuffizienz des Saphenasystems) und nach Perthes (Prüfung der Durchgängigkeit der tiefen Venen) wird von manchem erfahrenen Arzt nicht für unbedingt notwendig erachtet, doch pflege ich sie schon aus forensischen Gründen vor Beginn einer jeden Verödungstherapie anzustellen.

In der Mehrzahl der Fälle ist für den Enderfolg einer Varikosisbehandlung die Ausschaltung der insuffizienten Venae perforantes wichtig. Bei der chronisch-venösen Insuffizienz sind wir daher bemüht, diese kritischen Stellen aufzudecken und zu beseitigen. Aufgrund ihrer besonderen anatomischen Lage und ihres funktionellen Verhaltens (Rückwirkung durch die Muskelpumpe) gelingt das keineswegs leicht durch eine Sklerosierungstherapie. Man kann schon zufrieden sein, wenn der Thrombus in das Lumen des Verbindungsrohres von der oberflächlichen zur tiefen Vene hineinreicht und so eine Rekanalisierung erschwert wird (Abb. 2).

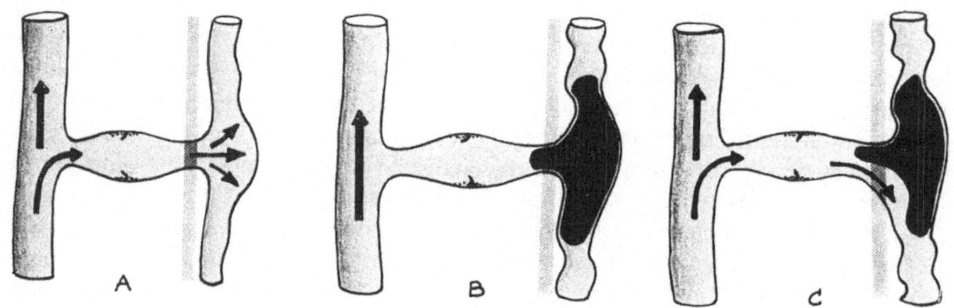

Abb. 2.   „Blow out"-Effekt bei insuffizienter Vena perforans und Verödungsergebnisse
A) „Blow out"-Effekt bei insuffizienter Vena perforans
B) Befriedigender Sklerosierungseffekt mit einem in das Lumen der Vena perforans reichenden Thrombus
C) Sklerosierung mit beginnender Rekanalisation

Wenn ich über die Indikationen zur Varizenverödung spreche, so möchte ich hervorheben, daß dieses Verfahren segensreich wirkt (immer richtige Technik und Anzeige vorausgesetzt), ich aber nicht von missionarischem Eifer erfüllt bin. Die konstitutionelle Minderwertigkeit des Bindegewebes des Varizenträgers können wir nicht ändern. Daher ist die Wahrscheinlichkeit eines Rezidivs stets zu bedenken und der Patient entsprechend aufzuklären. Auch sind nicht alle Beinbeschwerden, die der Patient vorträgt, auf Varizen zurückzuführen. Häufigere andere Ursachen sind statische Anomalien, arterielle Durchblutungsstörungen oder gar Polyneuritiden.

Wir unterscheiden die konstitutionellen, durch Bindegewebsschwäche der Gefäßwand bedingten, klappeninsuffizienten primären Varizen von den sekundären, für deren Entwicklung entzündliche Prozesse in der Wand der tiefen Venen von entscheidender Bedeutung sind (Phlebitis und Thrombophlebitis). Durch den meist vorübergehenden Verschluß einer tiefen Vene wird das Blut über die Venae perforantes in die Hautvenen abgeleitet. Durch Überlastung nehmen sie bleibenden Schaden. Klappeninsuffizienz ist also die Folge der Überdehnung des Venenrohres, aber auch von Schrumpfungsvorgängen bzw. postthrombotischer Zerstörung der feinen Klappenblättchen.

Als besonders dankbar für eine Verödungstherapie erweisen sich die primären Venen des oberflächlichen Saphenasystems ohne Ödem, bei denen durch Dehnung der Gefäßwände und Klappeninsuffizienz die vorspringenden mächtigen Varizenkonvolute meist beeindruckend sind. Der Rückfluß des Blutes zum Herzen erfolgt indessen über die tiefen Venen reibungslos. Die Bekämpfung dieser Form der Varikosis empfiehlt sich aber nicht nur aus kosmetischen Gründen, sondern weil allmählich durch Verlangsamung des Blutstromes die Gefahr der Phlebitis wächst. Auch wird die Neigung zu Schmerzen, Schweregefühl und Ekzem gefördert. Die Stammvarikosis der Vena saphena magna wird von vielen Autoren als Domäne operativen Vorgehens angesehen. Schneider hat indessen aufgrund phlebographischer Aufnahmen darauf aufmerksam gemacht, daß eine isolierte Stammvaricosis der Saphena nur vorgetäuscht sein kann, in Wirklichkeit die Hauptvene aber gestreckt verläuft und nicht erweitert ist. Nur die Zweigvenen des extrafaszialen Netzes sind also varikös entartet (bevorzugt der Ramus posterior der Vena saphena magna). In einem solchen Falle wäre also nicht die Operation, sondern die Verödung die richtige Entscheidung für die Therapie.

Sekundäre Varizen veröden wir gleichfalls, nachdem wir uns zuvor von der Durchgängigkeit des tiefen Venensystems überzeugt haben. Wenn tiefe Venen durch vorausgegangene Thrombophlebitis mit späterer Lumenverkleinerung und Klappeninsuffizienz erkrankt sind, erhebt sich aber die Frage, ob sekundäre extrafasziale Varizen überhaupt verödet werden sollen. Im allgemeinen darf man sie wohl bejahen, weil erfahrungsgemäß noch genügend Gefäße des Saphenasystems zur Verfügung stehen, die den Rücktransport des Blutes zum Herzen gewährleisten. Die Erfahrung lehrt jedenfalls, daß die streckenweise Sklerosierung auch nur der mit den Venae perforantes in Verbindung stehenden oberflächlichen Leitvenen sich oft schon auf die Heilung einer chronisch-venösen Insuffizienz günstig auswirkt, wenn man auch versuchen soll, die Verbindungsvene möglichst direkt zu erreichen. Die zusätzliche Kompression muß dabei so stark sein wie der Gegendruck des nach extrafaszial gepreßten Blutstromes. Da die Perforantes nicht mehr normal durchströmt werden, ja der Blutstrom in unphysiologischer Weise aus der Tiefe nach außen gedrückt wird, besteht bei der Injektion die Gefahr einer Schädigung der tiefen Venen bzw. der Klappen praktisch nicht. Empfehlenswerterweise sollten aber nur kleine Mengen (etwa 0,5 ml des Äthoxysklerol) des Verödungsmittels injiziert werden.

Bisweilen liegt unter einem Ulcus cruris direkt das Ostium einer Perforansvene. Hier kann man in Ulcusnähe versuchen, Teilstücke vorhandener Varizen zu veröden, oder aber durch Kompression zunächst eine Abheilung des Geschwürs zu erreichen. Die Sklerosierung schließt sich dann an. Zur Erzielung eines Dauererfolges ist die endgültige Ausscheidung der Perforansvene erforderlich. In manchen Fällen ist allerdings ein operativer Eingriff (z.B. Ligatur) unumgänglich.

Im allgemeinen stellen aber durch chronisch-venöse Insuffizienz entstandene Ulcera cruris nach Abklingen des Ödems (andere Folgen sind Venenwandverkalkung, Sklerosierung des Gewebes, Pigmentierung) dankbare Objekte für die Verödungstherapie dar. Voraussetzung ist selbstverständlich immer die zuverlässige Abklärung der Genese des vorliegenden Ulcus. Die überwiegende Mehrzahl aller Beinulcera entwickelt sich auf dem Boden einer chronisch-venösen Insuffizienz (etwa 85 bis 90 %). Davon machen die rein varikösen Geschwüre etwa 40 %, die postthrombophlebitischen 60 % aus. Die arteriell bedingten Ulcerationen betragen höchstens 5 %. Den restlichen Geschwüren liegen Diabetes, Infektionen, maligne Tumoren, infizierte Traumen, Artefakte oder Systemerkrankungen des Organismus zugrunde. Erschreckend auf den Patienten wirken plötzlich einsetzende Krampfaderblutungen. Um die nicht seltenen Rezidivblutungen zu vermeiden, empfiehlt sich die Verödung des zuführenden Teiles der geplatzten Vene.

In der folgenden Tab. 1 sind die Indikationen zur Verödung von Gefäßen aufgezählt.

Alle Varizen können verödet werden, vorausgesetzt, sie sind nicht Teil des Umgehungsweges eines Kollateralkreislaufes. Manche Autoren empfehlen bei den sich schluchtartig anfühlenden, im Gewebe eingemauerten Canyon-Venen operatives Vorgehen. Ein Versuch der Verödung sollte aber gemacht werden. Die Beseitigung der Teleangiektasien

Tabelle 1.   Indikationen zur Sklerosierungstherapie

1. Primäre Varizen (konstitutionell bedingt)
2. Sekundäre Varizen (bei Durchgängigkeit der tiefen Venen)
    zu 1. und 2.
    a) retikuläre Varikosis
    b) ulcusnahe Varizen
    c) Canyon-Varizen
3. Besenreiservarizen
4. Gefäße der Corona phlebectatica paraplantaris
5. Symptomatische Teleangiektasien
6. Essentielle Teleangiektasien
7. Subepidermale Angiektasien

durch intracutan gesetzte Quaddeln mit Äthoxysklerol bleibt gleichfalls einem Versuch vorbehalten. Sie zu verlöten gelingt aber leichter, wenn einzelne Gefäße schon so weit sind, daß man eine kleinkalibrige Kanüle einführen kann. Bei subepidermalen Angiektasien, besonders wenn sie sich durch ein stärkeres rötliches Colorit auszeichnen, handelt es sich eher um arterio-venöse Anastomosen der Haut. Aus diesem Grunde sind die Verödungsresultate nicht selten unbefriedigend.

Bekanntlich entfalten die Verödungsmittel ihren Effekt am besten an den Stellen, wo bereits eine geschädigte Intima vorliegt. Diese Medikamente wirken etwa im selektiven Sinne. Eine zielstrebig durchgeführte Sklerosierung der Varizen, in Verbindung mit Kompressionsverbänden, führt erwartungsgemäß zu einer gesteigerten Strömungsgeschwindigkeit bzw. einem erhöhten arteriellen Blutangebot, was eine Normalisierung des Stoffwechsels des Gewebes und damit die Heilung begünstigt. In diesem Sinne wirkt sich auch die resultierende Minderung des Gewebsdruckes, verbunden mit gesteigerter Resorptionskraft, positiv aus.

Die Indikation zur Verödungstherapie erfordert, daß bestimmte Voraussetzungen erfüllt sind. Entfallen diese, so unterscheiden wir zwischen absoluten und relativen Kontraindikationen. In den Tab. 2 und 3 sind diese Gegenanzeigen zusammengestellt.

Tabelle 2.   Absolute Kontraindikationen zur Sklerosierungstherapie

1. Akute Thrombophlebitis der tiefen Beinvenen
2. Ausgeprägtes Stauungsödem
3. Bettlägerigkeit
4. Hepatopathien, Nephropathien, Herzleiden
5. Fieberhafte Infektionen des Patienten
6. Hautinfektionen des Beines
7. Akute allergische Zustände
8. Blutabflußbehinderungen (z.B. durch Tumoren)
9. Konsumptionskrankheiten
10. Allgemeine Arteriosklerose mit Hypertension

Das Verbot der Injektion venensklerosierender Mittel bei akuter Thrombophlebitis mit ihrem, wenn auch meist passageren Verschluß tiefer Venen versteht sich von selbst. Die Gefahr liegt aber im Übersehen unterschwelliger latenter Thrombosen, weshalb die Voruntersuchung besonders auf diesen Umstand achten sollte. Vorzugsweise ist nach überstandener Thrombophlebitis mindestens 12 bis 18 Monate zu warten, bevor man mit der Verödungstherapie beginnt. Bei einem auch durch längere Kompression nicht zu beseitigenden Ödem sehe ich von der Sklerosierungstherapie überhaupt ab. Durch längeres Liegen im Bett erhöht sich die Thrombosegefahr erheblich. Alle Prozesse, welche die Resistenz des Organismus reduzieren, verbieten eine Verödungstherapie, weil letztere zur zusätzlichen Minderung der Abwehrkräfte führt. Um einen möglichen Hinweis auf latente Schäden zu erhalten, sollte vorher zumindest die Blutsenkungsgeschwindigkeit geprüft werden.

In Tab. 3 gebe ich die relativen Kontraindikationen zur Sklerosierungstherapie wieder.

Tabelle 3. Relative Kontraindikationen zur Sklerosierungstherapie

1. Arterielle Durchblutungsstörungen
2. Diabetes
3. Hohes Alter
4. Schwangerschaft
5. Nässendes Beinekzem
6. Asthma bronchiale

Arterielle Durchblutungsstörungen können bekanntlich in außerordentlich wechselnder Intensität auftreten, was prima vista nicht immer zu erkennen ist. Bei reduzierter arterieller Durchblutung eines Gewebes kann das Sauerstoffangebot in der Peripherie gerade noch ausreichen, um manifeste Schäden zu verhindern. Eine zusätzliche Belastung, wie sie durch eine künstlich ausgelöste Phlebitis nicht ausbleibt, kann aber zum Zusammenbruch des Stoffwechsels unter Umständen bis zur Nekrose führen. Daher ist vor Einleitung einer Verödungstherapie auch immer die Prüfung auf normale arterielle Durchblutung in der Peripherie erforderlich, was durch Abtasten der Fußpulse und gegebenenfalls Anstellung der Lagerungsprobe nach Ratschow erfolgen kann. Bei Ruheschmerz in den Beinen ist auf die Verödung zu verzichten.

In der Literatur gehen die Meinungen auseinander, ob in der Gravidität eine Varizenverödung erfolgen soll oder nicht. Nicht selten ist man überrascht, wie schnell sich eine Varikosis nach der Entbindung zurückbildet. Als Faustregel kann gelten, vor allem wenn aufgrund hereditärer Disposition mit bleibender Varikosis zu rechnen ist, nicht in den ersten drei und nicht im letzten Schwangerschaftsmonat zu veröden. Nässende Beinekzeme führe ich nur deshalb als relative Kontraindikation an, weil die Gefahr einer Infektion nicht ausgeschlossen ist. Nach Besserung des Ekzems bestehen aber keine Bedenken mehr gegen eine Verödung. Jedes Asthma bronchiale stellt eine Kreislaufbelastung dar. Nicht selten liegt auch bei solchen Patienten eine vegetative Labilität vor, so daß die Entscheidung, ob sklerosiert werden soll oder nicht, nur individuell gefällt werden kann. Eine Probeinjektion mit 0,5 ml Äthoxysklerol sollte aber nicht nur in solchen Fällen indiziert sein, da ja bekanntlich jeder Patient individuell reagiert. Ich pflege sie daher bei allen zur Verödungstherapie geeigneten Kranken vorzunehmen. Die Frage, ob eine Antikoagulantien-Therapie eine Kontraindikation darstellt, möchte ich verneinen.

Wir schließen unsere Ausführungen mit den Vor- und Nachteilen der Verödungstherapie der Varizen und stellen sie in der Tab. 4 gegenüber.

Unserer Auffassung nach überwiegen die Vorteile der ambulanten Verödungstherapie der Varizen. Aufgabe des Spezialisten ist es nun, bei bestimmter Sachlage seine therapeutischen Grenzen zu erkennen und gegebenenfalls andere Disziplinen zur Weiterbehandlung heranzuziehen.

Tabelle 4. Vor- und Nachteile der Sklerosierungstherapie der Varizen

Vorteile
1. Schonung gesunder Venenabschnitte
2. Geringfügigkeit des Eingriffs
3. Beliebige Wiederholungen
4. Bettruhe nicht erforderlich
5. Nach Kompression und Herumwandern keine Schmerzen
6. Arbeitsfähigkeit bleibt erhalten

Nachteile
1. Begünstigte Rekanalisation im Bereich der Vena saphena magna-Mündung
2. Schlechte Erfassung der Kollateralvenen
3. Längere Dauer der Behandlung
4. Reaktion der Venae perforantes unzuverlässig

Hans Kresbach

Die Capillaritis alba

Als „Capillaritis alba" wird im deutschsprachigen Schrifttum seit etwa 20 Jahren mitunter eine Affektion im Bereich distaler Beinregionen bezeichnet, deren Erstbeschreibung als „Atrophie blanche" auf Milian (1929) zurückgeht. Offensichtlich identische Fälle wurden seinerzeit auch von Gottron als „Spontanatrophie über Varizen bzw. beim varikösen Symptomenkomplex" herausgestellt. Dieses keineswegs seltene Krankheitsbild hat im Lauf der Zeit recht unterschiedliche Deutungen erfahren. Nach Milian — der übrigens schon von Anfang an auf die häufige Koinzidenz mit dem „varikösen Symptomenkomplex" hingewiesen hatte — handelte es sich um einen chronischen Entzündungsprozeß mit Beteiligung feinster Hautgefäße im Rahmen von Syphilis, Tuberkulose und anderen Infektionskrankheiten. Ein neuer Akzent wurde wenig später von Gougerot und Touraine gesetzt, die eine primäre Capillaritis für das Entscheidende hielten und die Atrophia alba als sklerosierende und atrophisierende Sonderform der großen Gruppe ihrer chronischen Capillaritiden einordneten. Die weitere Entwicklung brachte — wenn auch nicht allgemein und insgesamt eher zögernd — eine Zuordnung zu den Hautveränderungen der chronisch-venösen Insuffizienz (Grimmer, Hauser, Santler, Schneider und Fischer u.a.m.). Die rein deskriptive Anwendung des Terminus „Atrophia alba" kann allerdings — wie auch Literaturbeispiele aus jüngster Zeit zeigen — immer wieder zur Verwischung nosologischer Grenzen führen. Unserer Meinung nach stellt die Atrophia alba aber nicht nur eine morphologische, sondern auch eine nosogenetische Entität dar. Auf offensichtlich vorkommende vereinzelte Ausnahmen sei mangels eigener Erfahrungen hier nicht eingegangen.

Klinisch handelt es sich um spontan entstandene, schmerzlose, scharf und unregelmäßig begrenzte, weißlich-perlgraue bzw. elfenbeinfarbene glänzende skleratrophische Hautläsionen. Sie finden sich vor allem in der (medialen) Knöchelregion und an den Fußrücken, seltener im distalen (prätibialen) Unterschenkelbereich. Die meist symmetrischen Läsionen können als einzelne oder multiple linsen- bis kinderhandtellergroße Plaques oder — entsprechend dem Typ segmentaire von Milian — in großflächiger Ausbildung auftreten. Das klinische Bild ist insgesamt recht vielgestaltig. In reiner Form tritt es uns namentlich bei den umschriebenen Formen entgegen. Die rundlichen oder auch bizarr geformten eingesunkenen skleratrophischen Plaques sind zumeist von Pigmentsäumen bzw. purpurisch-teleangiektatischen Veränderungen umgeben. Ihre Oberfläche kann mit petechialen Teleangiektasien bzw. angiomartigen und auch gelblich-bräunlichen Knötchen besetzt sein, wodurch mitunter ein buntscheckiger mosaikartiger weißlich-rotbrauner Gesamtaspekt entsteht. Kleinste angiomartige Gebilde und hämorrhagische oder bräunliche Papeln können einen geschlossenen Herd auch unterteilen und zu einer sog. sekundären Retikulierung führen. Andere Fälle wiederum zeigen primär eine retikuläre Anordnung streifiger oder rillenförmiger Skleratrophien, zwischen denen sich Pigmentierung, Hämorrhagien, Teleangiektasien und bisweilen angiomatöse und bräunliche Papeln finden. Bei langer Bestandsdauer tritt die purpurisch-teleangiektatische und knötchenförmig-proliferative Note deutlich zurück und das Bild ähnelt dann durchaus einer (atrophischen) Narbe. Eine eindeutige Abgrenzung der segmentalen Formen von der flächenhaften straffen Atrophie des venösen Stauungssyndroms ist zweifellos nicht immer möglich. Unserer Erfahrung nach handelt es sich bei den etwas problematischen segmentalen Formen zunächst stets um retikuläre Erscheinungsbilder.

Über die klinischen Frühphasen ist naturgemäß wenig bekannt. Wahrscheinlich handelt es sich um — manchmal düsterrote — erythematös-teleangiektatische bzw. hämorrhagisch-pigmentäre Flecke. (Niemals kommt es aber bei der Purpura pigmentosa progressiva zu einer „Atrophia alba"!) Als exquisiter „*Status präulcerosus*" neigt die Atrophia alba mit großer Häufigkeit zur oft sehr plötzlichen Exulceration. Diese kündigt sich nicht selten durch entzündliche Veränderungen im Herdbereich und einen purpurfarbenen Saum an. Als Anstoß zur Geschwürsbildung dürften schmerzhafte Mikrophlebitiden eine Rolle spielen. Entweder handelt es sich um solitäre bzw. multiple — und später eventuell konfluierende — Mikroulcera oder von vornherein um größere flächenhafte Geschwüre. Beide Geschwürstypen zeichnen sich durch außerordentliche Schmerzhaftigkeit und Therapieresistenz aus.

Folgende *klinische Hinweise* erscheinen uns wesentlich: 1. Die Atrophia alba ist keinesfalls Narbe nach einem Geschwür. 2. In der nächsten Umgebung der Läsionen findet man häufig erweiterte Hautvenen, manchmal auch als polsterartiges variköses Geflecht unter dem Herd. 3. Bei allen unseren Fällen bestanden gleichzeitig — allerdings in sehr unterschiedlicher und oft nur diskreter Ausprägung — Hautmanifestationen einer chronisch-venösen Insuffizienz. Besonders bevorzugt war dabei die Kombination Atrophia alba und Corona phlebectatica paraplantaris. 4. Bei allen unseren Fällen ließ sich die Existenz einer chronisch-venösen Insuffizienz, vorwiegend auf postthrombotischer Basis, durch Anamnese und entsprechende Untersuchungsergebnisse auch tatsächlich erhärten. 5. Die Atrophia alba scheint häufiger bei Frauen (im mittleren Lebensalter) als bei Männern aufzutreten. 6. Korrelationen mit Diabetes mellitus, Hypertonie, organischen arteriellen Durchblutungsstörungen, Hyperlipidämie, Gerinnungsstörungen, Kollagenosen und allergischen Krankheiten ließen sich in unserem Krankengut bisher nicht aufdecken. Wahrscheinlich bedürfen aber diesbezüglich Hypertonie und Hyperthyreose beim weiblichen Geschlecht einer näheren statistischen Analyse. 7. Die klinische Differentialdiagnose hat zunächst einerseits Ulcusnarben und andererseits vitiliginöse Depigmentierungen im Rahmen einer chronisch-venösen indurativen Stauungsdermatose zu berücksichtigen.

Und nun zum *histologischen Bild*. Unsere Befunde stützen sich auf 22 Fälle (7 Männer im Alter von 25 bis 76 Jahren und 15 Frauen im Alter von 45 bis 81 Jahren). (Zum Vergleich wurden 28 Fälle mit Stasisdermatitis und als Kontrolle die Unterschenkelhaut von 10 Hautgesunden untersucht.)

Offensichtliche *Frühstadien* zeigen — neben fakultativen Epidermisveränderungen — im oberen Corium (verdichtete Kollagenfasern, verminderte und teils fragmentierte Elastica) eine Vermehrung der Capillaren mit Endothelzellschwellung. Pericapillär und teils auch ohne Gefäßbezogenheit liegen wechselnd dichte Infiltrate aus lymphoiden Zellen, Fibroblasten, Histiocyten und eosinophilen Granulocyten vor. Auch zahlreiche Mastzellen sind nachzuweisen (ziegel- bzw. kirschrotes Reaktionsprodukt mit Naphthol-AS-D-Chloracetat-Esterase; Methode nach Leder). In der Capillarumgebung finden sich oft „wolkige" Erythrocyten-Extravasate. Die *typische Atrophia alba* zeigt eine verschmälerte Epidermis mit Hyperkeratose und völlig verstrichenen Reteleisten. Im Corium findet sich eine höhergradige Fibrose und Sklerose. Nahezu konstant nachweisbar und deshalb diagnostisch bedeutsam ist eine gruppiert angeordnete Capillarsprossung. Häufig beträchtlich proliferierte, teils epitheloid- und teils spindelzellige Endothelzellen bilden da und dort gut geformte capillare Gefäße, die durch perivasculäres fibrotisches Bindegewebe zu „Läppchen" zusammengefaßt werden. Neben diesen Capillarproliferationen von angiomatösem Aspekt werden auch scharf abgesetzte Ansammlungen von dicht aneinanderliegenden ektatischen capillaren Gefäßen mit flachem Endothel beobachtet.

Durch die starke alkalische Phosphatase-Aktivität der Endothelzellen lassen sich die dynamischen morphologischen Veränderungen im Capillarbereich sehr gut markieren (Methode nach Gomori mit Na-β-Glycerophosphat als Substrat). Elektronenmikroskopisch zeigten die Endothelzellen eine Pinocytoseaktivierung und die Basalmembranen der Capillaren Lamellierung und stellenweise Verbreiterung. Direkte Immunfluoreszenzuntersuchungen bei einigen Fällen ergaben bei negativen Immunglobulin- und Komplementbefunden eine deutliche Darstellung von Fibrin in den Capillarwänden mit einem Anti-Human-Fibrinogen vom Kaninchen 1 : 16.

Eine entzündliche zelluläre Reaktion fehlt nahezu völlig. In den Randzonen der Atrophia alba sind extrazelluläre und intrazelluläre Hämosiderinpigmentgranula in Gefäß- und Schweißdrüsennähe und zwischen den Kollagenfasern nachzuweisen. Sie finden sich in feiner Verteilung oder in Form körnig-scholliger Haufen. In der Umgebung der Gefäßproliferationen ist eine Vermehrung interfibrillären Grundsubstanzmaterials vorhanden. Mit zunehmender Sklerose läßt sich aber eine weitgehende Reduktion der Hale- bzw. Alcianblau-positiven sauren Mucopolysaccharide feststellen. Die Schweißdrüsen zeigen gelegentlich Dilatation, Mikrocysten und in ihrer Umgebung ein periglanduläres Ödem.

Sehr bemerkenswert ist der fast regelmäßig gelungene Nachweis von varikösen Venen in der Gefäßdrüsenschicht und in der Subcutis mit Vermehrung und Akkumulation von Glykosaminoglykanen (Hale-positiver Substanzen) in Intima und Media. Die Arteriolen des subpapillären Plexus sind häufig wandverdickt.

Zusammengefaßt ergibt sich aus unseren histologischen Untersuchungen in Übereineinstimmung mit anderen Autoren *kein* Hinweis auf das Vorliegen einer primären entzündlichen Affektion im Bereich der Endstrombahn und im besonderen *kein* Anhalt für eine „allergische" Vasculitis. Das feingewebliche Bild entspricht vielmehr — mit eher quantitativen als qualitativen Abweichungen — im Prinzip durchaus der venösen Stasisdermatitis und es erscheint uns daher berechtigt und auch einschlägig belegbar, die feingeweblichen Veränderungen der Atrophia alba mit den pathophysiologischen Auswirkungen einer chronisch-venösen Insuffizienz auf die Druck- und Permeabilitätsverhältnisse im Bereich der nutritiven Endstrombahn (Fischer, Leu, van Limborgh und Boersma, Macher) in ursächliche Beziehung zu bringen. Venöse Abflußstörung und intermittierende venöse Hypertension verursachen offensichtlich in komplexer Weise die vasculären, zellulären und bindegewebigen Veränderungen, wobei das gesamte Gewebsbild unter dem Aspekt histangischer Korrelationen (Comèl) durchaus verständlich ist. Offen bleibt natürlich die Frage, weshalb sich die geweblichen Vorgänge, die histologisch nacheinander und nebeneinander reaktiven Veränderungen, Anpassungserscheinungen, Kompensationsversuche und schließliche Dekompensation erkennen lassen, nur auf so umschriebenem Raum wie bei der Atrophia alba abspielen. Vielleicht wird man diesbezüglich auf individuelle neurohormonale Regulationsstörungen der Endstrombahn zurückgreifen müssen. Andererseits ist aber zu betonen, daß sich bei den meisten Fällen auch in der näheren und weiteren Umgebung der Herde — oft ohne markanten Übergang — histologische Veränderungen im Sinne einer Stasisdermatitis nachweisen lassen.

Das feingewebliche Bild der Atrophia alba ist nicht nur mit dem der sog. Stasisdermatitis prinzipiell wesensgleich, sondern naturgemäß auch mit jenem bestimmter anderer Hauterscheinungen einer chronisch-venösen Insuffizienz, die so wie die Dermite ocre und die sog. Akro-Angiodermatitis wegen kennzeichnender klinischer und histologischer Details eine besondere Bezeichnung führen (Tabelle 1). Auf die Problematik des Begriffes „Angiodermitis" bzw. „Angiodermatitis" und darauf zurückzuführende nomenklatorische Verwirrungen sei hier nicht eingegangen. Diesbezüglich bestehen Parallelen zu den „chronischen Capillaritiden" der älteren französischen Schule. Als „Akro-

Angiodermatitis der Füße" (Mali, Kuiper und Hamers) werden heute purpurfarbene Flecke und Hautinfiltrate mit sekundärer Geschwürsbildung an den Streckseiten der Zehen und an den Fußrücken bezeichnet, die fallweise mit retikulären Hyperpigmentierungen und Atrophia alba kombiniert sind und bei Personen mit chronisch-venöser Insuffizienz oder mit arteriovenösen Shunts auftreten. Das histologische Bild erinnert wegen betonter Capillar- und Fibroblastenwucherungen sowie ausgeprägter Erythrodiapedese mitunter sehr an ein (frühes) Sarcoma Kaposi. Wir selbst beobachteten eine großflächige und mehr braungetönte „Akro-Angiodermatitis" im distalen Unterschenkelbereich und am Fußrücken mit dem histologischen Befund einer Sarcoma-Kaposi-ähnlichen Stasisdermatitis bei einem 16jährigen Mädchen mit congenitaler Gefäßdysplasie und arteriovenöser Fistelbildung.

Wir sind der Meinung, daß die *Akro-Angiodermatitis* und die *Dermite ocre* ebenso wie die *Atrophia alba Spielarten* jener fundamentalen *histangischen Reaktionsform der chronisch-venösen Insuffizienz im Capillargebiet* darstellen, die man einstweilen histomorphologisch wohl am besten als *Stasisdermatitis* bezeichnet. Wenn man den Gougerotschen Capillaritisbegriff funktionell interpretiert, dann kommt er diesem Sachverhalt sehr nahe.

Zusammenfassend möchten wir — so wie andere Autoren — aus unseren klinischen und histomorphologischen Untersuchungen den Schluß ziehen, daß es sich bei der *Atrophia alba* um eine fakultative Hautmanifestation der chronisch-venösen Insuffizienz, also um eine echte „*Stauungsdermatose*", handelt. Dafür spricht auch nicht zuletzt die bevorzugte Lokalisation im Hautbereich der mediodistalen Cockettschen transfaszialen Venen. Diese Region ist als „phlebologische Schwachstelle" ja nur zu gut bekannt. Pathogenetisch handelt es sich aller Wahrscheinlichkeit nach also um ein komplexes peripheres Kreislaufproblem mit Auswirkungen auf die Hauttrophik und *nicht* um eine primäre Entzündung.

Die Atrophia alba ist entsprechenden *therapeutischen Maßnahmen*, die die Drainage-Kapazität erhöhen, durchaus *zugänglich* und stellt also keineswegs immer einen irreversiblen Zustand dar (Götz und Schuppener, Santler, Wesener). Uns haben sich neben konsequenter Kompressionsbehandlung und sonstiger phlebologischer Therapie in spezieller Weise intravenöse Infusionen mit niedermolekularem Dextran (Rheomacrodex®) recht gut bewährt. Für die exulcerierte Atrophia alba kommen wohl in erster Linie plastisch-chirurgische Verfahren in Betracht. Nachdrücklich warnen möchten wir vor der lokalen Corticosteroidbehandlung inflammierter „präulceröser" Atrophia alba-Herde oder schmerzhafter Mikroulcera. Es kann dadurch zu einem rapiden und großflächigen geschwürigen Zerfall bzw. zur schlagartigen Geschwürsausbreitung („über Nacht") kommen.

Abschließend noch eine begriffliche und nomenklatorische *Grenzziehung:* Von „Atrophia alba" sollte man unseres Erachtens dann *nicht* sprechen, wenn es sich um

Tabelle 1. Aktuelle histologische Differentialdiagnosen. (Purpura pigmentosa progressiva, Dermangiopathia diabetica und Sarcoma Kaposi — mit Ausnahme gewisser Frühstadien — sind vom Komplex der „Stasisdermatitis" eindeutig zu differenzieren und abzutrennen!)

Komplex der „Stasisdermatitis"	Atrophia alba Stasisdermatitis Dermite ocre Favre-Chaix Akro-Angiodermatitis Mali et al.
	Purpura pigmentosa progressiva Dermangiopathia diabetica Sarcoma Kaposi (frühes Stadium)

Atrophia alba-ähnliche *Narben* nach Ulcera in den entsprechenden Regionen handelt. So wurde z. B. in jüngerer Zeit wiederholt die Livedo-Vasculitis mit ihren rezidivierenden Knöchelulcera (Klüken, Nödl) mit der Atrophia alba in Zusammenhang gebracht (Fülöp, Repay und Vecsei).

Auch die klinischen und histologischen Beziehungen zu bestimmten nekrotisierenden und „allergischen" Vasculitiden (Graham et al., Montgomery) bedürfen offensichtlich weiterer Aufklärung.

Erinnert sei schließlich daran, daß auch bei kryoproteinämischen Kryopathien und bei manchen hämolytischen Anämien Ulcera in der Malleolarregion beobachtet werden können.

Literatur

Comèl, M.: Zbl. Phlebol. **5,** 146—150 (1966)

Fischer, H.: Arch. klin. exp. Derm. **237,** 152—158 (1970)

Fülöp, E., Repay, I., Vecsei, E.: Börgyógyász. venerol. szemle **49,** 72—79 (1973)

Götz, H., Schuppener, H.-J.: Atrophie blanche (Milian). In: Handbuch der Haut- u. Geschlechtskrankheiten von J. Jadassohn, Ergänzungswerk Bd. III/2, hrsg. von H. A. Gottron. Berlin/Heidelberg/New York: Springer 1969

Graham, J. H., Marques, A. S., Johnson, W. C., Gray, H. R.: Stasisdermatitis. In: Dermal Pathology, hrsg. von J. H. Graham, W. C. Johnson u. E. B. Helwig. Hagerstown, Maryland: Harper u. Row 1972

Grimmer, H.: Ztschr. f. Haut-Geschl. Krkht. **41,** LXIII —LXX (1966)

Hauser, W.: Derm. Wschr. **138,** 934—936 (1958)

Klüken, N.: Arch. klin. exp. Derm. **227,** 790—797 (1966)

Leu, H. J.: In: Histopathologie der peripheren Venenerkrankungen. Bern–Stuttgart–Wien: Huber 1971

Van Limborgh, J., Boersma, W.: In: Die Venenwand, hrsg. von J. R. Rüttner u. H. J. Leu. Bern–Stuttgart–Wien: Huber 1971

Macher, E.: Die gestörte Durchströmung der Haut. In: Handbuch der Haut- u. Geschlechtskrankheiten von J. Jadassohn, Ergänzungswerk Bd. I/2, hrsg. von O. Gans u. G. Kl. Steigleder; Berlin–Göttingen–Heidelberg: Springer 1964

Mali, J. W. H., Kuiper, J. P., Hamers, A. A.: Arch. Derm. (Chicago) **92,** 515—518 (1965)

Milian, M. G.: Bull. Soc. franç. Derm. Syph. **36,** 865—871 (1929)

Milian, M. G.: Bull. Soc. franç Derm. Syph. **42,** 720—722 (1935)

Milian, M. G.: Rev. franç. Dermat. **12,** 547—561 (1936)

Montgomery, H.: Atrophies. In: Dermatopathology, Bd. II. New York: Harper u. Row 1967

Nödl, F.: Arch. klin. exp. Derm. **233,** 439—444 (1969)

Santler, R.: Hautarzt **17,** 346—348 (1966)

Schneider, W., Fischer, H.: In: Die chronisch-venöse Insuffizienz. Stuttgart: Enke 1969

Wesener, G.: Ztschr. f. Haut-Geschl. Krkht. **42,** 925—927 (1967)

Andrologie

Detlef Petzoldt

Immunologische Aspekte der Infertilität

Etwa jede 6. Ehe bleibt ungewollt kinderlos (Doepfmer, 1960). Die Ursachen dafür lassen sich in den meisten Fällen mit der bisher üblichen gynäkologischen und andrologischen Routinediagnostik feststellen; in einem Prozentsatz von 10 bis 15% jedoch versagt die Ursachenforschung und bleibt ergebnislos (Bickenbach und Döring, 1959). In einer Zeit, in der immunologische Fragestellungen einen immer breiteren Raum in Biologie und Medizin einnehmen, lag es nahe, zu fragen, ob immunologische Faktoren in Fällen unerklärbarer Sterilität von Bedeutung sind.

Antigene Faktoren des Sperma

Das sich aus Spermatozoen und Spermaplasma zusammensetzende Gesamtsperma ist aus immunologischer Sicht ein Gemisch von zahlreichen antigen wirksamen Substanzen, die in der Lage sind, eine Sensibilisierung hervorzurufen. Die Antigene des Spermatozoons sind einerseits im vorderen Kopfteil, im Akrosom, lokalisiert und andererseits mit großer Wahrscheinlichkeit Bestandteile der Zellmembran (Freund et al., 1965, Kirkpatrick und Katsh, 1964, Voisin und Toullet, 1968). Henle und Mitarbeiter (1938) haben Spermatozoenköpfe und -schwänze durch Ultraschall voneinander getrennt und durch Absorptionsversuche nachgewiesen, daß es kopfspezifische und schwanzspezifische Antikörper gibt. Hansen und Hjort (1971) fanden bei Untersuchungen mit der Immunfluoreszenz-Methode ein differenziertes Verteilungsmuster der Antigene, und zwar im vorderen oder hinteren Teil des Akrosom, in der Äquatorialzone, in der postnuklearen Zone und im Schwanz.

Nicht nur Spermatozoen, sondern auch das Spermaplasma, bekanntlich ein Gemisch von Sekreten der verschiedenen Drüsen des Genitaltraktes enthält neben Proteinen des Blutserums eine Reihe von Antigenen. Sie entstammen der Prostata, den Samenbläschen (Hekman und Rümke, 1969) und vielleicht auch den Nebenhoden (Leithoff und Genkel, 1964).

Tabelle 1. Antigene Faktoren im Spermaplasma (nach Hekman und Rümke 1969)

aus Prostata	: 3 Fraktionen	(davon eine : saure Phosphatase)
aus Bläschendrüsen	: 2 Fraktionen	(davon eine : Lactoferrin)
aus Blutplasma	: 3 Fraktionen	(Albumin und β-Globulin)

Hekman und Rümke (1969) konnten drei antigene Fraktionen dem Prostatasekret zuordnen, eine dieser Fraktionen wurde als saure Phosphatase erkannt, zwei weitere Fraktionen entstammten den Samenbläschen, eine von ihnen erwies sich als Lactoferrin (Tab. 1). Drei weitere Fraktionen waren Bestandteile des Blutplasmas. Herrmann konnte 1969 neben den Bluteiweißkörpern 8 spermaplasmaeigene Eiweißkörper näher charakterisieren.

Die Autoimmunorchitis

Es lag nahe, daß man versuchte, mit dem Antigengemisch „Sperma" zu experimentieren und durch Verimpfungen Sensibilisierungen gegen Sperma zu erzeugen. Derartige Versuche reichen bis zur Jahrhundertwende zurück. Ein bedeutender Schritt gelang Freund und Mitarb. (1953), die Hodengewebe von Meerschweinchen mit Paraffinöl und hitzegetöteten Tuberkelbakterien mischten und diese Mixtur anderen Meerschweinchen injizierten. Mit großer Regelmäßigkeit bewirkte die Injektionsbehandlung ein Sistieren der Spermatogenese. Unter der Immunisierung auftretende cytotoxische Antikörper waren ein Hinweis darauf, daß das Sistieren der Spermatogenese tatsächlich durch eine immunologische Reaktion in den Hoden zustandekommt, zumal die Titer der cytotoxischen Antikörper parallel der Schwere der Hodenveränderungen verlaufen (Chutna und Rychlikova, 1964).

Die feingeweblichen Veränderungen im Hoden bestehen in einer dramatisch verlaufenden Degeneration der Spermatocyten und Spermatiden, die sich schließlich auch auf die Spermatogonien erstreckt und zum völligen Zusammenbruch der Spermatogenese führt. Die Sertolizellen werden von diesem dramatischen Zusammenbruch nicht betroffen. Sie werden hyperplastisch, rupturieren und sezernieren so einen Teil ihrer intracytoplasmatischen Einschlüsse in die Lumina der Tubuli. Vielleicht ist dieses Verhalten Ausdruck einer digestiven Funktion beim Zusammenbruch der Spermatogenesezellen (Mancini, 1970).

Der Endzustand der Autoimmunorchitis besteht in einem völligen Verschwinden der Spermatogenesezellen bei erhaltenen Sertolizellen; ein Bild, das dem Sertolizellsyndrom des Mannes entspricht.

Die Gleichartigkeit der histologischen Befunde hat die Frage aufkommen lassen, ob das Sertolizellsyndrom des Mannes nicht in manchen Fällen ein Restzustand einer Autoimmunorchitis beim Menschen darstellt (Waksman, 1959, Günther, 1972). Das Fehlen von Antikörpern würde nicht zwangsläufig gegen eine immunologische Bedingtheit des Sertolizellsyndroms sprechen, da der schädigende Immunprozeß Jahre oder Jahrzehnte zurückliegen und die Antikörperproduktion längst wieder zum Erliegen gekommen sein kann.

Daß beim Menschen entsprechend den Ergebnissen der Tierversuche eine Autoimmunorchitis experimentell zu erzeugen ist, beweisen erfolgreiche Immunisierungsversuche bei Männern. Mancini hat 4 Männern, die an Prostatacarcinom litten, semikastriert und mit ihrem eigenen Hodenhomogenat immunisiert. Nach einigen Wochen wurde der verbliebene Hoden histologisch untersucht. Er zeigte Veränderungen, die der Autoimmunorchitis der Versuchstiere entsprachen. Bei 2 der Patienten entwickelten sich — wenn auch niedere — Spermaantikörpertiter.

Die Tatsache einer experimentell induzierbaren allergischen Orchitis beim Menschen darf somit als gesichert angesehen werden. Ob eine allergische Orchitis, die sich bei geringer Ausprägung vielleicht mehr in einer Oligospermie äußert und in ihrer Maximalvariante eventuell dem Sertolizellsyndrom entspricht, beim Menschen auch unter nicht experimentellen Bedingungen vorkommt, entzieht sich heute noch unserer Kenntnis. Denkbar wäre es zweifellos, daß es bei Verschluß oder chronisch entzündlichen Zuständen der ableitenden Samenwege oder der Hoden zu einer andauernden Spermienresorption kommt, daß die zur Resorption gelangenden Spermatozoen von den immunkompetenten Zellen nicht als körpereigen erkannt — da die Spermatozoen in der Embryonalzeit bekanntlich nicht vorhanden sind und sich somit keine Immuntoleranz gegenüber ihnen ausbilden kann — und daß dann eine Antikörperproduktion beginnt, die schließlich zur Autoimmunorchitis führt.

Die Beweisführung für die Richtigkeit dieses hypothetischen Gedankenganges steht jedoch heute noch aus. Man muß deshalb auch heute noch davon ausgehen, daß es gesicherte Hinweise für eine beim Menschen vorkommende Autoimmunorchitis nicht gibt. Die Betrachtung des Sertolizellsyndroms als Zeichen einer abgelaufenen Autoimmunorchitis ist heute noch Hypothese.

Einige neuere Befunde, die diese Hypothese stützen können, seien nicht verheimlicht: Man fand bereits Antikörper bei schwerer Oligo- oder Azoospermie, man fand auch positive Lymphocytentransformationstests bei Oligo- oder Azoospermie, die im Sinne einer stattgehabten Autoimmunorchitis gedeutet wurden (Bassili und El-Alfi, 1970, Isidori et al., 1971, Günther, 1972): Die Befunde besitzen jedoch heute noch keine Allgemeingültigkeit. Sie sind zahlenmäßig zu gering, sie wurden mit Methoden erzielt, die mit hohen Unspezifitätsquoten behaftet und deren Ergebnisse nicht einfach deutbar sind.

Spermagglutinine

Auch wenn ein Spermatogramm völlig normale Werte zeigt — normale Werte des Ejaculatvolumens, der Spermienzahl, der Motilität und des Fruktosegehaltes —, so ist damit noch nicht gesagt, daß dieser Samen wirklich befruchtungsfähig ist. Es können nämlich beim Manne Antikörper vorkommen, die die Spermatozoen im Ejaculat agglutinieren und so eine Befruchtung der Eizelle unmöglich machen.

Die Ursache für die Bildung der Spermagglutinine beim Manne sieht man in einer pathologischen Resorption von Bestandteilen des Samens bei Verschluß oder entzündlichen Erkrankungen von Hoden bzw. samenableitenden Organen. In der Tat werden Spermagglutinine gehäuft bei Verschlußaspermie oder nach Orchitis, Prostatitis sowie Hodentraumen gefunden (Tab. 2). In unserem eigenen Untersuchungsgut von 279 Patienten sahen wir bei 2 Patienten mit Verschlußaspermie spermagglutinierende Antikörper.

Tabelle 2. Spermagglutinine bei Entzündung und Verschluß

	untersucht	Spermagglutinine positiv
Phadke 1964		
Verschlußaspermie	25	6
Bandhauer 1968		
Entzündungen von Prostata und		
Samenblasen	124	5
Entzündungen des Nebenhodens	112	20
Fertilitätsstörung mit länger zurück-		
liegender Epididymitis	12	3
Hamerlynck 1970		
Aplasie der Vasa deferentia	12	5
	285	39

Zum Nachweis der Spermagglutinine stehen Tests zur Verfügung, deren Prinzip einfach ist: Serum des Patienten wird mit Spermatozoen eines sicher fertilen Spenders gemischt, inkubiert und mehrmals auf Agglutination abgelesen. Wenn das untersuchte Serum Agglutinine enthält, kommt es zu einer Kopf- zu Kopfagglutination, einer Schwanz- zu Schwanz- oder auch zu einer gemischten Agglutination (Abb. 1).

Auch bei der Frau können derartige Spermagglutinine vorkommen. Daß die Vagina tatsächlich ein Ort der Sensibilisierung gegen das Antigen „Sperma" sein kann, ist durch mehrere experimentelle Untersuchungen gesichert. So konnte beim Meerschweinchen nach vaginaler Applikation von Ejaculat das Auftreten von agglutinierenden und immobilisierenden Antikörpern nachgewiesen werden (Behrmann und Nakayama, 1965). Bei weiblichen vorimmunisierten Affen gelang durch vaginale Verabreichung von Spermatozoen eine Boosterung, d. h. ein Ansteigen der Antikörpertiter (Mayer und Marieta, 1967). Beim Menschen konnte gezeigt werden, daß es nach Einlage von spermagetränkten Tampons zum Auftreten von immobilisierenden Antikörpern kommt (Strauss, 1965).

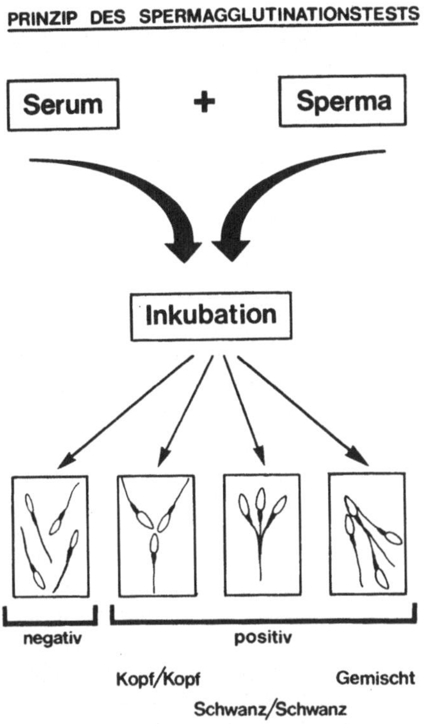

Abb. 1. Prinzip des Spermagglutinationstests

Auf welchem Wege die antigen wirksamen Ejaculatbestandteile in den weiblichen Organismus eingeschleust werden, ist bis jetzt noch nicht völlig geklärt. Interessant sind tierexperimentelle Untersuchungsbefunde an Ratten, nach denen es innerhalb von 18 Stunden nach der Kopulation regelmäßig zum Austritt von Macrophagen in das Cavum uteri und zur Phagocytose zahlreicher Spermatozoen kommt (Austin, 1956). Intaktes Vaginalepithel kann von Spermien nicht durchbrochen werden; metaplastisches Cervixgewebe kommt dagegen als Eintrittspforte für Spermatozoen in Frage (Reid, 1964), wenngleich eine Korrelation zwischen dem Auftreten von Spermaantikörpern und Erosionen der Portio bisher nicht gefunden werden konnte (Krebs, 1972).

Die Frage, die sich beim Nachweis von Spermagglutininen beim Manne oder bei der Frau zwangsläufig erhebt, ist die Frage nach der verbleibenden Konzeptionschance. Inwieweit sind Spermagglutinine in der Lage, eine Konzeption zu verhindern oder zumindest zu erschweren? Die Antwort ist einfach aber unbefriedigend: Aus Vergleichsuntersuchungen großer Kollektive von fertilen und infertilen Ehen wird deutlich, daß Spermagglutinine bei infertilen Ehen signifikant häufiger vorkommen, im Einzelfalle kann aber trotz hoher Spermagglutinintiter eine Konzeption eintreten. Die Bedeutung der Spermagglutinine für die Infertilität sollen folgende Zahlen untermauern: Bei einer Untersuchung von 2015 infertilen Männern wurden in 67 Fällen, das sind 3,3% Spermagglutinine nachgewiesen, während das bei 460 fertilen Männern in keinem Falle gelang (Rümke und Hellinga, 1959). Bei der Untersuchung von Frauen mit ungeklärter Sterilität fanden Franklin und Dukes in nicht weniger als 71 % spermagglutinierende Antikörper, während bei einem Kontrollkollektiv fertiler Frauen nur in 8,8 % Spermagglutinine nachweisbar waren. Eine andere Beobachtung: 10 Frauen mit unklarer Fertilität und positivem Spermagglutinintiter wurden bewogen, sich über einige Monate durch Benützung von Condomen der Sensibilisierung durch Sperma zu entziehen. Sie taten das für Zeiträume von 2 bis 4 Monaten und erreichten einen drastischen Abfall der Spermagglutinintiter. Nach Wiederaufnahme des ungeschützten Verkehrs soll es in nicht weniger als 9 Fällen zum Eintreten einer Gravidität gekommen sein (Franklin und Dukes, 1964 und 1965).

Neuere Untersuchungen über die Bedeutung der Spermagglutinine für Fertilität und Sterilität sind weitaus weniger optimistisch. Hammerlynck und Rümke untersuchten ein Kollektiv von 70 Nonnen, die alle bereits im vorigen Jahrhundert geboren waren und in einem strengen Kloster lebten. Zu ihrer Überraschung fanden sie bei 5 der Nonnen Spermagglutinine im Serum. Bei einer 82jährigen Frau mit Lebercirrhose stellten sie einen Spermagglutinintiter von nicht weniger als 1 : 512 fest (Rümke, 1969).

Das heißt, daß ein positiver Spermagglutinationstest nicht zwangsläufig durch eine Sensibilisierung mit Sperma hervorgerufen wird. Offenbar bestehen Kreuzreaktionen zu anderen Antikörpern, die eine Sensibilisierung gegen Sperma vortäuschen: Ein Befund, der bei einer Vielzahl der eingangs angeführten antigenen Fraktionen des Sperma nicht verwundert, der aber davor warnt, einen positiv ausgefallenen Spermagglutinationstest zu stark zu bewerten.

Echte Zweifel an der Brauchbarkeit der Spermagglutinationstests zur Erkennung der Ursache einer sterilen Ehe werden neuerdings von gynäkologischer Seite geäußert. Isojima, Krebs und Lehmann sowie Jones fanden Spermagglutinine zwar bei 3 bis 37 % ihrer untersuchten infertilen Patientinnen, konnten aber gegenüber den Kontrollgruppen keinen signifikanten Unterschied feststellen. Die Häufigkeit der Spermagglutinine in der fertilen Kontrollgruppe lag mit 3 bis 45 % in der gleichen Größenordnung (Lehmann, 1973). Isojima (1972) verglich die Häufigkeit von Spermagglutininen bei graviden, d. h. sicher fertilen Frauen mit der bei infertilen Patientinnen und stellte fest, daß bei Graviden sogar häufiger Spermagglutinine im Serum nachweisbar waren als bei der infertilen Gruppe. Auch im Tierversuch an Mäusen wurde beobachtet, daß Spermagglutinine die Fertilität nicht zu beeinträchtigen brauchen (McLaren, 1966).

Es bedarf somit der weiteren Klärung, ob die Spermagglutinationstests zur Abklärung einer immunologisch bedingten Sterilität überhaupt beitragen können. Daß man Spermagglutinationstests heute schon als „unbrauchbar" bezeichnet, erscheint mir angesichts des bis heute vorliegenden wenig umfangreichen und vor allem sehr inhomogenen Materials als verfrüht.

Eine größere Zuverlässigkeit scheint dem Spermienimmobilisationstest zuzukommen. Mit diesem Test wird ein Antikörper nachgewiesen, der die Beweglichkeit der Spermatozoen beeinträchtigt, was zur Bewegungsunfähigkeit der Spermien führt. Möglicherweise besitzt dieser Antikörper auch cytotoxische Eigenschaften und ist in der Lage, ein Absterben der Spermatozoen zu bewirken (Rümke, 1972). Das Prinzip des Immobilisationstests ist einfach: Inaktiviertes Patientenserum wird unter Zugabe von Komplement in Kontakt gebracht mit gut beweglichen Spermatozoen eines fertilen Spenders. Nach einer Stunde wird der Anteil der unbeweglichen Spermien gezählt. Die Bewertung erfolgt unter Berücksichtigung der spontanen Motilitätsminderung in einem Kontrollversuch (Isojima et al., 1968).

Nach den bisher vorliegenden Ergebnissen scheinen positive Ausfälle mit diesem Test tatsächlich nur in Fällen von Infertilität und zwar mit einer Häufigkeit von 2 bis 17 %, vorzukommen. Bei fertilen Kontrollpatientinnen wurden bisher niemals positive

Reaktionen beobachtet (Lehmann, 1973). Es bleibt abzuwarten, ob der Immobilisationstest die in ihn gesetzten Erwartungen erfüllen wird.

Therapiemöglichkeiten

Angesichts der Tatsache, daß die Problematik der Bedeutung der Spermaantikörper für die Fertilität nicht gelöst ist, verwundert es nicht, daß unser Wissen um die therapeutische Beeinflußbarkeit einer immunologischen Fertilitätsstörung gering ist. Aus den bis heute vorliegenden Beobachtungen ist die Tendenz zu erkennen, daß sich beim Manne die therapeutischen Bemühungen in erster Linie auf die Beseitigung von entzündlichen Zuständen und Verschlüssen im Bereich der Hoden und ableitenden Samenwege konzentrieren soll, während es sich bei der Frau empfiehlt, durch Coitus condomatus den Kontakt mit dem Allergen „Sperma" eine Zeitlang zu verhindern, um ein Abklingen der Sensibilisierung zu bewirken. Beobachtungen über die Wirksamkeit dieser therapeutischen Maßnahme liegen vor (Bandhauer, 1966, Rümke, 1972).

Bei Frauen mit Spermagglutininen kann bei Übergang auf Coitus condomatus nach einem Zeitraum von 3 bis 9 Monaten mit dem Absinken der Spermagglutinine und nach Wiederaufnahme des ungeschützten Verkehrs mit einer höheren Wahrscheinlichkeit der Konzeption gerechnet werden (Krebs, 1972).

Tabelle 3. Therapeutische Möglichkeiten bei Verdacht auf immunologisch bedingte Sterilität

beim Manne	Beseitigung entzündlicher Zustände und Abflußstörungen Vorübergehende Depression der Spermiogenese mit Testosteron
bei der Frau	Coitus condomatus Hohe Insemination

Einen anderen therapeutischen Weg beschritt Schoysman (1968). Er behandelte 17 Männer mit Spermagglutininen 1 Jahr lang alle 14 Tage mit Depot-Testosteron und erzielte damit eine Azoospermie. Bei 14 dieser Patienten sanken die Spermagglutinintiter ab. Nach Absetzen der Testosteronmedikation kam es wieder zur Normospermie. Bei 50% der Patienten waren aber zu diesem Zeitpunkt die Spermagglutinintiter noch niedrig und blieben auch für den Intervall von einigen Monaten erniedrigt. In dieser Phase der normalen Spermatogenese und der erniedrigten Spermagglutinintiter wurden 5 Männer fruchtbar. Rümke konnte allerdings bei 12 Männern diesen Erfolg der Testosteron-Behandlung nicht reproduzieren (Rümke, 1972).

Für Patientinnen, bei denen ein über mehrere Monate durchgeführter Coitus condomatus kein Absinken der Spermaantikörper bewirkt, und das ist bei all denjenigen Patientinnen der Fall, die Spermaimmobilisine im Serum haben, empfiehlt Isojima die hohe künstliche Insemination in das Cavum uteri, um den Cervicalkanal zu umgehen (Tab. 3).

Auch Corticosteroide und ACTH wurden zur Behandlung der immunologisch bedingten Infertilität herangezogen. Erfolge wurden jedoch nicht gesehen (Rümke und Hellinga, 1959, Bandhauer, 1966).

Die Erforschung immunologisch bedingter Fertilitätsstörungen steht sicher erst an einem Anfang. Unklarheiten und Ungereimtheiten gibt es noch viele. Grundsätzlich besteht aber an der Existenz immunologisch bedingter Fertilitätsstörungen kein Zweifel, wie vor allem die Tierversuche zeigen. Man sollte sich deshalb auch heute schon der immunologisch diagnostischen Methoden bedienen, auch wenn sie noch von einer mehr oder weniger hohen Unspezifitätsquote behaftet sind. Nicht Resignation scheint am Platze, sondern Weiterentwicklung der Methoden.

Literatur

1. Austin, C. R.: J. Endocrin. **14**, 335 (1956)
2. Bandhauer, K.: Urol. Int. **21**, 247 (1966)
3. Bandhauer, K.: Wien. klin. Wschr. **80**, 652 (1968)
4. Bassili, F., El-Alfi, O. S.: J. Reprod. Fert. **21**, 29 (1970)
5. Behrman, S. J.: Clin. Obstet. Gynec. **8**, 91 (1965)
6. Behrman, S. J., Nakayama, M.: Fertil. and Steril. **16**, 37 (1965)
7. Bickenbach, W., Döring, G. K.: Die Sterilität der Frau. Stuttgart: Thieme 1959
8. Chutna, J., Rychlikova, M.: Folia biol. **10**, 188 (1964)
9. Doepfmer, R.: In: Handbuch der Haut- und Geschlechtskrankheiten, Erg.-Bd. VI/3, Berlin–Göttingen–Heidelberg: Springer 1960
10. Fjällbrant, B.: Acta Obstet. Gynec. Scand. **47**, 102 (1968)
11. Franklin, R., Dukes, C. D.: ref. nach Behrmann 1965
12. Freund, J., Lipton, M. M., Thompson, G. E.: J. exp. Med. **97**, 711 (1953)
13. Freund, J., Thompson, G. E., Lipton, M. M.: J. exp. Med. **101**, 591, (1955)
13a. Günther, E.: Andrologie **4**, 157 (1972)
14. Hansen, K. B., Hjort, T.: Clin. exp. Immunol. **9**, 21 (1971)
15. Hekman, A., Rümke, Ph.: Fertil. and Steril. **2**, 312 (1969)
16. Henle, W., Henle, G., Chambers, L. A.: J. exper. Med. **68**, 335 (1938)
17. Herrmann, W. P.: Andrologie **1**, 11 (1969)
18. IsIdori, A. F., Dondero, F., Lombardo, D.: Proc. II. Int. Symp. Immun. Reprod. Varna 1971
19. Isojima, S.: Proc. I. Symp. Internat. Coordination Committee for Immunol. of Reproduct. S. 267. Genua 1968
20. Isojima, S., Shun Li, T., Shitaka, Y.: Am. J. Obstet. & Gynec. **101**, 677 (1968)
21. Isojima, S., Tsuchiya, K., Koyama, K., Tanaka, C., Naka, G., Adachi, H.: Am. J. Obstet. Gynec. **112**, 199 (1972)
22. Kirkpatrick, C. H., Katsh, S.: Nature **201**, 197 (1964)
23. Krebs, D.: Urologe B, **12**, 44 (1972)
24. Lehmann, F.: Vortrag Jahrestagung Dtsch. Ges. z. Studium d. Fertil. u. Steril. 13. —15. April 1973 Freiburg/Breisgau
25. Leithoff, H., Genkel, U.: Med. Welt 2073 (1964)
26. Mancini, R. E., Andrada, J. A., Saraceni, D., Bachmann, A. E., Lavier, J. C., Nemirovsky, M.: J. Clin. Endocrin. **25**, 859 (1965)
27. Mancini, R. E.: In: Advanc. Exp. Med. Biol. **10**, 529. New York–London: Plenum Press 1970
28. McLaren, A.: Fertil. and Steril. **17**, 492 (1966)
29. Phadke, A. M., Padukone, K.: J. Reprod. Fertil. **7**, 2 (1964)
30. Reid, B. L.: Lancet 7323 (1964)
31. Rümke, P., Hellinga, G.: Am. J. clin. Path. **32**, 357 (1959)
32. Rümke, P.: Autoimmunerkrankungen, Hrsgb. von W. Brendel und U. Hopf. Schattauer-Verlag, Stuttgart–New York, S. 283 (1969)
33. Rümke, P.: Andrologie **4**, 191 (1972)
34. Schoysman, R.: 6th World Congr. Fertil. and Steril. Tel Aviv 1968
35. Sobbe, A., Haferkamp, O., Doepfmer, R.: Dtsch. med. Wschr. **91**, 1234 (1966)
36. Strauß, E. K.: Fertil. and Steril. **16**, 346 (1965)
37. Voisin, G. A., Toullet, F.: Annal. Inst. Pasteur **114**, 727 (1968)
38. Waksman, B. H.: J. exp. Med. **109**, 311 (1959)

Otto Paul Hornstein

Neuere Gesichtspunkte der Hormontherapie von Oligospermien

Als Oligospermie (bzw. Oligozoospermie) wird heute meist eine Verminderung der Spermienzahl auf Werte unter 40 Mio./ml Ejakulat oder — bezogen auf das Gesamtsperma — auf unter 120 Mio. Spermien definiert. Die Ursachen können sehr verschieden sein: 1. gonadale Ursachen mit Störung der Spermiogenese. 2. Extragonadale Ursachen mit anatomischer Behinderung der Spermienpassage durch Nebenhoden und/oder ableitende Samenwege. 3. Funktionelle Ursachen durch zeitweilige Retention oder retrograde Fehlleitung der Spermien während der Ejakulation infolge dysreflektorischer, spastischer, auch psychogen bedingter Störungen.

Am bekanntesten sind die gonadalen Oligospermien, die als Folge von Entzündungen, Traumen, toxischen Schäden des Keimepithels, Durchblutungsstörungen und anderen, noch wenig erforschten Schäden der Spermiogenese auftreten und die schließlich in die gemeinsame pathogenetische Endstrecke der „tubulären Insuffizienz" des Hodenparenchyms mit dem Resultat einer Oligo- bis Azoospermie einmünden. Weniger bekannt sind die extragonadalen Oligospermien, die als Folge von chronischen oder abgelaufenen akuten Entzündungen, von Durchblutungsstörungen oder von Traumen zu Vernarbung, trophischen Dysfunktionen und Stenosierungen des Nebenhodenganges, des Ductus deferens oder der Prostata und der Bläschendrüsen führen. Auch connatale Hypo- oder Aplasien des samenableitenden Systems sind hier zu erwähnen.

Über die funktionellen Ursachen, die sich in psychogen-situativ bedingter Pseudo-Oligospermie (H. Bauer, Doepfmer), in „funktioneller Aspermie" (Weyeneth) oder auch in einer dissoziierten Emission der Spermasekrete manifestieren können, ist am wenigsten bekannt. Auch scheint es temporäre, gleichsam paraphysiologische Oligospermien zu geben, über deren Häufigkeit wir noch keine Vorstellungen haben. Wir müssen uns jedenfalls darüber im klaren sein, daß mit der Feststellung einer Oligospermie nur ein sehr heterogenes Symptom, aber noch keine therapeutisch verwertbare Diagnose mitgeteilt ist. Auch gehört eine solitäre Oligospermie eher zu den Seltenheiten, während meist auch Störungen der Motilität, häufig auch der strukturellen Ausreifung der Spermatozoen im Sinne einer Oligo-Astheno-Teratospermie bestehen. Im folgenden werde ich aber vereinfachend nur von Oligospermie sprechen.

Wegen des breiten ätiologischen Spektrums der Oligospermien bedarf die Indikation zur androgenen Hormontherapie einer klaren Begrenzung. Ich möchte daher mit einigen Ursachen der Oligospermie beginnen, bei denen diese Hormontherapie *nicht indiziert* ist:

1. Die Varicocele, bei der eine idiopathische von einer symptomatischen (z. B. posttraumatischen oder postinflammatorischen) Form zu unterscheiden ist. Die idiopathische Varicocele ist operativ zu behandeln, die symptomatische zunächst durch Beseitigung der zugrunde liegenden Ursache.

2. Die idiopathische Hydrocele, die ebenfalls einer operativen Therapie zuzuführen ist.

3. Chronische Entzündungen eines oder beider Nebenhoden, die mit symptomatischer Hydro- oder Varicocele und Verschwielung der Hodenhüllen einhergehen können und eine kombinierte antibiotisch-antiphlogistische Therapie erfordern. Die Diagnose setzt sorgfältige Palpation der Hoden und Nebenhoden und cytologische Differenzierung der Entzündungszellen im Spermiocytogramm voraus; sie kann in einem Teil der Fälle durch bakteriologische Untersuchung des Ejakulates gesichert werden.

4. Chronische Entzündungen der Prostata und Bläschendrüsen, die häufig kombiniert auftreten. Hier kommen noch die speziellen diagnostischen Kriterien der Wiederverflüssigungszeit und der Spermaviskosität hinzu, die nach Untersuchungen meines Mitarbeiters Hofmann bei chronischer Prostata-Vesiculitis hochsignifikant verlängert bzw. erhöht sind. Auch hier muß die primäre Therapie in antibiotischen und antiphlogistischen Maßnahmen anstelle einer ungezielten Hormontherapie bestehen.

Für die Behandlung mit androgenen Hormonen verbleibt die Mehrzahl der übrigen Oligospermie-Fälle, wobei eine beidseitige Hodenbiopsie den Grad des Parenchymschadens klären und die Unterscheidung eines primären (bzw. normo- bis hypergonadotropen) und eines sekundären (bzw. hypo- bis agonadotropen) Hypogonadismus ermöglichen kann. Diese Unterscheidung basiert natürlich auch auf dem klinischen Gesamtbefund und ggf. auf Bestimmungen der Gonadotropinausscheidung im Urin. In der Praxis liefern aber bereits sorgfältige Anamnese, die genaue klinische Inspektion des Patienten, der gründliche Genitalbefund und das Spermiogramm meist genügend Hinweise, die es dem andrologisch Erfahrenen gestatten, einerseits zwischen gonadaler und extragonadaler Fertilitätsstörung, andererseits zwischen primärer und sekundärer Genese des Hypogonadismus eine Vorentscheidung zu treffen. Bestehen klinische und anamnestische Symptome eines Androgenmangels und/oder liegt die Spermienzahl unter 5 Mio./ml Ejakulat, so sollte die weitere Klärung in einer dafür kompetenten Klinik erfolgen. Dieser Hinweis ist mir wichtig, weil in solchen Fällen durch ungezielte Hormontherapie nicht selten wertvolle Zeit vergeudet wird. Ich bitte das nicht als Überheblichkeit des Klinikers, sondern als Aufforderung zu besonders enger Kooperation zu verstehen. Auch in der Klinik gibt es noch genug diagnostische Schwierigkeiten, und in einem Teil der Fälle kann die Grenze zwischen primärem und sekundärem Hypogonadismus unscharf bleiben. Dennoch muß eine prinzipielle Trennung dieser beiden Grundformen des Hypogonadismus versucht werden, um die Therapie mit androgenen Hormonen auf eine solide pathophysiologische Basis zu stellen.

In der andrologischen Sprechstunde überwiegen bei weitem die Männer mit Sub- oder Infertilität in Folge eines primären Hypogonadismus oder einer Affektion der ableitenden Samenwege ohne klinische Zeichen von Androgenmangel. Nach Abgrenzung der Patien-

Tabelle 1. Hormontherapie der Oligo(Astheno-Terato)-Spermie beim direkten („primären") Hypogonadismus

Nosologie	Therapie	Gonadale Wirkung
Vorwiegend tubuläre Hodeninsuffizienz nach entzündlichen, traumatischen, dystrophischen, toxischen dystopen, allergischen (?) Hodenschäden	Testosteron 25 mg/Woche oder Mesterolon (Proviron®) 30 mg tgl. oder 50—75 mg tgl.	1-phasige Stimulationstherapie: Stimulation der Spermiohistogenese (Zahl, Motilität, Morphe)
Voraussetzung: Hyper- bis normogonadotrope Sekretion des Hypophysenvorderlappens	Norethandrolon (Nilevar®) 20 mg tgl. + Depot-Testosteron 200 mg (3mal im Abstand 3 Wochen) bis Eintritt d. Azoospermie	2-phasige Stimulationstherapie: Gegenregulatorische Stimulation der Spermio- und Spermiohistogenese (Suppression-Rebound)

ten mit Varicocele, chronischen Entzündungen der ableitenden Samenwege und anderen extragonadalen Fertilitätsstörungen verbleiben für eine primäre Hormontherapie in erster Linie die Oligospermien infolge von direkten Hodenparenchymschäden verschiedener Ätiologie (Tab. 1).

Hier bestehen herdförmige oder diffuse Schädigungen der tubulären Spermiogenese, welche durch fortschreitende Degeneration und Abstoßung des Keimepithels bis zur völligen Depopulation der Tubuli führen können. Je nach dem Ausmaß dieser Involution und der Sklerosierung benachbarter Leydigzellen resultiert eine normo- bis hypergonadotrope Hypophysensekretion im Sinne eines hormonalen, frustran-kompensatorischen Rückkopplungsmechanismus. Dementsprechend wird man in der Regel nicht Gonadotropine, sondern androgene Steroidhormone verordnen. Als solche kommen heute in Betracht:

1. Testosteron (als kürzer wirkendes Propionat oder als Önanthat mit Depot-Wirkung). Es ist nur bei parenteraler (i. m.) oder rektaler Applikation wirksam, da es bei peroraler Zufuhr in der Leber rasch inaktiviert wird.

2. Mesterolon (Proviron®) als ein oral wirksames Androgen, das im Gegensatz zum Testosteron auch in höherer Dosierung (100 bis 120 mg tgl.) die Gonadotropinsekretion nicht wesentlich hemmt. Es ist gut leberverträglich, aber schwächer androgen-wirksam als Testosteron (ungefähres Wirkungsäquivalent Testosteron: Mesterolon = 1 : 5).

3. Derivate des Nor-Testosteron (z. B. Norethandrolon-Nilevar®), die aber vorwiegend anabol und weniger stark androgen wirken, jedoch von einzelnen Autoren für andrologische Indikationen verwendet werden (Rowley und Heller, 1972).

Grundsätzlich kann man bei einer Hormontherapie zwischen *Substitution* und *Stimulation* unterscheiden, wobei die erstere auch als physiologische, die letztere als pharmakologische Therapie bezeichnet wird. Eine Dosierung von wöchentlich 25 mg Testosteron i. m. oder täglich 30 bis 50 mg Proviron® oral bei Männern mit Oligospermie ohne Androgenmangelsymptome kann man ohne weiteres als physiologisch bezeichnen. Sie wirkt wahrscheinlich durch direkte Stimulation der Spermiohistogenese, d. h. der Ausreifung der Spermatiden zu Spermatozoen. Auch wird angenommen, daß Testosteron einen fördernden Einfluß auf die Permeabilität und Wandstruktur der Tubuli ausübt (Mancini, Tonutti), deren Stoffwechsel-Transit für den enormen Zellumsatz der Spermiogenese erforderlich ist. Da nach Tausk die tägliche Produktionsrate des Testosterons bei normalen Männern um durchschnittlich 7 mg liegt (mit Schwankungen von 4 bis 14 mg), ist von der genannten physiologischen Dosierung sicher keine wesentliche hypophysäre Funktionshemmung zu erwarten. Man kann von einer 1-phasigen Stimulationstherapie sprechen, die an der Tubuluswandung — als der Achillesferse der Spermiogenese — und am ausreifenden Keimepithel gleichermaßen angreift.

Ein anderer Wirkungsmechanismus liegt bei der 1950 von Heller et al. inaugurierten „Rebound-Therapie" der Oligospermie vor. Dabei setzt nach wöchentlich 150 bis 250 mg Testosteron bis zu einer Gesamtdosis von 1500 bis 3000 (oder 4000) mg auch bei Männern mit Normozoospermie eine völlige Suppression der Spermiogenese ein, die nach 2 bis 6 Monaten meist von einem Wiederanstieg der Spermienzahlen und häufig von einer überschießenden, den Ausgangswert überschreitenden Spermiogenese im Sinne eines „Rebound-Phenomenon" gefolgt ist. Diese 2-phasige Behandlung wirkt initial durch Unterdrückung der hypophysären ICSH- und FSH-Sekretion mit Schwund der Spermiogenese, terminal durch gegenregulatorische Überproduktion von Gonadotropinen mit Überstimulation der Spermiogenese. In den vergangenen Jahren war es um diese, zunächst in den USA und Israel (Heller et al., 1950; Heckel, 1952; Getzoff, 1955; Charny, 1956; MacLeod, 1956; Joël, 1960), dann auch in Deutschland (Tonutti und Heinke, 1956; Doepfmer, 1960; Schirren, 1964; Meyhöfer, 1968) erprobte Behandlung still geworden,

da nicht nur Besserungen, sondern auch Verschlechterungen von Oligospermien zurück-
blieben und die meisten positiv reagierenden Fälle sowieso zu den leichteren Formen der
Oligospermie gehörten.

1972 berichteten Rowley und Heller nochmals über die Rebound-Therapie aufgrund
18jähriger Erfahrungen an 157 Oligospermie-Patienten. Das ist die bisher größte und am
längsten verfolgte Zahl von Patienten unter dieser Therapie. Anstelle der ursprünglich
empfohlenen Injektionsbehandlung mit täglich 25 oder jeden 2. Tag 50 mg Testosteron
gingen die Autoren später auf eine orale Medikation mit täglich 20 mg Norethandrolon
(Nilevar®) für insgesamt 10 Wochen (oder länger, bis zum Eintritt der Azoospermie) über
und applizierten am 1., 21. und 42. Behandlungstag zusätzlich 200 mg Depot-Testosteron
(vgl. Tab. 1).

110 von insgesamt 163 Behandlungen waren von einem statistisch signifikanten Anstieg der Spermienkonzentration gefolgt, 13 von einer Abnahme. Bei einem Drittel der
Fälle begann der post-therapeutische Anstieg nach 6 Monaten, bei weiteren 30% innerhalb des nächsten Halbjahres, bei weiteren 25% erst im 3. und beim Rest erst im 4. Halb-
jahr nach Beendigung der Therapie. Während der ganzen Zeit erfolgten spermatologische
Kontrollen in 2-wöchigen Abständen. Die Konzeptionsrate betrug immerhin 41%. Dieses
überraschende Spätresultat läßt die hochdosierte Rebound-Therapie rückblickend in
einem günstigeren Licht erscheinen als es aufgrund kleinerer und wesentlich kürzer über-
prüfter Patientenzahlen der Fall war. Dennoch sollte man sich bewußt bleiben, daß diese
Therapie nur für die leichten bis mittelschweren Oligospermie-Grade Aussicht auf Erfolg
bietet, daß ihre Chance erst nach 1 bis 2 Jahren beurteilt werden kann, daß auch unter
den Patienten von Rowley und Heller mindestens 20% Therapie-Versager enthalten sind
und daß zu prüfen ist, ob nicht auch mit einer physiologischeren Hormondosis eine
ähnliche Erfolgsquote zu erreichen ist. Ich halte es daher für richtig, zuerst die Möglichkeiten der physiologischen Hormontherapie auszuschöpfen, bevor man sich zur riskante-
ren Rebound-Therapie mit dem Zwang zur langfristigen Nachbeobachtung entschließt.

Häufig werden Oligospermien auch in der Weise behandelt, daß neben niedrigen
Dosen von Testosteron oder von Mesterolon noch HCG (Choriongonadotropin wöchentlich 1000 I.E.) oder Stutenserum-Gonadotropin (PMG = Pregnant Mare's Gonadotropin) verordnet wird. HCG mag berechtigt sein, wenn keine eindeutige Unterscheidung
eines primären oder sekundären Hypogonadismus möglich ist, jedenfalls kein hyper-
gonadotroper Status vorliegt. Schirren empfiehlt in seiner 1971 erschienenen „Praktischen
Andrologie" noch die 3-wöchige Kurztherapie mit FSH-wirksamem Stutenserum-
Gonadotropin (insgesamt 12000 I.E.) unter kleinen zusätzlichen Dosen von Testosteron
oder Proviron® zur „Erhaltung des Erreichten". Die physiologische Konzeption dieser
Therapie leuchtet ein, sie hat aber den unvermeidlichen Nachteil der Antihormonbildung
gegen das artfremde Proteohormon, weshalb über die ersten Wochen hinaus keine zusätzliche therapeutische Wirkung zu erwarten ist. Auch haben einige Autoren (Moricard et al.; Giarola) auf vermehrte Abstoßung des Keimepithels und auf cytopathogene
Schädigungen der Reifeteilungen durch PMG hingewiesen, was uns seit einigen Jahren
veranlaßt hat, auf die Therapie mit Serumgonadotropin völlig zu verzichten.

Bis vor 10 Jahren stand als menschliches Gonadotropin praktisch nur HCG (placen-
tares Choriongonadotropin mit vorwiegender ICSH-Aktivität) zur Verfügung. Anfang
der sechziger Jahre gelang es italienischen und holländischen Forschergruppen, auch aus
menschlichem Menopausenurin Gonadotropin (HMG) mit erheblicher FSH-Aktivität
in größerer Menge herzustellen, das als Pergonal 500® (Merck AG) oder Humegon®
(Organon) erhältlich ist. Die Trockensubstanz pro Ampulle enthält jeweils 75 I.E. von
FSH und ICSH. Im Gegensatz zu gynäkologischen Indikationen bedarf es bei andrologischer Indikation zur Erzielung einer vollständigen Spermiogenese aus ruhenden Samen-
kanälchen einer kontinuierlichen 3-monatigen Injektionsbehandlung mit täglich 1 Am-

pulle oder jeden 2. Tag 2 Ampullen HMG, da die Dauer des Spermiogenesecyclus — von der ersten Mitose der Spermatogonien über die Reifeteilungen bis zur Entwicklung fast reifer Spermatozoen aus Spermatiden — zwischen 70 und 80 Tagen liegt. Ferner hat die HMG-Therapie eine gesicherte Indikation nur bei den sekundären (hypothalamisch-hypophysären) Formen des männlichen Hypogonadismus mit mangelhafter oder fehlender Gonadotropin-Stimulation der Testes (vgl. Tab. 2). Auch bedarf es bei totalem Ausfall der Gonadotropin-Sekretion noch der zusätzlichen Stimulation durch HCG (wöchentlich 2500 bis 5000 I.E.), um die bestmögliche Substitution zu erzielen. Über die optimale Dosierung gehen die Ansichten allerdings noch auseinander (vgl. Diskussion zu Lunenberg, 1970). Offen ist auch die Frage, in wieweit HMG bei idiopathischer Oligospermie und normaler Hypophysenfunktion die Spermiogenese zu stimulieren vermag, und welche Dosierung empfohlen werden kann.

Tabelle 2. Hormontherapie der Oligo- bis Azoospermie beim indirekten („sekundären") Hypogonadismus

Nosologie	Therapie	Gonadale Wirkung
Primär diencephal-hypophysäre Krankheiten, Hypophysektomie, Adreno-genitales Syndrom, Diabetes mellitus, Lebercirrhose u.a.	Menopausengonadotropin (HMG) tgl. 1 bis 2 Amp. (pro Amp. 75 I.E. FSH + 75 I.E. ICSH) +	Substitution (und/oder Stimulation) der Leydigzellen und Tubuli (volle Spermiogenese)
Voraussetzung: Hypo- bis normogonadotrope Sekretion des Hypophysenvorderlappens	Choriongonadotropin (HCG) 1—2 Amp./Woche (pro Amp. 2500 I.E.)	

Ich stimme Schirren völlig zu, wenn er derzeit folgende Voraussetzungen für eine HMG-Therapie postuliert:

1. Der hodenbioptische Nachweis des sekundären Hypogonadismus mit verkleinertem Durchmesser aller Tubuli auf 50 bis 70 μ.
2. Fehlende Reifeteilungen mit Abbruch der Spermiogenese in Höhe der Spermiocyten I.
3. Herabgesetzte Gonadotropin-Ausscheidung im Urin.
   Diese Abklärung ist in der Regel aber nur in der Klinik möglich.

Abschließend möchte ich kurz auf die *Problematik der Erfolgsbeurteilung* einer Hormonbehandlung von Oligospermien eingehen. Natürlich kann man eine Erhöhung der Spermienzahl, unter der Voraussetzung gleicher sexueller Karenzzeit vor den Spermiogrammen, als therapeutischen Erfolg deklarieren, zumindest dem hoffenden Patienten gegenüber. Aber die Erhöhung der Spermienzahl besagt wenig, wenn sich nicht auch die funktionellen und morphologischen Kriterien, also Motilität und Anteil dysmorpher Spermatozoen bessern. Wenn man bedenkt, wie schwierig im peripheren Blutbild die Normgrenzen der Leukocyten festzulegen waren, obwohl Blutabnahmen jederzeit möglich sind und keiner aktiven Mitwirkung des Probanden bedürfen, dann kann man die Probleme bei der Festlegung spermatologischer Normgrenzen ermessen. Bekanntlich umfaßt die Definition einer Normozoospermie Zahlen von 120 bis 800 Mio. Spermien im Gesamtejakulat bzw. von 40 bis 150 Mio./ml Ejakulat. Nach den klassischen Untersuchungen von Hotchkiss und von MacLeod in den vierziger Jahren bestehen auch bei gesunden Männern erhebliche Schwankungen der Spermienzahlen, hauptsächlich was die Gesamtmenge, weniger was die Spermienkonzentration/ml Ejakulat betrifft. Vereinzelt ist über Fertilität auch noch bei Spermienzahlen um oder unter 20 Mio./ml berichtet worden. Entscheidend ist also nicht nur die Zahl, sondern vor allem das Ausmaß und der Grad der Motilität, die durch Quantität, Qualität und zeitliche Stabilität der Beweglichkeit definiert wird. Auch sollten vor Therapiebeginn wenigstens zwei Spermiogramme vorliegen, um eine Art Mittelwert der spermatologischen Parameter als Vergleichsbasis zum therapeutischen Resultat bilden zu können. Ferner kann sich eine exakte Überprüfung der Therapie nur auf gleiche Zeitabstände der Untersuchungen beziehen. Wenn der Zeitabstand der Kontrollspermiogramme z. B. 3 Monate beträgt, dann entspricht dies etwa der Dauer eines kompletten Spermiogenesecyclus mit anschließender Passage und Speicherung der Spermien im Nebenhoden.

Auch wenn die methodischen Voraussetzungen erfüllt sind, was längst nicht bei allen andrologisch-therapeutischen Veröffentlichungen der Fall ist, so sind statistische Untersuchungen wenig aussagekräftig, die sich nur am spermatologischen *Symptom* „Oligospermie" (bzw. „Oligo-Astheno-Teratospermie") orientieren, ohne eine ursächliche Differenzierung anzustreben. Es entspricht der andrologischen Grundkonzeption an unserer Klinik, therapeutische Vergleiche nur bei Patienten einer gemeinsamen Krankheitsgruppe vorzunehmen und sich nicht mit dem ätiologisch inhomogenen Grundnenner der Oligo-Astheno-Teratospermie zu begnügen.Man sollte also möglichst getrennt nach Krankheitsgruppen vorgehen (z. B. Varicocele, ein- und beidseitige Hodendystopie, Folgezustände nach Entzündung der ableitenden Samenwege), die sämtlich mit Oligo-Astheno-Teratospermie einhergehen können.

In diesem Sinne führte mein Mitarbeiter Hofmann kürzlich eine umfangreiche andrologische Untersuchung bei Patienten mit chronischen unspezifischen Entzündungen und Entzündungsfolgen der ableitenden Samenwege (jeweils getrennt nach Nebenhoden und Adnexdrüsen) durch und konnte den statistisch gesicherten Nachweis erbringen, daß eine kombinierte baktericid-antiphlogistische Therapie der verschiedenen Entzündungsherde zu einer hochsignifikanten Verbesserung der Spermien-Motilität führte, während

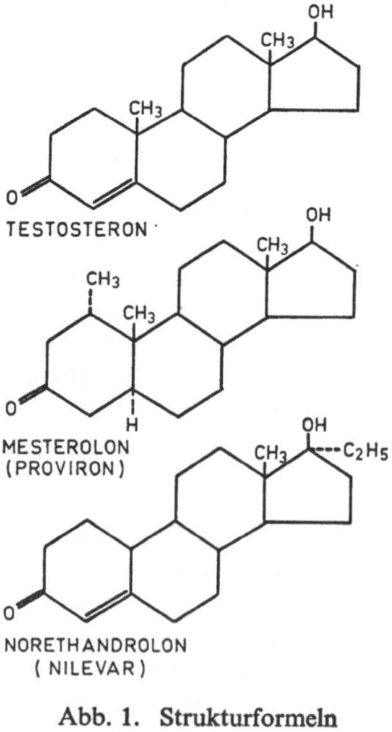

Abb. 1. Strukturformeln

sich durch anschließende Weiterbehandlung mit Mesterolon und Vitamin-E — entgegen unseren bisherigen Vorstellungen — keine signifikante zusätzliche Besserung erzielen ließ. Dies ist ein Beispiel für eine kausalgenetisch fundierte Therapiestudie, die sich nur auf zwei ätiopathogenetisch vergleichbare Krankheitsgruppen konzentriert (chronische Epididymitis — chronische Prostata-Vesiculitis) und nicht Verschiedenartiges zum Ausgangspunkt eines Therapievergleichs macht. Nur so werden wir bei der Beurteilung der Oligospermie-Behandlung von kurzlebigen Erfolgsmitteilungen wegkommen und zu gesicherten, kritisch nachprüfbaren Fortschritten der Therapie gelangen. Ich gebe zu, daß diese Forderungen sehr viel Geduld, viel Zeitaufwand, gründliche klinische und spermatologische Diagnostik, und sehr viel Statistik erfordern.

Zusammenfassend möchte ich für die Belange der Praxis festhalten, daß das solitäre Symptom „Oligospermie" noch kein Therapie-Kriterium ist und einer genaueren ätiopathogenetischen Klärung bedarf, weil davon die Therapiewahl entscheidend abhängt. Eine primäre Hormontherapie ist nur bei sozusagen idiopathischen Störungen der Spermiogenese und Spermienreifung angezeigt, während entzündliche und vasculäre Ursachen einer Oligospermie entsprechend, also anti-inflammatorisch oder operativ, behandelt werden sollten. Wenn auch die verbleibenden Fälle in der Mehrzahl primäre Orchidopathien ohne hormonale Ausfallserscheinungen darstellen, so bedürfen Patienten mit endokrinen Begleitsymptomen doch der klinischen Abklärung eines primären oder sekundären Hypogonadismus, da hiervon wesentlich die richtige Therapie abhängt. Bei Oligospermien infolge primärer Hodenparenchymschäden wird man heute in erster Linie Mesterolon (täglich 30 bis 50 mg Proviron®) oder Testosteron (wöchentlich 25 mg) verordnen, während die Anwendung von Humangonadotropin (HMG und HCG) noch dem sekundären, bei Fertilitäts-Patienten seltener vorkommenden Hypogonadismus vorbehalten ist. Die „Rebound-Therapie" mit hohen, die Spermiogenese prolongiert stoppenden Androgendosen sollte nur nach Ausschöpfung anderer therapeutischer Möglichkeiten versucht werden. Die gleiche Einschränkung müssen wir heute auch gegenüber der Behandlung mit tierischem Serumgonadotropin aussprechen.

Literatur

Bauer, H.: Wann ist die Untersuchung eines Zweitejakulates (Karenz bis 3 Stunden) angezeigt? Beitr. Fertil. Steril. 5. Folge, 69—82. Stuttgart: Enke 1968

Charny, C. W.: Treatment of male infertility with large doses of testosterone. J. Am. Med. Ass. **160**, 98 (1956)

Charny, C. W.: The use of androgens for human spermatogenesis. Fertil. and Steril. **10**, 557 (1959)

Doepfmer, R.: Das Ejakulat. In: Handb. d. Haut- u. Geschl.-Krht. (Erg. Werk) VI/3, S. 281—382 (Hrsg. v. Schuermann, H. u. Doepfmer, R.). Berlin–Göttingen–Heidelberg: Springer 1960

Getzoff, P. L.: Clinical evaluation of testicular biopsy and the rebound phenomenon. Fertil. and Steril. **6**, 465 (1955)

Giarola, A.: Klinisch-experimentelle Aspekte der Therapie der sekretorischen Sterilität des Mannes. Andrologie 3, 35—41 (1971)

Heckel, N. J., McDonald, J. H.: The rebound phenomenon of the spermatogenic activity of the human testis following the administration of testosterone propionate. Fertil. and Steril. **3**, 49 (1952)

Heinke, E., Tonutti, E.: Studien zur Wirkung des Testosterons auf die spermiogenetische Aktivität des Hodens bei Oligospermie. Dtsch. med. Wschr. **81**, 566—572/579 (1956)

Heller, C. G., Moore, D. J., Paulsen, C. A., Nelson, W. O., Laidlaw, W. M.: Effects of progesterone and synthetic progestins on the reproductive physiology of normal men. Fed. Proc. **18**, 1057 (1959)

Hofmann, N.: Störungen der männlichen Fertilität durch chronische Entzündungen der akzessorischen Geschlechtsdrüsen und der ableitenden Samenwege. Habil. Schrift, Erlangen 1973

154   O. P. Hornstein

Hornstein, O.: Zur Klinik und Histopathologie des männlichen primären Hypogonadismus. I. Mitteilung: Nosologische Klassifikation des männlichen Hypogonadismus. Arch. klin. u. experim. Dermatol. **217**, 117—148 (1963)

Hornstein, O.: Beitrag zur Langzeitbehandlung schwerer Zustände von Androgenmangel mit 1α-Methyl-5α-androstan-17β-ol-3-on (Mesterolon). Arzneim.-Forsch. **16**, 466—468 (1966)

Hornstein, O.: Behandlung einiger wichtiger Fertilitätsstörungen des Mannes. Hautarzt **22**, 373—379 (1971)

Hotchkiss, R. S.: Observations on 640 successive samples from 23 men. J. Urol. **45**, 875—888 (1941)

Joël, Ch. A.: Studien am menschlichen Sperma. Basel: Schwalbe 1953

Joël, C. A.: The spermiogenetic rebound phenomenon and its clinical significance. Fertil. and Steril. **11**, 384 (1960)

Krause, W.: Zur Bewertung von Ejakulatbefunden. Andrologie **2**, 75—79 (1970)

Lunenfeld, B., Shalkovsky-Weissenberg, R.: Assessment of gonadotropin therapy in male infertility. In: The Human Testis (ed. by E. Rosemberg and C. A. Paulsen), Advanc. Exper. Med. Biol. **10**, p. 613—629. New York–London: Plenum Press 1970

MacLeod, J.: Semen quality in one thousand men of known fertility and in eight hundred cases of infertile marriage. Fertil. and Steril. **2**, 115—139 (1951)

MacLeod, J., Gold, R. Z.: The male factor in fertility and infertility. II. Spermatozoon counts in 1000 men of known fertility and in 1000 cases of infertile marriage. J. Urol. (Baltimore) **66**, 436—449 (1951)

MacLeod, Y., Gold, R. Z.: The male factor in fertility and infertility. III. An analysis of motile activity in the spermatozoa of 1000 fertile men and 1000 men in infertile marriage. Fertil. and Steril. **2**, 187—204 (1951)

MacLeod, J., Gold, R. Z.: The male factor in fertility and infertility. VI. Semen quality and certain other factors in relation to ease of conception. Fertil. and Steril. **4**, 10—33 (1952)

MacLeod, J., Gold, R. Z.: The male factor in fertility and infertility. VIII. A study of variation in semen quality. Fertil. and Steril. **7**, 387—410 (1956)

MacLeod, J., Heim, L.: Characteristics and variations in semen specimen in 100 normal young men. J. Urol. (Baltimore) **54**, 474—482 (1945)

Mancini, R. E.: Effect of urinary FSH and LH on the testicular function in hypogonadal patients. In: The Human Testis. (ed. by E. Rosemberg and C. A. Paulsen), Advanc. Exper. Med. Biol. **10**, p. 563—575. New York–London: Plenum Press 1970

Meyhöfer, W.: Erfahrungen bei der Behandlung der männlichen Infertilität mit Hormonen. Beitr. Fertil. Steril. **5**. Folge, 17—25. Stuttgart: Enke 1968

Molnár, J.: Behandlungsergebnisse mit H.M.G. Andrologie **3**, 71—75 (1971)

Moricard, R.: In: La fonction spermatogénétique du testicle humain, p. 227. Paris: Masson 1958

Rowley, M. J., Heller, C. G.: The testosterone rebound phenomenon in the treatment of male infertility. Fertil. and Steril. **23**, 498—504 (1972)

Schellen, T. M. C. M.: Results with mesterolon in the treatment of disturbances in spermatogenesis. Andrologie **2**, 1—2 (1970)

Schellen, T. M. C. M., Beek, M. J. H. A.: The influence of high doses of mesterolone on the spermiogram. Fertil. and Steril. **23**, 712—714 (1972)

Schirren, C.: Die Behandlung der Kinderlosigkeit in der Ehe bei Oligospermie. Z. Haut- u. Geschl. Krht. **36**, 111—118 (1964)

Schirren, C., Toyosi, J. O.: Assessment of gonadotropin therapy in male infertility. In: The Human Testis. (ed. by E. Rosemberg and C. A. Paulsen), Advanc. Exper. Med. Biol. **10**, p. 605—611. New York–London: Plenum Press 1970

Schirren, C.: Praktische Andrologie. Berlin: Hartmann 1971

Sturde, H.-C., Böhm, K., Glowania, H. J.: Ejakulatbefunde bei jungen (gesunden) Männern. Andrologie **3**, 127—130 (1971)

Sturde, H.-C., Glowania, H. J., Böhm, K.: Vergleichende Ejaculatuntersuchungen bei Männern aus sterilen und fertilen Ehen. Arch. Derm. Forsch. **241**, 426—437 (1971)

Tausk, M.: Pharmakologie der Hormone. Stuttgart: Thieme 1970

Tonutti, E., Weller, O., Schuchardt, E., Heinke, E.: Die männliche Keimdrüse. Struktur – Funktion – Klinik. Grundzüge der Andrologie. Stuttgart: Thieme 1960

Weyeneth, R.: Über histologische Befunde (Hodenbiopsie) bei Aspermien-Azoospermien und deren Behandlung. Arch. Gynäk. **184**, 420—458 (1954)

Siegfried Borelli

Potenz und Potenzstörungen des Mannes

Probleme der Sexualität finden stets aktuelles Interesse. Die Fragen des Sexualverhaltens beschäftigten zu jeder Zeit Menschen aller Altersstufen. Heute bringen die modernen Massenmedien in Wort und Bild der Bevölkerung sexuelle Inhalte nahe. Im Sinne einer medizinischen Betrachtung bleiben diese Ausführungen aber letztlich doch unvollkommen. Das gilt auch für die Beschäftigung mit Fragen der Pathologie männlicher Potenz und Potenzstörungen. Für den Patienten wird vieles erst dann verständlich, wenn er von dem entsprechend vorgebildeten Arzt eine angemessene Erläuterung erhält. Kenntnisse, die man vom Arzt auf diesem Gebiet erwartet, betreffen die Physiologie der Potenz des Mannes, die Morphologie und Pathologie, Ätiologie und Pathogenese von Störungen der Potentia coeundi und generandi. Sie sind Voraussetzung für eine erfolgreiche Behandlung. Eltern, Lehrer, Schüler und Studenten fragen den Arzt, der sich dem klärenden Gespräch heute noch viel weniger als früher aus mangelnder Vorbildung oder falscher Scheu entziehen darf. Moralische Vorbehalte, ethische Maximen und subjektive Erfahrungen müssen in den Hintergrund treten. Allgemeine Grundsätze, Tatsachen und Normen des Sexuallebens sollen das Verhalten des Arztes bei der Erhebung der Sexualanamnese, bei der Diagnostik und der Wahl der therapeutischen Möglichkeiten allein bestimmen.

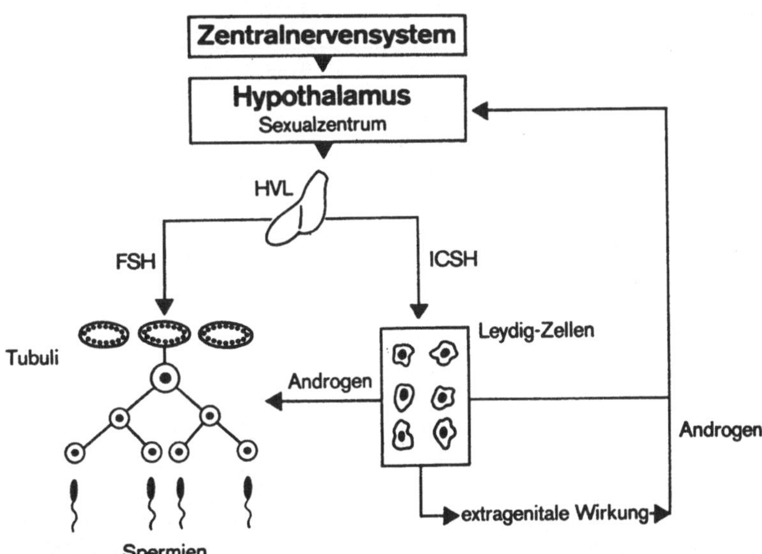

Abb. 1. Das somatisch und psychisch beeinflußte Neuro-endokrine-System

Die nachfolgenden Ausführungen befassen sich mit der Potenz und den Potenzstörungen des Mannes, also mit der männlichen Beiwohnungsfähigkeit, der Potentia coeundi. Sie behandeln einen Lebensausschnitt, der für das Bewußtsein des Mannes und wesentlich auch für das Bewußtsein der Frau bei ihrer Beurteilung des Mannes aus sexueller Sicht bestimmend ist. — Obgleich die Grundtatsachen relativ unverändert sind, wurden in den letzten Jahrzehnten doch mancherlei wesentliche neue Erkenntnisse gesammelt. Die wissenschaftlichen Erfahrungen hinsichtlich männlicher Potenz und Potenzstörungen haben gerade in psycho-sexueller Hinsicht mancherlei neue Aspekte gewonnen,

Durchschnitts- und Normwerte des männlichen Sexualvollzugs

Hinsichtlich der *männlichen Pubertät*, die nach Kinsey für ein Durchschnittsalter von 13,45 Jahren ermittelt wurde, ist eine zunehmende Akzeleration zu beobachten. Das gilt auch für die erste Ejakulation (13,88 Lebensjahre), den Stimmwechsel (14,44 Lebensjahre), und den Beginn des aktiven Sexualvollzugs, der sich in allen sogenannten sozialen Gruppen sehr zur Pubertät hin verschoben hat. Zu den altbekannten Grundtatsachen, Durchschnittslänge der Pars pendulans penis 9 bis 10 cm, durchschnittliche normale Länge des erigierten männlichen Gliedes vom Symphysenanfang bis zur Spitze der Glans 12 bis 16 cm, sind die Erfahrungen von Masters und Johnson getreten. Diese Autoren ermittelten zwar Grenzwerte zwischen 7,5 und 16 cm für die Pars pendulans und zwischen 14,5 bis 21 cm bei Erektion. Vor allem aber ermittelten sie, daß die Größenzunahme eines kleinen Penis bei der Erektion relativ größer ist als die Größenzunahme eines in nicht-erigiertem Zustand großen Penis.

Die anatomische Penisgröße stellt für die Fähigkeit des Mannes, einen Coitus bis zur Befriedigung der Partnerin zu führen, grundsätzlich kein oder doch nur ein sehr unbedeutendes Faktum dar. Insuffizienzgefühle wegen vermeintlich kleinem Penis sind, von der Praxis her gesehen, unangebracht. Das ist eine wesentliche Erkenntnis, da sich in einer überzufälligen Weise Behinderungen der Potentia coeundi um die befürchtete Kleinheit des Gliedes kumulieren.

Von der *männlichen sexuellen Leistungsfähigkeit* wissen wir, daß sie außerordentlich variiert. Sie ist eine Funktion aus Lebensalter, psycho-sexueller Konstitution, vom

Alter	Gesamtheit der Stichprobe	Fälle von Impotenz	% an Impotenz	Zunahme in %
10	4108	0	0	
15	3948	2	0,05	0,05
20	3017	3	0,1	0,05
25	1627	6	0,4	0,3
30	1025	8	0,8	0,4
35	741	10	1,3	0,5
40	513	10	1,9	0,6
45	347	9	2,6	0,7
50	236	16	6,7	4,1
55	134	9	6,7	0,0
60	87	16	18,4	11,7
65	44	11	25,0	6,6
70	26	7	27,0	2,0
75	11	5	55,0	28,0
80	4	3	75,0	20,0

Abb. 2. Alter und sexuelle Triebbefriedigung, Lebensalter und Erektionsunfähigkeit: Eine unbedingt mit zunehmendem Lebensalter eintretende Impotentia coeundi beim Mann gibt es praktisch nicht.

Sexuellen hinwegführendem beruflichen, körperlichen oder seelischen Engagement, und partnerabhängiger Reaktion. Der letztere Faktor ist vielleicht besonders wichtig. Die Aktivitätsfähigkeit des Mannes bei der einen Partnerin ist vielleicht mäßig, bei einer anderen ihm selbst erstaunlich. Insgesamt kennen wir Spannungsbreiten von durchschnittlich täglich 3maliger Ausübung des Coitus über einmalige, 1- bis 2mal wöchentliche, 25mal jährliche Aktivitäten bis zur Phase 0. Es gilt immer noch das Durchschnittsschema von Kinsey mit 250mal unter 20 Jahren bis 25mal zwischen 56 bis 60 Jahren im Jahr und der Tatsache, daß auch bei 80jährigen Männern durchaus Potentia coeundi vorhanden sein kann (siehe Abb. 2). Hinsichtlich des Abfalls der sexuellen Aktivität mit zunehmendem Lebensalter wissen wir im übrigen nicht genau, wie weit an diesem Verhalten schuld ist, daß sich für ältere und alte Männer die Zahl in Betracht kommender attraktiver Geschlechtspartnerinnen doch zumindest massiv einschränkt.

Faktum: Die männliche Potentia coeundi bleibt gründsätzlich beim gesunden Mann bis in das hohe Alter hinein erhalten.

Übersteigerten Potenzerwartungen von Männern bzw. von Frauen gegenüber ihren männlichen Partnern hat der ärztliche Berater entgegenzutreten. Dauerhafte Höchstleistungen gehören in den Bereich der Stammtischaufschneiderei.

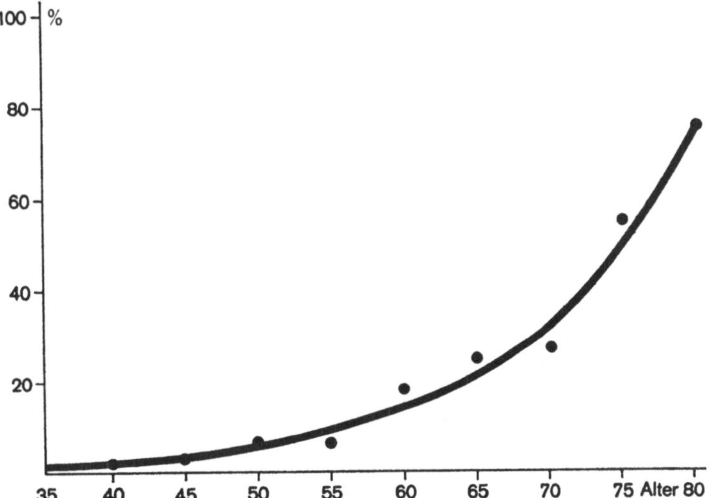

Abb. 3. Alter beim Beginn der Impotenz: Die graphische Darstellung kennzeichnet die Zunahme der Beiwohnungsstörungen mit zunehmendem Alter

Die Abb. 3 macht noch einmal eine Aussage über das Erhaltenbleiben und Nachlassen der Potentia coeundi. Die Abbildung „Zentralnervensystem", soll die hormonellen Zusammenhänge in Erinnerung rufen, die somatisch ablaufen, psychisch stimulierbar sind, konstitutionelle Eigenheiten aufweisen und natürlich auch altersbedingten Veränderungen unterworfen sind.

Direkte Voraussetzungen der Potentia coeundi des Mannes — Libido — Erektion — Ejakulation — Orgasmus — Impotentia emotionis

Als direkte Voraussetzungen der Beischlaffähigkeit (Potentia coeundi) sind zu nennen: 1. Die Libido, 2. die Erektion, 3. die Ejakulation, 4. der Orgasmus.

Die Störungen dieser Voraussetzungen der Potentia coeundi leiten sich entsprechend von den aufgeführten Einzelfaktoren ab. Man kennt:

1. eine Impotentia concupiscentiae,
2. eine Impotentia erectionis,
3. eine Impotentia ejakulationis und
4. a) orgastische Impotenz, b. Impotentia emotionis.
   Alle diese Störungen können einzeln oder insgesamt als
1. „obligatorische Impotenz" in jedem Falle und
2. als „fakultative Impotenz" zuweilen beobachtet werden.

	Mann	Frau	
Libido	• ⟶ ○		Libido ·
	↓	↓	
Erektion	○ ⟵ •		Sekretion, genitale Blutstauung, Klitoriserektion
	↓	↓	
Ejakulation	• ⟶ ○		Orgasmus

○ = sensibelste, am leichtesten störbare Funktion
• = wenig oder am wenigsten störbare Funktion

Abb. 4. Das vereinfachte Schema der Theorie von der „funktionellen Einheit" kennzeichnet die beim Mann und andererseits bei der Frau sensibelsten und am leichtesten störbaren Funktionen und die wenig oder am wenigsten störbaren Funktionen in der wechselseitigen Abhängigkeit des Coitusverlaufes

Anstatt von einer „obligatorischen" kann man auch von einer „absoluten" Impotenz sprechen.

Der Begriff „relative Impotenz" kennzeichnet dagegen wieder einen neuen Inhalt. Die Potenz und Impotenz kann gebunden sein an bestimmte Partner.

Die Symptome können von vornherein als „primäre Impotenz" oder als „sekundäre Impotenz" bestehen.

1. „Primäre Impotenz" kennzeichnet das Versagen vom Augenblick des ersten Versuches einer Sexualausübung an.
2. Unter „sekundärer Impotenz" hat man dagegen eine erst im späteren Verlauf des Sexuallebens zur Entwicklung gekommene Störung zu verstehen (Matussek).

Diese Termini stellen natürlich alle nur ein Ordnungsschema dar — den Versuch einer Systematik, einer ordnenden Aufgliederung von Symptomen und Inhalten — und tragen eine Vielfalt von Kombinationsmöglichkeiten in sich. Ferner ist im Einzelfall die Tatsache zu berücksichtigen, daß die Erscheinungen variieren, so daß zuerst leichte, später schwere Störungen vorliegen können und umgekehrt. — Hinsichtlich der Begriffsbestimmung sei darauf hingewiesen, daß während der letzten Jahrzehnte besonderes Verdienst in unserem deutschen Sprachbereich den Autoren Giese und Matussek zukommt.

Bei den Störungen der Libido kann fehlen:

1. der Trieb zur sexuellen Betätigung ganz allgemein,
2. der Wunsch zur sexuellen Betätigung im Bewußtsein,

3. der Drang zu einem Sexualpartner im Bewußtsein trotz Begierde zu sexueller Betätigung,
4. der Trieb zum Verkehr mit weiblichen Sexualpartnerinnen.

Bei den *Störungen der Erektionsfähigkeit findet sich:*

1. die Libido ist vorhanden. Trotz sexuellen Interesses und beobachteter Pollutionen gelingt keine Erektion,
2. die Libido ist vorhanden. Erektionen bleiben nur in Gegenwart der Partnerin aus,
3. die sonst normale Erektion ist bei Anwesenheit der Partnerin beeinträchtigt,
4. beim Zusammensein mit der Partnerin oder häufiger erst kurz oder direkt vor dem Coitus bzw. der bevorstehenden Immissio penis wird die Erektion schwächer.

Die *Störungen der Ejakulation* erstrecken sich über die folgende Skala:

1. Geschlechtsverkehr und Erektion werden durch vorzeitigen Samenerguß — Ejaculatio praecox — unterbrochen bzw. abgebrochen.
   a) Ejaculatio praecox unmittelbar vor der Immissio penis (ante portas).
   b) Ejaculatio praecox bei Berührung des Introitus oder der Labien durch den Penis.
   c) Ejaculatio praecox unmittelbar nach der Immissio des Penis.
   d) Ejaculatio praecox nach sehr kurzer Friktion des Penis in der Vagina — ohne Beherrschbarkeit und Möglichkeit der Hinauszögerung.
2. Zu den *abnormen Verläufen der Ejakulation* beim Manne gehören auch
   a) die Ejaculatio praecox bei nicht voll erigiertem Gliede, möglicherweise auch ohne genitale Berührung,
   b) die Tagespollution ohne Erektion sowie unter Umständen auch ohne ersichtlichen Grund.
3. Als *Gegenstück zum vorzeitigen Samenerguß* findet sich, rein auf die Ejaculatio seminis bezogen,
   a) die Ejaculatio retardata,
   b) die Unfähigkeit zur Ejakulation überhaupt (Aspermatismus), ein Teilsymptom, der Impotentia satisfactionis.

Dann kennen wir die *Störungen des Orgasmus:*
Der Orgasmus bleibt aus, während Libido, Erektion und Coitusfähigkeit erhalten sind (Orgasmus-Impotenz).

1. Möglichkeit dieser Orgasmusstörung, so daß sich der Samen entleert, ohne Orgasmusgefühl oder Empfindung überhaupt.
2. Nicht normale Ausprägung des lustbetonten Orgasmusgefühls, Abschwächung.
3. Statt Orgasmus Mißgefühl oder gar Schmerz.

Schließlich haben wir aufzuführen die *Impotentia emotionis.*
Die Störung im emotionalen Erleben umfaßt hier sämtliche gefühlsmäßigen Vorgänge vor, während und nach dem Geschlechtsverkehr:

1. Der Mann erlebt trotz normaler Funktionen den Geschlechtsverkehr nicht lustvoll, sondern ohne Anreiz.
2. Nach dem mit Lust durchgeführten Verkehr setzt eine Verstimmung ein, die über das Maß der grundsätzlich bekannten Tristitia post coitum hinausgeht und geradezu bis zu Aversionen gegenüber der Partnerin und retrospektiv dem Sexualverkehr als solchem, wenn auch nur temporär, führt.

Organische, funktionelle, psychisch bedingte Symptome der Impotentia coeundi

Allgemeine und somatische Ursachen wie Arzneimittelabusus, Genußmittelabusus, Herzkreislaufkrankheiten, Störungen im Zentralen Nervensystem, im Endokrinium, Fehl- und Mißbildungen des Genitales, traumatische Schäden, Adnexerkrankungen, Dysfunktionen, Hypophysenstörungen, Schilddrüsenerkrankungen, Diabetes mellitus, Nebennierenaffektionen usw. seien hier nur am Rande erwähnt.

Die Differenzierung der Ätiopathogenese gehört zu den selbstverständlichen Voraussetzungen einer Diagnostik und Therapie. Außer diesen Selbstverständlichkeiten sei nur besonders akzentuiert, daß die Behandlung der Impotentia coeundi bei Patienten mit Hochdruck, nach Herzinfarkt oder überhaupt bei Herz-Kreislauf-Erkrankungen einen Engpaß darstellt.

Immer wieder wird gefragt, ob *Masturbation und Coitus interruptus* mögliche Ursachen einer Impotentia coeundi sein können. Soweit sie als solche in Betracht kommen, hat die psychologische Klärung im Vordergrund zu stehen.

Daß *toxische Schäden*, z. B. aus dem Arbeits- und Berufsbereich, möglich sein können, muß man vermerken (Beispiel Polystyrol-Impotenz).

Zu den männlichen Potenzstörungen im weiteren Sinne gehören *Spermatorrhoe, Priapismus und Hypersexualität*. Die beiden ersteren Formen verlangen nach einer Klärung der Grundkrankheit, die letztere ist selten. Abgesehen von einer Pseudohypersexualität nach Karenz ist hier auf die neueren Chromosomenuntersuchungen und -befunde bei sexuellen Triebtätern hinzuweisen.

Psychische Ursachen und Abläufe

Ein weites Feld ist die Klärung der meist nicht im Bereich des Somatischen zu ermittelnden Ursachen von Beiwohnungsbehinderungen. Die bedingten Reflexe verschiedenster Art aufgrund der Erziehung, Umwelt, des historischen und religiösen Raumes im weitesten Sinne sind hier anzuführen.

Psychologisch von größter Bedeutung ist die Wechselwirkung männlichen und weiblichen Verhaltens. Abgesehen von dem rein psycho-physischen Sympathisieren zwischen den Partnern im allgemeinen und speziellen Sinne kann ich mich hier auf das vereinfachte Schema der Theorie von der funktionellen Einheit nach Matussek beschränken (Abb. 5). Wechselseitigkeit und Ergänzung tragen die Sexualfunktionen beider Geschlechter. Bei ihrem idealen Vorhandensein lassen sie auch die gestörte Potentia coeundi des Mannes weitgehend irrelevant werden.

Die *Diagnostik und Therapie in mehr psychologisch-medizinischem Sinne* hat sich bei potenzgestörten Kranken mit der Persönlichkeitsentwicklung zu befassen, z. B. hinsichtlich der vorhandenen Kontaktfähigkeit und des Kontaktstrebens, mit dem Antrieb, einer Basis für die Libido sexualis, und der Hemmung, einem Faktor, der naturgemäß Libido, Erektions-, Ejakulations-, Orgasmus- und Emotionspotenz im weitesten Sinne beeinträchtigen kann.

Die unmittelbare Sexualerziehung des Kindes und jungen Mannes wird natürlich stets eingreifenden Charakter zumindest für das Sexualverhalten der ersten sexuell aktiven Jahre haben.

Die Aspekte der Tiefenpsychologie und tiefenpsychologischer Betrachtungsweisen möchte ich in diesem Rahmen außer acht lassen. Im allgemeinen ist für die Therapie der Impotentia coeundi eine große aufdeckende Therapie nicht erforderlich.

Der praktizierende Arzt wird sich bei der Ermittlung psychogener Faktoren und Ursachen der männlichen Impotentia coeundi, sofern er sich nur in angemessener Weise Zeit für seinen Kranken nimmt, stets schon in gewissem Umfang mit tieferen und oberflächlicher liegenden psychologischen Faktoren auseinandersetzen können. Besondere

Aufmerksamkeit hat der Eruierung *situationsbedingter Störungen* der Potentia coeundi zu gelten. Hierzu gehört die *auffordernde Situation* an die Sexualität des Mannes und die das sexuelle Ausleben des Mannes *hemmende Situation*. Es ist eben so, daß die Situation des „hic Rhodos, hic salta!" bestimmt geartete Persönlichkeiten negativ programmiert. — Für hemmende Situationen können äußere Umstände, berufliche Störungen, momentane Überanstrengung verantwortlich sein und aus einer einmaligen Potenzbehinderung zu einer Fixierung führen.

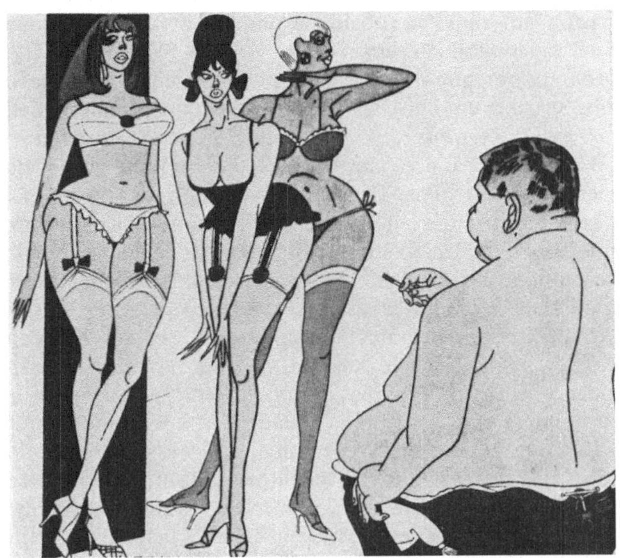

Abb. 5. Furcht vor dem Versagen, unmäßiges Essen und Trinken, überwiegende Sorge für die eigene Karriere und die Erhöhung des Lebensstandards, Monotonie einer jahrelangen Beziehung zu dem gleichen Partner vermögen zu sekundärer Impotentia coeundi zu führen. Bei jedem Abusus, einschließlich Essen, Trinken und Auswirkungen des Managertums sollte auch diesbezüglich ein präventives Verhalten ärztlich angeraten werden. (Frei nach „Human Sexual Response", s. A Fromme, der Sexual-Report, S. 57)

So wie die Wechselseitigkeit und Ergänzung im positiven Sinne die Sexualfunktionen beider Geschlechter trägt, kann eine Impotentia coeundi bei ungünstiger Partnersituation *partnerabhängig gestört* sein. Worin die partnerabhängige Störung begründet ist, vermag nur das Eindringen in die Situation beider Personen und ihrer Beziehung zueinander zu erbringen.

Als Gegensatz wäre die *ich-abhängige Störung* der Potentia coeundi zu benennen, unter der grundsätzlich eine Fehlhaltung in der Persönlichkeit verstanden werden muß (Matussek). Forderungen, die ein Mann an sich selbst stellt, Erwartungen, die er an seine Fähigkeiten knüpft, können übersteigert oder nicht mehr zeit- und altersentsprechend sein. Musterbeispiel: das Auftreten mancher Potenzstörungen während des 4. bis 5. Lebensjahrzehnts (Alter der Resignation).

Die *relativen Störungen* der *Potentia coeundi* sind vorwiegend in den Rahmen der partnerabhängigen und ich-abhängigen Störungen einzuordnen. Sie äußern sich:

1. gegenüber der eigenen Frau (oder festen Partnerin),
2. gegenüber anderen Frauen als der eigenen, festen Partnerin,
3. bei wechselnder Affektivität und schwankender Bindung gegenüber derselben Partnerin.

Im Hinblick auf die Entstehung der männlichen Sexualstörungen und ihre Behandlung ist wiederholend zu sagen, daß keine körperliche Funktion eine derart absolute psychische Relation besitzt wie das Sexualgeschehen. Tatsächlich kombinieren sich die zahlreichen psychologischen Komponenten auch gern mit somatischen Störungen. Beide Symptomgruppen ranken sich umeinander und potenzieren sich gegenseitig. Die Ermittlung der körperlichen Symptome bietet den Anlaß, tatsächlich etwas „Überzeugendes" zu behandeln und ggf. zu bessern oder zu heilen. Die gleichzeitige Zuwendung zu den psychogenen Ursachenfaktoren und Komponenten ist aber unerläßlich, damit nicht eine Fixierung auf die Potenzbehinderung bleibt. Die kombinierte Behandlung sollte eigentlich selbstverständlich sein.

Die *Therapie* der Impotentia coeundi leitet sich sinngemäß aus den vorausgegangenen Ausführungen ab. Klärung somatischer Ursachen bedingt deren mögliche Ausschaltung.

Die *medikamentöse Therapie* mit männlichen Sexualhormonen (Testosteron) ist häufig nutzlos. Hier kann es sich nur um eine Behandlung mit kleinen Dosen über längere Zeit, niemals mit großen Dosen (Provokation der hormonellen Kastration) handeln. Substitution mit großen Dosen kommt nur nach Kastration oder bei einem Zustand im Sinne funktioneller Kastration in Betracht. Anders verhält es sich mit der Gabe von Mesterolon. Kontrolle der Prostata bei Androgen- oder Mesterolon-Therapie ist angezeigt. Erwähnenswert und bekannt ist die Gabe der Choriongonadotropine, der Hypophysen-Gesamtextrakte, auch noch mitunter die Gabe von Hodengesamtextrakten, mitunter von Kortikoiden. Vielfach bewährt sich die „lokale" Therapie mit Suppositorien, z. B. Testigarant, Ichtho-Himbin, Suppovir, Ichtho-Bellol und dgl. Aphrodisiaka (Yohimbin, insbesondere, ggf. Strychnin, Belladonna) können unterstützend wirken. In der Hand des Kenners sind auch Weckamine und verwandte Stoffe (Amphetamin, Methamphetamin, Phenmetrazin, Methylphenidat) akzeptabel. Physikalische Therapie kann das Geschehen stets unterstreichen. In der Behandlung der Anorgasmie sind wir (Vogt, H.-J.) mit dem Masturbationsgerät einen erfreulichen Schritt weitergekommen. —

Psychotherapie bzw. insbesondere eine zeitlich angemessene Zuwendung des Arztes zum Patienten und möglichst seiner Partnerin ist in den meisten Fällen eine unabdingbare Voraussetzung jeglicher Behandlung der Beiwohnungsstörungen.

Grundsätzlich steht nichts im Wege, die Impotentia coeundi als Krankheit anzusehen und zu behandeln. Die Diagnostik und Therapie der Impotentia generandi ist sowieso üblich. Die Potentia coeundi ist die Voraussetzung der Potentia generandi hinsichtlich einer gewünschten Konzeption. Im übrigen ist jeder Kranke auch nach strengen Grundsätzen dann behandlungsbedürftig, wenn seine Symptome den Gesundheitszustand im Sinne einer Krankheit oder einer Gefährdung seiner Gesundheit und Arbeitsfähigkeit beeinträchtigen. Der Arzt wird stets in der Lage und berechtigt sein, die Notwendigkeit der Behandlung einer Impotentia coeundi zu begründen. Bei dem Symptomenkomplex der Impotentia coeundi und der Auswirkung einer gestörten Potentia coeundi auf die Gesamtpersönlichkeit des Mannes bedeutet es eine ärztliche Verpflichtung, dem Kranken nach Kräften Hilfe angedeihen zu lassen und Komplikationen mit Kostenträgern, die im allgemeinen aber nicht zu erwarten sind, zu beseitigen. Im übrigen wird notfalls seitens der zuständigen Kliniken eine Begutachtung und gutachterliche Stellungnahme zur Unterstützung des praktizierenden Arztes in der Behandlung männlicher Potenzstörungen erhältlich sein.

Als im Jahre 1951 anläßlich des I. Fortbildungskurses für Praktische Dermatologie und Venerologie in München im Auftrag meines Lehrers A. Marchionini das Thema der männlichen Potenzstörungen von mir abgehandelt wurde, war die medizinische Zuständigkeit für die Behandlung dieses Komplexes noch umstritten. Internisten, Urologen, Psychiater, Psychologen, Gynäkologen, außer verhältnismäßig wenigen Dermatologen, waren zuständig für die Behandlung der männlichen Fertilitäts- und Beiwohnungsstörungen. Die verschiedenen Facharztgruppen haben inzwischen entsprechend dem Akzent ihres Fachgebietes ihre Beteiligung an der Behandlung dieser Probleme natürlich behalten. Andererseits wurde aber seither die von uns nahezu avantgardistisch vertretene Tendenz Selbstverständlichkeit: Die Diagnostik und Therapie der Impotentia generandi und coeundi des Mannes ist unter dem Terminus Andrologie ein selbstverständlicher und integrierender Bestandteil des Faches Dermatologie und Venerologie geworden. —

Die andrologische Diagnostik und Therapie in ihrem weiten Rahmen sollte deshalb heute in jeder dermatologischen Praxis aktiv gepflegt werden!

Egbert Schmiedt und Erich Elsässer

Operative Maßnahmen bei Fertilitätsstörungen

Die Fertilität des Mannes hängt von 3 Voraussetzungen ab, nämlich (Tab. 1):

Tabelle 1. Voraussetzungen für die männliche Fertilität

1. Intaktes, geschlechtsspezifisches Endokrinium
2. Funktionstüchtigkeit des Scrotums als Thermostat
3. Intaktheit der Transportwege für die Spermien

1. von einem intakten, geschlechtsspezifischen endokrinen System,
2. von der Funktionstüchtigkeit des Scrotums als Thermostat (Scrotaltemperatur 2,2° C niedriger), sowie
3. von intakten Transportwegen für die Spermien vom Hoden bis zur äußeren Harnröhrenmündung.

Sobald eine dieser 3 Voraussetzungen fehlt oder ungenügend ist, ist die Fertilität herabgesetzt oder sogar aufgehoben.

Die endokrin bedingte Infertilität ist chirurgisch nicht zu beeinflussen. Dagegen sind eine mangelhafte oder fehlende scrotale Thermoregulation oder eine Behinderung des Spermientransportes einer operativen Behandlung zugänglich (Abb. 1). Das Scrotum kann seine Funktion als Thermostat nicht erfüllen, wenn der Hoden infolge eines Maldescensus nicht dorthin gelangt, oder wenn der spezielle Gefäßapparat des Scrotums durch eine Varicocele pathologisch verändert ist. Der Spermientransport kann durch kongenitale Hemmungsmißbildung behindert oder unmöglich sein, wobei Aplasien und Obliterationen des Nebenhodens, des Ductus deferens und der Samenblasen und – am äußeren Genitales – Hypospadien und Epispadien ursächlich in Betracht kommen. Hinzu kommen angeborene oder erworbene Phimosen, Penisverlust oder Penisverkrümmung bei Induratio penis plastica sowie alle durch Infektionen vor allem nach Gonorrhoe und Tuberkulose erworbenen Verschlüsse der Samenwege. Erinnert sei auch an die beabsichtigte Infertilität nach Vasektomie.

Die operativen plastischen Eingriffe am äußeren Genitale, angefangen von der Circumcision bei Phimose über die Harnröhrenrekonstruktion bei Hypo- und Epispadien bis zum Penisersatz, dienen primär dem Ziel einer ungestörten Miktion, der Potentia coeundi und nicht zuletzt der Kosmetik; gleichzeitig sind sie jedoch in derartigen Fällen die Therapie der hierdurch bedingten Infertilität. Allerdings werden diese Eingriffe nicht zu den Fertilitätsoperationen im engeren Sinne gerechnet, die ihrerseits allein der Herstellung oder Wiederherstellung der Zeugungsfähigkeit dienen.

Es sind dies die Eingriffe:
a) beim Maldescensus testis,
b) bei der Varicocele und
c) bei Unwegsamkeit der Samenwege zwischen Hoden und Colliculus seminalis, das heißt bei der sogenannten Verschlußazoospermie.

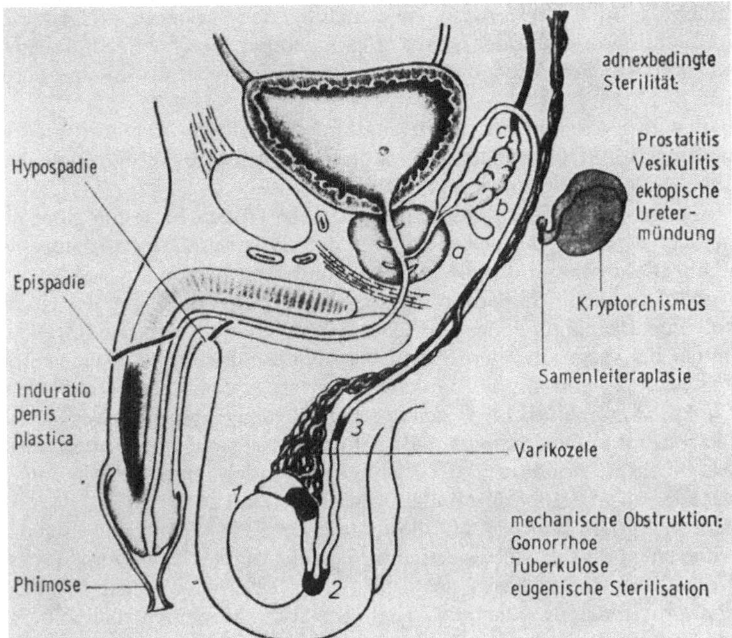

Abb. 1. Operativ zu behandelnde Fertilitätsstörungen des Mannes. (nach D. Völter u. V. Oswald) DMW **95**, 1065 (1970)

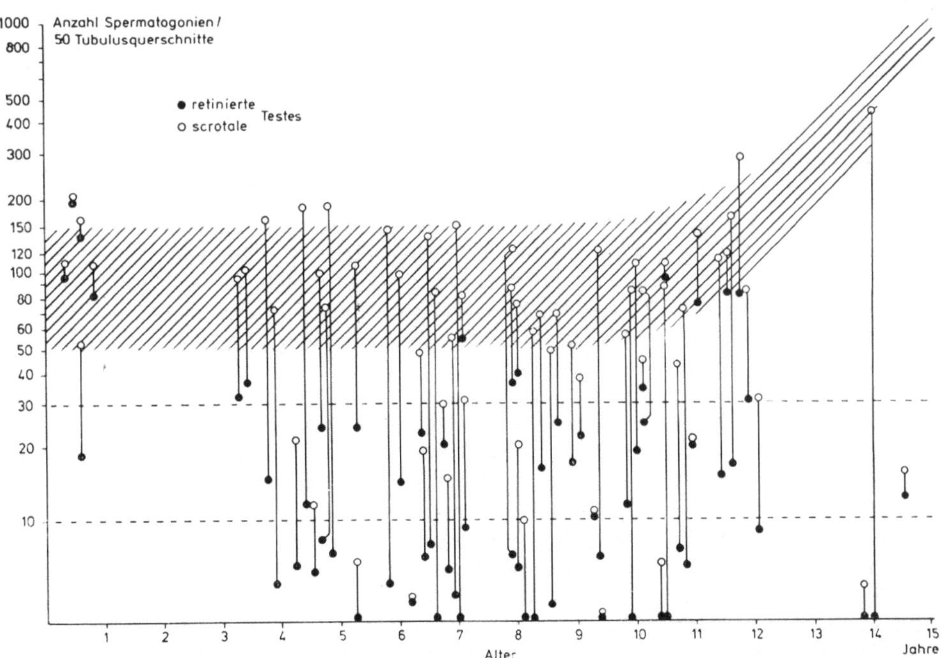

Abb. 2. Vergleich der Spermatogoniendichte im retinierten und descendierten Hoden bei Knaben mit einseitigem Maldescensus testis. (nach P. O. Hösli: Actuelle Urol. **2**, 107 (1971))

Entscheidend beim *Maldescensus* — wie auch bei der Varicocele — ist der Zeitpunkt, zu dem die Operation erfolgt, oder besser erfolgen sollte. Es erhebt sich daher die Frage, wann bzw. unter welchen Umständen muß der Hoden operativ in das Scrotum verlagert werden?

Zunächst ist eine Abgrenzung der behandlungsbedürftigen Retentio testis gegen den nicht behandlungsbedürftigen Pendelhoden, dem lediglich eine erhöhte Reflexbereitschaft des Musculus cremaster zugrunde liegt, erforderlich.

Eine Faustregel nach Hösli besagt, daß sich der Hoden beim Säugling mindestens 4 cm, beim Schulkind mindestens 6 cm von der Symphyse herabziehen lassen muß. Anderenfalls liegt ein behandlungsbedürftiger Maldescensus vor.

Man strebt heute die Frühoperation an, das heißt, die Verlagerung des Hodens in das Scrotum soll vor Beendigung des 2. Lebensjahres erfolgt sein. Hedinger und Hösli fanden nämlich bei vergleichenden Spermatogonienzählungen bei Knaben mit einseitigem Kryptorchismus (Abb. 2), daß in den retinierten Testes — in der Abbildung durch schwarze Punkte versinnbildlicht — der Spermatogoniengehalt nach dem 1. Lebensjahr kontinuierlich absinkt. Dies besagt, daß nicht nur eine fehlende Fortentwicklung des Keimepithels vorliegt, sondern daß offensichtlich auch eine Schädigung bzw. ein Schwund desselben — bedingt durch die Dystopie — eintritt.

Besonders wichtig im Hinblick auf die spätere Fertilität bei nur einseitigem Kryptorchismus ist die, ebenfalls aus Abb. 2 ersichtliche, gleichzeitige Schädigung des orthotopen Hodens infolge des Maldescensus des kontralateralen Hodens. Mit fortschreitendem Lebensalter nimmt in diesen Fällen die Anzahl der Spermatogonien auch in dem — durch weiße Kreise dargestellten — normal gelagerten Hoden ab.

So wird verständlich, warum ein Drittel aller Männer mit einseitigem Kryptorchismus infertil ist, ein weiteres Drittel subfertil und nur ein Drittel fertil, obwohl alle in dem deszendierten Hoden ein vollwertiges Organ besitzen müßten.

Für den Therapeuten und Operateur gilt, der möglichen Schädigung des Keimepithels sowohl im kryptorchen Hoden selbst, wie insbesondere im deszendierten Hoden durch rechtzeitiges Eingreifen zuvorzukommen.

Die operative Verlagerung des maldescenten Hodens sollte nicht vor dem 9. Lebensmonat erfolgen. Liegt doch zum Zeitpunkt der Geburt noch bei 4,2% aller Knaben ein Hodenhochstand vor, der sich innerhalb der ersten 9 Lebensmonate durch Spontandescensus auf 0,8% verringert.

Im übrigen kann nach den Hedingerschen Untersuchungen bis zum Ende des 2. Lebensjahres zugewartet werden, was man aus operationstechnischen Gründen gerne tun wird.

Stets werden der chirurgischen Intervention zwei Hormonkuren vorausgeschickt, wozu zweimal wöchentlich 500 E eines HCG-Präparates (z. B. Primogonyl®) bis zu einer Gesamtdosis von 5000 E, ab dem 4. Lebensjahr zweimal wöchentlich 1000 E bis zur Gesamtdosis von 10000 E verabfolgt werden.

Hat auch die zweite Hormonkur keinen Erfolg, so schließen wir sofort die Operation an, um die hormonbedingte Auflockerung des Gewebes auszunützen.

Der Leistenkanal wird eröffnet und der Hoden aufgesucht, wobei sich dieser, sofern er nicht im Leistenkanal liegt, meist unmittelbar am inneren Leistenring findet. Anschließend werden retroperitoneal die spermatischen Gefäße subtil und auch der Ductus deferens gelegentlich bis zu den Samenblasen hin mobilisiert, so daß sich der Hoden spannungslos in das Scrotum verlagern läßt. Diese ausgiebige Mobilisation der Hodengefäße ist bei diesem Eingriff der wichtigste Akt, weil nur auf diese Weise ein späteres Zurückgleiten des verlagerten Hodens verhindert wird.

Eine gewaltsame, unter erheblicher Spannung der Gefäße erzwungene Fixierung des Hodens in der neuen Position im Scrotum beschwört eine Mangeldurchblutung und schließlich die Atrophie des Organs herauf. Da unter diesen Umständen auch die Androgen-produzierenden Leydig-Zellen zugrunde gehen können, kann es schlimmstenfalls sogar zum präpuberalen Eunuchoidismus kommen.

Wir führen eine elastische Fixation des Hodens mit Hilfe eines Fadens an der Innenseite des Oberschenkels aus, wobei genau darauf geachtet wird, daß die zuführenden Gefäße und der Ductus deferens nicht unter Spannung stehen.

Sollte sich, was wir noch nicht erlebt haben, ein Hoden nicht soweit mobilisieren lassen, daß er in das Scrotum verlagert werden kann, so sollte er im Hinblick auf eine ungestörte Funktion des kontralateralen Hodens besser entfernt werden.

Wir gehen mit Hecker einig, daß die erhöhte Gefahr der malignen Entartung dystoper Hoden allein keine Indikation zur Semikastration ist, obwohl die Gefahr der malignen Entartung dystoper Hoden durchschnittlich 18mal größer als bei normal deszendierten Hoden ist.

Es sei darauf hingewiesen, daß der ursprünglich dystope Hoden auch nach seiner Verlagerung in gleicher Weise zur malignen Entartung neigt, so daß die Eltern bzw. der Kranke über notwendige Kontrollen aufgeklärt werden müssen.

Die *Varicocele* kann durch Störungen der scrotalen Thermoregulation und — stasebedingt — wahrscheinlich auch der Mikrozirkulation im Hoden zur Spermiogenesehemmung, Keimepithelschädigung und damit zur Subfertilität bis zur irreversiblen Infertilität führen.

Zum Verständnis der Pathogenese ist die Kenntnis der Gefäßversorgung des Scrotalinhaltes Voraussetzung (Abb. 3).

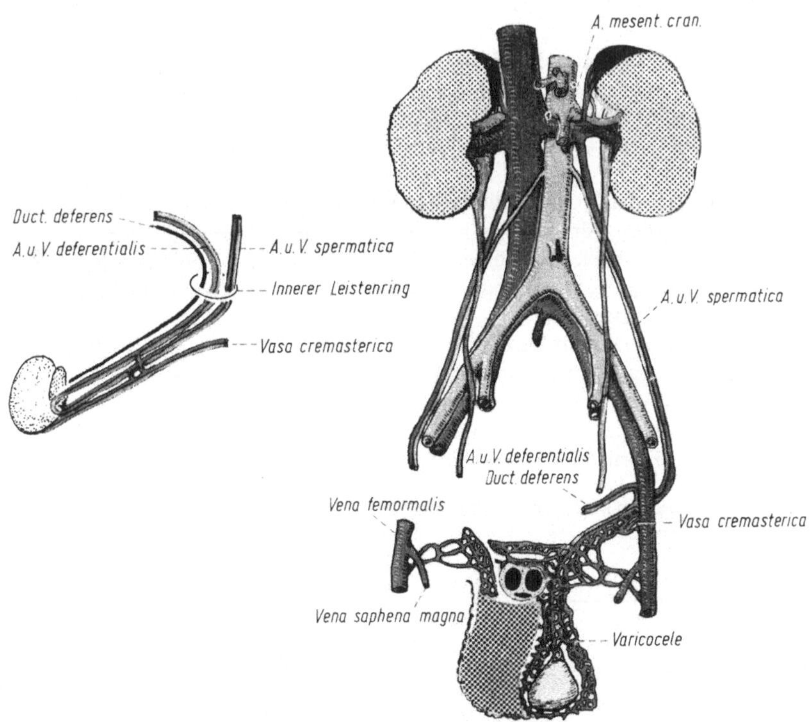

Abb. 3. Halbschematische Darstellung der Gefäßversorgung des Scrotalinhaltes (modifiziert nach J. S. Brown u. Mitarb. Fertil. Steril. **18**, 46 (1967))

Die in das Scrotum eintretenden Gefäße haben 3 verschiedene Ursprünge.

Arteria und Vena spermatica wandern zusammen mit der Keimdrüse bei ihrem Descensus aus der Lumbalregion mit in das Scrotum hinab, wodurch diese Gefäße eine hohe Insertion besitzen und die Vena spermatica rechts in die Vena cava und links in die Vena renalis einmündet. Ein zweites Gefäßpaar — Arteria und Vena deferentialis — nimmt seinen Ursprung aus der Arteria und Vena ilica interna und verläuft mit dem Ductus deferens über den Nebenhoden bis zum Hoden, um hier endständig eine Verbindung mit der Arteria spermatica einzugehen.

Die den Cremaster begleitenden Arteria und Vena cremasterica sind Gefäße der Bauchwand und entspringen aus den Vasa epigastrica caudales.

Während die Arterien untereinander nur wenige, variabel ausgebildete Anastomosen besitzen, vereinigen sich die Venen der verschiedenen Ursprungsgebiete zu einem ausgedehnten und gemeinsamen Plexus, der als Plexus pampiniformis seine Hauptausbildung erfährt.

Nach Untersuchungen von Harrison erfüllt dieses Venengeflecht, welches das im Scrotum abgekühlte Blut ableitet, eine wesentliche Funktion, indem es das arterielle, durch die Arteria spermatica und deferentialis zuströmende Blut gewissermaßen „vorkühlt".

Eine Gefahr für dieses Kühlsystem ist die linke Vena spermatica. In dieser langen Vene, die linksseitig keine Venenklappen besitzt, herrscht bei aufrechter Körperhaltung ein hoher hydrostatischer Druck. Hinzu kommt, daß die Arteria mesenterica cranialis durch Kompression der linken Vena renalis den Blutrückstrom in die Vena cava behindert und einen Druckanstieg in der Vena renalis verursachen kann. Bei konstitutioneller Wandschwäche der Venen kann es dann zur Umkehr der Strömung in der Vena spermatica kommen. Das venöse Blut fließt in diesen Fällen aus der Vena renalis durch die Vena spermatica in den Plexus pampiniformis und findet erst über die Kollateralen dieses Plexus zur Vena ilica interna oder Vena femoralis hin Abfluß.

Dieser Rückstrom kann bei Trägern von Varicocelen phlebographisch nachgewiesen werden.

Es ist offensichtlich, daß sich der Plexus pampiniformis durch eine solche Strömungsumkehr aus einem System von „Kühlschlangen" in einen „Wärmespender" verwandelt, zumal wenn der venöse Rückstrom eine variköse Erweiterung bewirkt hat. Zusätzlich führt die venöse Stauung auch im Hoden zu zunehmenden Mikrozirkulationsstörungen und bindegewebiger Sklerosierung.

Die fortschreitende Einschränkung der Fertilität zeigt sich bei längerem Bestehen der Varicocele in der abnehmenden Dichte und Beweglichkeit der Spermien im Ejakulat wie in einer erhöhten Rate von Spermienmißbildungen. Hodenbioptisch lassen sich typische sklerotische Verdickungen der Basalmembranen und eine Depopulation des Keimepithels erkennen (Haensch u. Hornstein, Hornstein).

Tabelle 2. Ergebnisse der Operation nach Palomo bei 88 Kranken (1963 bis 1970)

Indikation	Zahl der Fälle	nach-untersucht	gebessert	un-verändert	schlechter
Fertilitätsstörung	59	34	24	9	1
			5 Zeugungen		
Beschwerden	29	15	9	6	–

Keine Hodenatrophie!

Das Krankengut ist aufgeschlüsselt nach Operationsindikation: Kinderwunsch bzw. Beschwerden. (Bei dem verschlechterten Probanden lag die Operation erst 2 Monate zurück)
(nach P. Kolle u. Mitarb. 1970)

Die kausale Behandlung der Varicocele ist demnach die Verhinderung der Stase- bzw. der Strömungsumkehr in der Vena spermatica. Dies geschieht zweckmäßigerweise mit Hilfe der Operationsverfahren von Palomo oder Bernardi.

Wir haben in den Jahren 1963 bis 1970 insgesamt 88 Männer mit Varicocelen nach Palomo operiert, das heißt sowohl die Arteria wie auch die Vena spermatica oberhalb des inneren Leistenringes unterbunden.

Von einem Inguinalschnitt aus präpariert man extraperitoneal den inneren Leisten- ring und die spermatischen Gefäße frei. Wie andere Autoren, so konnten auch wir (Kolle u. Mitarb.) mit dieser Maßnahme die Fertilitätsverhältnisse bei zwei Drittel der Operierten bessern, das heißt, von 34 Nachuntersuchten waren 24 gebessert, wobei fünfmal Zeugungen eingetreten sind, während subjektive Beschwerden, die auf die Varicocele zurückzuführen waren, nur in geringerem Umfange abgenommen haben.

Ernährungsstörungen des Hodens, wie sie theoretisch nach Unterbindung der Arteria spermatica befürchtet werden, haben wir nicht beobachtet. Offensichtlich sind die arteriellen Anastomosen mit der Arteria deferentialis und der Arteria cremasterica ausreichend, um die arterielle Versorgung des Hodens sicherzustellen.

Da diese Anastomosen in ihrer Ausbildung stark variieren können, wurde vielfach vor der Palomoschen Operation gewarnt, so daß wir in den letzten 2 Jahren zur alleinigen Unterbindung der Vena spermatica nach Bernardi übergegangen sind, was dem eben geschilderten venösen Abflußsystem zufolge zur Behandlung der Varicocele ausreichen müßte. Inzwischen haben wir 38 Männer nach Bernardi operiert. Infolge der Kürze der zurückliegenden Zeit verfügen wir noch nicht über eine Erfolgsstatistik. Aufgrund von Einzelbeobachtungen sind wir jedoch der Ansicht, daß die hiermit erzielten Ergebnisse nicht schlechter als die der Palomoschen Operation sind. Wie beim Maldescensus testis gilt auch für die Varicocele der Grundsatz, so früh wie möglich zu operieren, um einer irreversiblen, organisch fixierten Schädigung des Keimepithels zuvorzukommen.

Während der Maldescensus testis und die Varicocele die Spermiogenese hemmen, ist diese bei der sogenannten *Verschlußazoospermie* nicht beeinträchtigt.

Diagnostisch ist die Verschlußazoospermie bereits zu vermuten, wenn bei normal großen Hoden mehrfache Ejakulatprüfungen eine Azoospermie ergeben haben. Gesichert wird sie durch den Nachweis einer ungestörten Spermiogenese mit Hilfe der Hodenbiopsie, die deshalb vor dem operativen Eingriff an den Samenwegen vorgenommen werden soll.

2 Voraussetzungen für eine erfolgreiche Rekanalisierung der Samenwege müssen gegeben sein:

1. Die ungestörte Passage der Spermien aus dem Hoden wenigstens bis in den Nebenhodenkopf, und
2. die Durchgängigkeit der Samenwege in ihrem distalen Anteil vom Leistenkanal bis in die hintere Harnröhre.

Diese beiden Voraussetzungen, das heißt die Operabilität, kann erst während des therapeutischen Eingriffes geprüft werden. Die Durchgängigkeit der Ductuli efferentes ergibt sich durch den Nachweis lebender Spermien im Nebenhodenkopf. Die Durchgängigkeit des Ductus deferens bis in die Harnröhre muß mittels Durchspülung, Röntgenkontrastdarstellung oder Persufflation verifiziert werden.

Finden sich im Nebenhodenkopf keine lebenden Spermien, so wird der Eingriff als undurchführbar abgebrochen. Man weiß aus vielen Berichten, daß der Verschluß der Samenwege die Spermiogenese nicht hemmt, sofern die Ductuli efferentes in funktioneller Verbindung mit dem Hoden bleiben. Ihre enorme resorptive Kapazität versetzt sie in die Lage, unter pathologischen Verhältnissen die vom Hoden produzierten Spermien wieder zu resorbieren, so daß die Spermien im Hoden ungestört weiter produziert werden können. Demgegenüber bewirkt die Obliteration oder Zerstörung des Nebenhodenkopfes bzw. die experimentelle Unterbindung der Samenwege bereits am Rete testis stets den Untergang des Keimepithels infolge Druckatrophie, so wie jede exkretorische Drüse atrophiert, deren Ausführungsgänge unterbunden werden. Versuche, den Ductus deferens bei undurchgängigen Ductuli efferentes mit dem Hoden bzw. dem Rete testis direkt zu anastomosieren, waren daher noch nie von Erfolg gekrönt.

Wie die proximalen Ductuli efferentes, können auch die distalen Anteile der Samenwege, nämlich der Ductus deferens vom inneren Leistenring bis zu den Ductuli ejaculatorii und die Ductuli ejaculatorii selbst nicht umgangen oder ersetzt werden, weil ihre Funktion bei der Ejakulation nicht durch ein anderes Organ nachgeahmt werden kann.

Versuche, auch solchen Männern, deren Samenwege im distalen pelvinen Anteil verschlossen sind, zur Fertilität zu verhelfen, bestehen darin, eine punktierbare Spermatocele an den Nebenhoden anzuschließen.

Die meisten dieser Versuche sind fehlgeschlagen. Einzig Schoysmann ist es angeblich gelungen, aus einem Vena-saphena-Transplantat eine punktierbare Spermatocele zu bilden (Abb. 4) und tatsächlich in 3 Fällen durch artifizielle Insemination der dort gespeicherten Spermien eine Gravidität bei der Ehefrau zu erzielen (Schoysmann 1971).

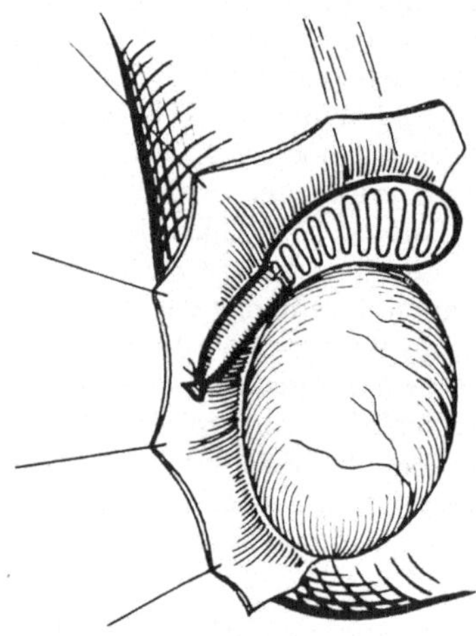

Abb. 4. Bildung einer künstlichen Spermatocele aus einem Vena saphena-Transplantat bei Ductus deferens Aplasie. (nach R. Schoysmann, Andrologie **1**, 33 (1969))

Von 102 Männern, die wir in den letzten 12 Jahren wegen Verschlußazoospermie operiert haben, erwies sich etwa ein Drittel aus den genannten Gründen, das heißt Verschluß der Ductuli efferentes oder des pelvinen Ductus-deferens-Anteils bzw. deren Aplasie, als inoperabel.

Glücklicherweise befindet sich die unwegsame Strecke in etwa zwei Drittel der Fälle im Nebenhodenkörper bzw. Nebenhodenschwanz sowie in der Pars scrotalis des Ductus deferens.

Je nach Ausdehnung und Lage der unwegsamen Strecke kommen zwei unterschiedliche Operationsmethoden zur Anwendung:
1. Die Vaso-Vasostomie zur Umgehung eines Verschlusses im Bereich der Pars scrotalis oder inguinalis des Ductus deferens, und
2. die Vaso-Epididymostomie, das heißt die Anastomose zwischen Ductus deferens und Nebenhodenkopf bei narbiger Obliteration oder Fehlen der distalen Nebenhodenanteile.

Am häufigsten sitzt die obliterierte Stelle — jedenfalls nach Infektionen — im Nebenhodenschwanz und -körper, so daß sich zur Umgehung der Läsion die Anastomose zwischen Ductus deferens und Nebenhodenkopf oder -körper anbietet.

Um den Spermien Gelegenheit zur physiologischen Reifung zu geben, wäre zweifellos eine möglichst distal gelegene Verbindung zwischen Ductus epididymis und Ductus deferens anzustreben. Ein Schnitt im Bereich des Nebenhodenkörpers trifft jedoch nur die vielfachen Windungen ein und desselben Ganges, während eine Inzision durch den Nebenhodenkopf die dort befindlichen 12 bis 20 Ductuli efferentes eröffnet (Abb. 5).

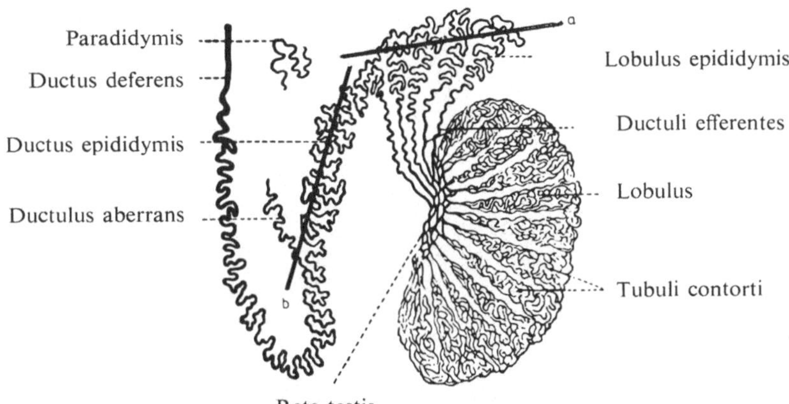

Abb. 5. Der Schnitt durch den Nebenhodenkopf (a) eröffnet die 12 bis 20 Ductuli efferentes, der Schnitt durch den Nebenhodenkörper (b) nur die zahlreichen Windungen des Ductus epididymis. (in Anlehnung an A. Benninghoff 1942)

Die Wahrscheinlichkeit, daß bei der Ductus deferens-Nebenhodenkopfanastomose wenigstens einige der zahlreichen Ductuli efferentes eine bleibende Verbindung mit dem Ductus deferens eingehen, ist demnach erheblich größer, als bei der Ductus deferens-Nebenhodenkörperanastomose, bei der ausschließlich das Gelingen der Anastomose mit der am weitesten hodenwärts gelegenen Schlinge des Ductus epididymis für den Operationserfolg ausschlaggebend sein kann.

Generell wird deshalb zur Umgehung des Nebenhodens die Nebenhodenkopf-Ductus deferens-Anastomose vorgenommen.

Wir führen diese — wie andere Autoren auch — als endständige Schräganastomose aus (Abb. 6), wobei der Ductus deferens durchtrennt, geschlitzt und mit dem eröffneten Nebenhodenkopf durch Kapselnähte vereinigt wird.

Die Rekanalisation der Samenwege ist auf diese Weise an unserem Krankengut in einem Drittel der Fälle gelungen. Diese Erfolgsrate entspricht im Durchschnitt dem Ergebnis anderer Autoren. Wesentlich bessere Erfolge werden von Joel, Baylé und Hagner mitgeteilt, wobei auffallend ist, daß diese die Anastomose nicht schienen und zur Naht Silber- oder Tantaldrähte verwenden.

Wir sind deshalb in jüngster Zeit ebenfalls zu dieser Technik übergegangen, können aber noch nicht über diesbezügliche Ergebnisse berichten.

Auffallend ist, daß die Operationserfolge bei der technisch wesentlich einfacher durchzuführenden Vaso-Vasostomie zur Refertilisierung nach vorausgegangener Vasektomie kaum höher liegen, als nach der komplizierten Epididymo-Vasostomie.

In beiden Fällen darf die gelungene Rekanalisation, die am Wiederauftreten von Spermien im Ejakulat deutlich wird, nicht mit gelungener Refertilisierung gleichgesetzt werden.

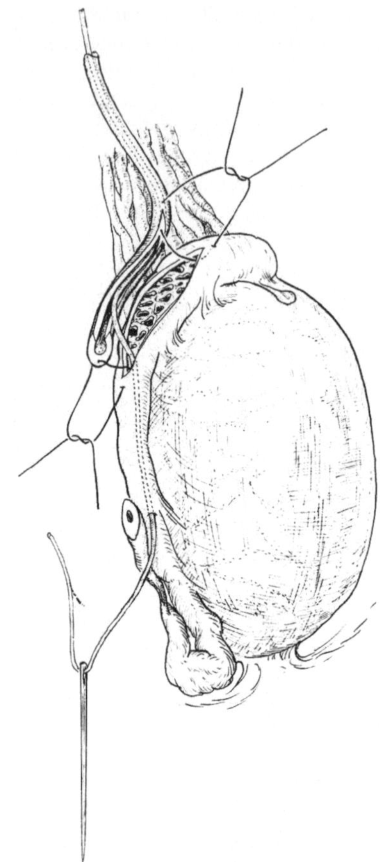

Abb. 6 End-zu-Seit-Anastomose zwischen dem angeschrägten Ende des Ductus deferens und dem Nebenhodenkopf

Tabelle 3. Postoperative Spermiocytogramme nach erfolgreicher Rekanalisation der Samenwege (12 Fälle) (aus E. Elsässer u. G. Rassner 1970)

Name	Alter	Spermien/ml Mill.	Beweglichkeit %	Pathol. Formen %	Fruktose (Gamma/ml)	Kinder
J. W.,	37	21	50	19	2100	2
G. W.,	32	6	40	29	1900	∅
V. W.,	38	101	40–50	19	2750	?
H. W.,	39	2	60	35	?	2
J. W.,	33	15	40–50	31	4250	∅
K. P.,	31	18	50	32	1750	2
V. H.,	38	1	vereinzelt	—	2400	?
W. K.,	33	10	60	21	2400	5
G. S.,	32	15	20	27	1900	∅
B. S.,	32	Kryptospermie			1850	∅
J. E.,	40	20	40–50	30	2150	?
W. G.,	30	6	40	30	1700	∅

Aus dem postoperativen Spermiozytogramm von 12 Männern mit gelungener Rekanalisation (Tab. 3) wird die vielfach schlechte Qualität des Ejakulats deutlich. Die Spermiendichte liegt — mit einer Ausnahme — nur zwischen 1 bis 21 Mill./ml, wobei nur etwa 50% derselben beweglich sind.

Trotzdem haben 4 dieser Männer in der Folge offensichtlich mehrfach Kinder gezeugt.

Sowohl aus Tab. 3 wie aus dem Ergebnis von Tierversuchen, die von Elsässer an unserer Klinik ausgeführt wurden, ist zu vermuten, daß eine Oligospermie nach Beseitigung des mechanischen Hindernisses an den Samenwegen hinsichtlich der Fertilität des Trägers günstiger zu bewerten ist, als eine gleichgeartete Oligo-Astheno-Zoospermie, die ihre Ursache in einer gestörten Spermiogenese hat.

Literatur

1. Baylé, H.: Résultats opératoires du traitement des azoospermies excrétoires. Press. Med. **68**, 760—762 (1960)
2. Benninghoff, A.: Lehrbuch der Anatomie des Menschen. Bd. II. München: Urban & Schwarzenberg 1942
3. Bernardi, R.: Varicocele. Buenos Aires: El Ateneo 1947
4. Brown, J. S., Dubin, L., Hotchkiss, R. S.: The Varicocele as Related to Fertility. Fertil. Steril. **18**, 46—56 (1967)
5. Elsässer, E., Rassner, G.: Ergebnisse operativer Behandlung der Verschlußaspermie. Verh. Ber. Deutsch. Ges. Urol. 23. Tg., pp. 246—250. Berlin–Heidelberg–New York: Springer 1970
6. Haensch, R., Hornstein, O.: Varicocele und Fertilitätsstörung. Dermatologica (Basel) **136**, 335—349 (1968)
7. Hagner, F. R.: The operative treatment of sterility in the male. JAMA **107**, 1851—1855 (1936)
8. Harrison, R. G.: Functional importance of the vascularization of the testis and epididymis for the maintenance of normal spermatogenesis. Fertil. Steril. **3**, 366—375 (1952)
9. Harrison, R. G.: The anatomy of varicocele. Proc. Roy. Soc. Med. **59**, 763—765 (1966)
10. Hecker, W. Ch.: Neue Gesichtspunkte zum Kryptorchismus-Problem. Münch. Med. Wschr. **113**, 1125—1130 (1971)
11. Hedinger, C.: Über den Zeitpunkt frühest erkennbarer Hodenveränderungen beim Kryptorchismus des Kleinkindes. Verh. Dtsch. Ges. Path. **55**, 172—175 (1971)
12. Hösli, P. O.: Zur Problematik der Behandlung des Kryptorchismus. Actuelle Urol. **2**, 107—120 (1971)
13. Hornstein, O.: Zur Klinik und Histopathologie des männlichen primären Hypogonadismus. III. Mitteiliung: Hodenparenchymschäden durch Varicocelen. Arch. Klin. Exp. Derm. **218**, 347—383 (1964)
14. Joel, C. A.: Fertility disturbances in men and women. Basel: Karger 1971
15. Kolle, P., Vogel, P. G., Fuchs, R.: Indikation und Ergebnisse der hohen Ligatur der spermatischen Gefäße nach Palomo. Verh. Ber. Deutsch. Ges. Urol. 23. Tg. pp. 250—254. Berlin–Heidelberg–New York: Springer 1970
16. Palomo, A.: Radical cure of varicocele by a new technique: Preliminary report. J. Urol. (Baltimore) **61**, 604—607 (1949)
17. Schoysmann, R.: Surgical treatment in male sterility. Andrologie **1**, 33—38 (1969)
18. Schoysmann, R.: Surgery of male infertility recent developments. Fortschr. Androl. **2**, 136—139 (1971)
19. Völter, D., Oswald, K.: Operative Therapie männlicher Fertilitätsstörungen. Dtsch. Med. Wchr. **95**, 1065—1067 (1970)

Wolfgang Spann

Probleme der homologen und heterologen Insemination aus rechtlicher Sicht

Die Frage nach der Möglichkeit einer Spermaübertragung bei Tier oder Mensch ist keineswegs neu, sie reicht weit in die Geschichte zurück. Der zunächst allgemein biologische Charakter des Problems, seine Verflechtung mit dem Geheimnis der Befruchtung brachte es mit sich, daß die ersten wissenschaftlichen und experimentellen Wurzeln auf dem Gebiet der allgemeinen Wissenschaft, der Biologie, Physiologie und Zoologie, liegen. Erst um die Wende des 19. Jahrhunderts schalteten sich die in Frage kommenden Wissenschaften, die Veterinär-Medizin, die Tierzucht und zögernd auch die Humanmedizin, ein.

Malpighi und Bibbiena waren im 16. Jahrhundert wahrscheinlich die ersten Forscher, die zielbewußt, wenn auch ohne Erfolg, mit Tieren experimentiert haben. Die ersten beschriebenen erfolgreichen Versuche wurden 1725 von Jakobi und 1763 durch von Veltheim bei Fischen durchgeführt.

Bei Säugetieren sollen als erste Spalanzani 1780 und Bossi 1782 bei Hunden mit Erfolg inseminiert haben. Der erste bekanntgewordene Versuch beim Menschen, der erfolgreich gewesen sein soll, wurde 1799 von Hunter ausgeführt. Einen weiteren Fall veröffentlichte 1866 der amerikanische Gynäkologe Sims, der unter 6 Fällen einen Erfolg erzielt hat. Wenn Girauld 1869 unter 12 Fällen 10 positive mitteilt, müssen aus heutiger Sicht Zweifel angemeldet werden, ob ein derartiger regelmäßiger Erfolg tatsächlich dem ärztlichen Eingriff oder anderen Zwischenfällen zuzuschreiben war. Aus naheliegenden Gründen ist die Beurteilung des Erfolges beim Menschen wesentlich unzuverlässiger als in der Tierzucht. Schon im römischen Recht galt der Satz: „Pater semper incertus est."

Gegen Ende des letzten Jahrhunderts beschäftigten sich die Pariser Medizinische Fakultät und ein Gericht in Bordeaux mit diesem Problem und nahmen eine ablehnende Haltung ein. Ein päpstliches Edikt verbot 1897 diese Manipulation und sogar schon die Beschäftigung mit dieser unmoralischen Idee.

Die Tierzüchter waren es dann, die in Europa, insbesondere in Rußland, Dänemark und Italien, zu Beginn des 20. Jahrhunderts der Sache neuen Auftrieb verschafften.

In der Humanmedizin hat Döderlein vor dem Ärztlichen Verein hier in München am 28. 11. 1912 über einen erfolgreichen Fall berichtet und somit in jüngerer Zeit die Methode wieder in das Blickfeld des Interesses gebracht. In den folgenden Jahrzehnten hat die praktische Anwendung des Verfahrens nur außerordentlich zögernd an Boden gewonnen.

Obwohl sich die Einstellung — sowohl in Ärztekreisen als auch in der Öffentlichkeit — zu den Fragen der künstlichen Samenübertragung ganz allgemein während der letzten Jahrzehnte zunächst in den USA, dann zögernd auch hierzulande zunehmend zum positiven geändert hat, beruhen die meisten in der Literatur angegebenen Zahlen über durchgeführte Inseminationen auf Schätzungen. Diese Schätzungen schwanken für die USA zwischen 62000 und 365000 erfolgreichen Fällen bei einer jährlichen Zuwachsrate von etwa 7000 bis 15000, wobei etwa die Hälfte dieser Inseminationen heterologe gewesen sein sollen. Für England lauten die entsprechenden Schätzungen auf 8000 bis

80000 und eine jährliche Zuwachsrate von 500 bis 6000, für Frankreich auf 1000 bis 20000 insgesamt, jährlich 1000 bis 4000. Für die Bundesrepublik sind sichere Zahlen nicht vorhanden. Die Schätzungen für die Bundesrepublik liegen bei etwa 2000 Fällen heterologer Insemination und bei maximal 5000 für die homologe Insemination (Pasquay zitiert nach Hannack).

Unter „künstlicher Insemination" — Inseminatio arteficialis — versteht man heute diejenigen Verfahren, durch die Sperma ohne oder doch nicht allein durch Beiwohnung in die Fortpflanzungsorgane einer Frau zum Zwecke der Befruchtung eingebracht wird. Der Begriff „künstliche Insemination" deckt auch die Fälle, bei denen Sperma eines Mannes in den Geschlechtsgang eines anderen Mannes eingebracht wird und durch diesen per vias naturales weitergegeben wird. Der zunächst lediglich nach dem biologischen Geschehen orientierte Begriff ist für die Anwendung beim Menschen unter Berücksichtigung der Ordnungsprinzipien des Zusammenlebens zu unterteilen in die homologe und in die heterologe Insemination.

Unter homologer Insemination versteht man den Eingriff zwischen Ehegatten, unter heterologer Insemination versteht man die Insemination mit Sperma, das nicht vom Ehemann stammt.

Es verbleiben noch die beiden Sonderformen des Eingriffes, die weder durch die homologe noch durch die heterologe Insemination abgedeckt sind: die nicht eheliche und die sogenannte posthume Insemination.

1. Homologe Insemination

Die vor nicht langer Zeit vertretene Meinung, auch die homologe Insemination sei als Verstoß gegen die Menschenwürde verfassungswidrig, gilt heute als überholt.

Bei der homologen Insemination handelt es sich um ein allgemein anerkanntes medizinisches Verfahren zur Behandlung der Unfruchtbarkeit. Obwohl eine lege artis durchgeführte homologe Insemination nicht gegen eine Strafvorschrift verstößt, ergeben sich im Zusammenhang mit der Erfüllung der lex artis und aus dem Eingriff evtl. möglicher Rechtsfolgen einige Probleme, deren Kenntnis für den Arzt von Bedeutung ist.

a) Zunächst besteht nach herrschender Lehre kein Zweifel daran, daß ein aus einer homologen Insemination stammendes Kind ehelich ist. Dies gilt sicher, obwohl die im Wortlaut des Gesetzes geforderte Beiwohnung als Voraussetzung für die Ehelichkeit des Kindes funktionell nicht erfüllt ist. Es gilt ferner als sicher, daß auch bei einer nachträglichen Meinungsänderung eines der Beteiligten keine Ansprüche an den den Eingriff durchführenden Arzt hergeleitet werden können, wenn der Eingriff lege artis durchgeführt worden war.

b) Ebenso wie bei jedem anderen noch so geringgradigen Eingriff in die Integrität eines Patienten ist eine homologe Insemination nur dann rechtmäßig, wenn die Einwilligung vorliegt. Im Gegensatz zu anderen ärztlichen Eingriffen bei willensfähigen Ehegatten ist in den Fällen von Insemination die Zustimmung beider Ehegatten erforderlich. Fehlt die Einwilligung in den Eingriff, so ist die Insemination als einzige Form der Insemination nach geltendem Recht strafbar. Fehlt die Einwilligung der Frau, so kommen als strafbare Tatbestände in Betracht Beleidigung, Körperverletzung, bei Anwendung einer Narkose Nötigung bzw. Freiheitsberaubung.

Fehlt bei der homologen Insemination die Einwilligung des Ehemannes, so gilt das Kind trotzdem als ehelich, weil bei der natürlichen Beiwohnung der Wille des Mannes „nicht Vater werden zu wollen" unbeachtlich ist. Allerdings hat der Ehemann gegenüber dem mitwirkenden Arzt Anspruch auf Ersatz des gesamten materiellen und immateriellen Schadens, der ihm durch die ungewollte Vaterschaft entstanden ist. Die gleichen Ansprüche besitzt die Ehefrau, die durch eine homologe Insemination ohne ihren Willen Mutter geworden ist.

c) Die Einwilligung in den Eingriff ist nur dann rechtmäßig, wenn sie nach einer Aufklärung, die in diesen Fällen besonders weit zu gehen hat, erfolgt.

d) Besonders sorgfältig ist durch den Arzt die Frage zu prüfen, ob eine Kontraindikation besteht. Im Gegensatz zu sonstigen ärztlichen Handlungen betreffen Kontraindikationen neben den Eltern auch das zu erwartende Kind. Im Vordergrund steht hier die Frage, ob und ggf. mit welcher Wahrscheinlichkeit ein nicht gesundes Kind zu erwarten ist. Für die Abklärung dieser wichtigen Frage wird man verlangen müssen, daß ein entsprechender Fachmann (z. B. Pädiater oder Humangenetiker bzw. beide) zu Rate gezogen werden. Bei Anlegung strenger Maßstäbe kommen von den etwa 10 bis 15% sterilen Ehen von vorneherein etwa 97% für eine homologe Insemination nicht in Betracht (Pasquay).

e) Der Vollständigkeit halber sei erwähnt, daß der Dienstvertrag des Arztes sich ausschließlich auf den lege artis durchzuführenden Eingriff und nicht etwa auf den Erfolg erstreckt.

f) Zweifellos steht es im freien Ermessen eines Arztes, ob er eine künstliche Insemination durchführen will oder nicht. Andererseits wird man bei dem heutigen Stand der Erkenntnisse auch von einem Arzt, der aus irgendwelchen Gründen persönlich gegen diese Art der Zeugung eines Menschen eingestellt ist, verlangen müssen, bei der Beratung eines kinderlosen Ehepaares im Rahmen der Sterilitätsbehandlung auf die Möglichkeit einer künstlichen Insemination hinzuweisen.

2. Heterologe Insemination

Im Gegensatz zur homologen Insemination ist die heterologe Insemination so problematisch und ihre Durchführung so verantwortungsreich und unter Umständen folgenschwer, daß nur der Arzt an ihre Durchführung überhaupt denken soll, der sich eingehend mit der Gesamtproblematik, vor allem auch aus rechtlicher Sicht, auseinandergesetzt hat. Noch im Jahre 1959 hat der 62. Deutsche Ärztetag die künstliche heterologe Insemination mit der ausschließlichen Begründung abgelehnt, daß sie der Ordnung der Ehe widerspreche. Im Gegensatz dazu ist der 73. Deutsche Ärztetag 1970 zu der Auffassung gekommen, daß die heterologe Insemination nicht standeswidrig ist.

Zweifellos gilt jedes in einer Ehe geborene Kind auch dann, wenn es von einem Dritten abstammt — gleich, ob durch natürliche Beiwohnung oder durch künstliche Insemination gezeugt — juristisch nach wie vor als ehelich, solange diese Ehelichkeit nicht angefochten bzw. die Unehelichkeit rechtskräftig festgestellt ist.

Während früher das uneheliche Kind gegen seinen Erzeuger nur bestimmte zeitlich und umfangmäßig begrenzte Unterhaltsansprüche hatte und mit diesem juristisch nicht als verwandt galt, räumt das seit dem 19. 8. 1969 in Kraft getretene Nichtehelichenrecht dem unehelichen Kind den besonderen Anspruch auf die Kenntnis seines biologischen Vaters ein. Im übrigen zählt das Kind nunmehr zur Verwandtschaft des Erzeugers und besitzt aufgrund dieser Verwandtschaft sehr viel weitergehende Unterhaltsansprüche gegen den Erzeuger und dessen Familie, ja sogar ein gegenüber dem ehelichen Kind freilich etwas modifiziertes Erbrecht.

Kommt es zu einer erfolgreichen Anfechtung der Ehelichkeit, dann hat das Kind, wie jedes ursprünglich als nichtehelich angesehene Kind, einen gerichtlichen Anspruch auf Feststellung seines natürlichen Vaters, d. h. des Mannes, der es erzeugt hat, von dem es abstammt. Erzeuger ist ohne Zweifel der Samenspender, gegen den das Kind mithin nach der Feststellung der Vaterschaft alle Ansprüche des nichtehelichen Kindes hat. Auf diese Ansprüche können die Eheleute, der Arzt und der Samenspender naturgemäß nicht zu Lasten des Kindes verzichten.

a) Strittig ist freilich die Frage, ob ein Ehemann, der einer heterologen Insemination bei seiner Ehefrau zugestimmt hat, überhaupt ein Recht zur Anfechtung der Ehelichkeit besitzt oder dieses Recht durch seine Zustimmung verlorengegangen ist. Überwiegend geht die Meinung in der Rechtslehre dahin, daß ein solcher Ehemann sein Recht zur Anfechtung verwirkt habe. Zu welcher Auffassung eine künftige Rechtsprechung kommen wird, läßt sich nur schwer voraussagen. Das Problem des Anfechtungsrechtes des Ehemannes ist für die Praxis deshalb nicht von sehr wesentlicher Bedeutung, weil das Kind selbst ein Anfechtungsrecht hat. Dieses Anfechtungsrecht des Kindes, das teils noch zwei Jahre nach der Volljährigkeit, teils überhaupt zeitlich unbeschränkt gegeben ist, ist unverzichtbar. Dieses Recht wird, solange das Kind minderjährig ist, von Amts wegen durch das Jugendamt vorgenommen.

In diesem Zusammenhang muß erwähnt werden, daß es bei der heutigen Rechtslage sehr zweifelhaft ist, ob dem Arzt im Rahmen eines Ehelichkeitsanfechtungsprozesses das Recht zusteht, sich auf seine Schweigepflicht bzw. sein Schweigerecht zu berufen und den Namen des Samenspenders geheimhalten darf, dies schon deshalb, weil er mit seinem Schweigen den Personenstand des Kindes unterdrückt, also eine an sich strafbare Handlung begeht.

b) Die Beantwortung der Frage nach der Durchführung des Eingriffes ohne Einwilligung ist im wesentlichen mit dem Ergebnis der homologen Insemination identisch. Darüber hinaus bedeutet sowohl bei der homologen als auch bei der heterologen Insemination die Durchführung ohne Einverständnis des Ehepartners eine schwere Eheverfehlung, die die Scheidung rechtfertigt. Eine solche Eheverfehlung liegt auch vor, wenn ein Ehemann ohne Zustimmung seiner Ehefrau Sperma zur Verfügung stellt. Andererseits wird eine nicht einverständliche heterologe Insemination im deutschen Recht nicht als Ehebruch verstanden.

Jedenfalls kann der Arzt nach einer erfolgreichen Anfechtung der Ehelichkeit in dem dann wohl meist folgenden Verfahren zur Feststellung des natürlichen Vaters in eine mißliche Lage geraten. Denn, wenn er dafür gesorgt hat oder gar daran schuld ist, daß die Feststellung des Erzeugers nicht möglich ist, drohen ihm deswegen Schadenersatzansprüche des Kindes.

Voraussetzungen für eine heterologe Insemination

Bei Fehlen einer eindeutigen gesetzlichen Regelung, die auch nicht zu erwarten ist und der Ungewißheit einer künftigen Rechtsprechung, ist dem Arzt dringend zu empfehlen, größte Zurückhaltung mit der Durchführung einer heterologen künstlichen Insemination zu üben. Hannack hat folgende Voraussetzungen klar formuliert:

Verwendung nur eines Samenspenders für jeden Inseminationsversuch und Gewißheit, daß ein früherer Versuch mit dem Samen eines anderen Spenders nicht zur Konzeption geführt hat,

Aufklärung des Samenspenders, daß die Ehelichkeit des Kindes angefochten werden kann und daß das Kind dann einen unverzichtbaren Anspruch auf Feststellung der Vaterschaft des Samenspenders mit allen heutigen Rechtsfolgen nichtehelicher Vaterschaft besitzt,

Zustimmung der Ehefrau des Samenspenders,

Hinweis, daß der Arzt nach erfolgreicher Anfechtung der Ehelichkeit den Namen des Samenspenders nicht oder doch nicht ohne weiteres geheimhalten kann,

Unterrichtung der Ehegatten über diese Situation, einwandfreie Dokumentation aller Vorgänge bei einem Rechtsanwalt oder Notar, der seinerseits zur Offenbarung des Namens des Spenders für befugt erklärt wird, wenn die Ehelichkeit des Kindes mit Erfolg angefochten ist.

Außereheliche Insemination

Bei der außerehelichen Insemination ist das Kind naturgemäß von vorneherein nicht ehelich. Es besteht also insoweit im Prinzip die gleiche Rechtslage wie in den Fällen einer heterologen Insemination mit nachfolgender erfolgreicher Anfechtung der Ehelichkeit. Erfahrungen darüber, ob in den Fällen einer Insemination an einer unverheirateten Frau das Risiko für den Samenspender und den Arzt größer ist oder nicht, liegen bisher nicht vor.

Bei der sogenannten posthumen Insemination handelt es sich um die Insemination der Witwe mit dem Sperma des verstorbenen Ehemannes. Nach geltendem Recht ist ein auf diese Weise gezeugtes Kind unehelich, weil weder zur Zeit der Empfängnis noch der Geburt eine Ehe bestand. Erfolgt der Eingriff kurze Zeit nach dem Tode des Mannes, so ist möglicherweise rückblickend nicht mehr sicher zu klären, zu welchem Zeitpunkt die Zeugung erfolgte.

Eugenische Indikation

Der Auffassung von Hannack, nach der die individuelle eugenische Indikation als Zweck einer heterologen Insemination als rechtswidrig abgelehnt werden muß, ist zu folgen.

Noch kaum untersucht sind die Grenzfälle, in denen eine heterologe Insemination erfolgt, weil der Ehemann zwar zeugungsfähig ist, aber nur mit einem erbkranken Nachwuchs rechnen kann und die Eheleute zur Vermeidung erbkranken Nachwuchses eine heterologe Insemination in Betracht ziehen. Ein solcher Eingriff dürfte sich von der Rechtslage her nicht von dem der heterologen Insemination allgemein unterscheiden.

Als letztes ein Wort zum Samenspender

Es versteht sich von selbst, daß nur Freiwillige dafür in Betracht kommen. Wird dem Samenspender ein Entgelt gezahlt, so ist dagegen nichts einzuwenden, wenn es sich um eine Art Aufwandsentschädigung handelt, selbst wenn diese großzügig bemessen ist. Soweit aber die Frage des Entgelts zu merkantilen Kaufverträgen, zur Ausnutzung einer Marktsituation oder auch zur Abhängigkeit des Spenders von einer ständigen Einnahmequelle führt, wären entsprechende Vereinbarungen sowohl nichtig als auch standeswidrig.

Wird das Sperma eines Mannes ohne dessen Zustimmung oder sogar gegen dessen Willen zu einer Insemination verwandt, so wird dieser Mann ebenso zum Vater, wie auch die Frau zur Mutter wird, die aus einem Notzuchtakt ein Kind empfängt.

Nach dem, was zu den Risiken für Arzt und Spender bei jeder heterologen Insemination gesagt wurde, versteht es sich von selbst, daß vor der Verwendung eines Samengemisches mit Nachdruck gewarnt werden muß. Abgesehen davon, daß beim heutigen Stand der forensischen Serologie die Mischung allein keineswegs einen sicheren Schutz gegen die Identifizierung darstellt.

Literatur

Hannack, E. W.: Geburtshilfe und Frauenheilkunde **33**, 161—167 (1973)
Hannack, E. W.: Die juristische Problematik in der Medizin. München: Goldmann 1971
Pasquay: zit. nach Hannack, Diss. Freiburg 1968
Spann, W.: Münch. Med. Wochenschrift **99**, 732—734 (1957)
Spann, W.: Ärztliche Rechts- und Standeskunde. München: Lehmann 1962

Josef Zander und Harald Mickan

Probleme der homologen und heterologen Insemination aus gynäkologischer Sicht

Bei richtiger Indikationsstellung setzt jede künstliche Insemination einen engen Kontakt zwischen dem Gynäkologen und dem Andrologen voraus. Auch wenn sich die große Mehrzahl der Indikationen für eine Insemination von seiten des männlichen Partners ergibt, so ist vor der Insemination durch den Gynäkologen zumindest der Ausschluß von Sterilitätsfaktoren auf seiten des weiblichen Partners notwendig. Der Gynäkologe muß außerdem möglichst günstige Voraussetzungen für die künstliche Insemination herstellen[1].

Der zervikale Faktor

Der Androloge und der Gynäkologe sind gleichermaßen an der Physiologie des Aszension der Spermien bis zur Befruchtung des Eies im ampullären Teil der Tube interessiert. Wir wissen, daß von der großen Zahl der Spermien im Ejakulat nur etwa 100 Spermien den ampullären Teil erreichen. Die Barriere, welche zuerst zu überwinden ist, besteht in der Zervix uteri.

Die Aszension der Spermien durch Zervix und Corpus uteri bis in die Tuben ist nicht nur von der Quantität und Qualität der Spermien, sondern ebenso von den hormonal gesteuerten physiologischen Veränderungen im weiblichen Genitaltrakt abhängig. In Abb. 1 sind die prinzipiellen Veränderungen der wichtigsten hormonalen Parameter in den verschiedenen Phasen des ovulatorischen Zyklus dargestellt. Das Wachstum eines Follikels und die daraus resultierende zunehmende Östrogenbildung in der präovulatorischen Phase wird im wesentlichen durch das FSH (follikelstimulierendes Hormon) stimuliert. Für die Auslösung des Eisprungs und die Umwandlung des sprungreifen Follikels in den östrogen- und progesteronbildenden Gelbkörper der postovulatorischen Phase ist hingegen der markante LH (luteinisierendes Hormon) Anstieg in der Ovulationsphase von entscheidender Bedeutung. Diesen Vorgängen ist die hypothalamische Sekretion der Releasingfaktoren übergeordnet.

Sämtliche Veränderungen am Tuben-Uterus-Vaginaltrakt im Verlauf des ovulatorischen Zyklus werden durch die Zunahme der Östrogensekretion in der präovulatorischen Phase und die kombinierte Östrogen-Progesteronsekretion in der postovulatorischen Phase bewirkt. Betrachten wir die für unser Problem besonders wichtigen Auswirkungen im Bereich der zervikalen Sekretion etwas genauer. Sie führen im Endeffekt dazu, daß der Zervikalschleim in der Ovulationsphase über optimale Voraussetzungen für die Penetration der Spermien durch den Zervikalschleim verfügt.

Nach neueren Forschungen ist der Zervikalschleim kein homogenes Sekret. Er verfügt über strukturelle Elemente, welche die Aszension der Spermien in der Ovulationsphase in

---

[1] Eine ausführliche Darstellung des internationalen Schrifttums findet sich bei Heiss [5].

12*

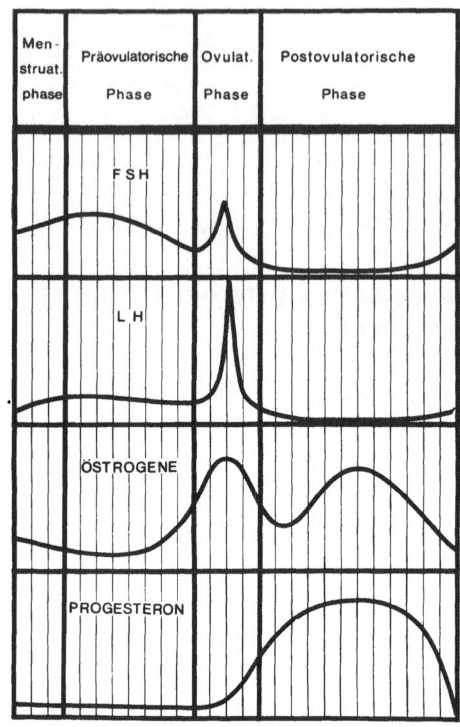

Abb. 1. Veränderungen von FSH, LH, Östrogenen und Progesteron in den verschiedenen Phasen des menstruellen Zyklus der Frau

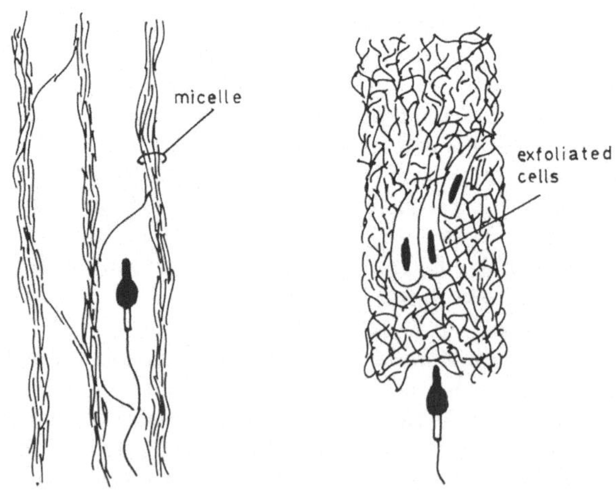

Abb. 2. a) (links): Anordnung der Glykoproteinfilamente des Zervikalschleims zu micellenartigen Strukturen am Ende der präovulatorischen Phase und in der Ovulationsphase.

b) (rechts): Netzförmige Struktur der Glykoproteinfilamente in der postovulatorischen Phase (nach Odeblad [6]) das Cavum uteri verständlicher machen. Nach Odeblad [6] bestehen die strukturellen Elemente des Zervikalschleims aus Glycoproteinfilamenten. Daneben enthält der Zervikalschleim eine flüssige Phase, das sogenannte zervikale Plasma. Es besteht aus verschiedenartigen Komponenten niedrigen und hohen Molekulargewichts. Die strukturelle und die flüssige Phase verändern sich unter der jeweiligen hormonalen Einwirkung.

Bei zunehmender Östrogeneinwirkung, also am Ende der präovulatorischen Phase und in der Ovulationsphase ordnen sich die Glycoproteinfilamente zu micellenartigen Strukturen (Abb. 2a). Es entstehen auf diese Weise besonders günstige Voraussetzungen für die Aszension der Spermien. Unter der zusätzlichen Einwirkung der Gestagene in der postovulatorischen Phase entwickeln sich hingegen netzförmige, für die Spermienaszension ungünstige Strukturen (Abb. 2b). Insgesamt wird man sich die Struktur des Zervikalschleims im Zervikalkanal der Ovulationsphase etwa so vorstellen müssen, wie es Gibbons [3] für die Kuh gezeigt hat (Abb. 3).

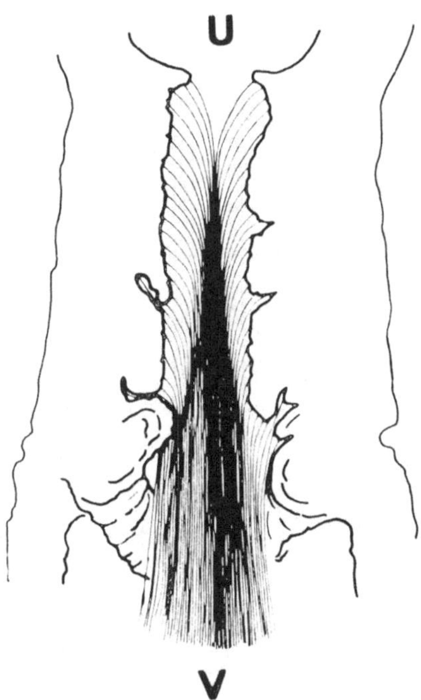

Abb. 3. Struktur des Zervikalschleims in der Zervix der Kuh (nach Gibbons [3])

Auf die zahlreichen biochemischen Veränderungen im Bereich des zervikalen Plasmas, welche bis heute in Abhängigkeit von den hormonalen Einwirkungen nachgewiesen wurden, kann hier nicht eingegangen werden. In Tab. 1 sind einige Komponenten neben wichtigen klinischen Parametern, wie Menge des Zervikalschleims, Spinnbarkeit und Kristallisationsphänomen (Farntest) zusammengestellt. Abb. 4 zeigt die charakteristischen Veränderungen solcher Parameter im Vergleich zu den Aufwachtemperaturen und zu Veränderungen am Vaginalepithel (eosinophiler Index) in den verschiedenen Phasen des ovulatorischen Zyklus.

Für den Gynäkologen hat die Ermittlung solcher Parameter zur Diagnostik des zervikalen Faktors bei einer Sterilität große praktische Bedeutung. Zusätzliche Information über das Verhalten der Spermien im Zervixschleimmilieu der Ovulationsphase werden durch die bekannten Zervixmucus-Penetrationsteste unter in vivo- und in vitro-Bedingungen erhalten. Aus den Ergebnissen können sich wesentliche Hinweise für therapeutische Maßnahmen ergeben, welche das Ziel haben, die Voraussetzungen für die Penetration der Spermien durch den Zervikalschleim zu verbessern. Die Untersuchung des Zervikalschleims durch den Gynäkologen ist somit für eine künstliche Insemination eine wesentliche Voraussetzung, auch dann, wenn sich die Indikationsstellung von seiten des Mannes durch Veränderungen der Qualität des Spermas ergibt.

Außerdem ergänzt die präovulatorische fortlaufende Bestimmung der genannten Parameter des Zervikalschleims andere Methoden zur Ermittlung des günstigsten Zeitpunktes für die künstliche Insemination. Es ist allerdings darauf zu verweisen, daß wir bis heute über keine Methode verfügen, welche den Zeitpunkt des Eisprungs präzise im

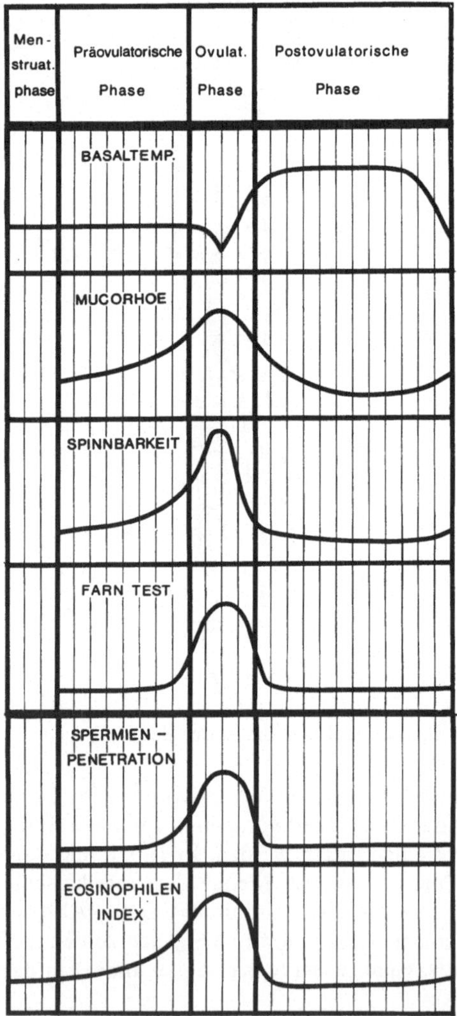

Abb. 4. Veränderungen des Zervikalschleims im Vergleich zu den Veränderungen der Aufwachtemperaturen sowie zu Veränderungen am Vaginalepithel in den verschiedenen Phasen des menstruellen Zyklus der Frau

Tabelle 1. Zyklische Veränderungen einiger Eigenschaften des zervikalen Mukus (nach Schuhmacher [8])

Östrogen Effekte:	Gestagen Effekte:
starke Sekretion (0,2 bis 1,0 ml/Tag)	geringe Sekretion (0 bis 0,1 ml/Tag)
wässerig	gelatinös
klar	trübe
niedrige „Viskosität" (consistency)	hohe „Viskosität" (consistency)
hohe Spinnbarkeit (5 bis 25 cm)	niedrige Spinnbarkeit (0 bis 2 cm)
alkalisches pH	geringgradig alkalisches oder saures pH
wenig oder keine Leukozyten	viel Leukozyten
Farn-Test positiv	Farn-Test atypisch oder negativ
günstig für Spermien Penetration	ungünstig für Spermien Penetration
(1 bis 3 mm/min)	(0 bis 0,5 mm/min)
NaCl Konzentration: 0,8%	NaCl Konzentration: 0,8%
Verhältnis Salz: Organ. Material: hoch	Verhältnis Salz: Organ. Material: niedrig
niedriger Albumingehalt	hoher Albumingehalt
(0,1 bis 1,0 mg/ml)	(2,0 bis 25,0 mg/ml)
niedriger Trypsin-Inhib.-Gehalt	hoher Trypsin-Inhib.-Gehalt
(z.B. $alpha_1$-AT: 0,01 bis 0,05 mg/ml)	(z.B. $alpha_1$-AT: 0,1 bis 1,0 mg/ml)
niedriger Immunglobulingehalt	hoher Immunglobulingehalt
(0,1 bis 0,3 mg/ml)	(0,4 bis 4,0 mg/ml)
niedriger Enzymgehalt	hoher Enzymgehalt
(z.B. Lysozym: 0,01 bis 0,1 mg/ml)	(z.B. Lysozym: 0,2 bis 2,0 mg/ml)

voraus bestimmen läßt. Alle Methoden lassen nur eine mehr oder weniger angenäherte Voraussage zu.

Indikation zur künstlichen Insemination

Die Indikationen für eine homologe Insemination, im angloamerikanischen Schrifttum auch als AIH (Artificial Insemination Husband) bezeichnet, sind in Tab. 2 zusammengestellt. Sie ergeben sich vorwiegend von seiten des männlichen Partners. Abweichungen des Ejakulates von der Norm, über die Herr Schill auf dieser Tagung im einzelnen berichtet, stehen im Vordergrund. Ein gewisser Optimismus für erfolgreiche homologe Portiokappen-Inseminationen mit Nativsperma ist nach den Ergebnissen von Whitelaw [9] und Döring [2] bei der Oligo-Asthenospermie berechtigt. Es wird über Erfolgsraten zwischen 14 und 44% berichtet. Im neueren Schrifttum liegen sie durchschnittlich bei etwa 25%. Bei Verwendung von Kryosperma sind die Erfolgsraten allerdings wesentlich geringer.

Für die Prognose ist offensichtlich die Motilität der Spermien ein wichtigeres Kriterium als die Spermienzahl. Jedoch haben auch wiederholte Inseminationen bei Werten unter 5 Mill. pro ml oder bei einer Motilität von weniger als 30% nur wenig Aussicht auf Erfolg.

Tabelle 2. Indikationen zur homologen Insemination

1. Subfertilität des männlichen Partners durch Abweichungen des Ejakulates von der Norm
2. Verhinderung der intravaginalen Ejakulation durch anatomische Defekte oder funktionelle Störungen
3. Therapieresistente Störungen des cervikalen Faktors
4. Sterilität ohne erkennbare Ursache
5. Spezielle Indikationen für die Verwendung von Kryosperma

Die Indikation für eine homologe Insemination ist weiterhin dann gegeben, wenn eine intravaginale Ejakulation nicht möglich ist. Als Ursache kommen anatomische Veränderungen oder funktionelle Störungen bei der Frau, beim Mann oder auch bei beiden Partnern in Frage. Sind andere fertilitätsmindernde Faktoren nicht gegeben, so ist mit hohen Erfolgsraten zu rechnen.

Als weitere Indikation können abnormale Befunde im Bereich des zervikalen Faktors, welche therapeutisch nicht zu beeinflussen sind, betrachtet werden. So kann z.B. der post coitum-Test auch dann wiederholt negativ ausfallen, wenn vorher eine normale Qualität und Quantität des Ejakulates sowie des Zervikalschleims erwiesen wurde. Es ist anzunehmen, daß in solchen Fällen eine spezifische Unverträglichkeit zwischen Sperma und Zervikalschleim besteht, deren Ursache mit den zur Zeit zur Verfügung stehenden klinischen Untersuchungsmethoden nicht erkannt wird.

Hier dürften auch immunologische Faktoren, über die heute noch keine ausreichende Klarheit besteht, eine Rolle spielen. Zur Vermeidung des direkten Kontaktes von Spermien und Zervikalschleim wird in solchen Fällen neben dem Kondomverkehr über einen längeren Zeitraum auch die intrauterine Insemination empfohlen.

Schließlich erscheint der Versuch homologer Inseminationen bei solchen Partnern berechtigt, bei denen mit allen uns zur Verfügung stehenden Untersuchungsmethoden keine empfängnismindernden Faktoren zu ermitteln waren. Die Aussagekraft der einzelnen Untersuchungsmethoden ist zweifellos begrenzt. Der Beweis für die Intaktheit der verschiedenen Fertilitätsfaktoren ist letztlich nur durch den Eintritt einer Schwangerschaft gegeben.

Es ist vorstellbar, daß sich aus den neuen Möglichkeiten zur Konservierung von Sperma (Kryosperma) weitere Indikationen für die homologe Insemination ergeben. Herr Schill [7] hat darauf kürzlich hingewiesen. Die Zukunft wird zeigen, ob solche Indikationen in der Praxis eine größere Bedeutung gewinnen.

Die Indikation für eine heterologe Insemination, im angloamerikanischen Schrifttum als AID (Artificial Insemination Donor) bezeichnet, kann dann gestellt werden, wenn eine absolute Zeugungsunfähigkeit oder eine relative behandlungsresistente Zeugungsunfähigkeit des männlichen Partners vorliegt. Sie wird weiterhin bei ungünstigen genetischen Konstellationen (Rh-Unverträglichkeit, Erbkrankheiten) erwogen. Schließlich wird sie auch dann diskutiert, wenn eine Sterilität unerklärt bleibt und homologe Inseminationen erfolglos waren. Bei Verwendung von Nativsperma wird meist über hohe Erfolgsraten zwischen 70 bis 75% berichtet. Bei Kryosperma liegen die Erfolgsraten bei etwa 50%.

Methodik der Insemination

Voraussetzung für eine künstliche Insemination ist in jedem Fall die sorgfältige Abklärung des Zyklus der Frau sowie die sorgfältige Untersuchung des weiblichen Genitaltraktes. Gegebenenfalls ist eine Vorbehandlung, z. B. bei entzündlichen Veränderungen der Scheide, erforderlich. Die Meinungen darüber, ob in jedem Fall der Tubenfaktor durch weitergehende Maßnahmen wie Pertubation, Hysterosalpingographie und Laparoskopie vor der Insemination einer Abklärung bedarf, gehen auseinander. Eine ausführliche gemeinsame Besprechung mit den Partnern vor der Insemination, in der alle Fragen der Partner geklärt werden können, ist unabdingbar. Bei dieser Gelegenheit muß dann auch mit den Partnern ein Zeitplan für das weitere Vorgehen erstellt werden.

In Anlehnung an die Zyklusverhältnisse werden während der Ovulationsphase 1 bis 3 Inseminationen pro Zyklus vorgenommen. Der zeitliche Abstand zwischen den Inseminationen soll so kurz wie möglich sein, um ein Zusammentreffen von befruchtungsfähiger Eizelle mit kapazitierten Spermien während der Ovulationsphase zu gewährleisten. Eine Reduzierung der Spermaqualität muß dabei in Kauf genommen werden. In solchen Fällen kann auch das von Herrn Schill hier erwähnte Splitting-Verfahren angewandt werden.

Zur Vermeidung einer Motilitätsminderung bevorzugen wir die Spermagewinnung in der Klinik. Sie läßt sich jedoch nicht in jedem Fall vornehmen; das Sperma wird dann von der Patientin in einem sterilen Gefäß mitgebracht. In Abb. 5 sind die verschiedenen Applikationsarten dargestellt. Es wird heute im allgemeinen die Portiokappe oder die intrazervikale Applikation bevorzugt. Die intrauterine Insemination kommt im wesentlichen nur dann in Frage, wenn die Ursache der Sterilität im Bereich des zervikalen Faktors zu vermuten ist. Mittels eines sterilen Plastikkatheters dürfen nur 0,1 bis 0,3 ml des Ejakulates in das Cavum uteri eingeführt werden. Es kann sonst zu schmerzhaften Sensationen und Uteruskontraktionen mit Ausstoßung des Spermas kommen. Gelegentlich wurden auch regelrechte Schockzustände beobachtet. Selbstverständlich ist erhöhte Aufmerksamkeit in bezug auf die Infektionsgefahr notwendig.

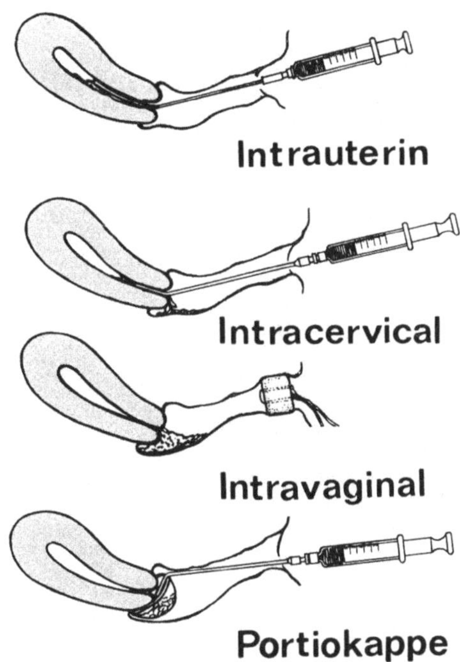

Abb. 5. Die verschiedenen Methoden der Insemination (nach Behrman [1])

Eine sorgfältige Weiterbetreuung, psychologische Führung und Beratung der Patientin, welche die Aufwachtemperaturen fortlaufend messen muß, ist erforderlich.

Zur ärztlichen Problematik der heterologen Insemination

Die vielfach sehr emotionelle Diskussion dieses Problems ist in den vergangenen Jahren einer mehr nüchternen Betrachtung gewichen. Man sollte heute davon ausgehen, daß die moralische, ethische und ärztliche Motivation zahlreicher Ärzte in unserer Welt, welche heterologe Inseminationen vornehmen, ebenso wie die solcher Ärzte, welche sich nicht zu einer heterologen Insemination entschließen können, zu respektieren ist. Diese Ambivalenz zeigt jedoch, daß nach wie vor eine große Unsicherheit besteht, und daß die ärztliche Problematik noch nicht in allgemein befriedigender Weise gelöst ist. Der Jurist Hanack [4] hat bei einer Betrachtung der rechtlichen Aspekte der heterologen Insemination besonders darauf verwiesen, daß es hierbei nicht nur um die Interessen der Eltern und um den Schutz des Arztes, sondern vor allen Dingen um das im Wege der heterologen Insemination gezeugte Kind geht. Hanack [4] sagt hierzu u. a.: „... der Anspruch des Kindes auf die Kenntnis seines natürlichen Vaters und sein eventuelles Interesse an der Loslösung von einer unerwünschten Scheinvaterschaft sind grundgesetzlich geschützte Persönlichkeitsrechte." Ob die Konsequenzen, welche sich hieraus ergeben, in juristischer und auch in ärztlicher Sicht schon vollkommen durchdacht sind, erscheint fragwürdig.

In der gegenwärtigen Situation ist deshalb gegenüber den Partnern, welche den Wunsch haben, auf dem Wege der heterologen Insemination zu Eltern zu werden, die „aufklärende" Funktion des Arztes, gerade auch in Hinsicht auf mögliche spätere Ansprüche des so gezeugten Kindes sehr viel wesentlicher als seine „beratende" Funktion. Die volle Aufklärung in die Gesamtproblematik und in die Folgen der heterologen Insemination ist die Voraussetzung dafür, daß die Partner zu einer eigenen verantwortlichen Entscheidung finden können. Die ärztliche „Beratung" sollte die Partner in erster Linie dahin führen, diese Aufklärung von dem Arzt oder von anderer berufener Seite zu fordern.

Literatur

1. Behrman, S. J.: In: Behrman, S. J., Kistner, R. W., eds. Progess in Infertility, p. 717. Boston: Little Brown Comp. 1968
2. Döring, G. K.: Gynäkologe **3,** 152 (1971)
3. Gibbons, R. A.: Proceed. H. C. Mack Symp. Pathways to Conception. Detroit: Thomas Springfield 1969
4. Hanack, E.-W.: Geburtshilfe und Frauenheilkunde **33,** 161 (1973)
5. Heiss, H.: Die künstliche Insemination der Frau. München: Urban & Schwarzenberg 1972
6. Odeblad, E.: Acta Endocr. **47** Suppl. 1, 59 (1968)
7. Schill, W. B.: Hautarzt **23,** 525 (1972)
8. Schuhmacher, G. F.: In: 2. Fortbildungskurs der I. Frauenklinik und Hebammenschule der Univ. München, 1971
9. Whitelaw, M. J.: Fertil. Steril. **1,** 33 (1950)

Wolf-Bernhard Schill

Probleme der homologen und heterologen Insemination aus andrologischer Sicht

Dem Andrologen obliegt die Aufgabe, sich mit dem männlichen Faktor bei der homologen Insemination kritisch auseinanderzusetzen. Dabei stehen Fragen und Probleme im Vordergrund, die die Qualität des Spermas, dessen optimale Gewinnung, die Möglichkeiten einer Spermaaufbereitung und die Konservierung von Samen betreffen. Die damit verbundenen Fragen sind vor allem für die Durchführung einer homologen, aber auch einer heterologen Insemination von Bedeutung.

Das Hauptproblem bei der homologen Insemination stellt die schlechte Qualität des Spermas dar. Im Gegensatz dazu liegen die Schwierigkeiten der heterologen Insemination weniger auf andrologischem, sondern auf juristischem Gebiet und bei der Auswahl der Spender.

Prinzipiell muß zwischen der Insemination von frisch gewonnenem Samen, dem sog. *Nativsperma*, und der Insémination von kältekonserviertem Samen, dem sog. *Kryosperma*, unterschieden werden. In der Praxis liegt der Schwerpunkt auf der homologen Übertragung von Nativsperma, während sich Kryosperma besonders für die heterologe Insemination eignet.

Indikationen

Die Indikationen zur Insemination werden zu einem Hauptteil durch die männliche Sub- bzw. Infertilität bestimmt (Abb. 1, 2).

Wann ist aus andrologischer Sicht die Durchführung einer Insemination zu empfehlen?

ANDROLOGISCHE INDIKATIONEN ZUR HOMOLOGEN INSEMINATION

Oligo-, Astheno-, Teratozoospermie

Hypospermie

Fruktosemangel

Viskosipathien

Hypo-, Epispadie, Induratio penis plastica

Impotentia coeundi :

    Erektionsstörung (org., psychisch)

    Immissionsstörung (Penismißbildungen, Adipositas, Hernien)

    Ejaculatio praecox

Retrograde Ejakulation

Spermagglutinine

Kryosperma (Zeugungsvorsorge)

Abb. 1.

INDIKATIONEN ZUR HETEROLOGEN INSEMINATION

Azoospermie

Nekrozoospermie

hochgradige Oligozoospermie

hochgradige Asthenozoospermie

Immunologische Sterilität

Erbkrankheiten

Manifeste Rh- Inkompatibilität

Abb. 2.

Wird ein von der Norm abweichender Spermiogrammbefund erhoben, sollte zunächst ein therapeutisches Vorgehen nach den pathophysiologischen Gegebenheiten erfolgen. Tritt keine Befundbesserung und trotz gezielter Kohabitationen keine Konzeption innerhalb von 1 bis 2 Jahren ein, so empfiehlt sich bei den gegebenen Indikationen die Durchführung homologer Inseminationen, eventuell unter zusätzlichen medikamentösen Maßnahmen. Die homologe Insemination sollte allerdings nicht unbedingt als „ultima ratio" am Ende einer langjährigen, erfolglos durchgeführten andrologischen Therapie stehen. Ein wesentlicher Faktor bei allen Überlegungen sollte vielmehr das Alter der Ehefrau darstellen, so daß man ab dem 30. Lebensjahr mit der Indikation zur homologen Insemination großzügiger verfahren sollte.

Bei androgener Infertilität sollte dem Ehepaar eine Adoption vorgeschlagen werden, jedoch auch die Möglichkeit einer heterologen Insemination Erwähnung finden. Besteht der feste Wille zu einer Spenderinsemination, so ist es die Aufgabe des behandelnden Arztes, eventuell unter Einbeziehung eines Psychologen, das Ehepaar zu beraten, auf Gefahren und Risiken hinzuweisen und einem Gynäkologen zuzuweisen, der diesen therapeutischen Eingriff durchführt. In der Praxis stellt der Wunsch nach einer heterologen Insemination eine Seltenheit dar, weshalb die heterologe Insemination in ihrer Bedeutung nicht überbewertet werden sollte (Heiss 1972).

Wie bei jedem therapeutischen Verfahren, so sind auch bei der Durchführung einer künstlichen Insemination eine Reihe von Kontraindikationen zu beachten, die in Abb. 3 schematisch dargestellt sind.

ANDROLOGISCHE KONTRAINDIKATIONEN DER INSEMINATION

- Erbkrankheiten, kongenitale Mißbildungen

- Defekte der Spermatozoen (z.B. 100 % Rundköpfige)

- Infektionen des Genitaltrakts

- Diagnostische oder therapeutische Rö - Bestrahlung
  (vor $1/2$ Jahr)

- Zytostatika, Immunsuppressiva (vor $1/2$ Jahr)

- Alter des Mannes (> 50)

Abb. 3.

Im Folgenden soll erörtert werden, welche Faktoren aus der Sicht des Andrologen für das Gelingen einer Insemination wichtig sind und die optimalen Voraussetzungen für deren Durchführung bieten.

Nativsperma

Das zentrale Thema einer künstlichen Samenübertragung wird die Frage nach der Qualität des Spermas sein, das inseminiert werden soll. Welches sind die Kriterien, die eine Einschränkung der männlichen Fertilität bedingen und welche Minimalforderungen sind an die Spermaqualität zu stellen, damit überhaupt mit einer gewissen Konzeptionschance gerechnet werden kann?

Grundsätzlich muß festgestellt werden, daß es bislang keine definitiven Kriterien gibt, die über die Befruchtungsfähigkeit eines Spermas bzw. der darin enthaltenen Spermatozoen eine bindende Aussage machen, d. h. die Angaben der Spermatozoendichte, Motilität und Morphologie werden in ihrer Aussagekraft relativiert (J. M. Schirren 1972, Krause und Glahn 1973).

Motilität und Spermatozoendichte

Das wichtigste Kriterium für die Beurteilung der Befruchtungsfähigkeit eines Ejakulats ist die Qualität der Motilität der Spermatozoen, d. h. der Anteil der sich lebhaft vorwärts bewegenden Samenzellen. Nur diesen wird es partiell gelingen, die physiologische Barriere des Zervixmucus durch aktive Vorwärtsbewegung zu überwinden, um über das Uteruskavum in die Tuben zu gelangen. Demgegenüber tritt die Spermatozoendichte, also die Anzahl der Samenzellen in 1 ml Ejakulat, an Bedeutung zurück. Nach den Untersuchungen von MacLeod und Gold (1951) stellt die Spermatozoendichte von 20 Mill./ml einen Grenzwert dar. Beim Vorliegen von guten Motilitäten werden jedoch auch bei geringeren Spermatozoendichten noch eine Reihe von Graviditäten gesehen. Wir konnten in unserer andrologischen Sprechstunde ein Ehepaar beobachten, wo trotz jahrelanger hochgradiger Oligozoospermie des Ehemannes mit extrem niedrigen Spermatozoenwerten um 500000 bis 600000/ml, aber einer Motilität von 50%, eine Konzeption erfolgte, allerdings später Zwillinge abortiert wurden. Dieser Fall ist außergewöhnlich, zeigt jedoch deutlich, daß die Spermatozoendichte nicht unbedingt der limitierende Faktor ist, sondern daß der Motilität eine ganz entscheidende Bedeutung zukommt. Dies entspricht auch den Erfahrungen von Döring (1971), der durch homologe Insemination in Einzelfällen bei Spermatozoendichten von 4 bis 7 Mill./ml, aber Beweglichkeiten von 40 bis 80% mehrere Graviditäten erzielen konnte.

Zur Durchführung einer Insemination sollte daher eine Spermatozoendichte von mindestens 5 bis 7 Mill./ml und eine Motilität von mindestens 30 bis 40% Voraussetzung sein. Unterhalb dieser Werte rechtfertigen im wesentlichen psychologische Gründe die Durchführung von Inseminationen.

Morphologie

Auch die Anzahl der fehlgebildeten Spermatozoen ist von Bedeutung. Bei einer Teratozoospermie sind die Fertilitätschancen erheblich eingeschränkt. Hier interessiert vor allem die Frage nach der Gefahr von Mißbildungen, die sich möglicherweise durch eine Insemination von hochgradig pathogenem Samen ergeben könnte.

Morphologisch erfaßbare Fehlformen sind im allgemeinen in ihrer Motilität eingeschränkt. Infolge ungünstiger Widerstandsverhältnisse werden sie im zervikalen Mucus an einer Migration und Penetration gehindert. Da der Zervixmucus eine Filterstation darstellt, wird eine Selektionierung der Spermatozoen erreicht. Kommt es trotzdem zu einer

Befruchtung durch pathogene Spermatozoen, so resultiert im allgemeinen der früh-embryonale Fruchttod bzw. ist eine erhöhte Abortrate zu erwarten. Dies wird durch das Tierexperiment bestätigt, wo nach einer Konzeption durch geschädigte Spermatozoen immer der frühembryonale Fruchttod resultiert und Mißbildungen nie gesehen werden (Leidl 1973).

Karenzzeit

Für den inseminierenden Arzt ergibt sich regelmäßig die Frage, welche sexuelle Karenzzeit für die Gewinnung eines optimalen Spermas erforderlich ist. Es ist bekannt, daß die Zahl der Spermatozoen positiv mit der Karenzzeit korreliert, d. h., es ist mit einem Anstieg der Spermatozoendichte bis zu einer sexuellen Karenz von ca. 10 Tagen zu rechnen (MacLeod und Gold 1952, Schirren 1972). Kurze Karenzzeiten von 1 bis 2 Tagen können dagegen das Auftreten einer sog. Erschöpfungsoligozoospermie begünstigen. Hinsichtlich einer optimalen Spermatozoendichte bedeutet das, daß für die Insemination eine durchschnittliche Karenzzeit von 4 bis 6 Tagen wünschenswert ist. Praktisch läßt sich diese Forderung jedoch nicht verwirklichen, da häufig mehrere Inseminationen in Abständen von 24 bis 36 Stunden durchgeführt werden müssen. Eine reduzierte Sperma-tozoendichte muß dann in Kauf genommen werden.

Zwischen der Karenzzeit und der Beweglichkeit der Spermatozoen besteht insofern eine Beziehung, als bei zunehmender Enthaltsamkeit (> 6 Tage) eine Abnahme der Motilität festzustellen ist (MacLeod und Gold 1952). Kurze Karenzzeiten von 1 bis 3 Tagen bedeuten dagegen im allgemeinen keine Verbesserung der Motilität. Diese Fest-stellung ist besonders für die Durchführung von Inseminationen bei einer Asthenozoo-spermie von Bedeutung (Abb. 4). In Einzelfällen findet man jedoch auch gelegentlich

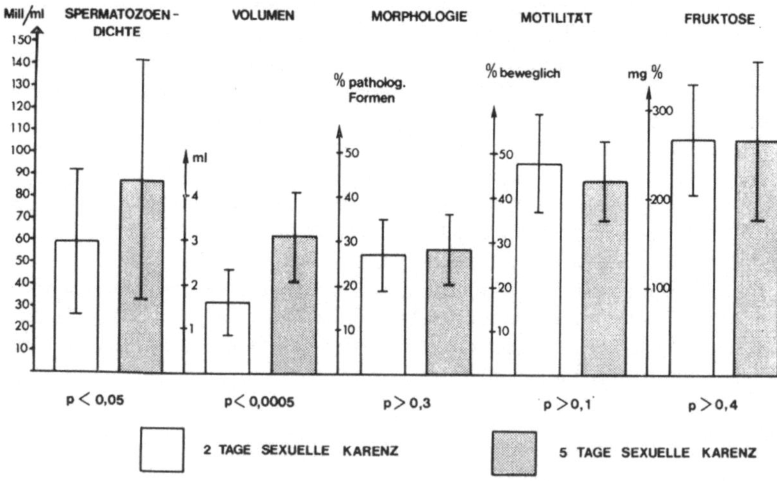

Abb. 4. Der Einfluß der Karenzzeit auf das Spermiogramm bei Asthenozoospermie (16 Fälle)

eine Zunahme der Motilität bei einer sehr kurzen Karenzzeit. Zur Abklärung solcher individuell günstigen Verhältnisse sollte man daher die Durchführung mehrerer Spermio-gramme mit unterschiedlich langen Karenzzeiten nicht scheuen, um sich dann diese Befunde bei der Insemination zunutze zu machen. Auch das Ejakulatvolumen wird von der Länge der sexuellen Enthaltsamkeit beeinflußt, so daß bei zu kurzer Karenz eine

Hypospermie, also ein Volumen unter 2 ml, resultieren kann. Im Gegensatz dazu zeigt der Anteil der Fehlformen erst ab einer Karenz von 2 bis 3 Wochen eine zunehmende Tendenz (Heinke und Doepfmer 1960).

Ejakulatgewinnung

Für die Samengewinnung bietet sich die Masturbation an, wobei das Ejakulat in einem sterilen Gefäß aufgefangen wird. Auch Coitus interruptus ist möglich. Der Coitus condomatosus sollte nur bei Verwendung von Spezialkondomen aus Zellophan oder Plastik durchgeführt werden (Borelli und Doepfmer 1960). Punktionen des Hodens, Nebenhodens und Samenleiters sind abzulehnen, da sie zu aufwendig sind, keinen Erfolg zeigen und zu zusätzlichen Verwachsungen führen. Auch das Anlegen einer künstlichen Spermatocele bei Verschlußazoospermien ist entmutigend (Schoysman 1971). Liegt eine retrograde Ejakulation infolge von Störungen im Bereich des Blasensphincters (postoperativ, neurogen, Diabetes) vor, so kann durch Instillation von physiologischer Kochsalzlösung in die Blase mit anschließender Anreicherung der Spermatozoen durch vorsichtige Zentrifugation des Blaseninhaltes eine Insemination versucht werden. Bei ejakulatorischer Impotenz ist eine Samengewinnung durch Elektrostimulation möglich, Erfahrungen liegen jedoch kaum vor.

Zeitpunkt der Insemination

Für die Insemination am günstigsten sind die ersten 1½ Stunden nach erfolgter Ejakulatverflüssigung. Länger als 4 Stunden nach der Ejakulatgewinnung sollte nicht verstreichen, da vor allem bei Oligozoospermien innerhalb dieses Zeitraums erhebliche Motilitätseinbußen beobachtet werden können. Es soll daher das Ziel jeder Insemination sein, den Spermatozoen so bald als möglich eine Penetration in den Zervixmucus zu ermöglichen, da dort zum Ovulationstermin bei einem ph-Wert von durchschnittlich 7,8 bis 8,3 die Spermatozoen günstigere Bedingungen als im eigenen Seminalplasma finden und ein überschießendes Penetrationsvermögen aufweisen (Moghissi 1973).

Keimbesiedlung

Ein Problem stellt die Besiedlung des Ejakulats mit Bakterien dar. Beim Vorliegen pathogener Keime darf unter keinen Umständen inseminiert werden, da durch das Anlegen einer Portiokappe der Spermakontakt mit dem weiblichen Genitale besonders intensiv ist und eine Überschwemmung der Zervix mit pathogenen Keimen droht. Bei dem geringsten Verdacht auf einen Samenwegsinfekt muß daher eine bakteriologische Ejakulatkultur angesetzt und dann eine gezielte antibiotische Behandlung durchgeführt werden. Die Keimfreiheit des Spermas gilt auch besonders bei der Durchführung von heterologen Inseminationen. Bei der Auswahl der Samenspender sollten die folgenden serologisch-mikrobiologischen Untersuchungen durchgeführt werden: Lues-Serologie, Tbc-Kultur, Bakteriologie, Trichomonadenkultur, Mykologie und eventuell sogar virologische Untersuchungen.

Ist Keimfreiheit gegeben, so ist der Zusatz von Antibiotica zum Sperma nicht erforderlich. Andere Autoren halten grundsätzlich den Zusatz von Penicillin (60 000 I.E./ml), Chloramphenicol (10 mg/ml) oder Erythromycin (1 mg/ml) für wünschenswert. Tetracycline sollen nicht Verwendung finden, da sie die Motilität der Spermatozoen beeinträchtigen können.

Aufbereitungsverfahren des Spermas

Bei dem Vorliegen einer Oligozoospermie stellt sich regelmäßig die Frage nach den Möglichkeiten einer quantitativen und qualitativen Verbesserung des für die Insemination vorgesehenen Samens. Eine quantitative Anreicherung der Spermatozoen ist durch eine *Volumenreduktion* mit Hilfe eines Membranfilters (Millipore, Porengröße 3 μ) möglich (Hirschhäuser, Daume und Schulz 1971). Dadurch kann die Spermatozoendichte um den Faktor 3 bis 4 konzentriert werden. Eine weitere Möglichkeit ist die vorsichtige *Zentrifugation* des Samens bei etwa 1000 Upm. Eine kritische Grenze liegt bei etwa 2500 Upm (ca. 700 g), wo es zu einer Verschlechterung der Spermaqualität kommt, die sich sowohl in einer Abnahme der Motilität (Hofmann und Bodenstein 1973) als auch durch einen partiellen Verlust des akrosomalen Schlüsselenzyms Akrosin (Schill 1973) nachweisen läßt.

Das am häufigsten angewandte Verfahren einer quantitativen und qualitativen Ejakulatverbesserung ist die sog. *Split-Ejakulation*, wobei der Patient angehalten wird, das Ejakulat in 2 Portionen getrennt aufzufangen. Dabei macht man sich zunutze, daß in der ersten Hälfte des Ejakulats der Hauptanteil der Spermatozoen erscheint. Außerdem sind diese Spermatozoen hinsichtlich ihrer Motilität und Morphologie besser, so daß das fraktionierte Sammeln des Ejakulats, außer einer Anreicherung der Spermatozoen, eine gewisse Qualitätssteigerung ermöglicht (Amelar und Hotchkiss 1965).

Das Split-Ejakulat kann dann direkt inseminiert oder aber zum Zwecke des Anlegens eines Spermadepots tiefgefroren werden. Keine Bedeutung hat der *Austausch des Seminalplasmas* gegen das Seminalplasma eines Spenders mit hoher Motilität erlangt (Rozin 1960). Auch die sog. *Wiederbelebungsmedien* (Baker, Joel, Locke, Ringer) bringen nicht das, was ihr Name verspricht. Sie eignen sich lediglich zur Aufnahme von gewaschenen Spermatozoen beim Vorliegen von Spermagglutininen.

Zusätze zum Sperma

Der Zusatz von *Antibiotica* ist bereits besprochen worden. Joël (1958) beobachtete unter Penicillin und Chloramphenicol eine verlängerte Bewegungsdauer der Spermatozoen bei Asthenozoospermie. Ein ähnlicher Effekt wird *Actihaemyl®* zugesprochen. Liegt ein androgen-refraktärer Fruktosemangel vor, der eine Einschränkung der Zeugungsfähigkeit bedingt, erscheint der Zusatz von *Fruktose* bzw. Glukose zum Ejakulat sinnvoll (Lübke 1971). Auch bei Störungen der Ejakulatverflüssigung mit Viskositätserhöhungen liegt durch mangelhaftes Freischwimmen der Spermatozoen eine echte Einschränkung der Fertilität vor. In diesem Fall führt der Zusatz von 5 mg *Chymotrypsin* zu einer raschen Verflüssigung des Ejakulats, das dann ohne Mühe inseminiert werden kann (Mauss 1971).

Kryosperma

Bei der Insemination von Nativsperma ergeben sich häufig Schwierigkeiten, da in der Regel mehrere Ejakulate kurzfristig hintereinander zur Verfügung stehen müssen. Das bedeutet außer der ständigen Verfügbarkeit des männlichen Partners, daß die Spermatozoendichten durch die kurzen Karenzzeiten weiter abfallen und eine zusätzliche Einschränkung der Konzeptionschance bedingen. Aus diesen Gründen erhofft man sich mit der Konservierung von Sperma in flüssigem Stickstoff bei Temperaturen um —196°C eine brauchbare Methode, um mehrere Ejakulate unter optimalen zeitlichen Voraussetzungen zu sammeln, um diese dann gezielt inseminieren zu können.

Methode der Spermakonservierung

Das Verfahren der Spermakonservierung ist relativ einfach. Es muß lediglich eine kontinuierliche Versorgung mit flüssigem Stickstoff gewährleistet sein.

1 ml steril gewonnenes Ejakulat wird mit 0,1 ml konzentriertem Glyzerin versetzt, das als Kryoprotektivum wirkt und eine intrazelluläre Eiskristallbildung verhindern soll. Dieses Glyzerin-Spermagemisch wird in Pailletten oder Tuberkulinspritzen aufgenommen, luftdicht verschlossen und für ca. ½ Stunde in den Stickstoffdampf eines kryobiologischen Spezialbehälters gehängt. Dabei werden relativ rasch Temperaturen um −160°C erreicht. Anschließend wird die Probe direkt in den flüssigen Stickstoff eingefahren und lagert dort bis zur Weiterverwendung. Vor der Insemination wird die bei −196°C gelagerte Probe in einem Wasserbad bei 37°C innerhalb weniger Minuten aufgetaut und steht dann für die Insemination bereit (Schill 1972).

Gefrierfähigkeit

Entscheidend für das Durchführen einer Spermakonservierung ist die Gefrierfähigkeit der einzelnen Ejakulate. Menschliche Spermatozoen sind im Gegensatz zu tierischen Spermatozoen relativ robust hinsichtlich einer Kälteschädigung, jedoch existieren beträchtliche individuelle Unterschiede, so daß in jedem Fall zunächst zu prüfen ist, ob sich das Sperma für das Tiefgefrierverfahren eignet. Der durch den Konservierungsprozeß bedingte Motilitätsverlust beträgt durchschnittlich 30%. Bei hochfertilem Sperma, wie es für die heterologe Insemination Verwendung findet, kann dieser Verlust ohne weiteres in Kauf genommen werden. Vorgeschädigtes Sperma, wie es bei ausgeprägten Oligozoospermien meist vorliegt, zeigt dagegen häufig eine besondere Empfindlichkeit gegenüber dem Tiefgefrierverfahren, so daß bei einer ohnehin schon stark eingeschränkten Motilität so große Vitalitätsverluste in Kauf genommen werden müssen, daß eine Befruchtung sehr zweifelhaft ist. Zum gegenwärtigen Zeitpunkt muß daher die Tiefgefrierkonservierung von Oligozoospermien sehr zurückhaltend beurteilt werden. Ausgenommen sind Ejakulate mit einer guten Primärmotilität. Die Methode der Wahl für die Behandlung von Oligozoospermien ist daher die homologe Insemination mit Nativsperma. Die Erfolge dieser Therapieform liegen zwischen 27 und 44% (Döring 1971, Günther 1971, Whitelaw 1950).

Die Domäne der Spermakonservierung ist dagegen die prophylaktische Lagerung von Sperma im Rahmen der Zeugungsvorsorge und die heterologe Insemination.

Schädigungsmöglichkeiten

Häufig korreliert der durch den Tiefgefrierprozeß entstandene Motilitätsverlust nicht mit der Fertilitätsrate dieser Ejakulate, d. h., die Fertilitätsraten sind geringer, als nach der Auftaumotilität zu erwarten wäre. Hierfür werden Veränderungen des Zellmetabolismus verantwortlich gemacht. Von besonderer Bedeutung scheinen aber auch ultrastrukturelle Veränderungen im Bereich der Akrosomenkappen zu sein, die zu einer Minderung der Befruchtungsfähigkeit führen können. Da das Akrosom bei der Kapazitation der Spermatozoen eine Rolle spielt und Sitz wesentlicher Befruchtungsenzyme ist, führt möglicherweise ein Verlust dieser Enzyme durch den Tiefgefrierprozeß zu einer verminderten Befruchtungsfähigkeit.

Eine entscheidende Frage ist die nach einer Schädigung der genetischen Substanz durch die Kältebehandlung. Aus der Veterinärmedizin und den bisher vorliegenden Erfahrungen der Humanmedizin wissen wir, daß hierfür kein Anhalt vorliegt. Es ist sogar festzustellen, daß die Abort- und Mißbildungsrate im Vergleich zur Normalbevölkerung geringer sind (Sherman 1973).

Spermabank

Mit der Konservierung von Humansperma eng verknüpft ist die Einrichtung einer Samenbank, deren Aufgabe es ist, Sperma zum Zwecke der homologen Insemination aus prophylaktischen Gründen zu lagern (bei absehbarem Verlust der Zeugungsfähigkeit durch Entzündungen, Tumoren, Zytostatika, Röntgenbestrahlung, gefährdete Berufe, freiwillige Vasektomie) und Spendersperma für die heterologe Insemination auf Wunsch zur Verfügung zu stellen (Mutke 1969, Sokol 1972, Vasterling 1972). Ein wesentlicher Vorteil des Kryospermas ist neben seiner ständigen Abrufbereitschaft die Einhaltung einer strengen Anonymität, ohne die Spenderinseminationen gegenwärtig nicht denkbar sind. Damit verbunden ist das Problem der Langzeitlagerung von Humansperma. Die Feststellung einer ungeminderten Befruchtungsfähigkeit des Kryospermas erstreckt sich augenblicklich über einen Zeitraum von 10 Jahren, in der Veterinärmedizin von 19 Jahren (Sherman 1973).

Spenderauswahl

Schließlich soll das Problem der Spenderauswahl für die heterologe Insemination noch kurz angeschnitten werden. Diese Auswahl ist dem inseminierenden Arzt in großer Verantwortung überlassen und sollte ganz im Sinne des hilfesuchenden Ehepaares ausgeführt werden. Es ist zu fordern, daß der Spender dem Vater des Kindes genotypisch wie phänotypisch soweit als möglich angepaßt sein sollte; dies betrifft insbesondere Merkmale wie Konstitution, Haar- und Augenfarbe, Blutgruppe, aber auch soziale und intellektuelle Verhältnisse. Die Spender sollten nicht über 30 Jahre alt sein und haben sich einer ausführlichen ärztlichen Untersuchung zu unterziehen, um Erbkrankheiten auszuschließen. Auf die geforderten serologisch-mikrobiologischen Untersuchungen wurde bereits eingegangen. Da gegenwärtig die Spenderauswahl sehr begrenzt ist, werden Bedenken wegen der Möglichkeit späterer inzestöser Bindungen der Nachkommen angemeldet, die jedoch wegen der relativ geringen Anzahl der heterologen Inseminationen praktisch zu vernachlässigen ist. Auf weitere detaillierte Erörterungen muß in diesem Rahmen verzichtet werden, da sie in die Hand eines erfahrenen Humangenetikers gehören.

Schlußbetrachtung

Abschließend wird festgestellt, daß trotz einer Reihe von Problemen und Schwierigkeiten die Methode der homologen Insemination in der Behandlung der sterilen Ehe aus andrologischer Sicht einen festen Platz einnimmt, um eine Konzeptionschance zu erhöhen, erst zu ermöglichen oder die ultima ratio zu sein, bevor eine Adoption oder heterologe Insemination erwogen werden sollte. Dabei hat die Insemination von Nativsperma als Methode der Wahl bei Oligozoospermie zu gelten.

Soll heterolog inseminiert werden, wird aus technisch-organisatorischen Gründen und zur Wahrung der Anonymität Kryosperma Verwendung finden.

Der Androloge sollte hinsichtlich der Indikationsstellung zur Insemination eng mit dem Gynäkologen zum Nutzen des kinderlosen Ehepaares kooperieren. Außer einer beratenden Funktion soll er aktiv in die Vorbereitungen zur Insemination eingreifen und durch eine sorgfältige Abklärung der individuellen Spermaverhältnisse und durch den Einsatz von Aufbereitungs- und Konservierungsverfahren zu einer erfolgreichen Insemination beitragen.

Literatur

Amelar, R. D., Hotchkiss, R. S.: The split ejaculate. Fertil. and Steril. **16**, 46—60 (1965)
Borelli, S., Doepfmer, R.: Die künstliche Samenübertragung. In: Handbuch der Haut- und Geschlechtskrankheiten von J. Jadassohn, hrsg. Schuermann, H., Doepfmer, R., Band VI/3, S. 767. Berlin–Göttingen–Heidelberg: Springer 1960
Döring, G. K.: Die homologe künstliche Insemination. Gynäkologe **3**, 152—159 (1971)
Günther, E.: Die artifizielle Insemination als Methode der Sterilitätsbehandlung bei Oligospermie. Derm. Mschr. **157**, 543—548 (1971)

Heinke, E., Doepfmer, R.: Fertilitätsstörungen beim Mann, Somatischer Teil. In: Handbuch der Haut- und Geschlechtskrankheiten von J. Jadassohn, hrsg. Schuermann, H., Doepfmer, R., Band VI/3, S. 370. Berlin–Göttingen–Heidelberg: Springer 1960

Heiss, H.: Die künstliche Insemination der Frau. München–Berlin–Wien: Urban & Schwarzenberg 1972

Hirschhäuser, C., Daume, E., Schulz, U.: Homologe Insemination nach Spermakonzentrierung bei Patienten mit Oligospermie. Fortschr. Fertilitätsforschung 2, 134—136 (1971)

Hofmann, N., Bodenstein, J.: Einfluß der Spermien-Zentrifugation auf die Qualität des Kryosperma. Fortschr. Fertilitätsforschung. Im Druck (1973)

Joël, C. A.: Spermienbeweglichkeit und Antibiotica, Gynaecologia 146, 53—59 (1958)

Krause, W., Glahn, P.: Statistische Untersuchungen zur Korrelation verschiedener Ejakulat-Parameter mit der Fertilität. Fortschr. Fertilitätsforschung. Im Druck (1973)

Mauss, J.: Die Bestimmung der Spermienzahl und Spermaplasmafructose bei stark erhöhter Ejakulatviskosität. Hautarzt 22, 455—456 (1971)

MacLeod, J., Gold, R. Z.: The male factor in fertility and infertility. Fertil. and Steril. 2, 187 bis 204 (1951); 3, 297—315 (1952)

Moghissi, K. S.: Sperm migration through the human cervix. In: Blandau, R. J., Moghissi, K. S.: The Biology of the Cervix. University of Chicago Press, im Druck

Mutke, H. G.: Homologe und heterologe Insemination in der Praxis, Ärztl. Praxis 97, 5482 (1969)

Leidl, W.: Klinische Bedeutung der Teratospermie. Symposion über neue Forschungsergebnisse der Andrologie. Erich-Hoffmann-Gesellschaft, Bonn 1973

Lübke, F,: Indikation, Technik und Ergebnisse der homologen Insemination. Fortschr. Fertilitätsforschung 2, 131—134 (1971)

Schill, W.-B.: Humane Spermakonservierung und therapeutische Ausblicke. Hautarzt 23, 525—530 (1972)

Schill, W.-B.: unveröffentlicht (1973)

Schirren, C.: Praktische Andrologie. Berlin: Hartmann 1971

Schirren, J. M.: The frequency of paternity with pathological sperma. European Congress on Sterility, Athen 1972

Schoysman, R.: Surgery of male infertility-recent developments. Fortschr. Fertilitätsforschung 2, 136—139 (1971)

Sherman, J. K.: Synopsis of the use of frozen human semen since 1964: State of the art of human semen banking. Fertil. and Steril. 397—412 (1973)

Sokol, K.: Prospektive Praxis-Zeugungsvorsorge. Sexualmedizin 3, 152—155 (1972)

Vasterling, H. W.: Sterilisiert und doch zeugungsfähig. Deutsch. Ärzteblatt 69, 426—427 (1972)

Whitelaw, J. M.: Use of the cervical cap to increase fertility in cases of oligospermie. Fertil. and Steril. 1, 33—39 (1950)

Polyätiologische Hautreaktionen

Helmut Röckl und Jost Metz

Nodöse Erytheme

Das uns gestellte Thema: „Nodöse Erytheme" erfordert notwendigerweise Beschränkung auf einige Kranheitszustände mit relativ gut charakterisierter klinischer Symptomatik, nämlich: Akut bis subakut rezidivierende, mit Ausnahme des Erythema nodosum fakultativ ulcerierende, fast ausschließlich in den tieferen Hautanteilen lokalisierte, kugelige, strangförmige oder plattenartige Infiltrationen von derber Konsistenz mit vorzugsweisem Sitz im Bereich der Unterschenkel bei einem dazu sehr häufig besonders disponierten Personenkreis.

In Tab. 1 sind die hier zu besprechenden knotigen Exantheme im einzelnen aufgeführt: Erythema nodosum, nodöse Arzneimittelexantheme, Vasculitis nodosa sive nodularis — als Oberbegriff für die Periarteriitis nodosa cutanea benigna und die Vasculitis allergica profunda aufzufassen — Thrombophlebitis saltans (knotige Form) und Lipogranulomatosis subcutanea (Rothmann-Makai).

Tabelle 1. Nodöse Erytheme, Übersicht

Erythema nodosum (perstans, migrans)
Nodöse Arzneimittelexantheme
„Vasculitis nodosa (nodularis)"
   Periarteriitis nod. cutanea (benigna)
   Vasculitis allergica profunda
   („Erythema induratum Bazin")
Thrombophlebitis saltans
Lipogranulomatosis subcutanea (Rothmann-Makai)

Nicht Gegenstand der Besprechung werden sein: Noduläre Erytheme oder Erkrankungen, die sich gelegentlich unter dem klinischen Bild nodöser Erytheme manifestieren, wie z.B. nodöses Syphilid, Bakterid, Leprid, Sarkoid Boeck oder Morbus Behçet-Touraine.

Erythema nodosum

Das charakteristische klinische Bild des Erythema nodosum (E. nod.) wird in diesem Kreis als bekannt vorausgesetzt, ebenso die Tatsache, daß die Knoten des E. nod. einschließlich seiner persistierenden Form niemals „aufbrechen". Der kurze typische Verlauf mit Rückbildung und Abheilung der spontan und insbesondere druckschmerzhaften runden bis ovalen, unscharf begrenzten, zunächst kaum erhabenen, später aber deutlich das Hautniveau überragenden knotenförmigen Infiltrate innerhalb 1 bis 3 Wochen ist naturgemäß nicht vorhanden beim E. nod. perstans bzw. migrans (Röckl). Im übrigen ist die BSG beim E. nod. übermäßig stark beschleunigt. Werte von 80 bis 100 mm in der 1. Stunde sind durchwegs die Regel, was von differentialdiagnostischer Bedeutung ist. Beiden Krankheitszuständen liegt allerdings ein gemeinsames patho-histologisches Substrat zugrunde, insbesondere was den zeitlichen Ablauf der Veränderungen anbelangt. Es scheint uns deshalb nicht berechtigt, das chronisch-persistierende E. nod. als eigenständiges Krankheitsbild abzugrenzen oder der sog. Nodular-Vasculitis zuzuordnen, wie es gelegentlich in der Literatur (Gans-Steigleder, Schneider, Fine, Pavlik und Mitarbeiter) empfohlen wird. Bei *histologischer Untersuchung*, auch der klinisch atypischen Verlaufsformen (E. nod. perstans, evtl. kleinknotige Form mit seltener Lokalisation im Bereich der oberen Extremitäten oder des Stammes), ist jedoch eine eindeutige Diagnose möglich, die auf bestimmten histo-morphologischen Kriterien beruht.

Der entzündliche Prozeß spielt sich vor allem in den Bindegewebssepten und paraseptalen Anteilen der Subcutis ab. Allein aufgrund dieser charakteristischen Histotopographie, die sich eindeutig von anderen knotigen Krankheitszuständen unterscheidet, kann bereits ein E. nod. als wahrscheinlich angenommen werden (Abb. 1).

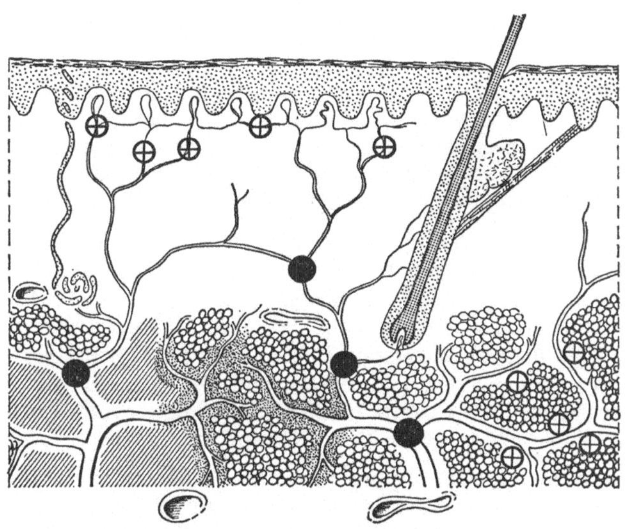

⊕	Vasculitis allergica superficialis bzw. profunda;
	Erythema nodosum;
	Thrombophlebitis saltans;
●	Periarteriitis nodosa cutanea (benigna);
	Panniculitis

Abb. 1. Schema der Histotopographie knotiger Unterschenkel-Dermatosen (nach H. Röckl: Hautarzt **19**, 540 (1968)

In der Frühphase zeigt sich an der Corium-Subcutisgrenze und in der Subcutis, und zwar in den Septen und deren paraseptalen Anteilen, neben einer in der Regel diskreten diffusen oder herdförmigen, lymphocytären und granulocytären Zellansammlung eine fibrinöse und gelegentlich wohl auch einmal zumindest angedeutete haemorrhagische Exsudation. Eine sog. Leukocytoklasie ist gelegentlich feststellbar, ebenso — entsprechend den klinischen Erscheinungen (E. contusiforme) — insbesondere perivasale Erythrozytenansammlungen. Diese haemorrhagische Exsudation wurde übrigens von Miescher nie gefunden, von Röckl ebenfalls nicht nachgewiesen, scheint jedoch — wie wir nach neuerlichen Untersuchungen feststellen konnten — tatsächlich vorzukommen. Dabei besteht die Schwierigkeit naturgemäß darin, artefizielle Blutungen (Lokalanaesthesie, Excision) auszuschließen.

Nach 1 bis 2 Tagen kommt es offenbar infolge einer entzündungsbedingten gesteigerten Mesenchym-Aktivierung mit umschriebener histiocytärer Hyperplasie, zur Ausbildung der für das E. nod. (perstans, anularis) als pathognomisch anzusehenden Miescherschen Radiärknötchen (Bartak, Greither, Miescher, Röckl, Spier, Spier und Röckl, Schuppli, Wahlgren und Löfgren), deren Histogenese noch unklar ist. Mit ziemlicher Sicherheit handelt es sich nicht um Gefäße, wie hin und wieder behauptet wird (Fine), sondern anfänglich um radiärgestellte, längliche Histiocyten mit chromatinreichen Kernen, die offensichtlich bald miteinander verschmelzen, wobei sie zur Mitte zu eine homogene, acidophile Masse einschließen. Diese zeigt nicht selten eine bizarre, optisch leere Spaltbildung, wahrscheinlich als Folge der Fixation. Diese Radiärknötchen, welche bei genauer Durchmusterung der histologischen Präparate — auch von Effloreszenzen an atypischer Lokalisation, z.B. Oberarme — immer gefunden werden, besitzen einen entscheidenden diagnostischen Wert, da sie praktisch bei keiner anderen Dermatose auftreten. In gleicher Weise sind die vermutlich sich aus den Radiärknötchen entwickelnden, bizarr konfigurierten Fremdkörper-Riesenzellen zu beurteilen, welche einzeln oder in Gruppen „erratischen Findlingen" gleich (Spier und Röckl) in den Septen oder eng paraseptal anzutreffen sind. Die Fettläppchen sind — was u.E. wichtig ist — an dem Prozeß nicht beteiligt.

Eine Gefäßbeteiligung steht beim E. nod. sicherlich nicht im Vordergrund des pathischen Geschehens. Die sich an den kleinen Gefäßen abspielenden Veränderungen wie Wandinsudation bzw. Transsudation, Endothelproliferation bis hin zur fibrinoiden Wandquellung sind als banale entzündliche Mitreaktion aufzufassen und nicht Ausdruck eines ätiopathogenetisch bedeutsamen Gefäßprozesses, wie es gelegentlich dargestellt wird.

Was die *Pathogenese* des E. nod. betrifft, so befriedigen die verschiedenen, besonders in der älteren Literatur angegebenen Deutungen wie „tuberkulöse Hautaffektion" (Pollack), „subcutanes Tuberkulid" (Hamberger, 1915), „autogene Tuberkulinreaktion" (Ernberg), „paratuberkulöse Erscheinung" (Wahlgren) oder „Bakteriid" (Storck), „Rheumatoid" (Leichtentritt, Trousseau), „Reaction cutanée" (Besnier), angesichts der dem Gewebsbild zukommenden „Spezifität" und der Vielzahl der angeschuldigten Noxen ebensowenig, wie die als „unspezifisch allergisch oder parallergisches Geschehen" apostrophierten ätiopathogenetischen Vorstellungen.

Auch die neuerdings vertretene Hypothese, das E.nod. als verzögerte allergische Reaktion vom Frühtypus im Sinne einer allergischen Vasculitis mit Ablagerung von Immunkomplexen an und um die Gefäße aufzufassen, konnten wir bisher nicht bestätigen. Der Nachweis von Immunkomplexablagerungen an den Gefäßen ist mit Hilfe der direkten Immunfluoreszenz möglich. Entsprechende Untersuchungen bei E.nod. (Scott u. Mitarb., 1964; Wemambu u. Mitarb., 1969; Fierz, 1970; Parish, 1971) führten bisher zu keinem übereinstimmenden Ergebnis (Tab. 2). So wurden nur in einigen Fällen von E.nod. in den Gefäßwänden und im perivaskulären Infiltrat Immunglobulinablagerungen nachgewiesen, wie sie denjenigen entsprechen, die von der oberflächlichen und tiefen Vasculitis allergica her bekannt sind (Stringa u. Mitarb., Heitmann und Klüken, Lüders, Fullop, Miescher; Lit. bei Frank u. Metz). Diesen Mitteilungen liegen allerdings keine detaillierten Angaben über Klinik und Histopathologie der untersuchten Knoten zugrunde (s. Tab. 2), so daß mit Recht bezweifelt werden muß, ob es sich tatsächlich jeweils um ein E.nod. oder um ein nodöses Erythem wie beispielsweise in den Leprafällen von Wemambu gehandelt hat.

Eigene immunfluoreszenzmikroskopische Untersuchungen meines Mitarbeiters Frank mit der üblichen Methodik und entsprechenden Kontrollen an mit FITC markierten Anti-IgA, Anti-IgG, Anti-IgM und Anti-Beta 1 A-/Beta 1 C-Seren überschichteten Gefrierschnitten, ergaben dagegen bei 12 Patienten mit klinisch und histologisch gesichertem E. nod. in keinem Fall Immunkomplex- bzw. Komplementablagerungen (Tab. 2). Diese Untersuchungsergebnisse sprechen somit gegen die Annahme, daß beim E. nod. gegen Bestandteile der Gefäßwand gerichtete Antikörper bzw. an der Gefäßwand abgelagerte Immunkomplexe eine pathogenetisch bedeutsame Rolle spielen, wie es für die verschiedenen allergisch bedingten Vasculitiden als wahrscheinlich anzusehen ist.

Tabelle 2. Immunfluoreszenzmikroskopische Untersuchungen bei Erythema nodosum

Autor	Jahr/	Fallzahl	Dir. Immunfluoreszenz		Histologie
			pos.	neg.	
Scott u. Mitarb.*	1964	3	2	1	Arteriolitis/Arteriitis
Wemambu u. Mitarb.*	1969	17 (E. n. leprosum)	10	7	Fibrinoide Gefäßwandnekrose Endothelschwellung, Leukocytoklasie
Fierz*	1970	1	1	–	Keine Angaben
Parish*	1971	5	4	1	Keine Angaben
Röckl, Metz u. Frank	1973	12	∅	12	E. nodosum

* Literatur bei Frank u. Metz, 1973

Die Frage nach der *Ätiologie* des E. nod., die ja schon immer im Mittelpunkt des Interesses stand, ist ebenfalls bis heute nicht eindeutig geklärt. Die besonders von pädiatrischer Seite hinsichtlich einer mutmaßlichen Ätiologie getroffene Unterscheidung in „tuberkulo-allergisch bedingtes E. nod. der Kleinkinder" und die „in streptogenallergisch bedingtes E. nod. der Erwachsenen", läßt sich heute nicht mehr aufrecht erhalten, da einerseits im Kindesalter die tuberkulöse Ätiologie weitgehend durch die rheumatische abgelöst ist, andererseits eine Vielzahl von Infektions- und Systemkrankheiten (s. Tab. 3) an der Auslösung des E. nod. beteiligt sein können. Wie aus der fol-

Tabelle 3. „Auslöserfaktoren "bei Erythema nodosum

Bakterien	Viren	Pilze
Tuberkulose	Katzenkratzkrankheit	Histoplasmose
Streptokokkeninfektion	Ornithose	Coccidioidomykose
Pasteurellosen	Psittakose	Trichophytie
(P. enterocolica pseudo-tuberculosis tularensis)	Infektiöse Mononukleose	Blastomykose
	Lymphogranuloma inguinale	
	Masern	
	Viruspneumonien	
	Adeno-Virusinfektionen	

Protozoen: Malaria, Leishmaniose

genden Tabelle ersichtlich ist, werden neben der Tuberkulose und den verschiedenen Streptokokken-Infektionen neuerdings auch Pasteurellosen mit und ohne klinischer Symptomatik, zahlreiche Virosen, z. B. Katzenkratzkrankheit, Ornithose, Psittakose, infektiöse Mononukleose, Lymphogranuloma inguinale, Masern, Virus-Pneumonie oder Adeno-Virusinfektionen und je nach Häufigkeit ihres Vorkommens verschiedene Mykosen, z. B. Histoplasmose, Coccidioidomykose, Trichophytie, Blastomykose für das Auftreten eines E. nod. verantwortlich gemacht. Aber auch Medikamente können, wie wir seit den Cibazol-Exanthemen von Miescher wissen, an der Provokation eines E. nod. beteiligt sein, wobei besonders in letzter Zeit auf das gehäufte Auftreten nach Einnahme von Kontrazeptiva hinzuweisen ist.

Wenn man alle die bisher für das E. nod. ursächlich angeschuldigten Faktoren berücksichtigt, dann muß man sich eigentlich — zumindest vorerst — die Mieschersche Konzeption zu eigen machen, nämlich: Das Erythema nodosum ist eine Erkrankung sui generis und wird durch ein bisher noch unbekanntes Agens hervorgerufen, welches erst durch verschiedenste Krankheitszustände oder Auslöserfaktoren „aktiviert" werden kann, wie z.B. der Herpes simplex.

Zur Therapie ist zu sagen, daß die meisten Erythemata nodosa innerhalb weniger Tage unter Bettruhe und Hochlagerung der Beine zurückgehen. Bestenfalls kann die Erscheinungsfreiheit schneller erreicht werden durch kurzfristige Verabreichung von z. B. Butazolidin, Delta-Butazolidin oder Corticosteroiden. Lokaltherapeutische Maßnahmen sind nicht erforderlich.

Von Bedeutung ist allerdings, wie oben ausgeführt, die Untersuchung auf mögliche, klinisch häufig stumm verlaufende Realisationsfaktoren, z. B. auf Tuberkulose, Morbus Boeck, Viren- und Streptokokkeninfektionen, Foci oder auf Systemerkrankungen und ggf. anschließend deren Behandlung.

In Tab. 4 sind deshalb — unter 1 — die bei Erythema nodosum routinemäßig durchzuführenden Untersuchungen, — unter 2 — die erweiterten, evtl. im Einzelfall erforderlich werdenden diagnostischen Maßnahmen aufgeführt.

Tabelle 4. Untersuchungen bei Erythema nodosum

1.	2.
Obligat, in allen Fällen	*Fakultativ*, je nach Befund
Blutbild	Hautbiopsie
BKS	Intradermal- und Epicutan-Testung
ASL	Rö-Hände
Rö-Thorax	Sputum und Magensaft auf säurefeste Stäbchen
GT-Testung	Spez. virologisch-serologische Untersuchungen
Fokussuche	Spez. bakteriell-serologische Untersuchungen
	Lymphknotenbiopsie
	Sternalmarkpunktion

Es bestehen unseres Erachtens, wie in Tab. 1 dargestellt, keinerlei Bedenken bei den nunmehr zu besprechenden nödosen Erythemen als Oberbegriff, wie das gelegentlich geschieht, die Bezeichnung *Vasculitis nodosa* bzw. *nodularis* zu gebrauchen oder — noch weniger besagend — von „Hypodermite nodulaire" zu sprechen. Im Grunde genommen zeigt eine derartige Bezeichnung das Unvermögen einer feinen Diagnose an, wobei durchaus eingeräumt werden muß, daß es u. U. einer längeren Beobachtung und mehrmaliger Biopsien einschließlich von Stufen- bzw. Serienschnitten bedarf, um zu einer definitiven Diagnose zu gelangen. Wir glauben, daß man es sich zu einfach macht mit der Diagnose „Vasculitis nodosa", in Sonderheit dann, wenn man fälschlicherweise davon ausgeht, daß jede (knotige) Entzündung eigentlich eine Vasculitis ist. Dieser Begriff sollte aber nur dann für Krankheitszustände Anwendung finden, bei denen histopathologisch Gefäßprozesse im *Vordergrund* des pathischen Geschehens stehen. Dazu gehören die Periarteriitis nodosa cutanea benigna, die Vasculitis allergica profunda in Pendant zur Vasculitis allergica superficialis sowie die Thrombophlebitis saltans (migrans).

Bezüglich des sog. Erythema induratum Bazin verweisen wir auf unsere Ausführungen im „Hautarzt" 1968 (Röckl) sowie auf Eberhartinger (1963). Hier sei nur soviel vermerkt, daß das sog. Erythema induratum ein ausschließlich klinischer Begriff ist, der die Symptomatik praktisch aller entzündlichen knotigen Prozesse der unteren Extremitäten, besonders der Unterschenkel, beinhalten kann. Die Diagnose gestattet keine Aussage über die vorliegende Histomorphologie und keinesfalls natürlich über deren Ätiologie. Eine wesentlich subtilere histologische Interpretation hat in den letzten 2 bis 3 Jahrzehnten durch Aufstellung neuer Krankheiten, wie der Vasculitis allergica, der persistierenden Form des E. nod., der Periarteriitis nod. cutanea, der Lipogranulomatosis und der Thrombophlebitis saltans, das sog. E. ind. derart eingeengt, daß wir heute in praxi eigentlich nicht mehr wissen, welche Kriterien, insbesondere histomorphologischer Art für die Diagnose noch anzuerkennen sind. Die histologische Diagnose Erythema induratum ist unseres Erachtens insuffizient.

Periarteriitis nodosa cutanea

Das klinische Bild der ausschließlich auf die Haut beschränkten *Periarteriitis nodosa cutanea benigna* (P. n. c.) kann, wie auch die in ca. 15 bis 20% auftretenden Hauterscheinungen der organpolytropen, prognostisch ungünstigen, systemisierten Periarteriitis nodosa von Kussmaul und Maier, bei längerer Bestandsdauer recht polymorph sein. In der Regel finden sich im Bereich der unteren Extremitäten, oftmals unter Einbeziehung von Fußrücken und Fußrand, seltener der oberen Extremitäten, erbsen- bis pflaumengroße, zumindest anfänglich derbe, entzündliche Knoten und Knötchen von roter bis livider Farbe. Chronisch rezidivierendes Auftreten — meist über Jahre — gehört ebenso zu dem Krankheitsbild wie — in Abhängigkeit von der Größe — Ulceration oder Rückbildung der knotigen Effloreszenzen unter Hinterlassung flacher, teilweiser pigmentierter Einziehungen gegebenenfalls rundlicher Narben. Hinweisend für das Vorliegen einer P. n. c. kann außerdem das gleichzeitige Vorkommen einer Livedo racemosa sowie flächenhafter, seltener auch petechialer Blutungen sein. Das Allgemeinbefinden ist im Gegensatz zur System-Periarteriitis nicht gestört. Die Geschlechtsverteilung zeigt eine eindeutige Bevorzugung des weiblichen Geschlechtes jüngeren und mittleren Alters, während Männer selten befallen werden.

Die *Diagnose* ist nur durch die histologische Untersuchung eines frischen (nicht mehr als 14 Tage alten), nicht ulcerierten oder abheilenden Knotens zu stellen. Die pathognomische, sonnenartige fibrinoide, eosinophile Media-Nekrose mit meist noch gut darstellbarer Elastica interna kleinerer bis mittlerer Arterien vom muskulären Typus im Bereich der Subcutis, der Cutis-Subcutis-Grenze, gelegentlich auch einmal einer größeren Arterie im Corium, ist nur im Frühstadium eindeutig faßbar. Das Gefäßlumen bleibt frei, obwohl die Intima geschädigt ist. Erythrozyten-Extravasate und Kerntrümmer leuko-histiocytärer Herkunft (Leukocytoklasie) vervollständigen das Bild der P.n.c. in der Frühphase.

In Abhängigkeit von der Größe des betroffenen Gefäßes bilden sich im weiteren Verlauf unterschiedlich große, aseptische Nekrosen mit lymphohistiocytärem Randwall als Zeichen der beginnenden Resorption aus. Die daran anschließende granulomatöse Resorptionsphase ist gekennzeichnet durch histio-epitheloide „Aufräum-Granulome", die sich schließlich in narbige, mit histio-epitheloiden Zellhaufen durchsetzte Bindegewebsschwielen umwandeln.

Zur Frage der Vasculitis allergica profunda

Dieser nach unseren Erfahrungen offensichtlich tatsächlich vorkommende Krankheitszustand entspricht dem klinischen Bild des „Erythema induratum von Bazin": Bei jüngeren Frauen vorzugsweise im Bereich der Unterschenkel münzen- bis kinderhandtellergroße, plattenartige, livid gefärbte Infiltrate von derber Konsistenz und mit der Tendenz zu persistierenden Ulcerationen mit narbiger Abheilung. Diese knotig-flächenhaften Erytheme bereiten auch dem Erfahrenen zweifellos sowohl klinisch als auch histologisch die größten diagnostischen Schwierigkeiten.

Bei *histologischer Untersuchung frischer Knoten* wird man jedoch an den kleinen Gefäßen, offenbar End-Arteriolen im Bereich der Subcutis- und Cutis-Grenze, ohne Beteiligung der oberflächlichen Gefäßnetze, eine (hyperergische) Entzündung mit massiver fibrinoider Wandnekrose und einem auf die Fettläppchen übergreifenden leukocytoklastischen Infiltrat feststellen. Mittlere und größere Arterien sind nicht befallen. Die in der Subcutis ablaufende Arteriolitis ist u.E. als Analogon zur oberflächlichen Vasculitis allergica aufzufassen. Diagnostische Schwierigkeiten bereiten jedoch oft die relativ früh einsetzende sekundäre Nachbarschafts-Panniculitis und im weiteren Verlauf tuberkuloid-granulomatöse Veränderungen unter Einbeziehung größerer Gefäße, vor allem Venen, die zu einer Überlagerung der sich primär an den Arteriolen abspielenden Entzündung führen.

Hinsichtlich der *Ätiopathogenese* dieser beiden Gefäßprozesse kann man heute mit einiger Sicherheit annehmen, daß den Veränderungen, — wie auch bei der oberflächlich lokalisierten Vasculitis — ein allergischer Reaktionsmechanismus zugrundeliegt, auch wenn im Einzelfall der Nachweis der Antigen-wirksamen Noxe oft nicht möglich ist. In einem Teil der Fälle konnten jedoch immunologische Phänomene auf chronisch bakterielle Herdinfektionen (z. B. chronische Tonsillitis, Prostataabszeß, Bronchiektasen etc.), Medikamente (z. B. Seren, Jod, Sulfonamide, Antibiotica, Thiourazil, Phenylbutazon) und seltener — vermutlich weil schwieriger nachweisbar — auf Nahrungs- und Genußmittel, z. B. Tabak, festgestellt und teilweise experimentell bestätigt werden.

Nach der Häufigkeit des Vorkommens dürfte die bakterien- bzw. infektallergische Vasculitis an erster Stelle stehen. Es ist jedoch zu betonen, daß eine bakterielle Allergie nur dann angenommen werden darf, wenn bei entsprechender Anamnese durch eine Intracutan-Testung mit herdidentischen Bakterienallergenen nicht nur eine positive Test-, sondern auch eine Fern- und Aufflammreaktion ausgelöst werden kann und eine Abheilung nach Fokusausschaltung (positive Elimination nach Storck) erfolgt. Ein alleiniger bakterieller Intracutan-Test ist wegen seiner Unspezifität in keinem Fall relevant (Pevny und Metz).

Auto-allergische Vorgänge dürften weniger für die V. n. als für die generalisierte Periarteriitis nodosa pathogenetisch bedeutsam sein. Inwieweit endogenen Faktoren wie Hypertonie, Diabetes mellitus oder Arteriosklerose eine die tiefe Vasculitis nicht nur begünstigende, sondern auch pathogenetisch wirksame Rolle zukommt, ist letztlich noch nicht geklärt.

Was die *Pathogenese* betrifft, so erhebt sich immer wieder die Frage, welche immunologischen Phänomene an den Gefäßen ablaufen. Die in den letzten Jahren mittels direkter Immunfluoreszenz von verschiedenen Autoren (Lit.-Übersicht bei Frank und Metz) nachgewiesene Ablagerung von Immunglobulinen, insbesondere von IgG und Komplement in den Gefäßwandstrukturen der befallenen Gefäße, sowohl bei den oberflächlichen als auch bei den tiefen Gefäßprozessen, stützen die Annahme, daß es sich bei den immunologischen Abläufen an den Gefäßen um eine Arthus-Reaktion handeln könnte. Auch unsere immunfluoreszenzmikroskopischen Befunde bei der Vasculitis allergica profunda mit deutlicher Ablagerung von IgG- und IgM-Globulin sowie Komplement Beta 1 C/Beta 1 A an teils septennah, teils intralobulär gelegenen Gefäßen, lassen diesen Schluß zu.

Selbstverständlich ist eine Beteiligung anderer durch cytotoxische oder zelluläre Antikörper hervorgerufener allergischer Reaktionsmechanismen an den Gefäßen nicht ausgeschlossen. Auch hier dürfte ein ganzes Spektrum von Antikörpern eine Rolle spielen (Spier und Röckl 1960).

Die *Therapie* dieser Gefäßprozesse besteht vor allem in der Eliminierung der in Frage kommenden Noxe. Bei Verdacht auf eine bakterienallergische Vasculitis muß eine intensive Suche nach chronisch-bakteriellen Herdinfektionen ggf. deren Ausschaltung erfolgen, bei medikamentöser Ursache dürfen das auslösende Arzneimittel und die ihm verwandten Stoffgruppen nicht mehr verwendet werden. Dasselbe gilt für angeschuldigte Nahrungs- und Genußmittel. Ein striktes Rauchverbot sollte generell ausgesprochen werden, ebenso ist nach weiteren begünstigenden Faktoren wie Hypertonie und Diabetes mellitus zu fahnden.

Medikamentös hat sich die kurz- bis mittelfristige innerliche Gabe von Butazolidin, u. U. Corticosteroiden, als günstig erwiesen. Kompressionsverbände beim Befall der unteren Extremitäten fördern erfahrungsgemäß die Rückbildung der knotigen Veränderungen.

Thrombophlebitis saltans

Das an sich in seiner klinischen Symptomatik klar umrissene Krankheitsbild der *Thrombophlebitis saltans* mit den charakteristisch umschriebenen, strangförmigen, von einer zur anderen Stelle springenden, chronisch rezidivierenden, relativ oberflächennahen Thrombophlebitiden im Bereich der Streck- und Außenseiten der unteren, seltener der oberen Extremität, des Handrückens und des Stammes, bereitet nur dann diagnostische Schwierigkeiten, wenn die Venenentzündungen mit einer knotigen Eruption einhergehen, was gar nicht so selten ist. Befallen werden in erster Linie Männer in jüngeren Jahren, das Allgemeinbefinden ist in der Regel nicht wesentlich verändert. Neue Schübe können jedoch unter Umständen mit kurzfristigen Temperaturerhöhungen einhergehen. Die Rückbildung der knotigen Veränderungen erfolgt innerhalb kurzer Zeit (Tage bis wenige Wochen) ohne Hinterlassung sichtbarer Residuen. Embolien kommen nicht vor.

Das *histologische Bild* ist sehr charakteristisch und zeigt an den meist muskel- und elastica-starken Venen des Cutis-Subcutis-Plexus, die hin und wieder fälschlicherweise als pathologisch veränderte Arterien gedeutet werden, neben thrombotischem Verschluß der Gefäß-Lumina eine oft ausgeprägte perivenöse histiocytäre Mesenchym-Reaktion; in späteren Stadien stehen Rekanalisation sowie intravasale und intramurale „Aufräum-Granulome" mit Riesenzellen im Vordergrund.

Ätiologisch werden bei der Thrombophlebitis saltans eine Vielzahl von Faktoren angeschuldigt. Neben chronisch-bakteriellen Herdinfektionen lassen das auffallend häufige Zusammentreffen mit Endangiitis obliterans sowie die Mitteilungen über positive Hautreaktionen auf verschiedene Antigene, insbesondere Tabak-Extrakte, Citrusfrüchte und Hundehaare, eine allergisch-hyperergische Gefäßschädigung vermuten. Darüber hinaus kann ein gehäuftes Vorkommen der Thrombophlebitis saltans bei bestimmten visceralen Carcinomen (Pankreas-, Lungen- und Prostata-Carcinom) beobachtet werden, was teils auf eine embolische Verschleppung von Tumorzellen, teils auf eine durch Tumorzellen verursachte Sezernierung thromboplastischer Substanzen zurückgeführt wird. Auch Systemerkrankungen wie Leukosen, Polyglobulie, Morbus Hodgkin sowie Gicht und Morbus Behçet scheinen ursächlich mit dem Auftreten einer Thrombophlebitis saltans im Zusammenhang zu stehen (Degos).

Bei der *Behandlung* der Thrombophlebitis saltans muß neben der Einhaltung des Rauchverbotes vor allem die Fokusausschaltung im Vordergrund stehen. Innerliche Verabreichung von Antibiotica, Antiphlogistica, z. B. Butazolidin sowie Corticosteroiden sind zusätzlich durchaus zu empfehlen.

Lipogranulomatosis subcutanea

Von den sich ausschließlich im Fettgewebe der Subcutis abspielenden knotig entzündlichen Krankheitszuständen sind neben den Panniculitiden als Nachbarschaftsreaktion nach Traumen (Stoß, Schlag) oder nach Injektionen öliger Flüssigkeiten

(z. B. Insulin, Kampfer, Paraffin, Wismut) besonders die Panniculitis nodularis febrilis non suppurativa (Pfeifer-Weber-Christian) und die Lipogranulomatosis subcutanea Rothmann-Makai zu erwähnen (Röckl und Thies). Beide Syndrome sind — obwohl nicht immer voneinander getrennt — wegen ihrer doch sehr verschiedenartigen klinischen Symptomatik nicht als Krankheitsidentitäten aufzufassen.

Der wesentlichste Unterschied liegt darin, daß die kirsch- bis pflaumengroßen, auf Druck schmerzhaften Knoten vorwiegend im Bereich der Unterschenkel bei der Lipogranulomatosis subcutanea nicht schubweise unter Fieber und Beeinträchtigung des Allgemeinbefindens wie bei der Pfeifer-Weber-Christianschen Krankheit auftreten, sondern sukzessiv-chronisch rezidivierend. Darüber hinaus können die Knoten fakultativ ulcerieren, erreichen jedoch niemals die Größe und Ausdehnung wie beim Pfeifer-Weber-Christian-Syndrom. Die histologischen Veränderungen sind dagegen bei beiden Formen recht uniform, so daß eine Abgrenzung nur durch die klinische Symptomatik möglich ist.

Das *histopathologische Substrat* frischer Knoten besteht in einer unterschiedlich ausgedehnten Steatonekrose, der vermutlich eine ausschließlich intralobuläre kurzfristige, reticulär angeordnete leukocytoklastische Infiltration vorausgeht. Anschließend kommt es infolge gesteigerter Lipophagie zur Ausbildung von Fettcysten und lipophagen Granulomen mit Fremdkörperriesenzellen, während in der weiteren Umgebung der Steatonekrose eine retikuläre, überwiegend lymphohistiocytäre Infiltration erkennbar ist.

Die *Ätiologie* der spontanen Pannikulitiden ist noch weitgehend unerschlossen, als auslösende Faktoren werden Fokalinfektionen, Bakteriämien, Infektionskrankheiten, diätetische, endokrine und auch dispositionelle Faktoren angeschuldigt. Aufgrund de schon früh hingewiesenen Zusammenhänge mit Pankreasstörungen (Pankreasinsuffizienz, -Cyste, -Adenom, Pankreatitis) sollte Veranlassung sein, bei allen Patienten mit spontan auftretenden Fettgewebsnekrosen eine sorgfältige Pankreasdiagnostik zu betreiben.

Für die *Therapie* gelten dieselben Richtlinien wie für die voran besprochenen knotigen Dermatosen.

Zum Abschluß dieser Darstellung ergeben sich für die Praxis der Diagnostik nodöser Erytheme wichtige Konsequenzen, nämlich:

Mit Ausnahme gegebenenfalls des E. nod. — nicht seiner persistierenden Form — ist ohne histologische Untersuchung eine sichere Diagnose nicht zu stellen. Weder klinische Morphe noch Lokalisation, Auftreten von Ulcerationen, Frequenz der Rezidive, Ausfall der Tuberkulinreaktion, ASL oder Intracutan-Tests auf Streptokokken usw., lassen mehr als eine Vermutungsdiagnose zu. Die Diagnose zu sichern, in den meisten Fällen wohl überhaupt erst zu stellen, ist ausschließlich einer subtilen histologischen Untersuchung vorbehalten. Es kommt ihr jedoch nur dann eine wirkliche und entscheidende Bedeutung zu, wenn bestimmte, sehr häufig nicht beachtete Kriterien eingehalten werden: Der zur Excision ausgewählte Knoten soll 1 bis 14 Tage alt sein. Ältere, unter Umständen Monate alte, insbesondere erweichte oder bereits ulcerierte Knoten sind für eine Diagnosestellung in der Regel nicht mehr geeignet. Je kleiner der Knoten, desto besser sind in der Regel die diagnostischen Möglichkeiten. Größere, plattenartige Infiltrate sind meist unergiebig. Nur gelegentlich kann die Randzone aufschlußreich sein, so z. B. beim Erythema nodosum perstans anularis. Größe des zu excidierenden Stückes vor der Anaesthesie markieren. Das Excisat muß die ganze Subcutis enthalten, da der zu beurteilende Prozeß bei allen hier besprochenen Krankheitszuständen ausschließlich dort lokalisiert ist. Das Excisat soll bewußt auch an der Basis so breit sein wie die Schnittführung durch die Epidermis. — Serien-, zumindest Stufenschnitte sind notwendig, damit kleinste, für die Diagnose unter Umständen entscheidende Gefäßprozesse nicht übersehen werden, wobei dazwischengeschaltete Elastika-Färbungen eine Selbstverständlichkeit sind.

Literatur

Bartak, P.: Zur Kenntnis der histologischen Bilder des Erythema nodosum. Derm. Wschr. **149,** 619—625 (1964)

Bergstrand, H.: Is erythema nodosum a hypersensibility reaction of anaphylactic type? (Stockh.). Acta dermat. venereol. **29,** 539—543 (1949)

Degos, R.: Dermatologie, Bd. I, S. 572—606a. Paris: Editions médicales Flammarion 1953

Eberhartinger, Ch.: Das Problem des Erythema induratum. Arch. klin. exp. Derm. **217,** 196—254 (1963)

Fine, M. R., Meltzer, D. H.: Chronic erythema nodosum. Arch. Derm. (Chicago) **100,** 33—38 (1969)

Frank, H., Metz, J.: Immunfluoreszenzmikroskopische Untersuchungen bei Erythema nodosum und Vasculitis allergica. Z. Haut-Geschl. Krk. **48,** 419—423 (1973)

Gans, O., Steigleder, G. K.: Histologie der Hautkrankheiten. 2. Aufl., Bd. 1, Berlin–Göttingen–Heidelberg: Springer 1955

Gehrels, P. E., Kalkhoff, K. W.: Erythema nodosum. In: Handbuch der Tuberkulose, , Bd. IV, S. 695—698. Stuttgart: Thieme 1964

Greither, A.: Erythema nodosum. In: Dermatologie u. Venerologie. Hrsg. von H. A. Gottron u. W. Schönfeld, Bd. II, S. 445—452. Stuttgart: Thieme 1958

Miescher, G.: Zur Histologie des Erythema nodosum. Acta derm.-venereol. (Stockh). **27,** 447—452 (1947)

Miescher, G.: Zur Frage der Radiärknötchen beim Erythema nodosum. Arch. Derm. Syph. **193,** 251—256 (1951)

Pavlik, F.: Pfeifer-Weber-Christiansche Krankheit bei Pseudocyste des Pankreas. Z. Haut-Geschl. Krk. **48,** 337—343 (1973)

Pavlik, F., Kellner, G., Till, R.: Reaktiv-nodöse Prozesse an den Unterschenkeln. Z. Haut-Gsschl. Krk. **48,** 11—24 (1973)

Pevny, I., Metz, J.: Positiver Intracutantest, Fern- und Aufflammphänomen mit Streptokokken-Antigen bei Vasculitis allergica. Hautarzt **23,** 350—353 (1972)

Röckl, H.: Die Bedeutung der Histopathologie für die Diagnostik knotiger Unterschenkel-Dermatosen. Zugleich ein Beitrag zur Frage der Existenz des Erythema induratum Bazin. Hautarzt **19,** 540—547 (1968)

Röckl, H., Thies, W.: Herdförmige chronisch rezidivierende Krankheitszustände des subcutanen Fettgewebes. Zur Histopathogenese der Lipogranulomatosis. Hautarzt **8,** 58—65 (1957)

Ryan, T. J., Wilkinson, D. S.: Cutaneous vasculitis (angiitis). In: Textbook of Dermatology. Hrsg. von A. Rook, D. S. Wilkinson, F. J. G. Ebling, Bd. I, S. 920—1026. 2. Ed. Oxford–London–Edinburgh–Melbourne: Blackwell 1972

Spier, H. W.: Vasculitiden unter besonderer Berücksichtigung der Unterschenkel-Lokalisation. Arch. klin. exp. Derm. **227,** 738—747 (1966)

Spier, H. W., Röckl, H.: Differentialdiagnose und Therapie entzündlicher knotiger Dermatosen, insbes. der unteren Extremitäten. In: Fortschritte der praktischen Dermatologie und Venerologie, Bd. III. Berlin–Göttingen–Heidelberg: Springer 1960

Schuppli, R.: Erythema nodosum. In: Handb. der Haut-Geschl.-Krk., Ergänzungswerk Bd. II/2, S. 78—96. Hrsg. v. G. Miescher u. H. Storck. Berlin–Heidelberg–New York: Springer 1965

Sándor Marghescu

Dyshidrosiforme und erythemato-keratotische Palmoplantarreaktionen

Anatomische und funktionelle Besonderheiten bestimmter Hautregionen sind oft für eine besondere Prägung der Morphe und für die bevorzugte oder ausschließliche Lokalisation bestimmter Dermatosen an dieser Stelle verantwortlich zu machen. So ist der Psoriasis-Herd im intertriginösen Bereich oft nur erythematös und die Staphylokokkeninfektion der Haarfollikel führt nur in den Achselhöhlen zum Schweißdrüsenabszeß.

Eine solche anatomisch-funktionelle Einheit mit besonderer Prägung der Krankheitsmorphe stellt auch die Haut an den Handflächen und Fußsohlen dar.

Anatomisch zeichnet sich die Haut in diesen Bereichen durch eine dickere Hornschicht, durch ein Fehlen von Talgdrüsen und durch einen besonderen Reichtum an Schweißdrüsen aus.

Funktionell von Bedeutung ist die erhöhte Exposition der Haut gegenüber mechanischen und chemischen Umwelteinflüßen und die erhöhte Anforderung an die Dehnbarkeit der Haut durch häufige Beanspruchung der zahlreichen Gelenke. Eine besondere Erwähnung verdient die Tatsache, daß als Oberflächenfett lediglich epidermogene Lipoide zur Verfügung stehen, während das Talgdrüsenfett naturgemäß fehlt.

Als besondere Krankheitsmorphen an den Handflächen und Fußsohlen sind die dyshidrosiformen Bläschen und die Keratosen zu erwähnen. Diese beiden Effloreszenzen sind die beinahe als monoton zu bezeichnenden Folgen der verschiedensten Ursachen und zeugen von einer relativen Reaktionsarmut der genannten Hautoberflächen.

Als Zeichen der Resignation vor den Schwierigkeiten einer klinischen Differentialdiagnose werden auch die mit Bläschen einhergehenden Dermatosen an den Handflächen und Fußsohlen unabhängig von der Ätiopathogenese als dyshidrosiforme Eruption bezeichnet. In Analogie dazu wird in Anwesenheit von Rötung und Keratosen von einer erythemato-keratotischen Reaktion gesprochen.

Nichtsdestoweniger ist es im Interesse einer gezielten Behandlung erforderlich, unter Heranziehung anamnestischer, klinischer und labortechnischer Daten die jeweilige Ätiologie und die zutreffende Pathogenese zu klären.

Die dyshidrosiforme Eruption

Bläschen an den Handflächen und Fußsohlen werden einheitlich als „dyshidrosiform", ihre Gesamtheit als dyshidrosiforme Eruption bezeichnet. Die vier wichtigsten Ursachen einer dyshidrosiformen Eruption sind Kontaktallergene, pathogene Pilze, Pilzantigene und eine Hyperhidrosis in Verbindung mit einer Abdunstungsbehinderung. Die Klärung der Ätiologie stützt sich auf eine Beurteilung der Morphen, auf den Pilzbefund, auf die Epicutantestung und auf eine grundsätzliche Inspektion auch der Füße bei Veränderungen an den Händen.

Bereits die sorgfältige Analyse der sichtbaren Hautveränderungen erlaubt eine Orientierung über die mögliche Ätiopathogenese. Insbesondere von Belang sind die Beurteilung der Hautfarbe und die Effloreszenzen-Verteilung.

Erscheinen Bläschen auf sonst unveränderter Haut, so ist an eine genuine Dyshidrosis zu denken, während eine Bläscheneruption auf geröteter Haut mehr für ein Kontaktekzem, eine dyshidrosiforme Tinea oder eine Mykid-Reaktion spricht. Dies erklärt sich durch den unterschiedlichen Pathomechanismus der klinisch gleichartig aussehenden Bläschen. Einerseits kann nämlich eine Abflußbehinderung im Akrosyringium, andererseits auch ein intraepidermales Oedem dyshidrosiforme Bläschen zur Folge haben.

1. *Das akrosyringiale Bläschen*

Als Akrosyringium wird der intraepidermale Anteil des ekkrinen Schweißdrüsenausführungsganges bezeichnet. Der Begriff soll die anatomische und funktionelle Eigenständigkeit des Drüsenausführungsgangsepithels innerhalb des epidermalen Zellverbandes betonen. Das Zusammentreffen von zwei Störungen kann den Abfluß des Schweißes durch das Akrosyringium behindern und dadurch eine Schweißretention herbeiführen, nämlich eine Hyperhidrosis und eine epidermale Quellung. Letztere ist die direkte Folge einer Behinderung der Abdunstung des Schweißes von der Hautoberfläche aus verschiedenen Ursachen, wie Tragen von Gummihandschuhen, Salbenschicht, Okklusiv-Verbände oder erhöhte Luftfeuchtigkeit bei geringer Luftbewegung (schwüle Wärme). Bleibt ein Großteil des produzierten Schweißes auf der Hautoberfläche liegen, so kommt es zu einer Durchtränkung des epidermalen Zellverbandes mit Volumenvergrößerung der Zellelemente. Schließlich werden dadurch die intraepidermalen Schweißdrüsenausführungsgänge komprimiert.

Die anhaltende Schweißproduktion bei Abflußbehinderung des Schweißes hat eine cystische Erweiterung der tieferliegenden Anteile des Akrosyringiums zur Folge, und es entsteht eine intraepidermale Schweißretentionszyste, in etwa analog der Miliaria cristallina. Klinisch erscheint ein Bläschen auf nicht geröteter Haut.

Der erste Mechanismus der Entstehung eines dyshidrosiformen Bläschens setzt also eine Hyperhidrosis und eine verzögerte Abdunstung voraus und entsteht, zumindest primär, akrosyringial. Das klinische Äquivalent ist das Bläschen auf sonst unveränderter Haut bei genuiner Dyshidrosis.

2. *Das intraepidermale Bläschen*

Kommt es im Gefolge einer Entzündung im Corium zum Serumaustritt und dringt dieses Serum in die Epidermis ein, so kann über ein inter- und intrazelluläres Oedem der Epidermis ein spongiotisches Bläschen entstehen. Als klassisches Beispiel für diese Art von Bläschenbildung dient die akute allergische Kontaktdermatitis, die sich an den Handflächen und Fußsohlen ebenfalls in Form dyshidrosiformer Bläschen, allerdings auf geröteter Haut, manifestiert.

Eine besondere differentialdiagnostische Bedeutung ist auch der Verteilung der Effloreszenzen beizumessen. Eine Gruppierung der Bläschen bei asymmetrischer Verteilung lassen an eine Tinea denken, während eine symmetrisch disseminierte Aussaat von Bläschen an den Handflächen und an den seitlichen Fingerpartien mehr für eine Mykid-Reaktion sprechen. Ein Übergreifen der Bläscheneruption auf Handrücken, Innenseite der Handgelenke und Unterarme oder gar eine primäre Entstehung an den letztgenannten Regionen sprechen mehr für das Vorliegen eines allergischen Kontaktekzems.

Leider zeigt aber die tägliche Praxis, daß die Übergänge und Mischformen die Regel sind, sodaß letztlich nur der konsequente Ausschluß aller möglichen Ursachen die Klärung der Ätiologie herbeiführen kann. Aus praktischer Sicht hat sich deshalb bewährt, bei allen dyshidrosiformen Eruptionen an Handflächen und Fußsohlen:

1. Nach weiteren Stigmata einer sog. vegetativen Dystonie zu suchen, mit denen eine genuine Dyshidrosis meist assoziiert ist.

2. Epicutantestungen mit häufig sensibilisierenden Allergenen des Alltags und des Berufslebens sowie mit beim Patienten speziell in Frage kommenden Allergenen durchzuführen.

3. Eine mykologische Untersuchung zu veranlassen.

4. Bei dyshidrosiformen Eruptionen an den Händen immer auch die Füße zu untersuchen, um eine evtl. dort vorhandene Mykose als Ursache einer Mykid-Reaktion an den Händen auszuschließen.

Für eine allein sinnvolle gezielte Therapie ist es unerläßlich, Ätiologie und Pathogenese der dyshidrosiformen Eruption abzuklären. Während bei der genuinen Dyshidrosis als Therapie meist eine alleinige örtliche Abdunstungsförderung genügt, müssen bei Kontaktekzem, Tinea und Mykid-Reaktion in der Regel zusätzlich entzündungshemmende Externa eingesetzt werden.

Die symptomatische Entzündungshemmung kann entweder durch das entsprechend gewählte Vehikel (Puder, Schüttelmixtur, alkoholische und wäßrige Lösungen, feuchte Umschläge, Creme) allein oder in Verbindung mit antiinflammatorisch wirksamen differenten Substanzen, insbesondere mit Glucocorticosteroiden, erreicht werden. Letztere dürfen allerdings bei der Tinea nicht eingesetzt werden, da zwar die Entzündung auch hier gehemmt wird, über eine lokale Minderung der Hautresistenz jedoch die Ausbreitung der Pilzinfektion gefördert wird.

Die wichtigste prophylaktische Maßnahme zur Verhinderung dyshidrosiformer Eruptionen, insbesondere vom Typ der genuinen Dyshidrosis, besteht in einer Dämpfung der Hyperhidrosis und vor allem in der Schaffung einer unbehinderten Abdunstung des produzierten Schweißes von der Hautoberfläche.

Die erythemato-keratotische Reaktion

Rezidiviert eine dyshidrosiforme Eruption häufiger, so tritt allmählich statt der exsudativen Note mehr und mehr eine epidermale Proliferation in den Vordergrund, deren letzte Folge neben der entzündlichen Rötung eine Keratose ist. Das gleiche gilt auch beim wiederholten Rezidiv einer primären Palmoplantarpustulose.

Da die Dehnbarkeit der Haut durch die Entzündung herabgesetzt ist, entstehen bei unveränderter Beanspruchung zusätzlich Rhagaden. Allerdings kann das gleiche Zustandsbild auch durch eine direkte Einwirkung der Noxe, ohne den Umweg über die dyshidrosiforme Eruption, hervorgerufen werden. So wird eine mechanische Überbelastung der Hautoberfläche mit einer verstärkten Epithelproliferation beantwortet und auch eine übermäßige oder häufige Entfettung der Oberfläche stellt einen adäquaten Reiz zur Steigerung der epidermalen Mitoserate dar. Die ausgetrocknete Hornmasse „bricht leicht auf", und es entstehen wiederum mehr oder weniger tiefreichende Rhagaden, denen eine sekundäre, reaktive Entzündung folgen kann.

Während bei der erstgenannten Reaktionsfolge das Primäre eine Entzündung war, die letztlich zu Keratosen und Rhagaden geführt hat, ist bei der mechanischen und chemischen Überbelastung der Haut die Epithelproliferation und die Austrocknung das Vordergründige, denen sekundär die Entzündung folgte. Morphologisch ist das Resultat beider Mechanismen das gleiche: Rötung, Keratose und Rhagadenbildung. Zu erythemato-keratotischen Reaktionen können also alle rezidivierenden dyshidrosiformen Eruptionen und primären Pustulosen sowie eine mechanische und chemische Überbelastung der Haut führen.

In der Klärung der Ätiopathogenese sind auch hier Anamnese, sorgfältige Analyse des Lokalbefundes, Untersuchung der gesamten Haut und einige Laboruntersuchungen von Bedeutung.

Die Anamnese kann darüber Auskunft geben, ob zu Beginn Bläschen bzw. Pustel bestanden haben, oder aber unmittelbar die Keratose in Erscheinung trat. Letztere würde für eine mechanische oder chemische Genese der erythemato-keratotischen Reaktion sprechen. Dieser Verdacht könnte dann durch die Ermittlung des Ausmaßes der mechanischen und chemischen Exposition (Beruf? Beschäftigung?) erhärtet werden.

Der Lokalbefund kann differentialdiagnostisch nur dann verwertet werden, wenn neben dem Erythem, der Keratose und den Rhagaden auch Bläschen oder Pustel aufzufinden sind. Schon eine einzige eindeutige primäre Pustel könnte die psoriatische Genese der erythemato-keratotischen Reaktion entscheiden. Das gleichzeitige Vorkommen dyshidrosiformer Bläschen dagegen würde mehr für ein Kontaktallergen oder für einen pathogenen Pilzstamm als auslösende Ursache sprechen. Aus dem Fehlen von Bläschen oder Pusteln darf allerdings nicht geschlossen werden, daß mit Sicherheit nur mechanische oder chemische Ursachen die erythemato-keratotische Reaktion ausgelöst haben.

Des weiteren erfordern alle erythemato-keratotischen Reaktionen an Handflächen und Fußsohlen eine genaue Inspektion der gesamten Haut und der sichtbaren Schleimhäute, da eine Reihe von Dermatosen palmoplantar monoton als Rötung und Keratose in Erscheinung treten und erst an der übrigen Haut durch krankheitstypische Effloreszenzen erkennbar sind. Erinnert sei in diesem Zusammenhang nur an den Lichen ruber planus, die sekundäre Lues, den Morbus Reiter, die Pityriasis rubra pilaris und die verschiedenen Erythrodermien. Das gleiche gilt auch für die Psoriasis, die ja viel sicherer durch den Nachweis erythemato-squamöser Veränderungen mit auslösbaren Psoriasis-Phänomenen am Stamm oder an den Extremitäten diagnostiziert werden kann als durch die Inspektion der Palmoplantarflächen allein.

Schließlich ist es unerläßlich, bei allen erythemato-keratotischen Reaktionen, die nicht sicher einer bestimmten Dermatose (Psoriasis, Lichen ruber, Lues u. a.) zugeordnet werden können, grundsätzlich eine Untersuchung auf pathogene Pilze zu veranlassen und eine Epicutantestung mit häufig sensibilisierenden Allergenen des Alltags und des Berufslebens durchzuführen. Eine Tinea kann sich nämlich sekundär, durch häufig rezidivierende dyshidrosiforme Eruptionen, aber auch primär erythemato-keratotisch an den Handflächen und Fußsohlen manifestieren. Noch häufiger können Kontaktallergene erythemato-keratotische Palmoplantarreaktionen verursachen oder unterhalten. Hierbei ist noch zu beachten, daß Rötung, Keratose und Rhagadenbildung eine Kontaktsensibilisierung erleichtern können. Dadurch kann eine primär rein durch mechanische Irritation oder durch Entfettung verursachte erythemato-keratotische Reaktion später durch den fortgesetzten Kontakt mit dem sensibilisierenden Agens ekzematisiert werden.

Die Therapie erythemato-keratotischer Reaktionen ist relativ leicht und effektiv, wenn Erreger als Ursache erkannt worden sind (Lues, Tinea). In den meisten anderen Fällen stehen jedoch auch heute noch nur symptomatische Maßnahmen zur Verfügung, die unabhängig von der Ätiopathogenese die gleichen bleiben. Ob Kontaktallergene oder mechanisch-chemische Überbeanspruchung der Haut zu Rötung und Keratose führten, oder eine Psoriasis, ein Lichen ruber oder eine Pityriasis rubra pilaris sich in dieser Weise an den Palmoplantarflächen manifestierten, wird man versuchen, die Entzündung und die Proliferation zu hemmen und die gebildeten keratotischen Massen zu erweichen und abzutragen. Eine Kombination der 3 Maßnahmen erscheint oft sinnvoll, indem z. B. Glucocorticosteroid-haltige Salben unter Occlusivverband, Teerpräparate (z. B. Ung. sulf. Wilkinsoni) und eine 10%ige Salicyl-Diachylon-Salbe im täglichen Wechsel angewendet werden.

Unter dem Aspekt, daß die häufigsten Ursachen einer erythemato-keratotischen Reaktion wohl mechanisch-chemischer Natur sind, kommt dem Schutz vor einer mechanischen, besonders aber einer chemischen Überbeanspruchung der Haut eine zentrale prophylaktische Bedeutung zu. Hierbei ist der Schutz vor einer fortgesetzten übermäßigen Entfettung der Hautoberfläche mit einer regelmäßigen Nachfettung durch Emulsionen vom W/Ö-Typ von besonderer Wichtigkeit.

Zusammenfassung

An den Handflächen und Fußsohlen verursachen unterschiedliche Noxen infolge einer relativen Reaktionsarmut dieser Hautstellen gleichaussehende Morphen, die entweder als dyshidrosiforme Eruption oder als erythemato-keratotische Reaktion in Erscheinung treten. Im Interesse einer zielgerichteten Therapie ist es trotzdem unerläßlich, in Anwesenheit dieser Morphen unter Einbeziehung anamnestischer, klinischer und labortechnischer Daten die Ätiopathogenese zu klären.

So werden dyshidrosiforme Eruptionen am häufigsten infolge einer Schweißretention, aber auch durch Kontaktallergene, Pilze und Pilzantigene hervorgerufen. Erythematokeratotische Reaktionen sind oft die Folge einer übermäßigen mechanischen oder chemischen Hautbeanspruchung, werden jedoch auch bei der Psoriasis (und zahlreichen anderen Dermatosen) beobachtet und können durch Kontaktallergene und Pilze verursacht werden.

Es empfiehlt sich dabei, eine grundsätzliche Haltung einzunehmen und bei jeder dyshidrosiformen Eruption Stigmata einer vegetativen Dystonie zu beachten, Epicutantestungen durchzuführen, einen Pilzbefund zu erheben und bei Befall der Hände auch die Füße zu untersuchen.

Bei erythemato-keratotischen Reaktionen ist es insbesondere wichtig, das gesamte Integument und die sichtbaren Schleimhäute auf krankheitstypische Morphen zu untersuchen, nach einer mechanischen oder/und chemischen Überbelastung (insbesondere Entfettung) der Haut zu fahnden, Epicutantestungen durchzuführen und eine mykologische Untersuchung zu veranlassen.

Urs Walter Schnyder

Prurigo-Krankheiten

Wohl kaum ein Kapitel der Dermatologie weist so viele verwirrende Begriffe auf wie das der Prurigo-Krankheiten. So fand ich unter dem Stichwort Prurigo in 6 international anerkannten Lehrbüchern unseres Faches nicht weniger als 23 Formen resp. Typen, sowie prurigo-artige Erkrankungen (vgl. Tab. 1). Die Bezeichnungen nehmen teils Bezug auf den Verlauf (akut; subakut; chronisch), teils bezeichnen sie einen speziellen morphologischen Typ (Prurigo anularis; Prurigo bullosa; Prurigo nodularis Hyde; Prurigo multiformis Lutz), teils handelt es sich um Begriffe, die auf die Schwere der Krankheit Bezug nehmen (Prurigo ferox; Prurigo mitis), während eine ganze Reihe von Adjektiven auf die Aetiologie hinweisen. Schließlich wurden von gewissen Schulen Dermatosen mit dem Begriff Prurigo in Verbindung gebracht, die klinisch-morphologisch Beziehungen zu den Prurigo-Krankheiten im engeren Sinne haben können, aber auf Grund der heutigen Erkenntnisse nosologisch eigenständige Krankheiten darstellen wie z. B. die Prurigo Besnier resp. Prurigo diathésique (Neurodermitis atopica; atopic dermatitis; endogenes Ekzem) und die Prurigo aestivalis. Die letztere wird heute zum Formenkreis der polymorphen Lichtdermatosen gezählt.

Tabelle 1. 23 Prurigo-Formen/Typen und Prurigo-artige Krankheiten (zusammengestellt nach 6 Lehrbüchern der Dermatologie/Venerologie)

Prurigo-Typen	Parameter
Prurigo acuta (Strophulus)	Verlauf
Prurigo aestivalis (Sommer-Prurigo)	Lichtdermatose
Prurigo anularis	Morphe
Prurigo Besnier	Neurodermitis
Prurigo bullosa	Morphe
Prurigo chronica	Verlauf
Prurigo nodularis Hyde	Morphe
Prurigo diabetica	Aetiologie
Prurigo diathésique	Neurodermitis
Prurigo ferox	Schwere
Prurigo gestationis/gravidarum	Aetiologie
Prurigo Hebra	Verlauf
Prurigo hepatica	Aetiologie
Prurigo hiemalis (Winter-Prurigo)	Verlauf
Prurigo leucaemica	Aetiologie
Prurigo leuko-melanodermatica	Neurodermitis
Prurigo lymphogranulomatotica	Aetiologie
Prurigo mitis	Schwere
Prurigo multiformis Lutz	Morphe
Prurigo paraneoplastica	Aetiologie
Prurigo subacuta	Verlauf
Prurigo temporanea Tommasoli	Verlauf
Prurigo uratica	Aetiologie

Wenn ein Krankheitsbegriff mit Adjektiven in Verbindung gebracht wird, die teils Bezug nehmen auf den Verlauf, teils auf die Morphe, teils auf die Schwere, teils aber auf die Aetiologie und es noch weitere Adjektive gibt, welche Krankheiten bezeichnen, die heute von den meisten Schulen überhaupt aus dem Formenkreis der Prurigo-Krankheiten ausgeklammert werden, so hängt das damit zusammen, daß es keine verbindliche Definition des Begriffes Prurigo gibt. Darin besteht allerdings Klarheit, daß es sich bei den meisten Prurigo-Krankheiten um juckende Dermatosen handelt, die gekennzeichnet sind durch das Auftreten von disseminierten, urtikariell-papulösen Effloreszenzen, die kurz nach der Entstehung infolge intensiven Juckreizes zerkratzt werden. Diese deskriptive Definition trifft wohl für die Mehrzahl der sog. Prurigo-Krankheiten zu, jedoch gibt es auch Ausnahmen wie z. B. die Prurigo nodularis, die trotz ihres abweichenden klinischen Verhaltens von den meisten Autoren auch heute noch zur Prurigo gezählt wird. Ebensowenig verbindlich für alle Formen ist das histopathologische Substrat d. h. die sog. Seropapel, die wohl typisch ist für die akute Form, jedoch nur selten gefunden wird bei den subakuten und chronischen Formen. Die Hydesche Form nimmt auch histopathologisch eine Sonderstellung ein. Die Klassifizierung nach aetiologischen Gesichtspunkten schließlich bleibt solange problematisch, als die auslösenden Faktoren nur teilweise bekannt sind. Verbindlich wäre die Einteilung nach aetiologischen und pathogenetischen Gesichtspunkten. Aber leider weiß man über die Pathogenese der Prurigo-Krankheiten nichts.

Im modernen Schrifttum (Übersichten s. bei Kogoj 1962 und Greither 1970) hat sich das Konzept durchgesetzt, daß die Prurigo-Krankheiten am besten nach dem Verlauf klassifiziert werden. Aber selbst dieser Parameter gestattet nur bedingt, die verschiedenen Formen befriedigend einzuteilen. Insofern besteht allerdings Klarheit, daß der Strophulus den Prototyp der akuten Prurigo darstellt und die Prurigo nodularis Hyde — wenn überhaupt — dann zu den chronischen Formen gehört. Sie sollen deshalb vorweg besprochen werden.

1. Prurigo acuta (Synonyma: Strophulus; Lichen urticatus; Urticaria papulosa)

Klinik

Die akute Prurigo – auch Strophulus genannt – ist v. a. eine Erkrankung des Kindesalters. Die Eruption tritt plötzlich in Erscheinung und bildet sich in der Regel ebenso rasch wieder zurück. Gelegentlich tritt der Ausschlag schubweise auf, sodaß es wie bei den Varizellen zum Auftreten von Effloreszenzen verschiedenen Alters kommt. Die Primäreffloreszenz ist eine 1 bis 1,5 cm große, lachsrote, urtikarielle Papel mit einem zentralen Bläschen, das sich in eine Blase umwandeln kann (sog. Prurigo bullosa). Die Zahl der Einzeleffloreszenzen ist nicht besonders groß. Sie schwankt in der Regel zwischen 10 und 20. Befallen werden sowohl der Stamm als auch die Extremitäten. Die *klinische Differentialdiagnose* umfaßt in erster Linie die Epizoonosen und die Dermatitis herpetiformis.

Bei der sog. *Prurigo Hebra*, die heute in Mitteleuropa kaum mehr beobachtet wird, entwickelt sich auf dem Boden eines Strophulus infolge ungehinderten Kratzens eine chronische Pyodermie, die mit Schwellung der hautnahen Lymphknoten und verminderter Allgemeinresistenz einhergeht.

Histologie

Man findet herdförmig in den subkornealen Abschnitten vorerst ein interzelluläres Oedem, das sich zu einer Seropapel, d. h. einem mit Serum und Leukozyten angeschoppten uni- oder multilokulären Bläschen weiterentwickelt. In unmittelbarer Umgebung der Seropapel ist die Epidermis leicht akanthotisch und parakeratotisch verhornend. Die dermalen Veränderungen liegen hauptsächlich im Papillarkörper und im oberen Drittel des Stratum reticulare. Dort finden sich in oedematösem Bindegewebe dilatierte Blutgefäße, die von einem eher lockeren Infiltrat umgeben sind, das sich vorwiegend aus Lymphozyten und Histiozyten zusammensetzt, aber auch Eosinophile enthalten kann. Zerkratzte Effloreszenzen zeigen eine umschriebene Erosion, die von Serum, Leukozyten und Epitheldetritus überlagert wird (s. bei Schnyder 1973).

Aetiologie

Vor allem Bazex und Dupré haben 1966 in einer Arbeit gezeigt, daß viele Fälle von Strophulus durch Insekten, insbesondere durch Wanzen oder Trombidien bedingt sind. Liegt eine Epizoonose vor, so läßt sich dies meist auch histologisch belegen. Die exogen bedingte akute Prurigo kommt nach unserer Erfahrung häufiger bei Erwachsenen als bei Kindern vor. Bei letzteren tritt der Strophulus relativ häufig nach Genuß von unreifem Obst auf, was zu einer saisonmäßigen Häufung in den Sommermonaten führt. Außer Obst spielen auch (infektiöse?) Magen-Darm-Infekte eine Rolle. Ferner messen die älteren Autoren dem Zahndurchbruch eine gewisse Bedeutung zu. Der Strophulus ist somit wahrscheinlich teils exogen, teils endogen bedingt. Allerdings fehlen im Schrifttum genaue Unterlagen über die Häufigkeiten der Ursachen. Die Pathogenese dieser Erkrankung liegt noch völlig im dunkeln. Man wird somit beim Vorliegen einer akuten Prurigo beim Erwachsenen in erster Linie nach einer Epizoonose suchen müssen, während bei Kindern nach unserer Erfahrung endogene Faktoren überwiegen.

Therapie

Die Therapie hat sich nach der Aetiologie zu richten. Bei exogener Genese ist eine Sanierung z. B. mit Jacutin-Emulsion® indiziert, während sich bei endogener Genese eine lokale Behandlung z. B. mit einem juckreizstillenden Spiritus (z. B. ½% Menthol-Spiritus) in Kombination mit einer desinfizierenden Behandlung des Magen-Darm-Traktes (z. B. mit Mexaform®) bewährt hat.

2. Prurigo nodularis Hyde (Synonyma: Keratosis verrucosa Weidenfeld; Urticaria perstans Kreibich; Eczema verrucocallosum Ahrens)

Klinik

Es handelt sich um ein seltenes, exquisit chronisches Leiden. Vor allem bei älteren Menschen finden sich in erster Linie an den Beuge- und Streckseiten der Extremitäten, aber auch am Stamm in lockerer Aussaat bis kirschgroße, derbe, hautfarbene Knoten, die unregelmäßig verhornen. Das Leiden geht mit einem quälenden Juckreiz einher.

Das klinische Bild ist typisch. Bei der nodulären Form der Neurodermitis atopica sind die Knoten kleiner. Zudem finden sich meist anamnestisch Beziehungen zu anderen atopischen Erkrankungen. Der Lichen ruber verrucosus ist gruppierter und zudem histologisch meist ohne Schwierigkeiten auszuschließen.

Histologie

Das *histologische Bild* ist gekennzeichnet durch 1. eine umschriebene, pseudocarcinomatöse Wucherung der Epidermis mit Hyper- und Parakeratose, 2. ein unspezifisches, chronisches cutan-vaskuläres Infiltrat und 3. eine Hyperplasie der Nervenfibrillen und der Schwannschen Scheiden. Die neuralen Veränderungen — zuerst von Pautrier beobachtet — sind jedoch für die Prurigo nodularis nicht pathognomonisch.

Da histologisch die für die übrigen Prurigo-Formen typische Seropapel fehlt und auch sonst das klinische Bild ein abweichendes Verhalten zeigt, ist die nosologische Stellung der Prurigo nodularis nach wie vor umstritten. Pautrier nimmt sie überhaupt aus dem Formenkreis der Prurigo heraus und faßt sie als eine extreme Variante des lichenifizierten Ekzemes auf. Da grundsätzliche Unterschiede zu den übrigen Prurigo-Formen bestehen, habe ich diese Erkrankung in Band 7 der Speziellen pathologischen Anatomie ebenfalls nach den Prurigo-Krankheiten als eigenes Krankheitsbild besprochen (S. 280). Es wäre besser, wenn auch die deutsche Nomenklatur dieser Sonderstellung Rechnung trüge und man z. B. die Hydesche Erkrankung *Para-Prurigo nodularis* nennen würde. Da aber die Sprachverwirrung auf diesem Sektor unübersehbare Ausmaße angenommen hat, dürfte meinem Vorschlag wohl kaum gefolgt werden. Aber nicht nur die nosologische Stellung, sondern auch die Aetio-Pathogenese dieser Erkrankung ist unbekannt. Kürzlich haben allerdings Braun-Falco und Marghescu Prurigo nodularis-artige Veränderungen nach Blutegelbissen beschrieben. Es scheint somit auch exogene Faktoren zu geben, die zu Prurigo nodularis-artigen Hautreaktionen führen können.

Therapie

Therapeutisch sind Versuche mit Corticosteroiden intrafokal indiziert. Auch Vereisung mit CO_2 kann gelegentlich zum Erfolg führen. Wir haben auch Rückbildung einzelner Knoten nach Weichstrahlbehandlung gesehen (2 Serien zu 4×100 r). In der Regel ist aber diese seltene Dermatose therapieresistent, so daß sie eine crux medicorum darstellt.

3. Subakut- bis chronisch verlaufende Prurigo-Formen

Die in Tab. 2 aufgeführten Prurigoformen sind gekennzeichnet durch subakuten- bis chronischen Verlauf. Übergänge sind relativ häufig. Wir glauben deshalb, daß man diese nicht künstlich in subakute und chronische Formen unterteilen sollte.

Tabelle 2. Subakut bis chronisch verlaufende Prurigo-Formen

Prurigo chronica simplex
Prurigo gestationis/gravidarum
Prurigo Hebra
Prurigo hiemalis
Prurigo multiformis Lutz
Prurigo subacuta
Prurigo temporanea Tommasoli

Klinik

Mit Lutz sind wir ferner der Meinung, daß man klinisch-morphologisch eine monomorphe und eine polymorphe (multiforme) Form unterscheiden sollte. Die Primäreffloreszenz der monomorphen Form *(Prurigo chronica simplex)* ist eine juckende urtikarielle Papel mit einem Durchmesser von etwa 5 mm, die kurze Zeit nach ihrer Entstehung aufgekratzt wird. Über der Excoriation bildet sich ein umschriebenes, punktförmiges Krüstchen, das sich nach einigen Tagen ablöst und meist eine kleine depigmentierte Narbe mit einem hyperpigmentierten Rand hinterläßt. Im Gegensatz zum Strophulus werden vorwiegend Erwachsene befallen und die Praedilektionsstellen dieser Dermatose sind die Streckseiten der Extremitäten. Wie beim Strophulus bleiben die Schleimhäute frei.

Beim polymorphen Typ — den wir in Anlehnung an Lutz und Greither *Prurigo chronica multiformis* nennen — treten außer pruriginösen Effloreszenzen auch gruppierte lichenoide Knötchen und ekzematoide Plaques auf. Praediletionsstellen dieses Prurigo-Typs sind der Stamm und die Extremitäten. Befallen werden Menschen im mittleren und höheren Lebensalter. Der multiforme Typ soll nach Mali zum Formenkreis der Atopien gehören. Wir haben aber gerade in der letzten Zeit eine Reihe solcher Fälle gesehen, bei denen sowohl anamnestisch als auch reaktologisch Beziehungen zum atopischen Formenkreis fehlten. Wir sind deshalb mit Lutz der Meinung, daß die Prurigo chronica multiformis nicht identisch ist mit der pruriginösen Form der Neurodermatitis atopica, von der sie auch lokalisatorisch abweicht.

Je chronischer die Prurigo, desto häufiger treten Schlafstörungen auf, welche das Allgemeinbefinden der Patienten erheblich beeinträchtigen können. Das psychische Verhalten dieser Patienten ist zudem oft auffällig. Neurotische Störungen können die Persönlichkeit solcher Prurigo-Kranken weitgehend verändern.

Die *klinische Differentialdiagnose* umfaßt ein weites Spektrum von Hautkrankheiten, das dem Dermatologen geläufig sein muß (vgl. Tab. 3).

Tabelle 3. Differentialdiagnose der subakut bis chronisch verlaufenden Prurigo-Formen

Akne necroticans
Dermatitis herpetiformis Duhring
Pruriginöse Streuherde eines Ekzems
Epizoonosen
Lichen ruber
Parapsoriasis guttata (Typus Mucha-Habermann)
Papulo-nekrotisches Tuberkulid
Polymorphe Lichtdermatose
Neurodermitis atopica
Syphilis II
Varizellen
Variola vera
Vasculitis necroticans

Histologie

Das histologische Bild ist wie beim Strophulus charakterisiert durch eine Seropapel, doch ist die Primäreffloreszenz schwerer zu fassen als bei der akuten Form (Greither). Neurohistologisch kommt es wie bei einer Reihe anderer juckender Erkrankungen infolge exsudativer Vorgänge zu einer vorübergehenden Maskierung der Nervenausbreitung in der Haut, degenerativen Faserveränderungen und zum Untergang nervöser Elemente. Mit Eintritt der Heilungsphase setzen reparative Vorgänge an der geschädigten subepithelialen Nervenausbreitung ein (Tritsch und Kantner).

Beim multiformen Typ findet man auch solche Veränderungen, die denjenigen entsprechen, welche man bei chronisch-ekzematösen Erkrankungen anderer Genese findet.

Aetiologie

In den letzten Jahren hat sich die Tendenz durchgesetzt, die subakuten- bis chronischen Prurigoformen in symptomatische und essentielle Formen zu unterteilen. Außer einer Atopie kommen als somatische Realisationsfaktoren in Frage ein latenter oder manifester Diabetes mellitus, eine Gravidität, Hepathopathien verschiedener Genese, lymphatische Leukaemien, die Lymphogranulomatosis Hodgkin-Sternberg, ein viszerales Carcinom, ferner die Polycythaemie und die Gicht (vgl. Tab. 4). Haben wir als Hautarzt diejenigen Krankheiten ausgeschlossen, welche differentialdiagnostisch in Betracht kommen, so müssen wir in einem zweiten Schritt zusammen mit Kollegen anderer Fachdisziplinen somatische Realisationsfaktoren erfassen resp. ausschließen. Verläuft diese Durchuntersuchung negativ, sollte man sich allerdings noch nicht mit der Diagnose essentielle Prurigo zufriedengeben, sondern nun einen Psychiater beiziehen, um psychogene Kom-

Tabelle 4. Somatische Realisationsfaktoren der subakut bis chronisch verlaufenden Prurigo-Formen

Realisationsfaktoren	Klinische Bezeichnung
Atopie	Prurigo atopica
Diabetes	Prurigo diabetica
Schwangerschaft	Prurigo gestationis
Hepatopathie	Prurigo hepatica
Leukaemie	Prurigo leucaemica
Lymphogranulomatose	Prurigo lymphogranulomatotica
Viscerales Carcinom	Prurigo paraneoplastica
Polycythaemie	Prurigo polycythaemica
Gicht	Prurigo uratica

ponenten zu erfassen resp. auszuschließen. Es scheint deshalb zweckmäßiger, die symptomatischen Formen in 1. solche mit somatischen und 2. solche mit psychogenen Realisationsfaktoren zu unterteilen. Erst, wenn somatische und psychogene Realisationsfaktoren entfallen, sollte man die Diagnose einer essentiellen Prurigo stellen. Wenn auch heute über auslösende Faktoren der subakut- bis chronisch verlaufenden Prurigo-Formen recht viel bekannt ist, so bleibt doch deren Pathogenese weiterhin unklar. Handelt es sich überhaupt um ein polyaetiologisches Krankheitsbild mit einheitlicher Pathogenese oder führen unterschiedliche pathogenetische Prinzipien zu den verschiedenen Verlaufs-Formen, die auch klinisch eine recht erhebliche Variabilität aufweisen? Diese grundsätzliche Frage muß derzeit unbeantwortet bleiben. Infolgedessen bleibt auch die Frage offen, ob es sich bei den subakut- bis chronischen Prurigo-Typen, die in Tab. 2 aufgeführt sind, um eine nosologische Entität oder um mehrere voneinander unabhängige Entitäten handelt.

Therapie

Sie richtet sich bei den symptomatischen Formen in erster Linie nach der Grundkrankheit. Sie muß durch eine antipruriginöse Lokaltherapie ergänzt werden. Wirksam haben sich in erster Linie Steinkohlenteerpräparate in Lotio alba oder in Zinkpaste erwiesen, während steroidhaltige Externa relativ wenig effizient sind. Bei den essentiellen Formen kann ein Versuch mit Steroiden per os gemacht werden, doch ist diese Therapie nach unserer Erfahrung wenig erfolgreich. In rebellischen Fällen erweist sich vielmehr die Hospitalisation als wirksam, obwohl es nach der Entlassung gerne zu Rückfällen kommt. Milieuwechsel und Klimakuren bringen solchen Patienten meist ebenfalls vorübergehend Erleichterung. Die externe Therapie wird vorteilhaft mit einer sedativen Therapie kombiniert. Wirksam erwiesen haben sich außer Phenobarbital, Valium®, Librium® auch Phenothiazinderivate (Largactil®; Megaphen®). Besonders gute Wirkung sahen Schnyder und Schauwecker von hochdosierten Phenothiazinkuren, die unter stationären Verhältnissen eingeleitet wurden und ambulant mit Erhaltungsdosen von 75 bis 150 mg/ die weitergeführt wurden.

Die Prurigo konnte auf diese Weise bei 7 von 8 Prurigo-Patienten während Wochen bis Monaten wirksam unterdrückt werden, während die Prurigoknötchen innerhalb 8 bis 10 Tagen subtotal bis total abheilten.

Schlußbetrachtungen

Wenn wir uns die polyaetiologischen Verhältnisse beim Strophulus und den subakut- bis chronischen Prurigoformen vor Augen halten, wird uns bewußt, wie recht Louis

Brocq hatte, als er schon Ende des letzten Jahrhunderts auch die Prurigo als eine „réac tion cutanée" auffaßte, d. h. als stereotype Hautreaktion auf verschiedenste exogene oder endogene Noxen. Wollen wir aber dem Wesen dieser eigenartigen Krankheitsgruppe näher kommen, so muß sich die dermatologische Forschung in Zukunft auch mit der Pathogenese dieser geheimnisvollen „réaction cutanée" auseinandersetzen, denn solange diese Frage ungelöst bleibt, wird sich das Prurigo-Problem nicht entwirren lassen.

Literatur

Bazex, A., Dupré, A.: Le prurigo strophulus, syndrome parasitaire par piqure d'insectes. Modalités histologiques, cliniques et évolutives. Ann. Derm. Syph. (Paris) **92**, 371—382 (1966)

Braun-Falco, O., Marghescu, S.: Prurigo nodularis Hyde-artige Reaktion durch Blutegelbiß. Hautarzt **18**, 112—115 (1967)

Greither, A.: On the Different Forms of Prurigo. Pruritus – Prurigo. Curr. Probl. Derm. Vol 3, 1—30 (1970)

Kogoj, Fr.: Urticaria, Strophulus, Prurigo, Pruritus. Hdb. Haut- und Geschl.-Krh. Ergänzungswerk II/1, 475—544. Berlin–Heidelberg–New York: Springer 1962

Lutz, W.: Neurodermitis, Prurigo, Ekzem. Dermotologica (Basel) **98**, 1—32 (1949)

Mali, J. W. H.: Prurigo simplex subacuta. A group of cases with atopic background. Acta derm. vener. (Stockh.) **47**, 304—308 (1967)

Pautrier, L. M.: Les lichenifications anormales. Acta derm. vener. (Stockh.) **8**, 313–342 (1928)

Schnyder, U. W., Schauwecker, R.: Largactil und Serpasil in der Dermatologie. Dermatologica (Basel) **111**, 185—197 (1955)

Schnyder, U. W.: Prurigo – Prurigo nodularis Hyde. Spezielle path. Anatomie Bd. 7, 279—280. Berlin–Heidelberg–New York: Springer 1973

Tritsch, H., Kantner, M.: Neurohistologische Untersuchungen bei Prurigo simplex subacuta. Arch. klin. exp. Derm. **217**, 355—362 (1964)

Stefania Jablonska, Tadeusz Chorzelski

Vasculitis allergica

Klassifikation und Nomenklatur

Das Problem der Vasculitis allergica ist sehr kompliziert, da allergische Phänomene von toxischen Phänomenen, Koagulationsstörungen, Aktivatoren und Inhibitoren der Inflammation sowie abnormalen Proteinen, hauptsächlich Kryoglobulinen, überlagert werden. Als Vasculitis allergica werden verschiedene Krankheitszustände aufgefaßt, die sich ätiologisch und zweifellos auch pathogenetisch unterscheiden. Synonyme sind Arteriolitis allergica Ruiter [33], leukoklastische Mikrobide, das Gougerot Trisyndrom, knotige Gougerotsche Allergide, die Schönleinsche rheumatische Purpura, leukoklastische Angiitis sowie nekrotische Capillaritis.

Zur Gruppe „Vasculitis allergica" gehören ebenfalls tiefere Hauterscheinungen vom Vasculitis nodosa-Typ, die einerseits einen Übergang zu knotigen Allergiden darstellen, andererseits wiederum mit der nicht tuberkulösen Variante des Erythema induratum identisch sind.

Obgleich Erythema nodosum nicht zu dieser Gruppe gehört, sind ihre atypischen Abarten, wie das Erythema nodosum migrans Bafverstedt und die subacute noduläre migratorische Panniculitis jedoch deutlich vaskulär bedingt.

Mit dieser Gruppe ist auch die Periarteriitis nodosa verwandt, deren histologisches Bild dem der Vasculitis allergica ähnlich ist [34].

Der allgemeinste Begriff und die wohl richtigste Bezeichnung für allergische Gefäßveränderungen scheint Vasculitis oder Angiitis allergica zu sein, da Arteriolitis die Schädigung von Arteriolen suggeriert, während der Krankheitsprozeß alle Gefäße, ja sogar vorwiegend Venolen und die Kapillaren betrifft. Es scheint ebenfalls, daß die Bezeichnung „Mikrobid" nicht auf alle Abarten paßt, da Bakterien eine bestimmte und sogar wesentliche Rolle spielen, jedoch nicht in allen Fällen feststellbar sind.

Das Arthus-Phänomen und die Serumkrankheit als experimentelle Modelle der Vasculitis allergica

Sowohl das Arthus-Phänomen als auch die Serumkrankheit können als experimentelle Modelle der Vasculitis allergica dienen, die als eine Immunkomplexkrankheit angesehen wird [11]. Bei den generalisierten Veränderungen gibt es Arthralgie, Nieren- und Dünndarmbefall; der Krankheitsprozeß kann aber auch ausschließlich die Haut betreffen.

Vasculitis allergica weist eine beträchtliche histologische Ähnlichkeit zum Arthus-Phänomen auf, insbesondere zu seiner frühen Phase, im Zusammenhang mit Fibrinoidablagerungen in den Gefäßwänden, Leukocyten-Infiltraten und Leukocytoklasie in der Umgebung.

Ein deutlicher Unterschied ist nur das Nichtauftreten von Plasmocyten in der späteren Phase der Vasculitis allergica.

Immunfluoreszenz-Untersuchungen haben sowohl im Arthus-Phänomen als auch bei Vasculitis allergica Ablagerungen von Immunglobulinen und fixiertem Komplement aufgezeigt.

Mittels der direkten Immunfluoreszenz-Methode hat man nachgewiesen, daß bei der Arthus-Reaktion die Verbindung des Antigens mit dem Antikörper im Bereich der Gefäßwand erfolgt [4, 7, 18]. Die Zerstörung der Gefäßwand scheint von der Entstehung von Komplexen, die hauptsächlich weitere Komponenten des Komplements (C_5, C_6, C_7) fixieren, abhängig zu sein [2, 3, 5, 42]. Die Komplexe wirken chemotaktisch auf die Leukocyten, die diese Komplexe phagozytieren und zur Freisetzung proteolytischer Enzyme beitragen. Diese Enzyme sind die Ursache der Gefäßzerstörung. Bei leukocytenfreien Kaninchen gelingt es nicht, das Arthus-Phänomen auszulösen bzw. verläuft es dann abortiv, obgleich die Antigen-Antikörper-Komplement-Komplexe im Bereich der Gefäßwände abgelagert werden [5]. Es ist also möglich, daß Komplexe trotz ihrer Lokalisation in den Gefäßwänden nicht der eigentlich zerstörende Faktor sind. Darauf weisen insbesondere die Untersuchungen von Parish hin, der die nichtspezifische Fixierung des Komplements und des C-reaktiven Proteins bei neutrophiler Vasculitis [29] nachgewiesen hat, sowie die nichtspezifische Ablagerung von intravenös verabreichten Komplexen in den verschiedenartigen lympho-monocytären Reaktionen bei Meerschweinchen [28].

Heute steht zweifelsfrei fest, daß Komplement bei akuten inflammatorischen Zuständen in nichtspezifischer Weise fixiert sein kann [43]. Das Vorhandensein von Immunglobulinen und fixiertem Komplement in den Gefäßen bedeutet also nicht, daß immunologische Komplexe vorhanden sind.

Das Auftreten von immunologischen Komplexen in den Gefäßwänden beim Arthus-Phänomen ist jedoch experimentell festgestellt worden [11], und man kann nur in Frage stellen, ob die Komplexe selbst oder auch die infolge der Chemotaxis angesammelten Leukocyten ein die Gefäßwände schädigender Faktor sind.

Die nichtpräcipitierenden Antikörper, die in den Gefäßwänden nicht abgelagert werden, verursachen keine Formation von Komplexen mit Antigen und Komplement, wodurch sie keinen chemotaktischen Einfluß auf Leukocyten haben; in diesem Falle kommt es nicht zur Zerstörung der Gefäßwände [22].

Die Bindung des Antigens mit dem Antikörper in den Gefäßwänden ist ebenfalls bei elektronenmikroskopischen Untersuchungen bestätigt worden [12, 26, 27, 35, 40]. Ihre extracelluläre Lokalisation wurde nachgewiesen.

Ueki und Braun-Falco [40] haben in ihren Studien über das passive Arthus-Phänomen die nichtspezifische Ablagerung von Peroxidase-markierten Antihuman-IgG Globulinen nachgewiesen. Diese nichtspezifische Ablagerung von Peroxidase um die Gefäße hat morphologisch jedoch einen reticulären Charakter, während spezifische Ablagerungen gewöhnlich granulär, klumpig oder perlenartig sind. Sie befinden sich in den Frühstadien zwischen der Zellmembran der Endothelzellen und der Lamina basalis in der Gefäßwand selbst. Die Autoren sind der Meinung, daß die Lokalisation der Komplexe, die Peroxidase-markierte Antikörper enthalten, eine Differenzierung der nichtspezifischen Penetration der durch andere Faktoren zerstörten Gefäßwand ermöglicht.

Der morphologische Charakter der allergischen Hauterscheinungen vom Typ des Arthus-Phänomens hängt von vielen Faktoren ab: vom Charakter des Antigens, seiner Menge (besonders schädigend wirken Komplexe im Antigen-Überschuß), der Häufigkeit seiner Verabreichung, schließlich von der Mitwirkung von anderen Antigenen im Organismus bzw. von den Faktoren, die die Permeabilität der Gefäße beeinflussen, z. B. Kininen, vasoactiven Aminen aus Thrombocyten [3], Histamin [30], sowie Inhibitoren oder Aktivatoren der Fibrinolyse [6].

Eine besondere Bedeutung haben die fokal bedingten bakteriellen Prozesse im Organismus, da die Bakterien sowohl als Antigene, die die Komplex-Formation verursachen, wirken können, als auch als Lipopolysaccharide, die für das Shwartzman-Phänomen verantwortlich sind [17]. Protein-Antigene, als Komponente der Komplexe, haben starke chemotaktische Eigenschaften und unterliegen einer sehr schnellen Degradation. Polysaccharide als Antigene verursachen mehr chronische, manchmal sogar granulomatöse Veränderungen [31].

Granulomatöse Veränderungen — z. B. bei Vasculitis nodosa — hängen jedoch am häufigsten entweder mit der Spätkomponente des Arthus-Phänomens zusammen und sind in der ersten Periode wenig sichtbar, da sie von Leukocytenansammlungen maskiert wird, oder auch mit der Spätallergie, die ebenfalls am häufigsten durch Bakterien verursacht wird.

Die Interrelation zwischen den fokalen Infektionsherden und den immunologischen Komplexen hat zur Folge, daß die einmal hervorgerufenen Veränderungen mit periodischen Exacerbationen erhalten werden. Parish [28] erbrachte den Nachweis, daß die immunologischen Komplexe nicht spezifisch in die granulomatösen Veränderungen eindringen und entweder eine Verschlechterung verursachen oder aber keinen Einfluß haben. Beim Arthus-Phänomen würden sie schnell beseitigt.

Die Bakterien üben toxische Wirkungen durch die in ihnen enthaltenen Lipopolysaccharide aus, also mittels des Shwartzman-Phänomens, bei welchem eine Komponente durch ein Nicht-Lipopolysaccharid-Antigen ersetzt werden kann. Sie können ebenfalls eine leukoklastische Wirkung haben, d. h. einen toxischen Zerfall der Leukocyten verursachen.

Obgleich also das Shwartzman-Phänomen keinen immunologischen Charakter hat, scheint die Rolle der Bakterien im Organismus bei der Pathogenese allergischer Gefäßveränderungen sehr bedeutend zu sein, da unter dem Einfluß der Lipopolysaccharide von gramnegativen Bakterien eine Reihe immunologischer Phänomene entsteht, die mit verschiedenen Typen von zirkulierenden Antikörpern einhergehen [20]. Die Unterscheidung zwischen toxischen und allergischen Komponenten ist schwierig und manchmal sogar unmöglich. Es gelang, das Shwartzman-Phänomen mittels Serum zu übertragen [21]. Man kann einen gewissen Zusammenhang zwischen ihm und der zellvermittelten Spätallergie annehmen [10].

Die Spätkomponente der Gefäßveränderung kann also von Lipopolysacchariden der gramnegativen Bakterien abhängig sein. Sie kann Ausdruck sowohl der späteren Phase des Arthus-Phänomens als auch einer bakteriellen zellvermittelten Allergie sein.

Im allgemeinen kann man sagen, daß aus Bakterien zusammengesetzte immunologische Komplexe mehr gewebezerstörend wirken als Komplexe, die Proteinantigene enthalten. Darum entstehen oder exacerbieren die Gefäßveränderungen häufig nach einer Angina oder einem anderen fieberhaften Infekt. Parish [30] hat nachgewiesen, daß das Serum der Kranken mit Vasculitis allergica nach einer durchgemachten Streptokokken-Pharyngitis eine geringere gewebeschädigende Wirkung hat, wenn es zusammen mit einem entsprechenden bakteriellen Antigen verabreicht wird, was mit der Zerstörung dieser Komplexe in den Seren der Kranken zusammenhängen kann.

Der Nachweis von Immunglobulinen und Komplement in den Gefäßwänden ist möglich mittels der direkten Immunfluoreszenzmethode [7,13,18,24,28,36,37,38,39].

Alle Autoren sind sich darin einig, daß man positive Ergebnisse nur bei einem Teil der Fälle erzielt, was von dem verschiedenen klinischen Zustand der Kranken, der Krankheitsperiode, schließlich von dem morphologischen Charakter der excidierten Hautveränderungen, vielleicht auch von der ungenügenden Sensibilität der Methode abhängt.

Man muß ebenfalls berücksichtigen, daß die Spätallergie-Komponente in der gegebenen Periode überwiegen kann, ebenso wie toxische Phänomene vom Shwartzman-Typ, die die Frühallergie maskieren können.

Unser Material wird in den Tab. 1 und 2 dargestellt.

Tabelle 1. Ergebnisse der direkten Immunfluoreszenz

	Direkte Immunfluoreszenz IgG, IgM, C_3,	
	positiv	negativ
Purpura hyperergica	14	3
Capillaritis chronica	2	12
Vasculitis nodosa	3	6
Erythema multiforme	0	10

Tabelle 2. Allergische Vasculitis, ätiologische Faktoren und Befunde

No.	Ätiologische Faktoren Infektionen, Fokale Infektionsherde	Medikamente	Histologie (Fibrinoide Degeneration)	Hautproben mit bakteriellen Antigenen	Direkte IF
1 M. G.	Influenza Otitis media	Polyvaccinum mit Delbet	+	+	+
2 H. Z.	Eczema cruris	—	—	+	+
3 G. M.	Tonsillitis purulenta	—	+		+
4 W. M.	Angina	—	+	+	+
5 B. K.	Mastitis	—	+	+	+
6 S. K.	—	Sulfonamide	+		+
7 M. C.	Ulcus cruris Eczema cruris	Aspirin, Phenacetin	—		+
8 M. D.	—	Anthelminthica	+	—	+
9 J. F.	—	Amidopyrin	+	+	+
10 H. G.	Erysipelas Gingivitis, Pyelitis	Penicillin, Sulfonamide	+		+
11 W. S.	Angina	—	+	+	+
12 A. L.	Hepatitis chronica exacerbata	Amidopyrin Rastinon	+	—	+
13 E. M.	Angina	Aspirin, Amidopyrin Terramycin	+	+	+
14 A. G.	Tonsillitis purulenta	—		+	+
15 B. Z.	Pancreatitis acuta	Hypotensiva	+		—
16 F. K.	Erysipelas Thrombophlebitis Ulcus cruris	Terramycin	+		—
17 Z. M.	—	—		+	—

Aus ihnen ist ersichtlich, daß wir den größten Prozentsatz positiver Ergebnisse in Fällen von Arteriolitis allergica mit vorausgegangenem fieberhaftem Infekt erhalten haben.

In unserem Material waren die Fälle Capillaritis chronica (Schamberg, Purpura Majocchi, etc.) in der Regel negativ und Vasculitis nodosa überwiegend negativ, und zwar in einem bedeutend größeren Prozentsatz als im Material von Stringa et al. [38,39] sowie Parish und Rhodes [31]. Das hängt wahrscheinlich damit zusammen, daß wir als Vasculitis nodosa knotige Hautveränderungen bezeichnen, die in der Nomenklatur dieser Autoren vielleicht dem Erythema induratum entsprechen.

Es scheint, daß bei sehr frühen Veränderungen, bei denen die Notwendigkeit der Differenzierung zwischen dem Shwartzman- und dem Arthus-Phänomen besteht, IF-Untersuchungen behilflich sein können. Ihr Wert ist jedoch sehr begrenzt, sowohl in Hinsicht auf die große Zahl nichtspezifisch negativer Resultate (die Komplexe können in älteren Effloreszenzen beseitigt sein), als auch auf die nichtspezifisch positiven Immunglobulin- und Komplementablagerungen in den aus anderen Ursachen geschädigten Gefäßen.

Die anderen allergischen Mechanismen scheinen eine geringere Rolle bei der Vasculitis allergica zu spielen.

Die anaphylaktische Allergie hat nur insofern eine Bedeutung, als sie eine erhöhte Permeabilität der Gefäßwände verursacht, wodurch sie für die immunologischen Komplexe leichter durchdringlich sind.

Bakterien, die bei der Vasculitis allergica eine wichtige Rolle spielen, verursachen gewöhnlich keine Anaphylaxie, da die langsam freigesetzten bakteriellen Antigene eine graduelle Desensibilisierung hervorrufen.

Der cytotoxische Mechanismus hat bei Vasculitis allergica ebenfalls keine größere Bedeutung, obwohl medikamentös bedingte haemorrhagische Hautveränderungen mit diesem Typ der Allergie zusammenhängen können.

Bei dem Mechanismus der *Spätallergie*, der zweifellos bei einem Teil der Fälle oder in manchen Perioden der Vasculitis allergica, insbesondere bei Fällen mit vorausgegangenem bakteriellem Infekt eine gewisse Rolle spielt, haben Macrophagen auch eine indirekte und nichtspezifische Wirkung. Als Mediatoren wirken biologisch aktive Substanzen, welche die Zellen zur Proliferation stimulieren bzw. einen cytotoxischen Effekt ausüben.

Die Rolle des Fibrins und der Fibrinolyse

Die dauernde Schädigung der Gefäße hängt jedoch nicht von Komplexen ab, die schnell beseitigt werden, sondern von den von ihnen hervorgerufenen nichtspezifischen sekundären Phänomenen, d. h. der Fibrinablagerung und der damit zusammenhängenden Freilegung der Inhibitoren der Fibrinolyse. Je größer die Tendenz zur Fibrinablagerung und Thrombocytenaggregation, die das Gefäßlumen blockieren, und je langsamer die Fibrin-Beseitigung, desto intensiver und langandauernder werden die hämorrhagischen Gefäßveränderungen.

Da der durch Fibrin bedingte Gefäßblock die grundlegende Erscheinung sowohl bei den Arthus- als auch Shwartzman-Reaktionen darstellt, deren morphologisches Bild im Prinzip identisch ist, ist anzunehmen, daß unabhängig davon, ob die hervorrufenden Faktoren einen immunologischen Charakter besitzen oder nicht, die weiteren Erscheinungen unspezifisch sind und mit der herabgesetzten Fibrinolyse verbunden.

Die Fibrinolyse scheint eine sekundäre Rolle zu spielen. Bei Vasculitis allergica wird bei einer großen Zahl von Fällen eine verminderte fibrinolytische Aktivität in den zerstörten Gefäßwänden sowie im Blut [16] festgestellt, was sogar als einer der grundlegenden ursächlichen Faktoren angesehen wird [9,16], oder auch als ein sekundärer, aber sehr wichtiger Faktor, der zwar Gefäßveränderungen selbst nicht verursacht, aber zu ihrer dauernden Erhaltung und periodischen Exacerbationen beiträgt [30].

Aus Tab. 3 scheint sich zu ergeben, daß die Abweichungen sekundär sind.

Tabelle 3. Fibrinolyse und kapillartoxischer Faktor bei allergischer Vasculitis

Allergische Vasculitis	Fibrinolyse normal Minut.	verlängert Minut.	Kapillarotoxischer Faktor 24 St	48 St	HPF g%
1		320	+	+ +	
2		265	+ +	+	0,18
3		250	+	+	0,43
4		295	+	+	
5	170		+	±	
6	200				
7	205		+ +	+	0,16
8	160		+ +	+	
9		I. 350			
		II. 325	+ +	+ +	0,25
10	175		+ +	+ +	0,20
11		320	+	+	
12		240	+	+ +	0,18

Normale Fibrinolysis = 120 bis 240 Minut.
Normal HPF = 0,04 bis 0,28 g%
(Untersuchungen durchgeführt in unserer Klinik von B. Lukasiak et al.)

HPF (heparin precipitable factor)

Mit den Fibrinablagerungen hängt HPF (heparin precipitable factor) zusammen, der nicht nur beim Shwartzman-Phänomen eine Rolle spielt, sondern auch bei Vasculitis allergica [15, 44].

Bei anderen Untersuchungen konnte man nicht bestätigen, daß die HPF-Bestimmung eine diagnostische Bedeutung hat oder von der Schwere des Krankheitsprozesses zeugt [14, 19, 23, 41] — s. Tab. 3.

Auch beim experimentellen lokalen Shwartzman-Phänomen waren die Ergebnisse nicht eindeutig positiv [19]. Es scheint, daß diese Reaktion bei der Diagnostik der Vasculitis allergica und der Bewertung des Grades der Gefäßveränderungen nicht behilflich sein könnte.

Dagegen scheint die Kryofibrinogenämie vom Akuitätsgrad der Vasculitis abhängig zu sein [14].

Der kapillartoxische Faktor, der im Zusammenhang mit positiven Ergebnissen in einem großen Prozentsatz der Fälle und einfacher Technik ein großes Interesse hervorgerufen hat, ist nicht spezifisch. Positive Resultate bekommt man auch bei Kranken mit Neubildungen, bei Rheuma, Nierenkrankheiten, Tuberkulose, etc. Außerdem ist er positiv bei Gesunden in 16% und — unserer Erfahrung zufolge — bei scheinbar gesunden Probanden sogar in 40% der Fälle [23].

Dieser Faktor ist an gamma-Globulin gebunden, die Reaktion ist komplementabhängig; der Faktur ist thermolabil, ist kein proteolytisches Enzym und kein „permeability increasing factor". Obgleich sein Wesen nicht bekannt ist, hat er die größte Ähnlichkeit mit den gegen Endothelzellen gerichteten Antikörpern. Mittels IF-Untersuchungen ist es uns gelungen, in 1 von 16 positiven Reaktionen bei Meerschweinchen Immunglobuline und Komplement in den Gefäßwänden nachzuweisen.

Zwischen der Positivität der Reaktionen und der Schwere und Ausdehnung der Gefäßveränderungen konnte kein Zusammenhang festgestellt werden.

Die pathogenetische Rolle der abnormalen Blut-Proteine, insbesondere der Kryoglobuline, wurde vermutet, da bei einem Drittel von Kranken mit Vasculitis allergica eine Kryoglobulinämie festgestellt wird [8], die von Barnett et al. [1] als eine Immunkomplex-Krankheit angesehen wird.

Es scheint aber, daß die Kryoglobulinämie eine sekundäre Erscheinung ist, da sie ausschließlich in langandauernden Fällen von mehr als 1 Jahr Bestand festgestellt wird.

Über Erhöhung von alpha- und gamma-Globulin-Fraktionen wurde mehrmals berichtet [41].

Diagnostische Verfahren für den Nachweis kausaler Faktoren

Im Zusammenhang mit der uneinheitlichen Pathogenese der Vasculitis allergica ist die Aufdeckung der ätiologischen Faktoren sehr schwierig.

In jedem Fall soll man den Kranken auf Nieren- und Dünndarmbefall untersuchen, insbesondere wenn eine Arthralgie vorhanden ist.

Um die eventuelle Rolle der Bakterien festzustellen, muß nach fokalen Infektionsherden gefahndet, die Bakterien gezüchtet, Antistreptolysintiter bestimmt und Hauttestungen mit bakteriellen Antigenen durchgeführt werden. Der Wert der Intracutan-Testung ist ziemlich begrenzt, aber im Falle einer beträchtlichen mikrobiellen Allergie sind die Testresultate gewöhnlich stark positiv. Die Fernreaktion hat diagnostische Bedeutung.

Eine wertvolle Methode ist ebenfalls die Lymphocytentransformation [25] und MIF (Makrophagen Inhibitions Factor) bei Anwendung von Streptolysin 0 als Antigen, das bei den notwendigen Mengen keinen toxischen Effekt auf die Lymphocyten hat (Tab. 4). Diese Teste zusammen mit der Intracutan-Testung geben einen gewissen Einblick in die mikrobiell bedingte Spätallergie-Komponente.

Tabelle 4. Lymphocyten-Transformationstest mit Streptolysin 0

Diagnose	Fälle	Resultate PHA %	Kontrolle %	Streptolisin 0 positiv	negativ
Vasculitis allergica	10	60—91,6	0—0,4	4 (1,6—10,2%)	6 (im aktiven Stadium)
Erythema nodosum	43	60—91	0—0,3	33 (1,2—15,3%)	10 (nach Zurücktreten der Hautveränderungen)
Erythema multiforme	36	61—93	0—0,2	21 (2,5—15,3%)	14 (im aktiven Stadium und nach Zurücktreten der Veränderungen)
Vasculitis nodosa	10	63—89	0—0,1	4 (2,0—4,3%)	6 (im aktiven Stadium)

(Untersuchungen durchgeführt in unserer Klinik von K. Moskalewska et al.)

Die direkte IF-Untersuchung hat trotz des beschränkten Wertes eine gewisse Bedeutung für den Nachweis der immunologischen Komplexe. Eine größere Bedeutung als die Feststellung von Immunglobulinen und fixiertem Komplement in den Gefäßwänden hat der IF-Nachweis von bakteriellen Antigenen, z. B. Streptokokken oder Mycobacterium tuberculosis [25], oder auch Viren als Komponente der Komplexe, z. B. Australia Antigen (nachgewiesen von Paronetto in Fällen von Periarteritis nodosa). Das negative IF-Ergebnis schließt die Diagnose nicht aus, da sogar bei Periarteritis nodosa, bei der die immunologische Pathogenese bewiesen ist, in einem großen Prozentsatz der Fälle sich die Immunglobuline-Komplement-Komplexe nicht feststellen lassen, da sie wahrscheinlich aus der zerstörten Gefäßwand beseitigt werden.

Als Hilfsmethoden dienen: die Bestimmung der Fibrinolyse-Aktivität in den Gefäßwänden und im Plasma, Bestimmung von HPF, Kryofibrinogen, Kryoproteinen und kapillartoxischem Faktor. Koagulationsstörungen treten im allgemeinen nicht auf. Zirkulierende Antikörper sind nicht feststellbar. In einem Teil der Fälle ist die Waaler-Rose-Reaktion positiv.

Therapie

Die Therapie der Vasculitis allergica ist verschiedenartig, abhängig von der Ätiologie. Im Falle des Focus-Nachweises soll man eine Behandlung mit entsprechenden Antibiotica durchführen.

Empfehlenswert sind die auf die Gefäßspermeabilität wirkenden Medikamente wie Calcium, Rutin und Antihistaminica.

Bei schweren Fällen verabreicht man *Corticosteroide*, zusammen mit Antibiotica, in kleinen oder mittleren Dosen bis zu 60 mg Predison täglich, die bald möglich abgesetzt werden sollen. Bakterielle Vaccine sind in der akuten Periode der Krankheit nicht zu empfehlen.

Die *Immunsuppressionsbehandlung*, die gewöhnlich günstige Resultate bei Periarteritis nodosa ergibt, kann Exacerbationen verursachen, und zwar nicht nur in Fällen, bei denen die Bakterien eine ätiologische Rolle spielen, sondern auch in Fällen, in denen ein Verdacht auf eine bakterielle Komponente besteht, was man in der Regel nicht völlig ausschließen kann. Aus diesem Grunde ist die Immunsuppressionsbehandlung nur in den Fällen zulässig, bei denen eine bakterielle Infektion ausgeschlossen ist. Eine Indikation ergibt sich nur aus einem Nierenbefall (Azathioprine 2 mg/kg einige Wochen, gewöhnlich mit Antibiotica).

Zusammenfassung

Die Vasculitis allergica ist ein Syndrom, am häufigsten eine Immunkomplex-Krankheit, obwohl auch Spätallergie und toxische, mit Bakterien zusammenhängende Phänomene eine bedeutende Rolle spielen. Aus diesem Grunde besteht gewöhnlich eine Interferenz zwischen toxischen und allergischen Phänomenen.

Die sekundäre, aber sehr wesentliche Rolle der Faktoren, die die Fibrinablagerung und Fibrinolyse beeinflussen, wurde unterstrichen.

Die Immunfluoreszenzuntersuchungen sind von eingeschränktem Wert, da sie bei einem großen Teil der Fälle negativ ausfallen. Das positive Ergebnis weist auf die mögliche Rolle immunologischer Komplexe hin.

Mittels IF-Methode kann man bakterielle und virale Antigene in den Gefäßwänden feststellen.

Besprochen wurden Verfahren, die für die Diagnose und Aufdeckung der ätiologischen und pathogenetischen Faktoren von Bedeutung sein können.

Da es kein spezifisch für Vasculitis allergica diagnostisches Verfahren gibt, ist eine kritische Bewertung aller Untersuchungen notwendig.

Die Therapiegrundlagen wurden kurz besprochen.

Literatur

1. Barnett, E. V., Bluestone, R., Cracchiolo, A., Goldberg, L. S., Kantor, G. L., McIntosh, R. M.: Cryoglobulinaemia and disease. Ann. Int. Med. **73**, 95 (1970)
2. Cochrane, C. G.: The role of immune complexes and complement in tissue injury. J. Allergy, **42**, 113 (1968)
3. Cochrane, C. G., Henson, P. M.: Experimental immune complex disease. In: L. Bonano u. J. L. Turk (eds) Immune complex diseases. Milan: Carlo Erba Foundation 1970
4. Cochrane, C. G., Weigle, W. O.: The cutaneous reaction to soluble antigen-antibody complex. A comparison with the Arthus phenomenon. J. Exp. Med. **108**, 591 (1958)
5. Cochrane, C. G., Weigle, W. O., Dixon, F. J.: The role of polymorphonuclear cessation of the Arthus vasculitis. J. Exp. Med. **110**, 481 (1959)
6. Copeman, P. W. M., Ryan, T. J.: The problems of classifications of cutaneous angiitis with reference to histopathology and pathogenesis. Br. J. Derm. **82**, (Suppl. 5) 2 (1970)
7. Cormane, R. H., Szabo, E., Hauge, L. S.: Immunofluorescence of the skin: The interpretation of the staining of blood vessels and connective tissue aided by new techniques. Br. J. Derm. **82**, (Suppl. 5) 26 (1970)
8. Cream, J. J.: Cryoglobulins in vasculitis. Clin. Exper. Immunol. **10**, 117 (1972)
9. Cunliffe, W. J.: An association between vasculitis and decreased blood fibrinolytic activity. Lancet **I**, 1226 (1968)
10. De Weck, A.L., Frey, I.R., Gelick, H.: Immunologic specificity of the localized Shwartzmann phenomenon induced in guinea pigs by simple chemical hapten. J. Immunol **100**, 1 (1968)
11. Dixon, F. J., Vazquez, J. J., Weigle, W. O., Cochrane, O. G.: Pathogenesis of serum sickness. Arch. Path. **65**, 18 (1958)
12. Fernando, N. V. P., Movat, H. Z.: Allergic inflammation II. Identification of antigen-antibody complexes with the electron microscope during the early phases of allergic inflammation. Amer. J. Path. **43**, 381 (1963)
13. Fülöp, E., Kiraly, K., Vajda, T.: Immunhistopathologische Untersuchung bei Vasculitiden. Borgyogy Vener. szle. **47**, 10 (1971)
14. Göring, H. D., Gans, U.: Über das Vorkommen der Kryoproteine, HPF, Kryofibrinogen und Kryoglobulin. Derm. Mschr. **159**, 520 (1973)
15. Harville, D. D., Owen, Ch. A. Jr., Winkelmann, R. K.: Heparin precipitable fraction in necrotizing vasculitis. Arch. Derm. (Chicago) **93**, 287 (1966)
16. Isacson, S., Lindell, F., Möller, H., Nilsson, I. N.: Coagulation and fibrinolysis in chronic panniculitis. Acta Derm.-Ven. **50**, 213 (1970)
17. Jablonska, S.: Hyperergische Gefäßkrankheiten in der Dermatologie. Z. Haut- u. Gschlkr. **33**, 37 (1962)
18. Jablonska, S., Gede, K., Rzesa, G.: Les recherches par la méthode d'immunofluorescence dans le phénoméne de Shwartzman. Arch. belg. Derm. Syph. **36**, 363 (1970)
19. Jablonska, S., Rzesa, G., Kalinowska, J.: Heparin precipitable fraction in haemorrhagic skin changes. Dermatologica **133**, 22 ,402 (1966)
20. Jablonska, S., Stachow, A., Rzesa, G.: Die Rolle der mittels Haemagglutination und Immundiffusion festgestellten Antikörper beim lokalen Shwartzmanschen Phänomen. Derm. Wschr. **152**, 1353 (1966)
21. Lee, L., Stetson, C.A.: Studies on the mechanism of the Shwartzman phenomenon. Accelerated cutaneous reactivity to bacterial endotoxin. J. Exp. Med. **111**, 671 (1960)
22. Levenson, H., Cochrane, C. G.: Nonprecipitating antibody and the Arthus vasculitis. J. Immunol. **92**, 118 (1964)
23. Lukasiak, B., Wnorowski, J., Blaszczyk, M., Klimowicz, M.: The capillarotoxic factor. Histological and immunofluorescent investigations. Przeg. Derm. **58**, 1 (1971, polnisch)
24. Miescher, P. A., Paronetto, F., Koffler, D.: Immunofluorescent studies in human vasculitis. IV. International Symposium on Immunopathology, P. Grabar u. P.A. Miescher (eds). Basel: Schwabe (1965)
25. Moskalewska, K., Cygler, J., Ptonka, T.: Detection of hypersensitivity to streptococci in erythema multiforme by the lymphocyte transformation test with streptolysin O. Przeg. Derm. **59**, 469 (1972, polnisch)

26. Movat, H. Z., Fernando, N. V. P.: Allergic inflammation. I. The earliest fine structural changes at the blood-tissue barrier during antigen-antibody interaction. Amer. J. Path. **42**, 41 (1963)
27. Oort, I., Van Rijssel, T. G.: Fluorescent protein tracer studies in allergic reactions. I. The fate of fluorescent antigen in active and passive Arthus reaction in the guinea pig skin. Immunology **4**, 329 (1961)
28. Parish, W. E.: Complexes of bacterial antigens with IgG or IgM antibodies in cutaneous vasculitis. In: L. Bonomo u. J. L. Turk (eds) Immune complex diseases. Milan: Carlo Erba Foundation 1970
29. Parish, W. E.: Studies on vasculitis: II Some protein properties of complexes formed of antibacterial antibodies from persons with and without cutaneous vasculitis. Clinical Allergy **1**, 111 (1971)
30. Parish, W. E.: Cutaneous vasculitis: Antigen-antibody complexes and prolonged fibrinolysis. Proc. Royal. Soc. Med. **65**, 276 (1972)
31. Parish, W. E., Rhodes, E. L.: Bacterial antigens and aggregated gamma globulin in the lesions of nodular vasculitis. Br. J. Derm. **79**, 131 (1967)
32. Paronetto, F., Deppisch, L., Tuchman, L. R.: Lupus erythematosus with fatal hemorrhage into the liver and lesions resembling those of periarteritis nodosa and malignent hypertension. Amer. J. Med. **36**, 948 (1964)
33. Ruiter, M.: Über die sog. Arteriolitis (Vasculitis) allergica cutis. Hautarzt **8**, 293 (1957)
34. Ruiter, M.: Vascular fibrinoid in cutaneous „allergic" arteriolitis. J. Invest. Derm. **38**, 85 (1962)
35. Sabesin, S. M., Banfield, W. G.: Electron microscopy of hypersensitivity reaction in the Arthus phenomenon. Am. J. Path. **42**, 551 (1963)
36. Schroeter, A. L., Copeman, P. W. M., Jordon, R. E., Sams, W. M. J., Winkelmann, R. K.: Immunofluorescence of cutaneous vasculitis associated with systemic disease. Arch. Derm. (Chicago) **104**, 254 (1971)
37. Scott, D. G., Rowell, N. R.: Preliminary investigations of arteritic lesions using fluorescent antibody techniques. Br. J. Derm. **77**, 211 (1965)
38. Stringa, S. G., Bianchi, C., Zingale, S. B.: Nodular vasculitis: immunofluorescent study. J. Invest. Derm. **46**, 1 (1966)
39. Stringa, S. G., Bianchi, C., Casala, A. M., Bianchi, O.: Allergic vasculitis. Gougerot-Ruiter syndrome. Arch. Derm. (Chicago) **95**, 23 (1967)
40. Ueki, H., Braun-Falco, O.: Immune deposits in passive Arthus phenomenon. Electronmicroscopic demonstration by use of peroxidase-labeled antibody. Arch. Derm. Forsch. (im Druck) — persönliche Mitteilung
41. Wang, P., Hofmann, N., Hornstein, O.: CAF-elektrophoretische und immunelektrophoretische Untersuchungen bei Patienten mit Vasculitis allergica. Arch. Derm. Forsch. **246**, 222 (1973)
42. Ward, P. A., Cochrane, C. G.: Bound complement and immunologic injury of blood vessels. J. Exp. Med. **121**, 215 (1965)
43. Willoughby, D. A., Coote, E., Turk, J. L.: Complement in acute inflammation. J. Path. **97**, 295 (1969)
44. Winkelmann, R. K., Ditto, W. B.: Cutaneous and visceral syndromes of necrotising or „allergic" angiitis. A study of 38 cases. Medicine (Baltimore) **43**, 59 (1964)

Günter W. Korting

Reticuläre Hyperplasien der Haut

Der von Letterer im Jahre 1924 im Anschluß an den Begriff Reticuloendotheliose geprägte, im übrigen einem anderen Substrat als heute zugedachte Terminus „Reticulose" ist bekanntlich auch im deutschen dermatologischen Schrifttum mehrfach übersichtsmäßig dargestellt worden (Gottron, Hornstein, Kimmig und Jänner, Leinbrock). Dieser Begriff der Reticulose gilt nun inzwischen vielen als fast gestorben, ja, man meidet nahezu ängstlich seine Verwendung, wie auch heute selbst die von Kölliker sog. „Reticulumzelle" (s. ferner Marshall, S. 21) manchen, durchaus ohne Zynismus, nur noch als ein vager Begriff erscheinen will (s. z. B. Lennert).

Im übrigen unterscheidet man derzeit bei der Reticulumzelle auf Grund ihrer Kernvolumina *kleine, mittlere* und *große Reticulumzellen,* spricht bei den kleinen Formen ferner von *lymphoiden Reticulumzellen* und rechnet zum mittleren Typ auch den *Blutmonocyten,* wie auch der von der Pathologie geschaffene Begriff des *„Histiocyten"* sehr verschiedene Anwendung, und zwar meist im Sinne einer morphologischen Übereinstimmung mit dem des Monocyten, erfährt. Die extrem wandlungsfähige, z. T. amoeboide Reticulumzelle weist ferner im allgemeinen einen etwas gekerbten oder nierenförmig gebuchteten, ovalen Kern sowie einen oder mehrere Nukleoli auf und ist durch reichliches Cytoplasma gekennzeichnet. Letterer betont überdies die schlitzförmig nach dem Inneren des Kerns eingestülpte, scharf gezogene Kernmembran.

Die „Reticulosen" sollen nun — unter klinisch kennzeichnender Generalisation — lichtmikroskopisch einen reticulo-syncytialen Zellverband mit und ohne Gitterfasern bzw. argentophile Fasern ausbilden. Ohne hier auf weitere Einzelheiten dieses also von Haus aus schon recht hypothetischen Reticulose-Begriffs näher eingehen zu können, sei speziell für den Dermatologen u. a. nur auf die inzwischen erfolgte Liquidierung der *„Réticulose lipomélanique"* (Pautrier und Woringer 1932, 1937) hingewiesen, d. h. einer chronischen, meist dermatitischen bzw. erythrodermischen Dermatose, an die sich eine sekundäre, einigermaßen typische, hautnahe Lymphknoten-Elementarreaktion anschließt, die dementsprechend heute mit Recht zumeist nur noch als *dermatopathische Lymphadenitis* bewertet wird. Andererseits kommen selbst in der jüngsten Zeit so Reticulose-scheue Autoren wie Lennert u. Mitarb. um die Neuschaffung z. B. einer BCG-Histiocytose oder um die „geduldete" Existenz Leukämie-äquivalenter Neoplasien der Reticulumzellen, zumindest im Kindesalter, nicht so recht herum. Aber auch die Dermatologen sind unermüdlich daran, neue „reticuläre" Krankheitsbegriffe zu schaffen, so z. B. aus der *Parapsoriasisgruppe* mit ihrer altbekannten *fakultativen praemykosiden Dignität* eben ein neues varioliformes Sonderbild herauszustellen, bei dem histologisch ein alarmierendes Infiltrat anaplastischer Zellen, wie bei einem „malignen Lymphom" anzutreffen ist, nämlich die *„Lymphomatoide Papulose"* von Macaulay (Thomsen u. Mitarb., Black und Jones; Belaich, Degos u. Mitarb. u. a. m.).

Neben den eigentlichen resp. *neoplastischen Reticulosen* oder, wie man in Amerika meist sagt, *Lymphoma*-Typen, also autonomen, irreversiblen oder schrankenlos progressiven Proliferationen reticulärer Zellen, wurde man an sich aber recht bald auf *Lymphoma-*

artige Reaktionsmuster gegenüber bekannten Stimuli aufmerksam: Diesen kommt offensichtlich bei weitreichender Bestandsdauer und z. T. ohne sonderliche Ausbreitung ein augenscheinlich *benigner* Verlauf zu, auch wenn das jeweilige histopathologische Erscheinungsbild zunächst für Malignität zu sprechen scheint. Es erhebt sich damit angesichts solcher Reaktionsmuster bald die Frage, ob *Isophänie* durchweg auch *Isogenie* bedeutet, zumal bei offenbar gleichen pathologischen Grundsubstraten eben klinisch durchaus verschiedenartige Abläufe möglich zu sein scheinen. Mit anderen Worten sieht man sich hierbei an die Grenzen der Morphologie gestellt, da offensichtlich die Entscheidung über Benignität oder Malignität des Vorgegebenen nicht mehr wie üblich morphologisch in prospektiver Hinsicht, sondern eben nur rückblickend bzw. katamnestisch möglich ist.

Von solchen *orthoplastischen bzw. reaktiven Vermehrungen von Reticulumzellen* soll im folgenden speziell die Rede sein, und zwar unter besonderer Berücksichtigung von *Langzeitbeobachtungen*, zumal ja auch z. B. van Scott und Haynes das Fehlen solcher „long-term follow ups" bedauern, und dies umsomehr, als andererseits auch ohne Zweifel zunächst histologisch benigne anmutende Fälle umgekehrt nach Jahren ins Maligne konvertieren können.

In bezug auf solche Krankheitszustände, welche also histologisch nicht ohne weiteres sofort oder immer von den „veritablen" Reticulosen zu unterscheiden sind, spricht Lennert im lymphatischen Parenchym (in augenscheinlicher Analogie zu dem Begriff der reaktiven Leukocytose) im Gegensatz zu der malignen, neoplastischen Leukose von einer *Reticulocytose*. Im Hautbereich hat sich dagegen, vornehmlich nach dem Vorschlag von Gottron, die Kennzeichnung solcher Zustände als Reticulumzell-Hyperplasie bzw. *reticuläre Hyperplasie* durchgesetzt, wobei hier stante pede zugegebenermaßen auf verläßliche morphologische Unterscheidungsmerkmale (wie etwa früher angenommen: die Gitterfaserbildung) *nicht* zurückgegriffen werden kann, sondern neben dem bereits hervorgehobenen Merkmalen der *retrospektiven Benignität* die — u. U. durch Reexposition erweisbare — Verknüpfung mit einem definierbaren *kausalen Reiz* die bisher einzig zuverlässige Erkennungsmarke darstellt.

Eine derartige *morphologische Definitionsarmut der reticulären Hyperplasie* ergibt sich nicht zuletzt aus der cytologischen Schwierigkeit, d. h. etwa histochemisch, die Grundzellen einer solchen Hyperplasie, sprich die bereits versuchsweise charakterisierte Reticulumzelle trotz ihres gelegentlichen Reichtums an PAS-positivem Material näher identifizieren zu können, ähnlich wie das etwa auf Grund der charakteristischen Eigenschaften der Blut-Monocyten, vor allem an Hand der Peroxydase-Reaktion und ihrer Esteraseaktivität, möglich wäre. Gewiß gehört das makrophagische und pinozytotische Vermögen zu den wichtigsten Qualitäten der Reticulumzellen, wiewohl andererseits das Fehlen einer solchen Fähigkeit ebensowenig wie die schon erwähnte positive oder negative Gitterfaserbildung das Vorliegen von Reticulumzellen sensu stricto ablehnen lassen kann.

Aber auch der zweite Begriffsbestandteil der „Reticulären Hyperplasie" muß für eine exakte klinisch-nosologische Definition als verschwommen genug gelten. Gewiß versteht man unter einer *Hyperplasie*, teleologisch als strukturelle Adaptation gedacht, zunächst die numerische „Zunahme der durchschnittlichen Zellzahl eines Organs oder Gewebes" (Letterer) bzw. die „Vermehrung der Anzahl der Bausteineinheiten" (Dörr-Quadbeck). Aber schon der Pathologe Zollinger hält 1971 die strenge Trennung von Hypertrophie und Hyperplasie nicht immer für möglich. Somit wird sich noch weniger der Kliniker angesichts solcher *hyperplastischer Reticulosen*, d. h. *reticulärer Hyperplasien* im bisher umschriebenen Sinne nicht immer völlig frei von einem dunklen Unbehagen empfinden können, zumal wenn er mitunter vor Krankheitsprodukten steht, die man schlichter auch als „*Entzündung*" ansprechen könnte. Schreibt doch auch der Pathologe Lennert beispielsweise: „Wenn eine stärkere Reticulocytose bei Lymphadenitiden auftritt, handelt es sich meist um ein *chronisch entzündliches Geschehen*".

Nun ist aber fataler Weise auch der *Begriff der "Entzündung"* seit Rickers Zeiten für gewisse Kreise nicht mehr so recht gesellschaftsfähig, was ja wenigstens insofern auch verständlich ist, als, wie schon Nietzsche in seiner "Genealogie der Moral" schreibt, was Geschichte hat, nicht definiert werden kann. Sicherlich kann man nun die Begriffe "Hyperplasie" und "Entzündung" nicht ohne weiteres gleichsetzen, zumal wir ja in letzterer teleologisch eine Defensivreaktion zum Zwecke der "parenteralen Verdauung", wie es Rössle gedeutet hat, erblicken sollten. Gewiß sind weiterhin auch *entzündliche Infiltrationen ohne* jedwede *Exsudation* äußerst selten; aber entgegen allen Postulaten von Gustav Ricker, wonach der Entzündungsreiz seinen Ansatz nur an Blutgefäßen und Nerven fände, gibt es fraglos auch Entzündungen in gefäßfreien Geweben. Dazu ist zur Bewertung dessen, was wir bei der sog. *reticulären Hyperplasie* vor uns haben, vor allem auch auf gewisse Eigenarten der *chronischen Entzündung* hinzuweisen. Schreiben doch Dörr und Quadbeck: "Das Merkmal einer älter gewordenen Entzündung ist die Proliferation des Gewebes mit bestimmten charakterisierbaren Zelleinlagerungen" und ähnlich sagt Letterer "das typische der chronischen Entzündung in einer Zell- und Zellgewebsneubildung, die auch durchaus als solche, nämlich schleichend wie fortschreitend beginnen kann, wird von einer relativ guten Reaktionslage des Organismus und von der verminderten Reizkraft der Irritation abhängen". Trotz solchen schleichenden, mitigierten und protrahierten Beginns braucht dieserhalb die "Heilung", die Rückbildung keinesfalls zeitlich begrenzt zu sein; sondern, wie z. B. an einer folgenden Kasuistik bei einer eosinophilen reticulären Hyperplasie gezeigt werden soll, kann es nach längerem Stillstand durchaus weitere neuere, den früheren Krankheitsprodukten absolut entsprechende Rezidive geben. Ob wir nun aber bei derartigen Krankheitsprodukten von *reticulärer Hyperplasie* oder von "extravasaler, ortsständiger, histiogener Cytoneogenese", also im Gegensatz zu einer granulierenden Entzündung mit ihrer Zell-Faser- und Blutgefäßneubildung, schlicht von einer *zellig proliferierenden Entzündung* in Zukunft sprechen wollen oder sollen, ist m. E. recht belanglos. Viel wichtiger erscheint mir vielmehr, daß man sich der *nosologischen bzw. biologischen Distanz solcher Reaktionsformen von den echten (!) neoplastischen Reticulosen* bewußt bleibt. Das ist in praxi freilich, wie schon eingangs hervorgekehrt, nicht immer leicht, für den Augenblick u. U. überhaupt unmöglich.

So sah ich in den letzten Jahren zwei makroskopisch wie mikroskopisch ohne weiteres vergleichbare *kleinknotige Reticulosen,* denen der eine Patient innerhalb weniger Monate trotz cytostatischer und Röntgen-Therapie erlag, und mit der der andere, ein Internist, seit Jahren lebt.

Wie dem auch sei, kann man die reticulären Hyperplasien verschieden untergliedern:

So teilen beispielsweise Laugier, Hunziker und Ellena die von ihnen so genannten *"réticuloses hyperplasiques réactionelles"* wie folgt ein:

1. les réticuloses hyperplasiques consécutives à une parasitose extern (insectes, acares);
2. les réticuloses hyperplasiques histologiquement malignes, spontanément résolutives, de cause inconnue;
3. les actino-réticuloses.

Praktisch wichtiger scheint mir vor allem aber das Postulat zu sein, *bei allen* makroskopisch wie mikroskopisch auf den ersten Blick noch so "genuin" *imponierenden Retikulosen* immer wieder *nach einer* etwaigen, vor allem *drogenallergischen Auslösung zu fahnden,* um nach Möglichkeit eine ursprünglich reizabhängige reticuläre Proliferation nicht auf die Dauer doch zur letzten Autonomie, d. h. nunmehr zur Retikulose im eigentlichen Sinne, sich entwickeln zu lassen.

Im Sinne der eingangs hervorgehobenen Notwendigkeit einer Mitteilung gerade von *Langzeitbeobachtungen reticulärer Hyperplasien* nunmehr das Folgende, obwohl aus neuerer eigener Kasuistik ferner u. a. über eine assoziierte reticuläre Hyperplasie bei einem metastasierenden Ovarial-Ca. (außerdem medikamentös: konjugierte Oestrogene und Laxantien) oder die Entwicklung eines Retothelsarkoms am Rande einer früheren lympho-reticulären Hyperplasie berichtet werden könnte. Zu erwähnen wäre bei dieser Gelegenheit auch aus dem Schrifttum der letzten Zeit u. a. die Beschreibung einer *lympho-reticulären Hyperplasie* nach dreijähriger Methotrexat-Behandlung einer Psoriasis durch Kelleter, Kuhn, Schnyder und Schröter.

Solche reizabhängigen gesteuerten vornehmlich *Drogen-vermittelten reticulumzelligen Wucherungen der Haut* waren zunächst wohl als *Lymphom-artiges Syndrom nach Diphenyl-dantonin* durch Sternberg und Biermann bekannt geworden (s. auch Dévényi). Derartige *geschwulstartigen Lymphadenopathien* sind in der Folge ferner nach *Phenylbutazon* (Krasznai und Szegedi) oder als „*experimentelle Reticulose*" nach *Salicyl- und Phenacetin-haltigen Analgetica* (Uher) beobachtet worden, wie man überhaupt sagen kann, daß Arzneimittelexantheme nicht selten durch einen gewissen lymphadenoiden Aufbau akzentuiert sind. Auch wir selbst hatten 1966 (Korting und Denk) eine *reticuläre Hyper-plasie der Haut durch ein Hydantoin-Derivat* eingehend beschrieben:

Hierbei kam es bei einer damals 23jährigen Patientin mit einer langjährigen rezidivierenden Zystitis innerhalb einer vierjährigen Beobachtungszeit zu wiederholten Malen auf die Anwendung von „*Furadantin*" hin zur Entwicklung bzw. Exazerbation eines weitgehend lokalisatorisch wie phaenomenologisch fixierten Hauterscheinungsbildes, das einerseits vorzugsweise als *streifen-förmiges* und *pseudo-atrophisch gerunzeltes* sowie zartgesättigt vergilbt bis rotbräunliches *Ery-them von geringem Infiltratcharakter* sowie purpurischer oder teleangiektatischer Durchsetzung, zum anderen auch multipel-mikronodulär imponierte. Histologisch war das Substrat einer etwas polymorph aufgebauten Reticulozytose bzw. einer bandförmigen reticulären Hyperplasie gege-ben, die mit argentaffiner Faservermehrung einherging. Bei einer Nachuntersuchung *sieben Jahre später*, im April 1973, wies die Patientin, die inzwischen das ihr bekannte Medikament ängstlich vermieden hatte und unterdes Mutter eines Kindes mit einer im übrigen sich bald entwickelnden *Urticaria pigmentosa* geworden war, in etwa das gleiche, völlig infiltratfreie, *parapsoriasiforme Erscheinungsbild* wie 1966 nach Beendigung der Reexposition auf.

Mithin sollten *parapsoriasiforme Erscheinungsbilder*, speziell wenn sie *große Herd-flächen*, vornehmlich über Gesäß, Brüsten oder an den Beugen einnehmen und sofern die Einzelherde zart gerunzelt und/oder geringfügig squamös, auch reticuliert imponieren, grundsätzlich, wie eben auch Samman hervorkehrt, als „*Praereticulotisches Poikiloderma*" verdächtig sein und, wie wir meinen, gezielt drogenanamnestisch exploriert werden.

Blieb diese Eigenbeobachtung somit unter entsprechender Eliminierung des noxiven Faktors über sieben Jahre erscheinungsfrei, war dies bei einer anderen, 1967 erstmalig durch uns beschriebenen *reticulären Hyperplasie der Haut* durch ein *Menthol-Derivat* (Brehm und Korting) offensichtlich nicht so der Fall:

Hier kam es bei einem 41jährigen Förster jeweils auf die Zufuhr eines *Menthol*-Derivats, welches er seit Jahren, hauptsächlich als „*Coryfin*", einem Äthylglykolsäureester des Menthols, gewohnheitsmäßig zur Vermeidung von Erkältungen, wie er meinte, einnahm, zur Entwicklung bzw. Exacerbation eines vorzugsweise *nodulären* bis *nodulo-ulcerösen Exanthems*, das *feingeweb-lich* als eine mit argentaffiner Faservermehrung einhergehende Reticulocytose bzw. *reticuläre Hyperplasie* imponierte. Im April 1973, also *nach sechs Jahren*, zeigte dieser Patient in relativ dichter Aussaat an allen vier Extremitäten sowie am Unterbauch überwiegend fingernagelgroße Elemente, die zwar gegenwärtig überwiegend Restpigmentierungen darstellten und nur am Unter-bauch und dem Handrücken gegenüber der Umgebung mit einem bläulich-rötlichen Kolorit sowie infiltratmäßig auffällig waren. Gesicht und oberer Thorax völlig frei, am Hals dichte, linsengroße Depigmentierungen. In beiden *Achseln* miteinander verbackene, kirschkerngroße *Lymphknoten*, Leiste und Ellenbogen diesbezüglich frei. Die histologische Untersuchung eines solchen *Lymph-knotens* ergab den Befund einer (nodulär-sklerotischen) Lymphogranulomatose. Damit ergibt sich die Frage, ob nicht die hier durch *Menthol-Intoleranz* ausgelöste retikuläre Hyperplasie einer späteren Lymphogranulomatose praemonotorisch assoziiert war.

Auch Hornstein berichtete 1959 in einem Reticulosereferat vor diesem Kongreß (Bericht S. 135 bis 136) über eine u. a. blastomatös imponierende „*Reticulose*", die sich autoptisch schließlich als *Lymphogranulomatose* erwies.

Da nun bei der zellanalytischen Betrachtung der Lymphogranulomatose wie der retikulären Hyperplasie die *eosinophile Zelle* eine besondere Rolle spielt, erscheinen nicht zuletzt einige Bemerkungen über die *eosinophile retikuläre Hyperplasie* am Platz:

Hierzu ist zunächst wohl kaum in Erinnerung zu rufen, daß wir ja von vornherein bei der *Analyse* einer *eosinophilen Reaktion* einen großen Katalog zu berücksichtigen haben (Zoonosen, Allergosen, Splenektomie, neurogen-parasympathische, familiäre usw. Faktoren), wie u. a. aus den Übersichten von Gross oder Braunsteiner hervorgeht. Wir selbst haben z. B. einmal (Riegel und Korting) über *viscerocutane Wechselwirkungen mit hoher Bluteosinophilie* am Beispiel des *Löffler'schen Lungeninfiltrates* und des *Erythema scalatiniforme recidivans* berichtet. Auch *maligne eosinophile Lungeninfiltrate* sind bekanntgeworden (Baumann), und es sind vor allem verschiedene spezifische Hautveränderungen („eosinophile Leukämoide") als *Hypereosinophilie-Syndrom* (s. z. B. Pfleger und Tappeiner oder Haustein und Brauer) beschrieben worden. Dagegen sind wirklich gut fundierte bzw. echte *eosinophile Leukämien* am ehesten noch bei Kindern (z. B. Bass) anerkannt worden. Entsprechende Beobachtungen beim Erwachsenen wurden z. B. eher als *disseminierte eosinophile Collagenkrankheit* (Engfeldt und Zetterström) gedeutet, die eben auch eine eosinophile Leukämie vortäuschen würden (s. Odeberg). Auf jeden Fall sind hochgradige eosinophile Reaktionen bei malignen Tumoren, also *Tumoreosinophilien*, relativ *rar*. So konnten z. B. Bauke und Röttger 1966 nur 29 derartige Syntropien aus der Literatur sammeln. Relativ geläufig sind dem Dermatologen dagegen vor allem *Erythrodermien* resp. Teilerythrodermien *mit Reticulumzellwucherungen und Eosinophilie*, wie es beispielsweise der Fall Steigleder und Otto aufweist. Darüber hinaus wurde in letzter Zeit auch mehrfach Aufmerksamkeit (s. z. B. Wells und Whimster oder Mehrigan und Shapiro) auf eine „*Angiolymphoide Hyperplasie mit Eosinophilie*" hingelenkt, bei welcher indes mehr der Granulomcharakter d. h. vor allem eine ungewöhnlich hochgradige Proliferation kapillärer Gefäße (mit z. T. imperfekter Endothelentwicklung) im Vordergrund der Gesamtwucherung steht. Selbstverständlich wird demgegenüber eine tumorförmige, auf Einzelherde beschränkte *Mycosis fungoides* dem Dermatologen, wohl schon vom klinischen Aspekt her, kaum Schwierigkeiten bereiten, auch wenn bei ihr wie z. B. bei einer von Bettinger mitgeteilten Eigenbeobachtung, über Monate hindurch eine Eosinophilie zwischen 48 und 54 % bestehen sollte.

Wie mysteriös jedoch gerade die *eosinophilen retikulären Hyperplasien* sein können, vermag die folgende Beobachtung vor Augen zu führen:

Darstellungsbeispiel sei jene Patientin mit „*eosinophiler Reticulose*", die bei Gottron in seinem Reticulose-Handbuchbeitrag auf S. 568—573 beschrieben ist und in den Abbildungen 90—98 vorgeführt wird. Ich hatte Gelegenheit, diese Patientin nicht nur zehn Jahre in Tübingen mitzubeobachten, sondern seit über zwölf Jahren auch in Mainz in regelmäßigen Abständen weiter zu untersuchen. (= über 20 Jahre eigene Beobachtungszeit.) Wir sind für diese Berichterstattung nochmals alle verfügbaren Krankenblattunterlagen dieser merkwürdigen Krankenbeobachtung durchgegangen: Aus der Anamnese der nunmehr 72jährigen Frau Kunigunde H. sind ein Steißbeinabszeß, Hypertonie, Diabetes, Myositis ossificans und Osteoporose (infolge Cortison) erwähnenswert. Erste Hautveränderungen 1927, und zwar nach dem ersten Kind, weitere Krankheitsschübe 1932 nach Abstillen eines zweiten Kindes, weitere Herdsetzung 1941, und zwar tumorförmig, während einer erneuten Schwangerschaft. Im Vordergrund standen im wesentlichen immer wieder analoge, nämlich intensiv gerötete, manchmal auch oedematöse oder tumorförmig imponierende, bald aber einer Atrophie oder poikoilodermischen Umwandlung anheimfallende Krankheitsherde, die um 1960 herum durch eine auffällige sekundäre, mehr plane als tumoröse „Xanthomatisation"* eine besondere Pointe erhielten. Hauthistologisch wie innerhalb vergrößer-

---

* Diese *episodische Xanthomatisation* erinnert an die von Nanta beim eosinophilen Granulom beschriebene xanthomatöse Degeneration.

ter axillärer Lymphknoten wurde 1956 die Diagnose einer *eosinophilen Reticulose* gestellt (Gottron). Die *Bluteosinophilie* oszillierte bei über 60 Bestimmungen zwischen 1956 und 1973 zwischen 2 und 44%, im Durchschnitt lag sie bei etwa 10 bis 15%. Im Hinblick auf die protrahierte Verlaufsdauer wurde bei dieser Patientin schon von Gottron selbst in seinem Handbuchartikel die Diagnose einer „*eosinophilen reticulären Hyperplasie*" ventiliert. Auch ich war im Hinblick auf die offensichtliche „retrospektive Benignität" von einer solchen diagnostischen Auffassung überzeugt und hielt eine veritable chronische Reticulose schon vom Verlauf her für völlig unwahrscheinlich, wobei ich ätiologisch an (zugegebenermaßen vage) Zusammenhänge zwischen endokrinen Wendepunkten (z. B. Geburten) und Herdneusetzung dachte. Deshalb war wohl keiner erstaunter als ich, als die Patientin, die sich seit 1954 in der Menopause befand, *nach 6jährigem Intervall 1972* in unserer Poliklinik *erneute Krankheitsherde* an der rechten Hals- und linken Stirnseite vorwies. Und nicht nur das, sondern Nachuntersuchungen im März und April 1973 ließen erneut rezente Infiltrationen an Hals, Gesicht und praetibial neben den „ausgebrannten", früheren atrophisch-poikilodermen Bezirken erkennen. Vornehmlich an der linken Schläfe war ein flachtumorförmiges, subakut-erythematöses Infiltrat auffällig, wobei die neuerliche Probeexcision hiervon, wie auch eine solche von den Unterschenkelherden, den bekannten Befund der „*eosinophilen reticulären Hyperplasie*" bestätigte. Ansonsten: Kein Juckreiz, inguinal, axillär und submental derbfeste kleine Lymphknotenvergrößerungen sowie eine Hepatomegalie mit geringfügigem Anstieg der Serumtransaminasen.

Anschließend noch über eine besonders „moderne" Form der „Reticulären Hyperplasie" das Folgende: In letzter Zeit wurde wiederholt über eine *Actino-reticulose* bzw. ein *Actinic-reticuloid* berichtet. Eine dahingehende Eigenbeobachtung vermag vielleicht am besten in die klinische Thematik einzuführen:

Die Anamnese dieses 57jährigen Patienten ergab, daß dieser seit seinem 14. Lebensjahr in Weinbergen u. a. mit Nicotinextrakten, Arsen, Kupfervitriol, Kalk und Schmierseife in Berührung kam. Von 1950 bis 1966 wurde Ortho-Phaltan mit Zusatz von E 605 u. a. m. gespritzt. Außerdem seit 1928 bis 1939 täglich etwa 1 Liter „Haustrunk". 1966 traten erstmalig Hautveränderungen an Gesicht, Hals und beiden Händen, und zwar besonders nach Versprühen von Ortho-Phaltan auf. Ähnliche Hautveränderungen auch lediglich beim Betreten des Weinberges, wenn die Reben derartig frisch gespritzt waren. Bereits 1967 epicutan Ortho-Phaltan, Dithane, Schwefel, Adesit sowie einige Seifen positiv. Ferner fiel dem Patienten seit 1969/70 selbst auf, daß sich seine Hautveränderungen nach Sonneneinwirkung verstärkten. Mithin entwickelte sich bei diesem Winzer neben Hinweisen auf Arsen-Spätschäden ein vermutlich in Zusammenhang mit dem Umgang mit verschiedenen Reb-Spritzmitteln stehendes, im Gesicht durch seine unförmige Infiltration und Wulstung auffälliges und so u. a. an eine systemische Ablagerungskrankheit erinnerndes, an den Handrücken durch dichte, grobpapulöse Aggregation auffälliges „*Eccema solare*", wie man früher schlicht gesagt hätte. Mit diesem Erscheinungsbild an den freiexponierten Körperstellen, dessen offensichtliche Lichtabhängigkeit dem Patienten, wie gesagt, bereits selbst aufgefallen war, stand an den übrigen Körperregionen eine nahezu universelle *Melano-Erythrodermie* in Zusammenhang. Histologisch überraschte der Befund eines hochgradigen, relativ einförmig zusammengesetzten, offensichtlich nicht sonderlich perivasculär orientierten Zellinfiltrates, welches somit dem Bilde der „chronischen Entzündung", oder besser, im Hinblick auf die relative Zellmonotonie, einer sog. „reticulären Hyperplasie" durchaus entsprach.

Gewiß sind solche „Photoallergien mit haematodermischem Infiltrat" bzw. *lichtbedingte reticuläre Hyperplasien* nicht häufig. Immerhin haben vergleichbare, der autonomen Krankheitsunterhaltung nahestehende Beobachtungen im deutschen Schrifttum schon vor längerem Meinhof sowie Wiskemann, letzterer als „lichtprovozierbare granulomatöse Retikulose" veröffentlicht. Weitere Mitteilungen stammen im englischen von Ive, Magnus, Warin und Wilson Jones sowie Jensen und Sneddon und im französischen Schrifttum von Degos und Mitarb. Die Kenntnis der causalen Zusammenhänge für diese Form der reticulären Hyperplasie erscheint auch durchaus bedeutsam, da sonst bei Mißachtung der Auslösungsfaktoren die Umwandlung einer solchen „*Aktinischen reticulären Hyperplasie*" zu einem endgültig autonom-malignen d. h. blastomatös-reticulotischen Krankheitszustand nicht völlig von der Hand zu weisen ist, wie es speziell die Beobachtung von Jensen und Sneddon und bei unserem Patienten das Übergreifen über die lichtexponierten Areale hinweg vorläufig unter dem Bilde einer nahezu universellen Melano-Erythrodermie nahelegen.

Überblicken wir nun abschließend die bisher im Schrifttum als „reticuläre Hyperplasie" ausgewiesene Kasuistik einschließlich der eben näher vorgeführten dahingehenden Eigenbeobachtungen, so kommt man klinisch zu der Aussage, daß derartigen Hauterscheinungsbildern — im Gegensatz zu den echten neoplastischen Reticulosen — im allgemeinen keine uncharakteristischen Prodromi, wie Juckreiz, urticarielle oder purpurische Phänomene usw., vorangehen. Andererseits haben wir vielmehr variable Morphen, vorzugsweise unter dem Bilde erythematöser, plattenartiger oder knotiger, violettroter oder schmutzig bräunlicher Infiltrate von nur gelegentlich ulcerösem Aufbruch, wie z. B. beim Menthol-Fall erwähnt, vor uns. Generalisierte Lymphknotenvergrößerungen können, wie übrigens bei den genuinen Reticulosen auch, ständig oder durchweg fehlen. Histologisch handelt es sich bei der reticulären Hyperplasie der Haut um Substrate, die zwar, ähnlich den veritablen Reticulosen, auch durch eine gewisse, aber nicht so stereotype Zellmonotonie ausgezeichnet sind. Bei den reticulären Hyperplasien pflegt nämlich eher eine circumvasale, wenn auch immer wieder ebenfalls etwas periadnexielle Zellproliferation vor Augen zu treten. Dazu ist bei den reticulären Hyperplasien die Tendenz zur Transformation der Zellanhäufung, z. B. unter Entwicklung einer stärkeren mastzelligen, plasmocytoiden oder vor allem eosinophilen Untermischung, ausgeprägter (vgl. z. B. die „*Eosinophile* reticuläre Hyperplasie"). Aus solchen Gründen, also vor allem in Anbetracht der nicht zu übersehenden teilweisen circumvasalen Infiltrationsorientierung und der größeren zelligen Modulationsbreite, nähert man sich bei dem Versuch der Wesensanalyse einer solchen *reticulären Hyperplasie* wie von selbst dem einige Zeit lang als verbraucht geltenden Begriff der *produktiven, chronisch-proliferierenden Entzündung*, bei der ja die retrospektive Benignität ohne weiteres zur Definition gehört, ohne daß man aber allzusehr auf Grund eines solchen (in gewissem Sinne berechtigten) Gedankenganges die „reticuläre Hyperplasie" in eine zellige Mesenchym-unspezifische Reaktion auflösen sollte; ist doch im Gegensatz zu einer solchen gerade angesichts des „morphologischen Tatbestandes einer reticulären Hyperplasie" der Erfassungsversuch einer evtl. Steuerung oder Abhängigkeit (in den hier vorgeführten Fällen: Nitrofurantoin, Menthol, endokrine Wendepunkte, Lichtsensibilisierung) mehr als dringend geboten. Entsprechend dieser Konzeption sollte es ferner nach Eliminierung solcher toxischer, drogenallergischer, hormoneller usw. Impulse zur Rückbildung der „Reticulären Hyperplasie" kommen. Trotzdem — und das bleibt nach der bisherigen Kasuistik rätselhaft — kann es offensichtlich nach Ausschaltung der bisher vermeintlichen Noxe, während andere derartige Fälle (wie z. B. die Nitrofurantoin-Patientin) hinwiederum sich erscheinungsarm bzw. stationär über Jahre verhalten, in Einzelfällen zu einem Umschlag oder einem Abgleiten z. B. in eine Reticulogranulomatose (wie zu einer Lymphogranulomatose bei dem Patienten mit der ursprünglich Menthol-abhängigen Reticulären Hyperplasie) kommen. Demgegenüber können wiederum andere Fälle, wie z. B. die hier besprochene eosinophile reticuläre Hyperplasie dartut, nach jahrelangem Stillstand im höheren Alter noch eine durchaus vergleichbare Herdsetzung aufweisen. Dennoch ergeben sich als *therapeutische Konsequenz* aus dem eben Ausgeführten zunächst eine auf die eventuelle Noxe hin gerichtete Eliminations-Haltung sowie dementsprechend eine zumindest vorläufige Zurückhaltung mit Cytostatika und Immunsuppressiva, zumal letztere, wie u. a. die angeführte lympho-reticuläre Hyperplasie nach Anwendung von Methotrexat zeigt, von sich aus ohnehin oncotrop-lymphoblastisch wirksam werden können.

Wie mir scheint, ist mithin ein definitives Urteil über das, was man von den „reticulären Hyperplasien der Haut" klinisch und nosologisch zu halten hat, im Augenblick noch nicht abzugeben. So muß eine weitere Urteilsbildung durch Beibringung entsprechender, vor allem langzeitmäßig überzeugender Kasuistik hier die Aufgabe bleiben.

Literatur

Bass, M. H.: Eosinophilic Leukemia. Am. J. Dis. Child 41, 1394 (1931)

Bauke, J., Röttger, P.: Hochgradige eosinophile Reaktion bei Hypernephrom. Med. Welt 16, 865—874 (1966)

Baumann, R. P.: Malignes eosinophiles Lungeninfiltrat, sogenanntes Harkavy-Syndrom. Schweiz. med. Wschr. 98, 1122—1123 (1968)

Belaich, S., Degos, R., Civatte, J., Lépine, J., Harter, P.: La Papulose Lymphomotoïde. A propos de 3 observations. Ann. dermat. syph. (Paris) 99, 483—492 (1972)

Bettinger, Ch.: Über hochgradige Eosinophilie bei Mycosis fungoides. In: Korting, G.W.: Der dermatologische Fall. Stuttgart–New York: Schattauer 1970

Black, M., Jones, E. W.: „Lymphomatoid" Pityriasis lichenoides; a variant with histological Features simulating a lymphoma. A clinical and histopathological study of 15 cases with details of long term follow up. Brit. J. Derm. 86, 329—347 (1972)

Braunsteiner, H.: Funktion der Leukocyten. Der Internist 3, 89—95 (1962)

Brehm, G., Korting, G. W.: Reticuläre Hyperplasie der Haut durch ein Menthol-Derivat. Hautarzt 11, 497—500 (1967)

Dévényi, L.: Tumorartige medikamentös-bedingte Lymphadenopathie. Zbl. allg. Path. Anat. 105, 535—537 (1963)

Degos, R., Civatte, J., Akhound-Zadeh, H., Noury, J.-Y., Daniel, F., Larêrgue, M., Audebert, G: Actino-Rèticulose. Ann. Derm. Syph. (Paris) 97, 121—134 (1970)

Doerr, W., Quadbeck, G.: Allgemeine Pathologie, S. 97. Berlin–Heidelberg–New York: Springer 1970

Gottron, H. A.: Retikulosen der Haut: In: Dermatologie und Venerologie, Bd. IV. Stuttgart: Thieme 1960

Gross, R.: Einige Gesichtspunkte für die Bewertung einer Eosinophilie oder einer Eosinopenie. Dtsch. med. Wschr. Stuttgart 15, 507—511 (1957)

Haustein, U.-F., Brauer, K. H.: Metaplastische Retikulose mit eosinophilem Leukämoid und finalem Lymphoidzell-Schub unter dem Bild einer universellen Erythrodermie. Dermat. Wschr. Leipzig 153, 1001—1014 (1967)

Hornstein, O.: Reticulosen der Haut. In: Fschr. der Prakt. Dermat. u. Ven. Berlin–Göttingen–Heidelberg: Springer 1960

Ive, F. A., Magnus, I. A., Warin, R. P., Jones, E. W.: Actinic reticuloid: a chronic dermatosis associated with severe photosensitivity and the histological resemblance to lymphoma. Brit. J. Derm. 81, 469—483 (1969)

Jensen, N. E., Sneddon, I. B.: Actinic reticuloid with lymphoma. Brit. J. Derm. 82, 287—291 (1970)

Kaiserling, E., Lennert, K., Nitsch, K., Drescher, J.: Ultrastruktur und Pathogenese der BCG-Histiocytose (sog. BCG-Granulomatose). Virchows Arch. Abt. A. 355, 333—353 (1972)

Kelleter, R., Kuhn, D., Schnyder, U. W., Schröter, R.: Lymphoretikuläre Hyperplasie nach dreijähriger Methotrexatbehandlung einer Psoriasis. Dtsch. med. Wschr. 97, 514—516 (1972)

Kimmig, J., Jänner, M.: Retikulosen. In: Jadassohn Hdb. d. Haut- u. Gschl.-Krkh., Erg. W. Bd. III., 2. Berlin–Heidelberg–New York: Springer 1969

Korting, G. W.: Lichtbedingte retikuläre Hyperplasie der Haut. Med. Welt 22, 826—827 (1971)

Korting, G. W., Denk, R.: Retikuläre Hyperplasie der Haut durch ein Hydantoin-Derivat. Derm. Wschr. 152, 257—262 (1966)

Krasznai, G., Szegedi, G.: Geschwulstartige Phenylbutazon-Lymphadenopathie. Frankf. Zschr. Path. 77, 313—316 (1967)

Laugier, P., Hunziker, N., Ellena, V.: Les réticuloses hyperplasiques réactionnelles. Schweiz. med. Wschr. 101, 1045—1051 (1971)

Leinbrock, A.: Reticulosen der Haut. In: Schuppli, Actuelle Probl. d. Dermatologie, S. 283—411. Basel: Karger 1959

Lennert, K.: Pathologische Anatomie der Retikulosen in Gottron: Krebsforschung und Krebsbekämpfung Bd. V, 48—67. München–Berlin: Urban & Schwarzenberg 1964

Lennert, K., Mohr, N.: Zur Pathologie der Leukämien und malignen Lymphome im Kindesalter. Verh. Dtsch. Ges. Path. **55**, 216—269 (1971)

Letterer, E.: Allgemeine Pathologie, S. 520 und 711. Stuttgart: Thieme 1959

Mach, K. W., Wilgran, G. F.: Characteristic histopathology of cutaneus lymphoplasia (lymphocytoma). Arch. Derm. (Chicago) **94**, 26 (1966)

Marshall, A. H. E.: An Outline of the Cytologie a. Pathology of the Reticular Tissue. Edinburgh and London: Oliver a. Boyd 1956

Mehregan, Amir, H., Shapiro, L.: Angiolymphoid Hyperplasia with Eosinophilia. Arch. Derm. **103**, 50—57 (1971)

Meinhof, W.: Casus pro diagnosi. Hamburger Dermat. Ges. 18./19. 9. 1961. Derm. Wschr. **146**, 98—99 (1962)

Nanta, A.: Die xanthomatöse Degeneration des eosinophilen Granuloms. Hautarzt **1**, 29—30 (1960)

Odeberg, B.: Eosinophil leukemia and disseminated eosinophilic collagen disease — a disease entity? Acta med. scand. **177**, 129 (1965)

Pfleger, L., Tappeiner, J.: Das Hypereosinophilie-Syndrom mit spezifischen Hautveränderungen (Eosinophilies Leukämoid). Arch. klin. exp. Derm. **208**, 98—115 (1959)

Riegel, K., Korting, G. W.: Zur Kenntnis viscerocutaner Wechselwirkungen mit hoher Bluteosinophilie unter dem Bilde des Löfflerschen Lungeninfiltrates und des Erythema scarlatiniforme desquamativum recidivans. Arch. klin. exp. Derm. **205**, 235—244 (1957)

Sammann, P. D.: The natural History of Parapsoriasis en plaques (Chronic superficial Dermatitis) and Prereticulotic Poikiloderma) Brit. J. Derm. **87**, 405—411 (1972)

van Scott, E. J., Haynes, H. A.: Cutaneus Lymphoderma, in Fitzpatrick Th. B. et al., Dermatology in General Medicine, p. 569. London: Mc Graw-Hill Book Company 1971

Steigleder, G. K., Otto, W.: Erythrodermie mit auffällig starker Retikulumzellwucherung und starker Eosinophilie. Derm. Wschr. **151**, 1246—1247 (1965)

Sternberg, T. H., Biermann, S. M.: Unique syndromes involving the skin induced by drugs, foot additives, and environmental contaminants. Arch. Derm. **88**, 779—788 (1963)

Thomson, K., Hjort, G., Svendsen, D.: Lymphomatoid Papulosis. Dermatologica **144**, 65—74 (1972)

Uher, V.: Ein Beitrag zur Kenntnis der experimentellen Retikulosen, zugleich der chronischen Intoxikation mit Salicyl- und phenacetinhaltigen Analgetica. Zbl. allg. Path. Anat. **102**, 237—245 (1961)

Wells, G. C., Whimster, J. W.: Subcutaneous Angiolymphoid Hyperplasia with Eosinophilia. Brit. J. Derm. **81**, 1—15 (1969)

Wiskemann, A.: Lichtprovozierbare granulomatöse Retikulose. Hamburger Dermat. Ges. 23./24. 5. 1964. Derm. Wschr. **151**, 1420 (1965)

Zollinger, H. U., Pathologische Anatomie, Bd. I Allg. Pathologie, 3. Aufl., S. 82. Stuttgart: Thieme 1971

Gerd Kurt Steigleder und Gustav Mahrle

Haarausfall als polyätiologisches Symptom

1. Aufgabe und Einführung

Formulieren wir unser Thema in eine Frage um, so heißt es: Woran muß der Dermatologe bei einem Patienten mit Haarausfall denken? Wir dürfen nicht vergessen, daß wir uns der Dermatologie mit Haut und Haaren verschrieben haben und von anderen danach gewertet werden, was wir von unserem Fach, inklusive den Haaren, verstehen. Das Haar war Stiefkind der Medizin und auch der Dermatologie, nicht zuletzt, weil die notwendigen ergänzenden Untersuchungsmethoden nicht zur Verfügung standen, etwa Stoffwechsel- und Hormonanalysen. Durch diese wird es jetzt erst möglich, bei der Mehrzahl der Patienten das Symptom Haarausfall befriedigend einzuordnen und zu klären.

2. Untersuchungsmethoden

Zur dermatologischen Untersuchung, eigentlich zu jeder ärztlichen Untersuchung, sollte ein Hinweis auf den Haarstatus gehören. Mit einfachen Verfahren, die jeder in der Praxis durchführen kann, läßt sich die Art des Haarausfalles schon soweit einengen, daß mit Wahrscheinlichkeit auf bestimmte Ursachen geschlossen werden kann. In Tab. 1 ist

Tabelle 1. Untersuchungsgang bei Haarverlust. In der Praxis sollten die unter I und II angeführten Eigenschaften bewertet, bzw. die entsprechenden Methoden durchgeführt werden

---

I. Makroskopisch
  A. Verteilungsmuster
    1. Kopf (incl. Bart, Brauen, Wimpern, Ohren, Nase)
    2. Körper (Schamhaare, Bauch)
    3. Extremitäten (Unterschenkel, Zehen)
  B. Quantität — Zählen im Feld*, Zahl der ausgefallenen Haare
  C. Qualität — Pigment, dünn, brüchig, spröde, glanzlos, fettig
  D. Kongruierende Symptome — z. B. Gynäkomastie, Vergrößerung der Clitoris

II. Mikroskopisch
  A. Struktur des Haares — Polarisiertes Licht
  B. Pigmentierung — gleichmäßig, ungleichmäßig
  C. Trichogramm — Standardbedingungen: Haarwäsche, -pflege, -entnahme, -aufarbeitung

III. Spezielle Methoden
  Spezifisches Gewicht, Reißfestigkeit, Quellbarkeit
  Röntgendiagramm, Elektronenmikroskopie

---

* mit beleuchtetem Vergrößerungsglas und Meßskala bzw. Fadenkreuz (siehe Text)

das Vorgehen nach einem Vorschlag von Steigleder zusammengestellt. Es zerfällt in drei Teile: 1. einen makroskopischen, 2. einen mikroskopischen und 3. einen nur mit speziellen Methoden durchführbaren Teil. Die makroskopische klinische Untersuchung setzt voraus, daß der Patient, wenn irgend möglich, von Kopf bis Fuß untersucht wird. Die Haare verhalten sich nicht gleichsinnig, Haarausfall auf dem Kopf ist oft mit verstärktem Haarwachstum in anderen Körperregionen verbunden. Im Laufe der Entwicklung besitzt der Mensch verschiedene Haartypen, und auch beim Erwachsenen sind die Haare regional unterschiedlich (Tab. 2).

Tabelle 2. Haartypen und ihre Entwicklung

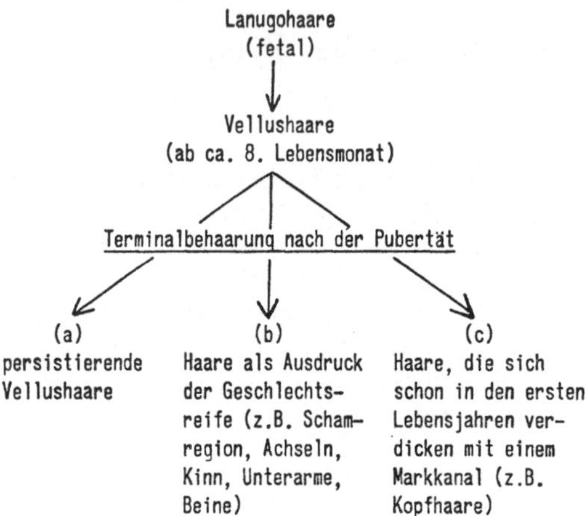

2.1. *Zählung pro cm²*

Eine Methode, um sich einen objektiven Anhalt über die Haardichte zu verschaffen, ist die Auszählung pro Quadratzentimeter. Steigleder verwendet dazu ein beleuchtetes, auf die Haut auflegbares, rundes Vergrößerungsglas, das einen Durchmesser von 1 cm hat; es ist mit einem Fadenkreuz in vier Felder aufgeteilt, jedes Feld bedeckt etwa 20 mm². Es diente ursprünglich dem Zählen von Blutpunkten in der Haut bei durch Ansaugen erzeugter Purpura. Selbst wenn man die Haare pro Flächeneinheit nicht Stück für Stück auszählt, erhält man einen besseren Überblick über die Haardichte pro Flächeneinheit und kann leichter verschiedene Felder miteinander vergleichen. Durch reine Ausmessung des Abstandes von festen Punkten, etwa von dem Ansatz der Ohren oder von dem Occipitalhöcker oder von der Glabella, lassen sich verschiedene Felder ohne Markierung in der Haut wiederholt kontrollieren.

2.2. *Zählen der ausgefallenen Haare*

Eine weitere einfache Kontrollmöglichkeit besteht im Auszählen der täglich ausgefallenen Haare. Diese müssen vom Patienten in einem Briefumschlag gesammelt, gezählt und bei der nächsten Konsultation mitgebracht werden. Auf diese Weise gelingt es, festzustellen, ob sich der Befund verschlechtert oder verbessert. Die mitgebrachten Haare dienen zu Stichproben, ob der Patient wirklich zählt und ferner ob die Haare ausgefallen und nicht etwa abgeschnitten sind.

2.3. *Trichogramm*

Das Trichogramm (van Scott), besser Trichorhizogramm [3], fertigen wir nach einer Modifikation von Rapprich [27] folgendermaßen an:

Die Branchen eines chirurgischen Nadelhalters ohne Arretierung werden mit Gummischlauch überzogen. Mit diesem Instrument wird einseitig ein Haarbüschel von mindestens 60 Haaren mit einem kräftigen Ruck gleichmäßig epiliert. Ungleichmäßige Epilation führt zu Artefakten. Das

Haarbüschel wird zwischen den Fingern fächerartig ausgebreitet und auf einen bereits vorbereiteten Objektträger gelegt. Auf dieses wird das Eindeckungspräparat Eukitt® mit einem Glasstab aufgetropft. Anschließend wird das Haarbüschel unmittelbar nach der Entnahme in das vorbereitete Eukitt® gelegt und mit einem großen Deckglas abgedeckt. Der überstehende periphere Teil der Haare wird abgeschnitten und eingedeckt, und zwar in Längsrichtung des Objektträgers, um Haarschaftschäden erkennen zu können. Ist eine Epilation an mehreren Stellen nicht möglich, so soll man wenigstens unmittelbar am Rande der betroffenen Region und außerdem auf der kontralateralen scheinbar gesunden Seite Haare entnehmen. In letzter Zeit hat sich in unserer Haarsprechstunde bewährt, zum Vergleich die Nackenregion heranzuziehen, in der bekanntlich Haarausfall selten auftritt.

Die Wachstums- oder Anagenphase des Kopfhaares eines Erwachsenen beträgt ca. 2 bis 6 Jahre. Dann beginnt sich der Haarfollikel in einer ca. zweiwöchigen Katagenphase zu retrahieren und verharrt 3 bis 4 Monate in der Ruhe- oder Telogenphase, bevor das Haar ausfällt. Bei krankhaften Veränderungen ist dieser Ablauf gestört und führt unter Umständen zu einer mikroskopisch sichtbaren Wurzelveränderung (z.B. dystrophisches Haar).

Das Trichogramm gibt einen Ausblick, wie sich der Haarausfall in den nächsten Wochen verhalten wird. Ein Urteil ist nur unter Standardbedingungen möglich. Fehlerfaktoren sind die Haarwäsche und die unterschiedliche Haarpflege mit unterschiedlichem Verlust von Kolben-(Telogen-)Haaren [13].

2.4. *Mikroskopische Untersuchung einzelner Haare*

Der Arzt sollte wenigstens einige Haare ausziehen und unter dem Mikroskop ansehen, um grobe Veränderungen der Struktur, wie etwa Pflegeschäden (Trichorrhexis nodosa) festzustellen. Fehler des Friseurs, wie etwa das Abbrechen der Haare nach einem Lege- oder Färbeverfahren, können Regresse nach sich ziehen. Mit Hilfe des Mikroskopes sieht man, ob die Haare in etwa gleicher Höhe abgeschnitten oder abgebrochen sind. Manche Veränderungen werden erst im *polarisierten Licht* erkennbar.

Mehr spezielle Verfahren sind die Untersuchung des Haares unter dem Phasen-Kontrast-Mikroskop, unter dem Auflichtmikroskop und mit Hilfe des (Raster-)Elektronenmikroskopes [22]. Prüfung der Reißfestigkeit und der Quellung sind nach Tronnier [29] geeignete Methoden, um die Qualität des Haarkeratins zu beurteilen. Für die wissenschaftliche Erforschung des Haarwachstums ist der Einbau von Isotopen in Haarfollikel und Haar und die Analyse des Keratins mit der Hilfe von Röntgenstrahlen wichtig.

2.5. *Histologische Untersuchung der Kopfhaut*

Die histologische Beurteilung der Haarfollikel ist selbst unter Zuhilfenahme histochemischer Verfahren schwierig. Haarfollikel sind in verschiedenen Wachstumsphasen in einer unterschiedlichen Ebene angeschnitten.

Wird ein Haar herausgerissen, so füllt sich der leere Follikel mit Blut. Der Follikel verharrt in diesem Stadium, bis er in seine normale Wachstumsphase hineinkommt (Steigleder, unveröffentlichte Befunde). So ist mit Hilfe der Histologie eine Trichotillomanie zu entlarven [23], bei der Haare aufgrund psychischer Störungen herausgerissen werden, zuweilen unter ausgedehnter Alopecie, die klinisch durchaus mit anderen Störungen des Haarkleides verwechselt werden kann [24].

3. Reaktionsmöglichkeiten des Haarfollikels auf schädliche Einwirkungen (Tab. 3)

Wie andere Gewebe des menschlichen Organismus hat auch der Haarfollikel nur beschränkte Möglichkeiten, auf Reize und auch auf Traumen zu antworten. Wir unterscheiden fünf Möglichkeiten, hinzu kommen als sechste die Schäden am Haar von außen (Tab. 3). Das Wachstum des Haares kann gestört, aber noch nicht aufgehoben sein. Hier

Tabelle 3. Schäden und Reaktionsmöglichkeiten an Follikel und Haar

1. Gestörtes Haarwachstum
   „Haar als Fahrtenschreiber"

2. Wachstumsstop — Telogenes Effluvium
   „Volle Deckung"

3. Umwandlung zum Miniaturfollikel
   „Verzwergung"

4. Regression zu Vorstufen in der Haarentwicklung
   „Rückschlag"

5. Vernichtung des Follikels
   „Totalschaden"

6. Schäden am Haar von außen
   „Lack- und Karosserieschäden"
   Pflege — Mikroorganismen — Selbstbeschädigung

ist das Haar eine Art Fahrtenschreiber; mit Hilfe verschiedener Verfahren kann man an dem Keratin des Haares die Störungen noch nach längerer Zeit ablesen. In ausgesprochener Form wird dieses Phänomen bei der seltenen Haarwachstumsstörung Monilethrix demonstriert, bei der die Haare, oft in einem 48-Stunden-Rhythmus, stärker oder schwächer ausgebildet werden und daher spindelförmig sind [8]. Eine andere Möglichkeit, auf Schäden zu reagieren, ist der Wachstumsstop; der Haarfollikel geht in die Ruhephase über und ist damit nur noch wenig stoffwechselaktiv, für Schäden daher wenig anfällig. Die Ruhehaare werden schließlich unter dem klinischen Symptom vermehrter Haarausfall abgestoßen, es handelt sich also um das Phänomen, das Kligman [20] *telogenes Effluvium* genannt hat, da die ausgefallenen Haare alle Kolben-(Telogen-)Haare sind. Bei der Alopecia areata finden wir eine Umwandlung von Terminalhaaren zu Miniaturfollikeln, bei der Glatzenbildung des Mannes eine Rückbildung zu kleinen Follikeln mit Flaumhaaren, die man auch als retrograde Metamorphose bezeichnet.

Man findet bei Hauterkrankungen mit Narbenbildungen nach Traumen, aber auch bei manchen Haarerkrankungen, wie der Pseudopelade Brocq, eine Vernichtung des Haarfollikels.

Schließlich sind Schäden durch Mikroorganismen, fehlerhafte oder übermäßige Pflege und Kosmetik abzutrennen.

4. Veränderungen am Haarkleid (Tab. 4)

Bei verändertem Haarkleid ergeben sich einige grundsätzliche Möglichkeiten, die wir in Tab. 4 in möglichst einfacher Form zusammengestellt haben.

Tabelle 4. Einteilung der Haarwachstumsstörungen und des Haarverlustes

A. Haarmangel		B. Haarausfall	
Fehlbildungen			
1. Quantität	Syndrom?	1. Effluvium	> 100/Tag
2. Qualität	Stoffwechsel?	2. Alopecie	> 60%
Form		I. Physiologisch	
Struktur		II. Pathologisch	
Pigment		III. Iatrogen	

4.1. *Haarmangel und Haarausfall*

Wir müssen zwischen Haarmangel und Haarausfall unterscheiden. Beide Störungen können umschrieben, diffus oder generalisiert sein. Die Grenze zwischen anlagemäßig bedingtem Haarmangel und Haarausfall ist nicht immer leicht zu ziehen. Fehlanlagen äußern sich zuweilen erst im Laufe des Lebens. Haarwachstumsstörungen bei Säuglingen und Kleinkindern sollte der Arzt besonders sorgfältig beachten, und zwar im Hinblick auf Quantität, Qualität, Struktur und Pigmentgehalt, da sich darunter Stoffwechselstörungen verbergen, denen man heute zum Teil wirksam begegnen kann. Der Arzt rettet solchen Kindern durch eine rechtzeitige Diagnose das Leben und/oder bewahrt sie vor irreparablen Störungen, etwa des Zentralnervensystems. Ein eklatantes Beispiel ist die Phenylketonurie. Als Dermatologen konnten Steigleder und Weakley mit dem Pädiater Menkes das Kinky-Hair-Syndrom oder, wie es heute heißt, das Menkes-Syndrom beschreiben. Auf der Gemeinschaftstagung der Südwestdeutschen Dermatologen und der Nordrheinwestfälischen Dermatologen in Köln 1969 wurde zusammen mit dem Kollegen Terheegen von der Kinderklinik ein bisher unbekanntes Krankheitsbild dieser Art demonstriert.

Es handelte sich um eine familiäre Stoffwechselstörung mit Hyperargininämie und cerebralem Defekt. Die Haare zeigten Veränderungen wie bei Pili anulati. Die Aminosäureanalyse der Haare ergab konkordante Veränderungen zu den Aminosäureverschiebungen im Blut. Unter diätetischer Behandlung normalisierte sich die Aminosäurezusammensetzung des Blutes wie der Haare.

4.2. *Formen des Haarausfalles*

Beim Haarausfall unterscheiden wir erstens zwischen dem Effluvium, d. h. einem erhöhten Ausfall über 80 bis 100 pro Tag, und zweitens der klinisch sichtbaren Alopecie. Zwei Drittel des Haares sind meistens verloren, wenn der Haarausfall bemerkbar wird [20]. Es ist dabei erstaunlich, wie die Reaktion der Betroffenen auf den Haarverlust schwankt. Frauen mit ausgesprochen schütterem Haar nehmen davon offenbar keine Notiz, während andere mit noch sehr dichtem Haar über einen dramatischen Haarausfall klagen. Offenbar ist abgesehen von der Persönlichkeitsstruktur auch die ursprüngliche Dichte des Haares entscheidend, die bei den einzelnen Individuen unterschiedlich ist.

4.2.1. *Physiologischer Haarausfall (Tab. 5)*

1. In der Pubertät kommt es meist zu einem Rücktritt der Stirn-Haargrenze. Hamilton [15] hat an wiederholten Aufnahmen von einem Mädchen gezeigt, daß die Stirn-Haar-Grenze während der Kindheit erstaunlich gut gehalten wird. Auf diesen Bildern erkennt man ein Phänomen, das sich in jeder Sprechstunde oder Schulklasse leicht nachprüfen läßt. Nicht selten verläuft bei Kindern, im besonderen Mädchen, die Haargrenze in Art „juveniler Geheimratsecken". Diese sind bei Mädchen und Frauen durch die Frisur wenig auffällig.

Tabelle 5. (s. Tab. 4, B I). Physiologischer Haarverlust nach der Pubertät (Haarwechsel nach der Geburt s. Tab. 2)

Pubertät:	Rücktritt Stirn-Haargrenze			
Nach der Entbindung (polyätiologisch)				
Alterung:	Jahre*	20—30	30—50	80—90
	pro cm²	615	485	435
Anlage:	Glatze verschiedenen Ausmaßes bei Mann und Frau			
	s. auch androgenetische Alopecie			

* Reduktion der Haare im Alter nach Giacometti 1965

2. Der bekannte Haarausfall nach der Entbindung ist möglicherweise auch polyätiologisch (Tab. 6). Es liegen ihm zum Teil offenbar Vorgänge zugrunde, die bereits in die nächsten Abschnitte und in das nächste Kapitel, pathologischer Haarausfall, gehören.

Tabelle 6. Haarausfall nach der Entbindung, physiologische und pathologische Vorgänge, nicht selten kombiniert

1. kurz danach, vorübergehend
2. langfristig
   a) Auftakt oder Rezidiv einer androgenetischen Alopecie
   b) stoffwechselbedingt (Hypophyse, Fe-Mangel)
   c) Alterung, vorzeitig, beschleunigt durch Gravidität

Wir müssen unterscheiden zwischen einem vorübergehenden Haarausfall, der rasch nach der Geburt beginnt und wieder aufhört. Er wird erklärt durch einen verminderten Haarausfall in der Schwangerschaft, den Bosse [11] auch beim Tier gefunden hat. Die Haare verbleiben im Anagen, sie gehen nicht in die Ruhephase. Diese wird im Anschluß an die Entbindung entsprechend zahlreich nachgeholt, daher das vermehrte Effluvium.

Möglicherweise beeinflußt der Hormonspiegel der Mutter auch das Haarwachstum der Kinder. Beim Säugling besteht bis zum 4. Lebensmonat eine hohe Telogenrate, nach Bosse und Brzezinska [12] bis zu 80%, es folgt dann der bekannte Haarwechsel.

Das Haarwachstum in und nach der Schwangerschaft bedarf noch einer eingehenden Untersuchung. Wir haben Ihnen nach Angabe von R. Kaiser [19], Direktor der Universitäts-Frauenklinik Köln, einige bekannte Fakten über das Verhalten der Hormone in diesem Lebensabschnitt zusammengestellt (Tab. 7). Man darf dabei nicht verkennen, daß die vermehrt durch die Plazenta gebildeten Hormone in das Blut gelangen und dann nach den Worten von Kaiser „verstoffwechselt", d.h. in andere Verbindungen übergeführt werden. Die größte Menge an Hormon, in ständig steiler Zunahme (s. Tab. 7), stellen in der Schwangerschaft die Östrogene, wobei der Fetus bei

Tabelle 7. Hormonverhalten in der Schwangerschaft und nach der Entbindung.
Herrn Prof. Dr. R. Kaiser, Direktor der Universitäts-Frauenklinik Köln, danke ich für seinen Rat

Hormonproduktion durch die Plazenta		post partum Abfall plötzlich
1. Choriongonadotropin	(max. 8. bis 11. Woche)	Ovarialinsuffizienz
2. Progesteron	(ständige Zunahme)	Hypothalamusinsuffizienz,
3. Komplex	Wachstums-luteotropes Hormon (ständige Zunahme)	in 10% dauerhaft
4. Oestrogene	(ständige Zunahme, größte Menge; Fetus: Zulieferer, Entschärfer)	selten totaler Ausfall der Hypophyse (Shehan-Syndrom)
Blut ⟶ „verstoffwechselt"		

der Bildung der Östrogene durch Zulieferung von Substanzen mitwirkt und zugleich im Fetus die Östrogene durch Überführung in andere Verbindungen entschärft werden. Dadurch wird eine Feminisierung des männlichen Feten verhindert. Mit der Entbindung erfährt die Frau den stärksten hormonellen Umschwung, den wir beim Menschen kennen. Es folgt auch normalerweise eine Ovarialinsuffizienz, die meist nur vorübergehend ist. Bei 10% der Frauen dauert sie länger, bei 5% länger als 2 Jahre. Die Östrogene fallen bekanntlich nach der Geburt steil ab, wobei der Hormonstatus bei der Frau davon beeinflußt ist, ob sie stillt oder nicht. Die ersten Zyklen der Frau sind oft anovulatorisch. Noch normale und schon pathologische Vorgänge, die auch in vorzeitiger Alterung ihren Ausdruck finden, greifen hier ineinander. Sie werden bemerkenswerterweise auch vom Gynäkologen durch die Gabe von Zweiphasenpräparaten behandelt, die wir ja auch bei der androgenetischen Alopecie der Frau einsetzen.

Ein langfristig anhaltender Haarausfall nach der Entbindung läßt an den Auftakt oder die Verschlechterung einer androgenetischen Alopecie denken. Ferner muß man mit einem Eisenmangel rechnen. Der radikale hormonelle Umschwung in und nach der Schwangerschaft beschleunigt die Alterung.

Nach Rössle verliert das Ovar mit zunehmendem Alter als erstes aller Organe an Gewicht, schon vom 30. Lebensjahr an [16]. Nach dem 40. Lebensjahr nimmt bei der Frau die Gesamt-Gonadotropinaktivität im Harn kontinuierlich zu, bereits vor der Menopause. Die Östrogene werden im Harn signifikant vermindert ausgeschieden mit kontinuierlichem Abfall nach der Menopause und Tiefstwerten etwa 7 Jahre nach Sistieren der Regelblutung. Die Prämenopause ist zugleich durch eine zunehmende Corpus luteum-Insuffizienz gekennzeichnet, so daß es nach Hauser [16] zu einer Östrogen-Dominanz kommt trotz Abfall der Östrogene. Die androgenen Hormone hingegen werden wahrscheinlich bis zum hypohormonalen Stadium des Seniums weiter produziert, möglicherweise kommt es so zu einem relativen Anstieg dieser Steroide.

3. Im Alter sind, wie verschiedene Untersucher übereinstimmend gefunden haben, die Haare pro Quadratzentimeter vermindert [5,7,9,14]. Dieser Schwund von Haarfollikeln ist von der androgenetischen Alopecie zu unterscheiden. Es ist verständlich, daß die lokale Applikation von Testosteron, wie sie Papa und Kligman bei Volontären geprüft haben [25], dieser Alterung entgegen wirkt und eine bescheidene therapeutische Wirksamkeit entfaltet. Eine Reduktion der Haare mit zunehmendem Alter muß also hingenommen werden.

4.2.2. *Pathologischer Haarverlust (Tab. 4, B II, Tab. 8)*

In Tab. 8 haben wir versucht, die wesentlichen Möglichkeiten pathologischen Haarverlustes anschaulich zu machen. Trotz erheblicher Vereinfachung enthält diese Tabelle notwendigerweise soviele Gesichtspunkte, daß wir sie nicht alle hier erläutern können. Wir möchten auch nicht Eulen nach Athen tragen und Fachärzten über Dinge berichten, die ihnen geläufig sind. Entsprechend einer früheren Analyse von Rapprich [27] aus den Jahren 1965 bis 1968 ergab eine Zusammenstellung der 614 Patienten unserer Haarsprechstunde in Köln vom Januar 1972 bis März 1973 folgendes: Von den 614 Patienten war die Diagnose bei 198 Frauen und 58 Männern, also 256 Patienten, Alopecia diffusa, bei 74 Männern und 103 Frauen, also insgesamt 177 Patienten, Alopecia androgenetica. 18 Frauen und 11 Männer hatten eine gemischte Alopecie, 69 Frauen und 67 Männer eine Alopecia areata (gesamt 136), die übrigen Formen des Haarverlustes (8 Frauen, 16 Männer, gesamt 24) nahmen nicht einmal die 5%-Hürde. In der letzten Gruppe sind 7 Patienten mit Pseudopelade Brocq enthalten. Die Gesamtzahl der Einzelerkrankungen ist größer als die Gesamtzahl der Patienten, da einige Patienten an mehreren Formen des Haarverlustes litten. Zu berücksichtigen ist allerdings, daß nicht alle Arten von Haarausfall in die spezielle Haarsprechstunde gelangen, nämlich diejenigen, die in unserer Poliklinik diagnostiziert und behandelt werden, wie etwa mit einer syphilitischen Alopecie oder einer Alopecia mucinosa. Auch werden Patienten, die an ihrem schütteren Haar keinen Anstoß nehmen und wegen anderer Beschwerden die Klinik aufsuchen, nicht auf den mangelnden Haarwuchs hingewiesen, wenn keinerlei ernste, damit verbundene Symptome zu erkennen sind.

Unsere Tab. 8 lehrt, daß Haarverlust durchaus nicht nur ein kosmetisches Problem, sondern ein wichtiges medizinisches Symptom sein kann. Auch darf man nicht verkennen, daß sich gerade unter den seltenen Haarwachstumsstörungen solche befinden, deren Diagnose für den Patienten von großer Tragweite ist.

Tabelle 8. Pathologischer Haarverlust (s. Tab. 4, B II)

1. Traumatisch	2. Stoffwechsel	3. Folge (symptomatisch)
Zug-Alopecie	Mangel (Fe, Eiweiß)	Mykosen, Dermatosen
Massage, Reiben	Schilddrüse	lokal, allgemein
Trichotillomanie	Leber	Blutverlust, Streß
Trichotemnomanie	Hypophyse	Hirntumoren
Pflege und Kosmetik		Pseudopelade Brocq?
4. Toxisch	5. Alopecia areata	6. Androgenetisch
Gifte (Pflanzen)	totalis	Male-pattern-Alopecie
Infektionen (Syphilis)	totalis generalisata	Sammelbecken, Hormone?

Bei Giften müssen wir auch an pflanzliche Gifte denken und zwar in doppelter Art, erstens an Gifte in den Pflanzen selbst [17] und zweitens an die Insektizide, die besonders von Hobbygärtnern heute großzügig und oft leichtfertig angewendet werden. Der syphilitische Haarausfall ist wieder häufiger. Das klassische Bild, wie „von Motten oder Mäusen angefressen", ist nicht immer gegeben. Der syphilitische Haarverlust imitiert zuweilen klinisch und histologisch [8] einen toxisch bedingten Haarausfall oder auch eine Alopecia areata fortgeschrittenen Grades. Die Seroreaktionen auf Syphilis müssen bei Haarausfall immer vorgenommen werden. Bei Haarverlust sollten das Eisen im Blutserum, die Schilddrüsenfunktion und die Leberproben kontrolliert sein. Haarausfall als Symptom anderer Hauterkrankungen wurde bereits gestreift. Gelegentlich führt auch die Psoriasis zu einem Haarverlust, möglicherweise durch Ausreißen beim Kämmen. Bei lokalem Haarausfall unter Rötung und Schwellung der Haut ist an die Alopecia mucinosa zu denken, oft Auftakt von systemischen Zellwucherungen (Retikulosen, Lymphoblastomen) in der Haut. Die *Pseudopelade Brocq* im engeren Sinne stellt nach unserer Ansicht ein eigenständiges Krankheitsbild dar, dessen Ursache unklar ist; leider existiert keine befriedigende Therapie. Rapprich [27] fand bei 9 Patienten mit Pseudopelade Brocq bei 8 ein normales Trichogramm, wahrscheinlich weil die Erkrankung inzwischen ausgebrannt war oder keine aktive Stelle erfaßt wurde, eine Patientin hatte allerdings 50% telogene und 20% dystrophische Haare im Trichogramm. Schon Juon [18] hatte bemerkt, daß das Trichogramm nicht zur Klärung der Pseudopelade beitragen kann. Ein *normales* Trichogramm bedeutet also *nicht* notwendig einen *normalen Haarwuchs.*

4.2.3.1.   Die *Alopecia areata* muß Gegenstand eines eigenen Vortrages sein. Isolierte Herde im Bartbereich spielen infolge der Mode wieder eine größere Rolle, sie müssen von dem, möglicherweise physiologischen Phänomen unterschieden werden, das Steigleder [28] *Pseudo-Alopecia areata* genannt hat und dessen Genese noch unklar ist. Manche Befunde bei der Alopecia areata weisen auf die Einschaltung von Autoantikörpern hin, die sich nach eigenen noch sehr unvollständigen Untersuchungen vielleicht an der äußeren Haarwurzelscheide niederschlagen.

4.2.3.2.   Die *androgenetische Alopecie*, auch Alopecie vom *männlichen Typ*, Pattern-Alopecia oder Male-Pattern-Alopecia genannt, die frühere *seborrhoische Alopecie* [2], umfaßt nach unserer Auffassung einmal die anlagebedingte männliche Glatze und auch einen als physiologisch zu bezeichnenden Haarschwund bei der Frau, von dem aber Übergänge zu ernsthaften pathologischen Prozessen bestehen.

Bei der Frau tritt die androgenetische Alopecie nicht selten im Verein mit einem diffusen Haarausfall anderer Genese auf. Bei Männern findet sich ein Gipfel zwischen dem 20. und 30. Lebensjahr (s. Tab. 9), bei der Frau liegt dieser Gipfel später. Er ist bei den Patientinnen, besonders wenn man einmal diffuse und androgenetische Alopecien zusammennimmt, plateauartig verbreitert und reicht bis zum 40. Lebensjahr, wahrscheinlich weil andere Formen des Haarausfalls hier eingehen. Der Zusammenhang Fettung und Haarausfall ist unseres Erachtens bisher nicht genügend geklärt. Eine Vorstellung besteht darin, daß viele Talgdrüsen nach dem Haarausfall wenig Haare fetten und daher diese Haare überreichlich mit Talg versorgt sind. Die Beobachtung, daß der Haarausfall schubweise verläuft und mit jedem Haarausfall vorübergehend eine verstärkte Fettung eintritt, ließe sich daraus erklären, daß eine vermehrte schubweise Ausschüttung von Androgenen auch vermehrt und schubweise die Talgdrüsen stimuliert. Doch gibt es auch starken Haarverlust ohne klinisch erkennbare deutliche Fettung, nach Rapprich hatten 5 % der Patientinnen mit androgenetischer Alopecie sogar ausgesprochen trockenes und sprödes Haar.

Tabelle 9. Manifestationsalter der Alopecia androgenetica des Mannes und der Frau (nach Rapprich, Köln, 1969)

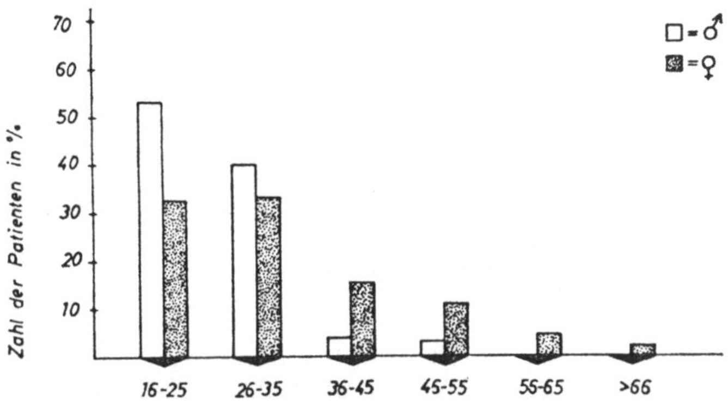

Mit der Diagnose androgenetische Alopecie, Alopecie vom männlichen Typ [2,15,20] allein darf sich der Dermatologe nicht begnügen. In Tab. 10 stellen wir ein Denkmodell über die Auslösung der androgenetischen Alopecie zur Diskussion, es ist sicher allzu vereinfacht (Tab. 10). Jedenfalls zeigt es schon, daß unter recht verschiedenen Umständen

Tabelle 10. Denkmodell zur Auslösung einer androgenetischen Alopecie. Die androgenetische Alopecie ist wahrscheinlich ein polyätiologisches Syndrom. Auch vermindertes Ansprechen von Haarfollikeln auf Testosteron ist bekannt (Barthaare bei Klinefelter-Syndrom)

Wachstum Kopfhaar	Androgenspiegel Blut	Ansprechbarkeit Haarfollikel	
1. normal	normal	normal	
2. normal — gesteigert	unterdrückt (endogen, exogen)	normal	
3. normal	unterdrückt	gesteigert	
4. Effluvium	normal	gesteigert	
5. Effluvium	gesteigert	normal	
6. Effluvium ++++	gesteigert (physiologisch, pathologisch, iatrogen)	gesteigert	Kongruierende Symptome Hormonanalyse, mehrfach

eine androgenetische Alopecie zustande kommen kann, abhängig einmal vom Androgenspiegel (Androgene Alopecie) und zum andern von der Ansprechbarkeit des Haarfollikels auf das Androgen [2,10,21,26]. Diese Ansprechbarkeit ist in den einzelnen Regionen des Körpers, ja schon des Kopfes, unterschiedlich [7,9]. Erinnert sei an den Verlust der seitlichen Augenbrauen mit dem Alter und das verstärkte Wachsen der zentralen Partien. Unberücksichtigt bleibt eine Reihe von Faktoren, z. B. das Verhältnis der androgenen Hormone zu andern Hormonen, wahrscheinlich spielt nicht der absolute, sondern der relative Gehalt eine Rolle. Die Wirksamkeit des Testosteron hängt davon ab, ob es in freier oder in gebundener Form im Blut vorliegt und in welchem Maße es an Ort und Stelle in Dihydrotestosteron umgewandelt wird. Hormone beeinflussen sich gegenseitig. Der Umbau im Stoffwechsel und die Ausscheidung, im besonderen die Konversion von Androgen- zu Östrogen-wirksamen Metaboliten (Leberglatze) ist zu berücksichtigen, schließlich die Metabolisierung in der Haut, die offenbar regional verschieden ist. Die Hormonanalyse ist daher aufwendig und schwierig, die Resultate divergieren. Eine eingehende hormonelle Analyse ist immer dann zu fordern, wenn *kongruierende Symptome* auftreten. Unter diesen verstehen wir etwa bei der Frau weitere Anhaltspunkte für eine Virilisierung. Einen männlichen Behaarungstyp und eine besonders ausgesprochene männliche Behaarung fand Rapprich an unseren Patientinnen mit androgener Alopecie erstaunlich oft (s. Tab. 11).

Tabelle 11. Körperbehaarungstyp bei Patientinnen mit Alopecia androgenetica (nach Rapprich, Köln, 1969)

Körperbehaarungstyp	
weiblich	92
männlich	218
davon ausgesprochen männlich	79

Bei Testosteronbestimmung im Blut von Frauen mit Hypertrichie und Hirsutismus wird wesentlich häufiger eine Vermehrung dieses Hormons als früher nachgewiesen. Die medizinischen Laboratorien nehmen in zunehmendem Maße Hormonuntersuchungen in ihr Repertoire auf. Erst eine gründliche klinische Untersuchung rechtfertigt es aber, solche aufwendigen Verfahren zu veranlassen und bei entsprechend erhärtetem Verdacht auch genügend oft zu wiederholen.

4.2.4. *Iatrogener Haarausfall (Tab. 4, B III, Tab. 12)*

Patienten mit Haarausfall sind nach Medikamenten zu fragen [17]. Nicht nur der Gewichtsanteil, sondern die biologische Wirksamkeit von Arzneien muß beurteilt werden.

Tabelle 12. Iatrogener Haarausfall (s. Tab. 4, B III). S. auch Ippen [17]

1. Hormone (Androgene, „Pille", ACTH, Klimakterium, Corticosteroide)	
2. Gerinnungshemmer	
3. Cytostatica	vorübergehend besseres Wachstum möglich
4. Ionisierende Strahlen	
5. Andere Medikamente, oft in Überdosierung (Vitamin A, Schilddrüsen-Antagonisten)	
6. Durch Medikamenten-Embolie	

Die Aufnahme von Corticosteroiden und ACTH erkennt man oft schon klinisch an einem unterschwelligen Cushing-Syndrom. Gerinnungshemmer führen bei manchen Patienten zum totalen Haarverlust, ebenso Zytostatika, die letzten zugleich mit am Haar erkennbaren Wachstumsstörungen. Dem Ausfall folgt ein Haarwachstum, das in Quantität, Qualität und Farbe anders sein kann als die vorausgegangenen Haare; oft ist das

Haar bei älteren Patienten wieder wie bei jungen Menschen. Leider bleibt dieses Phänomen nur einige Wochen bestehen. Offenbar kann sich der Haarfollikel auch an Zytostatika adaptieren und trotz Weitergabe der Zytostatika ein Neuwachstum eintreten. Hier bestehen Parallelen zum Verhalten von Tumorzellen unter Zytostatika.

Andere Medikamente, z. B. extrem hohe Dosen von Vitamin A, wie sie bei der Psoriasis vorgeschlagen wurden, lösen einen Haarausfall aus. Symptomatisch finden wir Haarausfall bei Erythrodermien oder lichenartigen Veränderungen, hervorgerufen durch Medikamentenunverträglichkeit.

Ultraviolette und ionisierende Strahlen spielen heutzutage wohl beim Haarausfall eine untergeordnete Rolle. Es lassen sich Beispiele anführen, daß Patienten ohne ihr Wissen solchen Strahlen ausgesetzt waren, besonders früher, als das „Strahlenbewußtsein" bei Arzt und Patienten nicht so ausgesprochen war. Mir erzählte 1958 ein damals schon betagter Dermatologe, daß er früher im Zug Radium in einem Koffer im Gepäcknetz mit sich führte und, um eine eigene zu hohe Strahlenbelastung durch wiederholte Exposition zu vermeiden, den Koffer immer in das Gepäcknetz eines anderen Abteiles legte, da er in diesem Vorgehen keine Gefahr sah. Als was mag man den möglicherweise daraus resultierenden Haarausfall bei ahnungslosen Mitreisenden diagnostiziert haben? Das Nachwachstum, das bei ionisierenden Strahlen wie auch gerinnungshemmenden Mitteln und Zytostatika besser als zuvor erfolgen kann, mag man Wunderwirkungen zugeschrieben haben.

5. Bedeutung der Forschung am Haarfollikel

Diese zuletzt erwähnten Phänomene eines künstlich induzierten, wenn auch vorübergehenden Neuwachstums, besser in Qualität, Quantität und Form, läßt erkennen, daß auf dem Gebiet des Haarwachstums noch viel erreicht werden kann. Es handelt sich dabei nicht nur um ein kosmetisches Problem, sondern um Fragen, die tief in zwei fundamentale Aufgaben der Medizin eingreifen, nämlich Wachstum und Alterung. Es sei daran erinnert, daß die Molekularbiologie ihren wesentlichen Auftakt durch Forschungen von Astbury am Wollhaar erhielt.

6. Schluß

Wir müssen alle Haarwachstumsstörungen demzufolge genau analysieren (Tab. 1, 3, 5, 6, 8, 10, 12) und weiter verfolgen, um den Patienten vor Schaden zu bewahren und auch unseren Beitrag im Rahmen der dringenden Aufgaben der Medizin, Geschwulstforschung und Altersforschung, zu leisten. Ich hoffe, daß unser Beitrag Sie dazu anregt.

Literatur

a) Kurze Übersichten

1. Referate: Erkrankungen der Kopfhaut und des Haares. Gemeinschaftstagung Südwestd. und Rheinisch-Westfäl. Dermatologen 1969. Z. Haut-Geschl. Krhtn. **46**, 59—83 (1971)
2. Baccaredda-Boy, A., Moretti, G., Frey, J. R. (Hrsg.): Biopathology of pattern alopecia. Basel–New York: Karger 1968
3. Braun-Falco, O.: Dynamik des normalen und pathologischen Haarwachstums. Arch. klin. exp. Derm. **227**, 419 (1966)
4. Ferriman, D.: Human hair growth in health and disease. Springfield: Thomas 1971
5. Goerttler, K., Gördel, P.: Die menschliche Glatze im Altersformwandel der behaarten Kopfhaut. Zwangslose Abhandlungen aus dem Gebiet der normalen und pathologischen Anatomie. Heft 17. Stuttgart: Thieme 1965
6. Lépine, J., Marié, M.: Lés alopécies. Paris: Baillière & Fils 1970

7. Moretti, G.: Das Haar. In: Die normale und pathologische Physiologie der Haut, Hrsg. von G. Stüttgen, S. 506—553. Stuttgart: Fischer 1965
8. Steigleder, G. K., Gans, O.: Pathologische Reaktionen an den epithelialen Anhangsgebilden: Haaren, Talg, Schweißdrüsen. In: Handbuch der Haut- und Geschlechtskrankheiten von J. Jadassohn, Erg.-Werk, 1. Band, 2. Teil, S. 247—298. Berlin–Göttingen–Heidelberg: Springer 1964
9. Zaun, H.: Pathologie der Haare. In: Spezielle pathologische Anatomie, S. 455—486, Band 7, Hrsg. von W. Doerr, G. Seifert und E. Uehlinger. Berlin–Heidelberg–New York: Springer 1973

b) Spezielle Literaturhinweise

10. Apostolakis, M., Ludwig, E., Voigt, K.-D.: Testosteron-, Oestrogen- und Gonadotropinausscheidung bei diffuser weiblicher Alopecie. Klin. Wschr. **43**, 9—15 (1965)
11. Bosse, K.: Haarwachstum und Schwangerschaft. Schrift. Marchionini-Stiftung **2**, 59—68 (1971)
12. Bosse, K., Rúbisz-Brzenzinska, J.: Der Haarwechsel des Säuglings. Arch. klin. exp. Derm. **221**, 166—171 (1965)
13. Braun-Falco, O., Fischer, Ch: Über den Einfluß des Haarwaschens auf das Haarwurzelmuster. Arch. klin. exp. Derm. **226**, 136—143 (1966)
14. Giacometti, L.: The anatomy of the human scalp. In: Advances in biology of skin. Vol.6, Aging, S. 97—120. Hrsg. von W. Montagna. Oxford–London–Edinburgh–New York–Paris–Frankfurt: Pergamon Press 1965
15. Hamilton, J. B.: Patterned loss of hair in man: Types and incidence. Ann. New York Acad. Sciences **53**, 708—728 (1951)
16. Hauser, G. A.: Alterungsvorgänge bei der Frau. In: Alterskrankheiten, S. 372—396. Hrsg. von G. Schettler. Stuttgart: Thieme 1972
17. Ippen, H.: Arzneimittelbedingte Haarwuchsstörung. Z. Haut-Geschl.-Kr. **46**, 65—67 (1971)
18. Juon, M.: Le problème des états pseudopéladiques ou pseudopéladoïdes dans le cadre des alopécies cicatricielles. Dermatologica **133**, 66—75 (1966)
19a. Kaiser, R.: Die Ovarialfunktion in verschiedenen Lebensabschnitten der Frau. In: Funktion und Pathologie des Ovariums, S. 40—45. Hrsg. von P. A. König und V. Probst. Bücherei des Frauenarztes, Nr. 4. Stuttgart: Enke 1971
19b. Kaiser, R.: Über die Änderung des Östrogen/Pregnandiol-Quotienten im Verlauf der Gravidität. Arch. Gynäkol. **192**, 428—436 (1960)
20. Kligman, A. M.: Pathologic dynamics of reversible hair loss in humans: I. Telogen effluvium. Arch. Derm. **83**, 175—198 (1961)
21. Ludwig, E.: Über das endokrine Substrat der diffusen weiblichen (androgenetischen) Alopecie. Arch. klin. exp. Derm. **227**, 468—477 (1966/67)
22. Mahrle, G., Orfanos, C.: Haar und Haaroberfläche. Variationen des Aufbaus und des Cuticulamusters verschiedener Haare und verschiedener Haarabschnitte. Hautarzt **22**, 113—120 (1971)
23. Mehregan, A. H.: Trichotillomania. A Clinicopathological Study. Arch. Derm. **102**, 129 bis 133 (1970)
24. Meiers, H. G., Rechenberger, H.-G., Rechenberger, I.: Trichotillomanie. Untersuchungen zur Ätiologie, Diagnostik und Therapie. Hautarzt **24**, 248—252 (1973)
25. Papa, Chr., Kligman, A. M.: Stimulation of hair growth by topical application of androgens. J. Amer. Med. Ass. **191**, 81—85 (1965)
26. Picton, J.: Androgen metabolism in the skin of hirsute women. Brit. J. Derm. **89**, Suppl. 9, 9 (1973)
27. Rapprich, K.: Formen des Haarausfalls. Inaugural-Dissertation, Köln (1969)
28. Steigleder, G. K.: Entzündliche Hautveränderungen im Gesicht. Diagnostik und Therapie. Dtsch. med. Wschr. **96**, 1688—1694 (1971)
29. Tronnier, H., Pfitzer, H.: Modelluntersuchungen zum Nachweis der Brauchbarkeit einfacher Routine-Methoden zur Beurteilung der Haarqualität. Kosmetologie Heft 6, 220—226 (1972)
30. Zaun, H.: Über symptomatische diffuse Haarausfälle bei Hepatopathien. Z. Haut-Geschl.-Kr. **46**, 55—85 (1971)

Dermatotherapie und -prophylaxe

Rudolf Schuppli

Gewerblicher Hautschutz

Ein Urteil über den heutigen Stand des gewerblichen Hautschutzes abzugeben ist nicht leicht. Zwar ist der Schutz der Arbeiter gegen obligat toxische Substanzen und gegen ionisierende Strahlen heute viel wirksamer als früher, das Problem des Schutzes gegen Hautschäden, die bei der Arbeit mit fakultativ toxischen oder mit allergenen Substanzen auftreten können, ist nach wie vor ungelöst. Darüber ist schon viel geschrieben und gesprochen worden, ganze Kongresse haben sich mit diesem Problem befaßt, beinahe immer ist man jedoch zu der etwas resignierten Feststellung gekommen, daß ein universeller Hautschutz nicht existiert, und daß die Beurteilung der Wirksamkeit eines Schutzpräparates oder einer Schutzmaßnahme schwierig ist, dies vor allem deshalb, weil oft eine Diskrepanz zwischen der experimentellen Erprobung der Wirksamkeit von Schutzsalben und ihrem Nutzen bei praktischer Anwendung besteht (Burckhardt et al.). Viele Dermatologen verwenden deshalb irgendeine einfache Salbengrundlage als Schutzsalbe und sind je nach der Art des Betriebes, in denen die Schutzmaßnahmen durchgeführt werden, mit der Wirkung solcher einfachen Präparate recht zufrieden. Wie die Zahlen aus Polikliniken und aus Unfallversicherungsanstalten zeigen, sind in den letzten Jahren die bei Arbeitern auftretenden beruflichen Hautschäden einigermaßen konstant geblieben. Die Zahl der Zementekzeme in der Schweiz hat sogar eher abgenommen. Sicher ist dies zum Teil die Folge einer natürlichen Selektion, zum Teil aber auch die Folge einer systematisch durchgeführten Aufklärung über die Notwendigkeit und Nützlichkeit einer Hauthygiene. Daß auf diesem Gebiet nicht nur Universitätsinstitute, sondern auch industriell geführte Betriebe viel positive Arbeit geleistet haben, sei hier anerkennend vermerkt.

Nun wird der praktizierende Dermatologe weniger mit den Problemen der Massenprophylaxe in Industriebetrieben als mit Einzelschicksalen konfrontiert. Ich denke hier an den älteren Zementarbeiter, der wegen seines berufsbedingten Ekzems arbeitsunfähig wird, keine entsprechend bezahlte Stelle mehr findet und sozial absteigen muß. Ich denke auch an den jungen Lehrling, der wegen seines Berufsekzems seine Hoffnungen begraben und einen anderen Beruf erlernen muß. Diese Fälle mahnen uns, daß wir in den Anstrengungen, einen besseren Schutz gegen Hautschädigungen zu finden, nicht nachlassen dürfen.

Nun hat sich in den letzten Jahren das Problem des Hautschutzes insofern verschoben, als Hautschädigungen vom ekzematösen und toxischen Typus bei Frauen wesentlich stärker zugenommen haben, als die arbeitsbedingten Dermatosen bei Männern. Wir stehen hier einer paradoxen Situation gegenüber. Ein Blick in die Frauenzeitschriften und in die Unterhaltungspresse zeigt, daß ca. 40 bis 50% sämtlicher Inserate Hautpflegemittel, Kosmetika, Waschmittel, Badezusätze etc. anpreisen. Man könnte also erwarten, daß zum mindesten die mitteleuropäische Frau eine makellose Haut besitze. Wie Abb. 1 zeigt, ist dies offenbar aber nicht der Fall. Man sieht auf der Kurve, daß die Hautschädigungen bei Frauen, speziell in den letzten 2 Jahren, sprunghaft angestiegen sind. Heute muß deshalb die Haut nicht nur gegen die eigentlichen Arbeitsschädigungen geschützt werden, sondern ganz allgemein gegen die toxischen und allergisierenden Hautschädigungen des Alltags. Eine gemeinsame Besprechung dieser Hautschädigungen rechtfertigt sich deshalb, vor allem auch, weil nach unseren Erfahrungen die Bedingungen für die Entstehung von Hautschädigungen bei beiden Geschlechtern die gleichen sind.

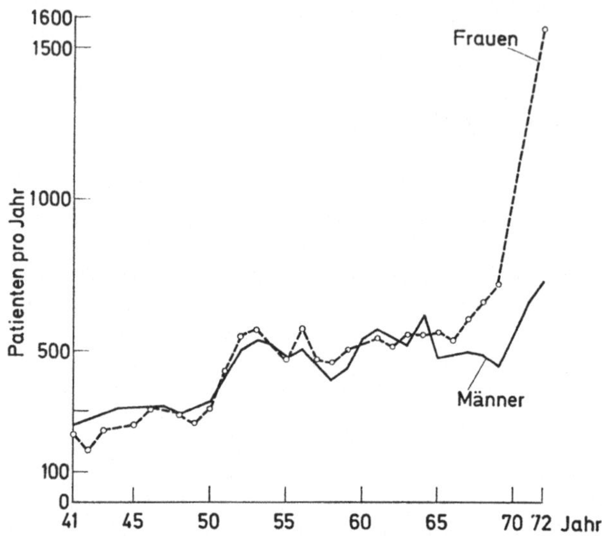

Abb. 1. Starke Zunahme der Hautschädigungen bei Frauen in den letzten Jahren

Während man — vor allem früher — theoretisch eine klare Trennung zwischen toxischen und allergischen Hautreaktionen postulierte, erweist es sich in der Praxis als nützlich, Hautschädigungen eher toxischer und eher allergischer Genese zu unterscheiden. Wir wenden diese unwissenschaftliche Terminologie bewußt an, weil eindeutige Situationen, d. h. nur toxische oder nur allergische Schädigungen seltener sind als die häufigen Hautveränderungen, bei denen keine einheitliche Pathogenese festgestellt werden kann.

Auch histologisch läßt sich eine klare Trennung von toxischen und allergischen Schädigungen der Epidermis nicht durchführen, eine Tatsache, auf die schon Miescher und Letterer aufmerksam gemacht haben. Extern bedingte Schädigungen der Epidermis reichen von einer leichten Auflockerung der obersten Hornschicht über ein intraepidermales Oedem und eine Spongiose bis zum Extremfall einer Nekrose. Daß dabei toxische und allergische Reaktionen sehr ähnlich aussehen, läßt sich heute eher erklären; hat man doch festgestellt, daß bei der allergischen Reaktion, d. h. beim Zusammentreffen von Antigen und Antikörper im zellulären Bereich toxisch wirkende Stoffe freigesetzt werden können, die in vitro als Leukotaxine, Leukotoxine, Makrophagen-Immobilisine in Erscheinung treten. Diese Feststellungen erklären auch, weshalb Testuntersuchungen von allergenen Substanzen oft zu unbefriedigenden Resultaten führen, da auch bei der Läppchenprobe toxische und allergische Reaktionen mitunter schwer auseinanderzuhalten sind.

Toxische Hautschädigungen können durch verschiedene chemische Stoffklassen herbeigeführt werden. Am besten untersucht sind in dieser Beziehung die Detergentien, die als Bestandteile der synthetischen Waschmittel heute wohl die häufigste Ursache toxischer Schädigungen darstellen. Ihre Wirkung besteht vor allem darin, daß sie die Hautoberfläche von der Lipidschutzschicht befreien und sie damit des natürlichen Schutzes berauben. Ob dadurch eine Sensibilisierung erleichtert wird, ist experimentell nicht sicher bewiesen. In dieser Beziehung spielen die Alkalien, die zu einer Auflockerung der obersten Hautschichten führen, sicher eine größere Rolle. Am schädlichsten sind deshalb Detergentien in alkalischer Lösung, z. B. in Geschirrwaschmitteln, da dadurch eine kumulative Schädigung stattfindet.

Welchen Anteil der Enzymzusatz zu Waschmitteln am starken Anstieg der Hausfrauenekzeme in den letzten 2 bis 3 Jahren hat, ist schwer objektiv festzustellen. Verschiedene Untersuchungen, hauptsächlich von Steigleder und Wüthrich et al. haben gezeigt, daß diese Enzyme eine allergene Wirkung haben können, vor allem wenn sie inhaliert werden. Ob sie als Kontaktallergene wirken können, ist schwer nachzuweisen. Es ließe sich immerhin denken, daß durch die Enzyme die obersten Hautschichten ebenfalls aufgelockert würden und dadurch ihre Schutzfunktion einbüßten. Eine weitere Untersuchung dieser Probleme würde sich in der heutigen Situation sicher rechtfertigen.

Auf dem Gebiet der Allergien haben sich in den letzten Jahren neue Gesichtspunkte ergeben. Sie betreffen vor allem die Nickelsensibilisierung bei Frauen. Diese ist in der letzten Zeit sicher häufiger geworden, obwohl durch den Verzicht auf Strumpfhalter ein früher häufiger Allergisierungsanlaß in Wegfall gekommen ist. Sie sind durch nickelhaltige Waschmittel und Kosmetika ersetzt worden. Untersuchungen von verschiedenen Shampoos, Hautpflegecremen und Haarfarben haben uns gezeigt, daß in diesen Präparaten recht beträchtliche Nickelmengen vorhanden sind. Es handelt sich um Mengen bis zu 19 ppm, d. h., eine Konzentration, die deutlich über der der synthetischen Waschmittel liegt. Heute spielt Nickel neben den Haarfarben bei Coiffeusen die wichtigste Rolle als Allergen, während die Dauerwellenpräparate deutlich unschädlicher geworden sind.

Der Nickelgehalt von Kosmetika und Waschmitteln entspricht ungefähr dem Chromgehalt von Zement. Es stellt sich nun die Frage, wie diese an sich sehr geringen Chrom- und Nickelmengen zu der so häufigen Sensibilisierung der Haut führen können. Die Erklärung ist darin zu finden, daß Chrom, Nickel und andere Metalle eine besondere Affinität zum Hautkeratin besitzen und daß damit eine Kumulation dieser Metalle bei täglichem Kontakt zustande kommt. Dieser Tatbestand läßt sich auf zwei Arten beweisen: einmal im histologischen Schnitt von Läppchenproben mit chrom- und nickelspezifischen Farbstoffen. Dabei zeigt sich, daß eine Ablagerung dieser Metalle in den obersten Hornschichten und in den Adnexen stattfindet. Dann mit Hilfe von Läppchenproben: schon eine 15minütige Applikation von Nickelsulfat genügt, um bei Nickelempfindlichen positive Hautteste auszulösen. Offenbar wird Nickel in der Haut schon nach kurzer Zeit so stark gebunden, daß es die spezifisch sensibilisierten Lymphozyten mobilisiert und so eine Ekzemreaktion auslöst. Auch läßt sich bei 3 Tage hintereinander während 8 Stunden erfolgender Applikation einer Chromatlösung, die bei einmaliger 24stündiger Applikation keine Reaktion ergibt, bei Chromatsensibilisierten eine positive Läppchenprobe erzielen.

Die Therapie resp. Prophylaxe von Hautschädigungen muß die eben genannten Tatsachen berücksichtigen. Eine gegen toxische Hautschädigungen gerichtete Therapie sollte auf der Hautoberfläche möglichst normale Verhältnisse schaffen, bei allergischen Hautschädigungen sollte das Allergen unschädlich gemacht werden.

Relativ einfach zu behandeln sind die toxischen Schädigungen der Haut. Die Zahl der zur Verfügung stehenden Substanzen, die einer durch Lösungsmittel oder Detergentien geschädigten Hautoberfläche eine normale Konsistenz verleihen können, ist groß. Sie reichen von echten Fettstoffen über die Kohlenwasserstoffe bis zu den rein synthetischen Hautpflegemitteln. Welchem Präparat, d. h. ob einem industriell hergestellten Hautschutzmittel, oder einer nach Rezeptur verordneten Salbe der Vorzug gegeben wird, ist vor allem eine Frage der persönlichen Erfahrung. Wie schon erwähnt, wird eine objektive Prüfung solcher Präparate dadurch erschwert, daß meßbare Kriterien schwer aufzustellen sind und sich die Beurteilung der Präparate auf subjektive Eindrücke des Patienten abstützt. Zu berücksichtigen ist, daß je nach der Arbeit, die ausgeführt werden muß, bestimmte Schutzstoffe nicht angewendet werden können. So hat Barkow gezeigt, daß Lackierungsarbeiten mit siliconbehandelten Händen nicht durchgeführt werden können. Uns selbst hat sich eine Schutzsalbe, die 3 % Salicylsäure und Glyzerin in Vaselingrundlage enthält, als Hautschutzsalbe für Hausfrauen und für Industriearbeiter sehr bewährt. Wir möchten hier speziell auf die nützliche Wirkung der Salicylsäure hinweisen. Salicylsäure wird ja seit bald einem Jahrhundert in der Dermatologie verwendet. Es zeigt sich sogar das erstaunliche Phänomen, daß Salicylsäure immer häufiger zu neuen Corticoidsalben zugesetzt wird. Ich erinnere hier an Locasalen und Kenacort-A-Tinktur. Verschiedene Eigenschaften verleihen der Salicylsäure tatsächlich eine Sonderstellung in der dermatologischen Therapie. Einmal wirkt sie in niedriger Konzentration, d. h. unter 3 % keratoplastisch. Sie verbessert also die Oberfläche der Haut. Sie neutralisiert als Säure Alkalien. Wichtiger aber scheint die Desinfektionskraft der Salicylsäure zu sein, die erst vor relativ kurzer Zeit mit neueren Methoden systematisch untersucht worden ist. Knüsel und Weirich haben festgestellt, daß die Salicylsäure ein sehr breites antiseptisches Spektrum hat und daß sie in der bei externer Applikation üblichen Konzentration gegen alle bisher bekannten Erreger wirksam ist. Schließlich kommt dazu, daß Allergien gegen Salicylsäure extrem selten sind.

Zum Schutz gegen Allergene auf der Haut sind schon sehr viele Maßnahmen angewendet und empfohlen worden. Prinzipiell kann gesagt werden, daß ein Schutz gegen Allergene schwieriger durchzuführen ist als gegen toxische Substanzen, da Allergene ja in minimalster Konzentration wirken können. Deshalb ist die Vermeidung des Allergens durch Arbeitsplatzwechsel immer noch die wirksamste Maßnahme. Versuche, das Allergen auf der Haut selbst unwirksam zu machen, erscheinen dort aussichtsreich, wo das Allergen langsam in die Haut penetriert und wo es sich nicht rasch mit den Hautbestandteilen bindet. Deshalb ist ein Schutz bei Sensibilisierung durch Metalle a priori ein schwieriges Unternehmen. Ein Schutz gegen Metalle wäre aber besonders aktuell, da — wie erwähnt — die Allergisierung gegen Metalle zunehmend häufiger wird. Es gelingt nun — zum mindesten im Experiment — Metallverbindungen und andere ionisierte Substanzen durch Anwendung von Ionenaustauschern und Komplexbildnern als Allergene unwirksam zu machen. Dies kann sowohl auf der Haut sensibilisierter Patienten mit der Läppchenprobe als auch im Tierversuch nachgewiesen werden. In der Praxis erweisen sich Salben, die diese Substanzen enthalten, dann als wirksam, wenn die Sensibilisierung des Patienten nicht zu hochgradig ist. Bei hochgradiger Sensibilisierung müssen wir nach wie vor resignieren und dem Patienten einen Arbeitsplatzwechsel empfehlen.

Man hat nun versucht, bei epidermaler Sensibilisierung eine Desensibilisierung durchzuführen. Nach Ado et al. soll es möglich sein, Zementarbeiter durch perorale Verabreichung von Chromatlösungen zu desensibilisieren. Ob sich diese Methode in Zukunft bewähren wird, ist noch nicht sicher, da die Angaben Ados unvollständig sind und wir selbst bei entsprechenden Versuchen negative Resultate erhalten haben. Da es aber im Tierversuch gelingt, metallsensibilisierte Tiere zu desensibilisieren, sind entsprechende Untersuchungen beim Menschen gerechtfertigt. Ist diese Methode aber noch der Zukunft vorbehalten, so ist auf andere Weise heute schon möglich, den Grad der Sensibilisierung zu reduzieren. Es läßt sich experimentell zeigen, daß ACTH in Form von Synacthen-Depot-Injektionen die Stärke der epidermalen Sensibilisierung herabsetzt. Wir konnten eine Reihe von nickelempfindlichen Coiffeuren mit Injektionen von Synacthen arbeitsfähig erhalten.

Der Hautschutz gegen allergisierende Substanzen wird ein Gebiet bleiben, das dem klinisch tätigen Dermatologen vorbehalten ist. Hier neue Lösungen zu finden ist eine schwierige, aber äußerst lohnende Aufgabe. Sie wird nur in Zusammenarbeit von Technikern, Chemikern und Medizinern gelöst werden können.

Literatur

Ado, H. D., Sosonkin, J. E.: Spezifische Desensibilisierung bei Kontaktallergie gegen Metalle. Westnik Derm. Ven. 45—49 (1971)

Barkow, D.: Zur Abgrenzung des Einsatzes von silikonhaltigen Hautschutzsalben. Berufsdermatosen **6**, 225—229 (1958)

Burckhardt, W., Marti, P., Huber, H.-P., Sting, W.: Untersuchungen über die Nützlichkeit der Hautschutzsalben. Dermatologica **113**, 260—278 (1956)

Knüsel, F., Weirich, E. G.: Mikrobiologische Evaluierung der Salicylsäure und anderer Breitspektrum-Antimikrobica. Dermatologica **145**, 233—244 (1972)

Letterer, E.: Abgrenzung des allergischen und toxischen Geschehens in morphologischer und funktioneller Sicht. Arch. f. klin. und ex. Derm. **213**, 277—297 (1961)

Miescher, G.: Abgrenzung des allergischen und toxischen Geschehens in morphologischer und funktioneller Sicht. Arch. f. klin. und exp. Derm. **213**, 297—313 (1961)

Steigleder, G. K.: Hautveränderungen durch biologisch aktive Waschmittel. Deutsche Med. Wschr. **95**, 1372—1373 (1970)

Wüthrich, B., Schwarz, K., Eichenberger, H.: Hautschäden durch proteasenhaltige Waschmittel. Schweiz. med. Wschr. **101**, 43—46 (1971)

Wolf Meinhof

Richtlinien gezielter antimykotischer Therapie

Bei der Behandlung bakteriell bedingter Erkrankungen versteht man unter einer gezielten Therapie die Anwendung von Antibiotika unter Berücksichtigung der Sensibilität des nachgewiesenen Erregers. Für die antimykotische Therapie kann der Begriff der gezielten Behandlung jedoch nicht auf eine so einfache Formel gebracht werden. Selbstverständlich spielt auch bei den Pilzen die Beachtung des Resistenzproblems eine Rolle: bestimmte Antimykotika wirken nur gegen eine Gruppe von Pilzen, aber nicht oder nur schlecht gegen eine andere. Es handelt sich dabei fast immer um primäre Resistenzen bestimmter Erregergruppen, nicht um Sensibilitätsverluste, die unter der Therapie eintreten. So ist es bei der Auswahl des Antimykoticums nicht erforderlich, einen Resistenztest mit den Erregern durchzuführen, sondern es ist wichtig, daß man weiß, welcher Gruppe von Pilzen der Erreger angehört. Wenn entschieden ist, ob der nachgewiesene Pilz ein Dermatophyt, eine Hefe oder ein Schimmelpilz ist, dann kann man auch mit einiger Sicherheit sagen, welches Antimykoticum wirksam sein müßte und welches nicht.

Mit dem Nachweis und der Identifizierung des Erregers und der damit gewonnenen Information über die primäre Resistenz ist das Problem der gezielten antimykotischen Behandlung jedoch noch keineswegs gelöst. Wichtiger als die Auswahl des fungistatischen oder fungiziden Wirkstoffes ist häufig die Art und Weise der Applikation. Hierbei spielt die Wahl des geeigneten Vehikels eine bedeutungsvolle Rolle. Mit anderen Worten: es geht nicht nur um die Frage, ob der eine oder andere Wirkstoff das Wachstum der Pilze mehr oder weniger gut hemmt, sondern es gilt, festzustellen, welche Grundlage: Paste oder Creme, Salbe oder Tinktur, Puder oder Lotio bei dem jeweils vorliegenden Entzündungszustand der Haut am besten vertragen wird bzw. am besten geeignet ist, die Entzündung abklingen zu lassen. Zwar würde eine Mykose auch dann abheilen, wenn man lediglich für die Beseitigung der Erreger sorgte. Aber der Heilungsverlauf wäre sehr viel langsamer. Ebenso, wie man sich bei der Behandlung des Kontaktekzems nicht mit der Ausschaltung der auslösenden Noxe begnügt, sondern eine spezielle Ekzembehandlung durchführt, so ist es auch bei der Behandlung von Dermatomykosen erforderlich, gezielt gegen die entzündlichen Reaktionen vorzugehen.

Schließlich ist neben Erregerresistenz und Entzündungsform noch ein dritter Punkt zu beachten, auf den die antimykotische Therapie zielen sollte. Wir wissen von vielen Mykosen, insbesondere von den Candida-Mykosen, daß prädisponierende Faktoren von ausschlaggebender Bedeutung für ihre Entstehung sind. In diesen Fällen ist die Beseitigung der zugrunde liegenden Störung wichtiger Bestandteil der gezielten antimykotischen Therapie.

Im Folgenden soll auf einige spezielle Fragen bei den verschiedenen Gruppen von Pilzkrankheiten eingegangen werden. Dabei werden getrennt besprochen:
1. Dermatophytosen (=Tinea, oder: Epidermophytie, Trichophytie; Onychomykosen),
2. Candida-Mykosen,
3. Pityriasis versicolor,
4. Seltenere Mykosen.

1. Dermatophytosen (= Tinea, oder: Epidermophytie, Trichophytie; Onychomykosen)

In der Therapie der Mykosen durch Dermatophyten lassen sich in zeitlicher Reihenfolge 3 Phasen mit unterschiedlichem Behandlungsziel abgrenzen:

In der *1. Behandlungsphase* geht es zunächst um die *Beseitigung der entzündlichen Reaktion* der Haut auf den Parasiten. Besonders bei hochgradiger Entzündung mit Bläschenbildung und Erosionen empfiehlt es sich, zunächst noch keine Antimykotica einzusetzen, sondern ausschließlich antiphlogistisch zu behandeln. Dieses Vorgehen hat folgende Vorteile:
1. Die gründliche Entnahme von Untersuchungsmaterial für den mykologischen Erregernachweis ist an der hochentzündlich veränderten Haut schmerzhaft und technisch schwierig. Nach Abklingen der entzündlichen Reaktion gelingt der Pilznachweis mühelos, wenn vorher noch keine Antimykotica eingesetzt wurden.
2. Liegen erosive Hautveränderungen vor, so können zahlreiche, sonst gut verträgliche Antimykotica in diesen Arealen toxisch wirken und eine akute Verschlechterung auslösen, unter Umständen auch Streureaktionen.
3. Entzündliche Reaktionen wirken als unspezifisches Adjuvans und fördern die Entstehung von Allergien, z. B. auch gegen Antimykotica. Diese Gefahr wird verringert, wenn antimykotische Wirkstoffe erst nach Abklingen der Entzündung eingesetzt werden.

Obwohl es eine Reihe von antimykotischen Präparaten mit entzündungshemmendem Corticoidzusatz gibt, wird aus den angeführten Gründen empfohlen, in der ersten Behandlungsphase auch auf diese Präparate zu verzichten und je nach Hautzustand nur feuchte Umschläge, Zinkpasten, Schüttelmixturen oder entsprechende Zubereitungen zu verordnen.

In der *2. Phase der Therapie* kommen dann *antimykotische Wirkstoffe* zum Einsatz. Bei der Fülle der vorhandenen Präparate ist es schwierig, ins einzelne gehende Empfehlungen zu geben. Wichtig ist die Kenntnis von Antimykotica mit begrenztem Wirkungsspektrum. Da diese Antimykotica andererseits Vorteile, wie hohen Wirkungsgrad und geringe Neigung zur Sensibilisierung, besitzen, sind sie in der Therapie dennoch sehr wertvoll.

a) Gegen Dermatophyten nicht ausreichend wirksame Antimykotica

Antibiotika aus der Gruppe der Polyene, vor allem Nystatin (Moronal®, Candio-Hermal®) und Amphotericin B (Ampho-Moronal®) wirken vor allem auf Hefepilze, sodaß sie für die Behandlung von Dermatophytosen nicht in Betracht kommen. Pimaricin (= Natamycin; Pimafucin®) ist ebenfalls ein Polyen-Antibiotikum, hat jedoch auch eine Hemmwirkung auf Dermatophyten [7].

b) nur gegen Dermatophyten wirkende Antimykotica

Ein Antimykoticum, das nur gegen Dermatophyten, aber nicht gegen Hefepilze eingesetzt werden kann, ist das Tolnaftat (Tonoftal®). Tolnaftat hat sich jedoch trotz seines schmalen Wirkungsspektrums hervorragend bei der Behandlung von Dermatophytosen bewährt. Durch die Schaffung des Kombinationspräparates Tonoftal®-N wurde überdies die Möglichkeit gegeben, auch Mischinfektionen von Dermatophyten und Hefepilzen zu behandeln.

Ein weiteres Antimykoticum, das überwiegend auf Dermatophyten wirkt, ist Variotin (Supral®).

Das *orale Antibiotikum Griseofulvin* (Likuden® M, Fulcin® S) ist als wichtigstes Beispiel aus dieser Gruppe von Antimykotica besonders hervorzuheben. Grundsätzlich können alle Dermatophyten-bedingten Mykosen mit Griseofulvin behandelt werden. Bei folgenden Indikationen ist dieses Antibiotikum heute unentbehrlich:

1. Onychomykosen,
2. hyperkeratotische Tinea manus und Tinea pedis,
3. Tinea granulomatosa cruris (knotige Unterschenkel-Trichophytie),
4. follikuläre Formen der Tinea inguinalis und Tinea glutealis,
5. Tinea barbae,
6. Tinea capitis einschließlich Mikrosporie und Favus.

Die Dosierung beträgt gewöhnlich 0,5 g entsprechend 4 Tabletten à 0,125 g täglich. In einigen Ländern — so beispielsweise in der Schweiz — sind auch Tabletten zu 0,5 g erhältlich, so daß die Tagesdosis in einer Tablette eingenommen werden kann. Die Einnahme der Griseofulvin-Tabletten sollte stets nach dem Essen erfolgen. Diese Empfehlung dient nicht nur der Schonung des Magens, sondern entspricht vor allem der Tatsache, daß die Resorption des schlecht wasserlöslichen Antibiotikums durch das Nahrungsfett erheblich verbessert wird. Die Dauer der Griseofulvin-Behandlung sollte nie an einem vorgegebenen „Kurschema" ausgerichtet werden, sondern von dem Ergebnis mykologischer Kontrolluntersuchungen abhängig sein. Bei der Behandlung von Onychomykosen ließ sich eindeutig zeigen, daß die Rezidivneigung mit der Anzahl der negativen Kontrollen unter der Behandlung abnahm. Es ist daher zu empfehlen, die Griseofulvin-Behandlung der Onychomykosen erst abzubrechen, wenn 2 oder 3 Untersuchungen im Abstand von 4 Wochen negativ ausfielen [2].

Die Nebenwirkungen des Griseofulvins auf die Leber zeigen sich vor allem in einem leichten reversiblen Anstieg der Transaminasen, der nicht zur Unterbrechung der Behandlung zwingt, aber regelmäßig kontrolliert werden sollte. Absolute Kontraindikation ist die akute intermittierende Porphyrie, da durch Griseofulvin lebensbedrohliche Krisen ausgelöst werden können. Bei der Porphyria cutanea tarda ist eine derartige Gefahr nicht gegeben. Dennoch empfiehlt es sich, bei vorgeschädigter Leber grundsätzlich auf eine Griseofulvin-Behandlung zu verzichten. Eine weitere Nebenwirkung, auf die man wegen ihrer Häufigkeit die Patienten am besten schon vor der Behandlung hinweist, sind leichte Kopfschmerzen oder das Gefühl des „Schädelbrummens" kurz nach Beginn der Behandlung (ca. 2. bis 5. Tag). Diese Beschwerden verschwinden fast immer unabhängig davon, ob Griseofulvin weiter eingenommen wird oder nicht. Bei stärkeren Beschwerden wird eine einschleichende Dosierung empfohlen. Gleichzeitige Einnahme von Barbituraten und Griseofulvin stellen eine unerwünschte Arzneimittelkombination dar, weil Barbiturate Enzyme in der Leber (Demethylasen) induzieren, die auch das Griseofulvin abbauen.

c) Antimykotica mit breitem Wirkungsspektrum

Die meisten Antimykotica besitzen ein breites Wirkungsspektrum, d. h., sie hemmen Dermatophyten, Hefepilze und zum Teil auch Schimmelpilze. Der Wirkungs*grad* dieser

Tabelle 1. Hauptgruppen der Antimykotica in dermatologischen Fertigpräparaten. (Die Zahlen in () geben an, in wievielen Handelspräparaten Verbindungen der jeweiligen Gruppe vorkommen)

1. Phenol, Phenolderivate	(36)
2. Thymol und ähnliche Verbindungen	(9)
3. Benzoesäure und Derivate	(15)
4. Salicylsäure und Derivate	(39)
5. 8-Hydroxychinolin und Derivate	(31)
6. Undecylensäure und Derivate, andere aliphatische Säuren	(26)
7. Quaternäre Ammonium- und Phosphoniumverbindungen	(17)
8. Acridin-Derivate	(3)
9. Organische Quecksilberverbindungen	(7)
10. Jod und jodierte Verbindungen	(2)
11. Verschiedene (meist heterocyclische) Verbindungen	(7)

Antimykotica ist jedoch sehr unterschiedlich. In zahlreichen Handelspräparaten [10] finden sich Kombinationen von Antimykotica aus verschiedenen Wirkstoffgruppen [1], wie sie in Tab. 1 dargestellt sind. Wie die Übersicht zeigt, sind Phenol und Phenol-Derivate sowie Salicylsäure und ihre Derivate noch sehr verbreitet, obwohl es seit langem eine Reihe sehr viel potenterer Antimykotica gibt [8]. Diesen relativ wenigen Wirkstoffgruppen entspricht nun aber nicht ein ebenso begrenztes Angebot an antimykotischen Fertigpräparaten. Vielmehr werden in der „Roten Liste" [10] fast 200 Präparate angeboten, bei denen es sich mit wenigen Ausnahmen um Antimykotica mit einem bunten Muster von Wirkstoffen handelt. Für eine gezielte antimykotische Behandlung wäre es wesentlich sinnvoller, möglichst nur ein, dafür aber ein besonders gut wirkendes Antimykoticum mit möglichst wenig unerwünschten Begleitwirkungen einzusetzen. Es liegt auf der Hand, daß auch vom allergologischen Standpunkt aus die vielfach kombinierten Antimykotica nicht unbedenklich sind. Darüber hinaus sind manche der älteren in Antimykotica verwendeten Antiseptica stärkere Sensibilisatoren als neuere Entwicklungen, bei denen dafür eventuell der Nachteil eines schmäleren Wirkungsspektrums in Kauf genommen werden muß.

Das ideale Antimykoticum mit breitem Wirkungsspektrum, hohem Wirkungsgrad und ohne unerwünschte Nebenwirkungen ist bisher noch nicht gefunden worden. In letzter Zeit wurde über besonders gute Erfolge mit einigen Imidazol-Derivaten berichtet, die bisher noch nicht im Handel sind. Clotrimazol (BAY b 5097) soll in Kürze unter der Bezeichnung Canesten® als lokales Antimykoticum mit breitem Wirkungsspektrum eingeführt werden. Miconazol und Econazol sind ebenfalls Präparate, deren Wirkung bereits in vitro und in vivo erprobt und für gut befunden wurde [6], so daß auch diese neuen Verbindungen Interesse beanspruchen können.

Nach Abklingen der subjektiven Beschwerden und der klinischen Symptome einer Dermatomykose endet die 2. Behandlungsphase und in vielen Fällen leider auch die Behandlung überhaupt. Zwar liegt in diesem Stadium eine Mykose (im Sinne der krankhaften Reaktion auf den Erreger) nicht mehr vor. Dennoch sind die Pilze sehr häufig noch nachweisbar. Daher sollte sich jetzt die *3. Behandlungsphase* anschließen, deren Ziel die *Beseitigung der restlichen Erreger an klinisch unauffälliger Haut* ist.

Viele Patienten sehen die Notwendigkeit einer Nachbehandlung nur ungern ein. Jährlich in der Sommerzeit auftretende Fußmykosen werden mit Schwimmbadbesuch und Reinfektion erklärt. In Wahrheit handelt es sich dabei häufig um Exacerbationen einer persistierenden Tinea. Die weltweite Ausbreitung der Tinea pedis dürfte in erster Linie auf die Nichtbehandlung der symptomarmen, aber darum nicht weniger infektiösen Fußmykose zurückzuführen sein.

Für die Nachbehandlung sind Präparate zu empfehlen, die sauber in der Anwendung sind und die Haut trocken halten, also Tinkturen oder Puder. Auch hier sollten Wirkstoffkombinationen vermieden werden, da die langfristige Anwendung wiederum die Sensibilisierung der Haut begünstigt.

2. Candida-Mykosen

Über das Thema der Behandlung der Candida-Mykosen wurde aus unserer Klinik vor kurzem in der Therapiewoche berichtet; eine weitere Aufstellung erschien 1970 in der Deutschen Medizinischen Wochenschrift [3,4]. Ich möchte daher unter Hinweis auf diese ausführlichen Publikationen für die Therapie der Hefemykosen nur zusammenfassend ausführen:

Candida-Mykosen der Haut und der Schleimhäute werden heute am besten mit *Polyen-Antibiotica* (Nystatin, Amphotericin B, Natamycin = Pimafucin) in den entsprechenden Zubereitungsformen behandelt. Neben der antimikrobiellen Therapie ist die Beseitigung der wegbereitenden Faktoren Voraussetzung für den endgültigen Behandlungserfolg. Der Bekämpfung der Reinfektion dient die Mitbehandlung von endogenen oder exogenen Candida-Reservoiren. Symptomlose Candida albicans-Besiedlung kommt in der Mundhöhle, im Darm und in der Vagina, jedoch nur sehr selten an der Haut vor. Dagegen ist Candida albicans keineswegs ein ubiquitärer Pilz, dessen Häufigkeit in unserer Umwelt eine Reinfektion notwendigerweise unvermeidbar macht.

3. Pityriasis versicolor

Der Erreger dieser Mykose wird heute als naher Verwandter von bzw. als möglicherweise identisch mit Pityrosporum orbiculare angesehen. Obwohl Pityrosporum-Arten zu den Hefepilzen gerechnet werden, zeigen sie gegenüber vielen hefewirksamen Antimykotica geringere Empfindlichkeit als beispielsweise Candida-Arten. Bereits dreiprozentiger Salicyl-Alkohol wird als wirksam angesehen. Besonders gute Therapie-Erfolge lassen sich mit der kombinierten Anwendung von Selendisulfid-Shampoos (Selsun®, Ellsurex®-Paste) als tägliche Ganzkörperwaschungen und daran anschließendes Auftragen von Dibenzthion (Fungiplex®-Gel) in fettfreier Grundlage erzielen.

4. Seltenere Mykosen

System-Mykosen (Blastomykose, Histoplasmose, Coccidioidomykose, Paracoccidioidomykose, Cryptococcose, granulomatöse oder septische Formen der Candida-Mykose) erfordern eine innerliche Behandlung mit Antimykotica. Orale Gaben von Nystatin, Amphotericin B oder Natamycin = Pimaricin werden bekanntlich nicht resorbiert und dienen nur der Behandlung des Intestinaltraktes.

Amphotericin-B-Infusionen waren bis vor kurzem das einzige verfügbare Mittel bei derartigen Mykosen. Bei der Anwendung sind umfangreiche Vorsichtsmaßnahmen zu berücksichtigen [9]. Als wichtigste sind zu nennen: 1. Herstellung der Verdünnung aus Amphotericin B-Reinsubstanz: nur 5%ige Glukoselösung verwenden, in 0,9%iger NaCl-Lösung fällt Amphotericin B aus. Reinsubstanz und hergestellte Lösung sollen unter Lichtabschluß aufbewahrt werden. Haltbarkeit bei Kühlschranktemperatur: Reinsubstanz 6 Monate, frische Lösung 24 Stunden.

Dosierung: einschleichend mit 0,25 mg/kg Kg oder weniger, langsame Steigerung auf 1 mg/kg Kg täglich. Tagesdosen über 1,5 mg/kg Kg als Infusion sind gefährlich. Die Gesamtdauer der Behandlung richtet sich einerseits nach dem Therapieerfolg, aber auch nach den toxischen Effekten. Langsame Infusionen über ca. 6 Stunden sind erforderlich. Toxische Wirkungen: lokal Thrombophlebitis an der Infusionsstelle. Fieber und Schüttelfrost mit Übelkeit, Kopfschmerzen, Erbrechen. Nephrotoxische Reaktionen. Gegenmaßnahmen: Lösung stärker verdünnen, eventuell Therapiepause, Antipyretica, Corticosteroide und Antihistaminica, auch prophylaktisch. Abbruch der Behandlung bei Anstieg harnpflichtiger Substanzen.

In neuerer Zeit sind für die orale systemische Behandlung 2 weitere Antimykotica entwickelt worden, von denen Clotrimazol (BAY b 5097, Canesten®) demnächst als Lokaltherapeutikum eingeführt werden soll. Tabletten werden bei Bedarf vom Hersteller (Bayer-Werke) zur Verfügung gestellt. Eigene günstige Erfahrungen konnten vor allem an Kindern mit granulomatösen Candida-Mykosen gewonnen werden [5]. Bei Hoffmann-La Roche wurde 5-Fluorcytosin als ein orales Antimykoticum für die Behandlung von Candida-Mykosen und Cryptococcose erkannt [11]. Auch dieses Präparat wird vom Hersteller bei Bedarf abgegeben. Dosierung und Vorsichtsmaßnahmen sollten sich bei beiden Verbindungen an den jeweils neuesten Richtlinien der Hersteller orientieren.

Auf dem Gebiet der gezielten Therapie der Mykosen sind noch zahlreiche Wünsche offen. Sie betreffen vor allem Erhöhung des Wirkungsgrades bei möglichst weitgehender

Spezifität der antimykotischen Wirkung und der Vermeidung von schädlichen Wirkungen für den menschlichen Organismus und Verbesserung der pharmakokinetischen Eigenschaften. Erfreulich ist, daß — bisher jedenfalls — das Problem der Resistenzentwicklung der Erreger kaum in Erscheinung trat.

Literatur

1. Ippen, H.: Index pharmacorum. Stuttgart: Thieme 1970
2. Meinhof, W.: Ergebnisse der langfristigen Behandlung von Nagelmykosen mit Griseofulvin. Z. f. Haut- u. Geschl.-Kr. **38**, 399—408 (1965)
3. Meinhof, W.: Behandlung von Hefemykosen der Haut- und Schleimhäute. Dtsch. med. Wschr. **95**, 1071—1073 (1970)
4. Meinhof, W.: Die Therapie der Candida-Mykosen. Therapiewoche **23**, 1667—1673 (1973)
5. Meinhof, W., Günther, D.: Treatment of chronic mucocutaneous candidiasis of children (Candida granuloma) with clotrimazole. Arch. Derm. Forsch. **242**, 293—308 (1972)
6. Plewig, G., Scherwitz, Ch., Lentze, I.: (im Druck)
7. Raab, W. P.: Natamycin (Pimaricin). Stuttgart: Thieme 1972
8. Rieth, H.: Die Antimykotica. In: J. Jadassohn: Hdb. d. Haut- u. Geschl.-Kr. Erg.-Werk Bd. V/1, Hrsg. von J. Kimmig, S. 1172—1317. Berlin–Göttingen–Heidelberg: Springer 1962
9. Rieth, H.: Richtlinien für die Behandlung generalisierter Mykosen mit Amphotericin B. Mykosen **10**, 31—32 (1967)
10. Rote Liste: Verzeichnis pharmazeutischer Spezialpräparate. Aulendorf/Württ.: Editio Cantor 1971
11. Scholer, H. J.: Antimykoticum 5-Fluorcytosin (oral antimycotic agent 5-fluoro-cytosine). Mykosen **13**, 179—188 (1970)

Bernd-Rüdiger Balda

Behandlungsmöglichkeiten bei Sklerodermien

I.

Als Sklerodermien werden eine Gruppe von Erkrankungen zusammengefaßt, deren Gemeinsamkeit in einer komplexen strukturellen Bindegewebsstörung zu suchen ist. Die klinischen Bilder der Sklerodermien sind sehr unterschiedlich und können schematisierend in diffuse und lokalisierte Formen, Sonder- und Übergangsformen eingeteilt werden. Je nach der im Vordergrund stehenden Symptomatik zählen zu den diffusen Formen die diffuse (progressive) und Akrosklerodermie, Raynaud-Symptomatik, Sklerodermie sine Sklerodermie sowie das Thibierge-Weissenbach- und CRST (Winterbauer)-Syndrom. Den lokalisierten Formen werden die herdförmige, lineäre und disseminierte zirkumskripte Sklerodermie, die erythematöse (Pierini und Pasini) und die subkutane zirkumskripte Sklerodermie zugerechnet. Als Sonderformen können Sklerofaszie bzw. Sklerhypofaszie und die nodöse Sklerodermie aufgefaßt werden; beide werden sowohl bei generalisierten als auch lokalisierten Sklerodermien beobachtet. Schließlich ist von Curtis und Jansen [3] ebenso wie von Weidner und Braun-Falco [14] auf Übergänge von zirkumskripter zu diffuser (progressiver) Sklerodermie aufmerksam gemacht worden.

Das Spektrum der klinischen Verläufe reicht von der Spontanheilung oder zumindest dem Stillstand der Erkrankung bis zum raschen Tod der Patienten innerhalb weniger Monate.

Ätiologisch ist die den Sklerodermien zugrunde liegende Bindegewebsstörung nicht erschlossen. Auch über das therapeutische Vorgehen herrscht keine Einigkeit. Ausdruck der Unsicherheit ist die große Zahl therapeutischer Empfehlungen, die sich zu den tatsächlich erreichbaren Erfolgen umgekehrt proportional verhält. Dennoch zeichnen sich in letzter Zeit Ansatzpunkte für eine Behandlung ab, die vor dem Hintergrund neuerer Erkenntnisse der biochemischen Bindegewebsforschung erfolgversprechend erscheinen.

II.

Alle bindegewebigen Strukturen sind aus drei Bestandteilen aufgebaut: Zellen, Fasern und Grundsubstanz. Sie werden in wechselndem Ausmaß durch Serumeiweißkörper, Nerven, Lymph- und Blutgefäße ergänzt. Neben den Fibroblasten oder Fibrozyten sind Makrophagen und Mastzellen nur von untergeordneter Bedeutung. Bei den Fasern ist zu unterscheiden zwischen Kollagen und Elastin; Retikulumfasern sind wahrscheinlich Vorstufen des Kollagens. Am vielfältigsten strukturiert ist die Grundsubstanz, deren Bausteine wegen ihrer chemischen Zusammensetzung als Glykosaminoglykane oder, da sie überwiegend an Proteine gebunden sind, als Proteoglykane bezeichnet werden. Hauptvertreter dieser Verbindungen sind Dermatansulfat, Hyaluronsäure sowie Chondroitin-4- und 6-sulfat.

Wie in Abb. 1 schematisch dargestellt ist, entstammen alle bindegewebigen Strukturen den Fibroblasten. Sie sind die Produktionsstätte sowohl der Faserelemente als auch der Proteoglykane. Die Kollagenfasern, die von einem feinen Netzwerk elastischer Fasern durchzogen werden, bestehen aus einer Tripelhelix von drei Polypeptidsträngen, zwei α_1 und einer α_1 genannten Kette. Entscheidend für die funktionelle Stabilität des Kollagens sind intra- und intermolekulare Quervernetzungen. Glykosaminoglykane oder Proteoglykane bilden ebenfalls ein lockeres dreidimensionales Maschenwerk.

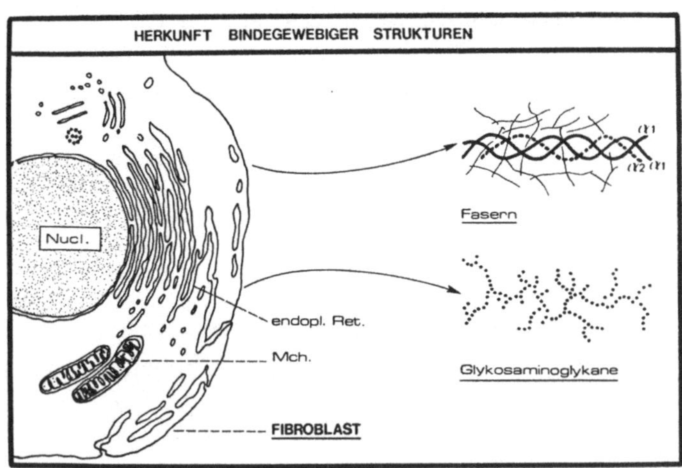

Abb. 1. Der Fibroblast ist die Produktionsstätte aller bindegewebigen Elemente. Zeichen seiner synthetisierenden Aktivität ist ein reichhaltiges endoplasmatisches Retikulum

Synthese und Zusammenspiel von Zellen, Fasern und Grundsubstanz unterliegt komplizierten Eigen- und Fremdregelmechanismen. Unter Vernachlässigung von Details, z. B. der bei der Fibrillenbildung aus dem Prokollagen über das Protokollagen involvierten enzymatischen Schritte, sind diese Zusammenhänge auf Abb. 2 skizziert. Die Proteoglykan-, Kollagen- und Elastinbildung werden über einen feed-back-Mechanismus von Synthese und Degradation gesteuert. Besondere Aufmerksamkeit verdienen darüber hinaus die Proteoglykane. Sie beeinflussen die Elastinbildung und wirken zusammen mit diesem auf die Reifung, d. h. die intra- und intermolekulare Quervernetzung des Kollagens ein. Andererseits ist auch die Polymerisation der Proteoglykane von Fremdeinwirkungen

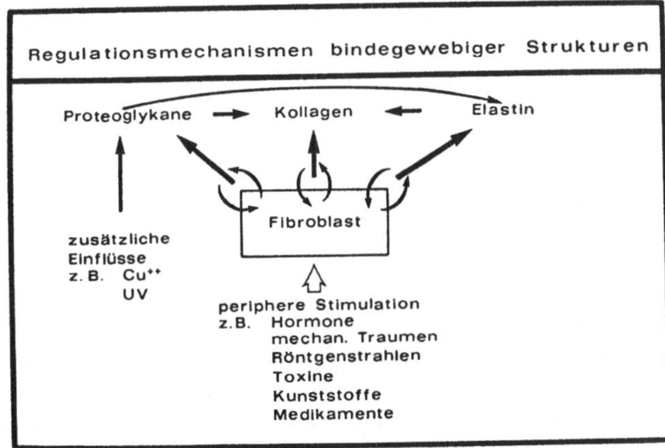

Abb. 2. Regulationsmechanismen bindegewebiger Strukturen

abhängig, von denen Kupferionen und UV-Licht die wichtigsten sind. Die Kenntnis dieser sekundären Regelkreise ist eine Voraussetzung für das Verständnis der Pathogenese der Sklerodermien, wenngleich ihnen die Einflußnahme auf die eigentliche Bindegewebsproduktionsstätte, den Fibroblasten, übergeordnet ist. Beispielhaft seien hier erwähnt: Hormone, mechanische, möglicherweise auch psychische Traumen, Röntgenstrahlen, zahlreiche Toxine, Kunststoffe, vor allem solche niederer Polymerisationsstufen, und Medikamente.

Zum Verständnis bindegewebiger Strukturen sind noch drei weitere Feststellungen erforderlich:

1. Die Art vor allem der intermolekularen Quervernetzung ist von Organsystem zu Organsystem verschieden [11].
2. Mit Hilfe des sog. additional peptide können auf der Stufe des Prokollagens ebenfalls gewebscharakteristische Kollagene durch eine Variabilität in der „molekularen Montage" der Peptidketten zur Tripelhelix erreicht werden [12].
3. Ausgesprochen heterogen ist die Proteoglykansynthese. Die Unterschiede sind individueller Natur, organspezifisch, altersbedingt und geschlechtsgebunden [7].

Bindegewebe kann somit nicht als einheitlich differenzierte Struktur aufgefaßt werden.

III.

Verhältnismäßig wenig aufschlußreich sind die Befunde von Bindegewebsanalysen bei Sklerodermien: Die Fibroblasten sind morphologisch unauffällig und verhalten sich auch in der Gewebekultur normal. Gleichfalls normal erscheint das Kollagen morphologisch und in der Aminosäurezusammensetzung. Seine Synthese ist jedoch gesteigert [5], radioaktiv markierte Präkursoren werden stärker als von gesundem Kollagen eingebaut [6], und die Löslichkeit ist deutlich vermehrt [8,15]. Letzteres könnte vor allem durch eine veränderte Quervernetzung erklärt werden [15]. Auch die Proteoglykane werden in verstärktem Umfang synthetisiert [10].

Therapeutische Bemühungen müssen folglich auf das Ziel ausgerichtet sein, diese krankhaften Befunde zu normalisieren.

IV.

Nur wenige Pharmaka beeinflussen nachweisbar bindegewebige Strukturen. *Glukokortikosteroide* hemmen die Kollagensynthese, beschleunigen andererseits, und das ist unerwünscht, die Quervernetzung [9]. Insgesamt ist ihr Effekt sehr stark dosisabhängig und in vivo nicht sicher steuerbar. *Gestagene* sind insbesondere von Holzmann und Korting [4] als Sklerodermietherapeutikum herausgestellt worden. Ihre Hauptwirkung ist eine Verzögerung der Quervernetzung. Von den Autoren wird Primolut® Nor (Äthinylnortestosteronacetat) in einer Dosierung von 3mal 5 bis 10 mg/die bis zu 1½ Jahren mit einem 4- bis 6wöchigen therapiefreien Intervall alle 6 Monate empfohlen. Um die Bremswirkung auf die hypophysäre Gonadotropininkretion bei Männern zu reduzieren, sollten bei ihnen besser 10 bis 50 mg Proluton® (Progesteron) einmal wöchentlich i. m. injiziert werden. *Antimetaboliten und Immunsuppressiva* wie Purinethol, Azathioprin und Cyclophosphamid wurden mehrfach eingesetzt. Sie hemmen unspezifisch die Bindegewebssynthese, viel früher jedoch die immunkompetenten Zellen anderer Organsysteme. Ihre Anwendung erscheint heute kontraindiziert, insbesondere im Hinblick auf eine mögliche krebsfördernde Wirkung. *Resochin bzw. Chloroquin* entfällt ebenfalls, obwohl es die Kollagensynthese zu inhibieren vermag. Das wird aber erst durch toxische Fibroblastenschädigung bei höherer Dosierung erreicht. *Salizylate* sind ähnlich wie Glukokortikoste-

roide zu beurteilen. Mit *Vitamin E* kann in hoher Dosierung im Tierversuch die Proteoglykansynthese reduziert werden; an Menschen konnten bisher keine ausreichenden Erfahrungen gesammelt werden. *Hyaluronidase* gehört zur Gruppe der Glykosaminoglykan-
spaltenden Enzyme. Mahrle und Steigleder [13] sahen jedoch trotz hochdosierter i. v.
Anwendung keine Verbesserung bei Sklerodermiekranken.

Zunehmende Aufmerksamkeit wird in den letzten Jahren dem *D-Penicillamin* ge-
widmet [1]. Aufgrund experimenteller Arbeiten an tierischem und menschlichem Kollagen
sind seine Angriffspunkte im Kollagenstoffwechsel recht gut bekannt:
1. Blockierung der Quervernetzung.
2. Spaltung der frühen, sog. intermediären Quervernetzung. Es handelt sich dabei um
eine Schiffsche Base, die über eine Aldehydgruppe an der ehemaligen ε-Aminogruppe des
Lysins zustande kommt.
3. Chelatbildung mit Kupferionen, die für die Polymerisation der Glykosaminoglykane
notwendig sind.
4. Inhibierung von Phenoloxidasen, die bestimmte Schritte der Quervernetzung enzyma-
tisch katalysieren. Ob es sich hierbei ebenfalls um eine Chelierung des Enzymkupfers
handelt, ist nicht sicher nachgewiesen. Eigene Experimente legen diesen Mechanismus
jedoch nahe [2].

Im Vordergrund der erwünschten Effekte stehen die Blockierung der Quervernetzung
und die Spaltung der frühen Quervernetzung; beides sind reversible Vorgänge. Daraus
läßt sich ableiten, daß die Behandlung mit D-Penicillamin nur dann sinnvoll ist, wenn sie
langfristig, unter Umständen über Jahre durchgeführt werden kann. In regelmäßigen
Abständen sind das Blutbild und die renale Ausscheidungsfunktion zu überprüfen, zumal
Komplikationen hauptsächlich seitens der Nieren und der blutbildenden Organe mitgeteilt worden sind. Weniger bedeutsam sind reversible Geschmacksstörungen, über die
gelegentlich geklagt wird, und Arzneimittelexantheme. Diese treten sehr häufig zwischen
dem 8. und 11. Behandlungstag in Form eines morbilliformen Exanthems, das oft mit
hohem Fieber, Rhinitis, Konjunktivitis und Otitis media einhergeht, auf. Nach Abklingen
der Erscheinungen und einer Wartezeit von 4 bis 6 Wochen kann ein erneuter Behandlungsversuch unternommen werden. Die Nebenwirkungen lassen sich merklich vermindern durch einschleichenden Therapiebeginn mit 75 mg/die D-Penicillamin und täglicher
Steigerung der Dosis bis zu insgesamt 1,8 g/die, unter stationären Bedingungen noch
mehr [1].

V.

Der innerlichen Behandlung, die vor allem den schweren Sklerodermien mit Beteiligung innerer Organe vorbehalten bleibt, ist eine äußerlich-symptomatische Behandlung
an die Seite zu stellen. Sie besteht aus Salbeneinreibungen mit Heparinoid-, Hyaluroni-
dase- und Kortikosteroidpräparaten 2- bis 3mal täglich im Wechsel, z. B. Lasonil®,
Isomucase®, Ichthalgan® Dexa oder Volon® A u. a. Bei den sog. Rattenbißnekrosen und
Ulzerationen sind Tetrazykline in einer Unguentum Cordes®-Salbengrundlage empfehlenswert. Je nach Allgemeinzustand und Ausmaß der Erkrankung sind Pela®-Moor-
laugebäder, warme Sandbäder, vorsichtige Greif- und Bewegungsübungen sowie die Mitbehandlung durch den Internisten angezeigt.

VI.

Eine wirklich erfolgreiche Behandlung der Sklerodermien muß spezifisch die zugrunde
liegende Bindegewebsstörung erfassen. Trotz aller Fortschritte in den letzten Jahren ist

diese noch nicht sicher bekannt. Die bisherigen Befunde lassen offen, ob Sklerodermien möglicherweise pathogenetisch uneinheitlich, eventuell auch polyätiologische Bindegewebserkrankungen sind.

Bei schweren Erscheinungsformen ist ein Behandlungsversuch mit D-Penicillamin berechtigt, weil es eine weitgehend spezifische Wirkung entfaltet, obwohl die Effekte dieses Pharmakons reversibel sind. Es ist vorstellbar, daß mit den bisherigen Untersuchungen über den Wirkmechanismus des D-Penicillamin ein erster Schritt in eine erfolgversprechende Richtung der Sklerodermiebehandlung getan wurde.

Literatur

1. Balda, B.-R.: Die Behandlung der diffusen (progressiven) Sklerodermie. Dtsch. med. Wschr. **97**, 1876 (1972).
2. Balda, B.-R., Meinhof, W.: Hemmung der Bildung von melanoidem Pigment durch Penicillamin bei Trichophyton-Arten. Arch. Derm. Forsch. **240**, 301 (1971)
3. Curtis, A. C., Jansen, T. G.: The prognosis of localized scleroderma. Arch. Derm. **78**, 749 (1958)
4. Holzmann, H., Korting, G. W.: Die Behandlung der Sklerodermie. Dtsch. med. Wschr. **93**, 1721 (1968)
5. Keiser, H. R., Sjoerdsma, A.: Direct measurement of the rate of collagen synthesis in skin. Clin. chim. Acta **23**, 341 (1969)
6. Keiser, H. R., Stein, H. D., Sjoerdsma, A.: Increased protocollagen proline hydroxylase activity in sclerodermatous skin. Arch. Derm. **104**, 57 (1971)
7. Kimmig, J., Kreysel, H. W.: Zur Morphologie, Biochemie und Funktion der Proteoglycane in der Dermatologie. Klin. Wschr. **51**, 207 (1973)
8. Korting, G. W., Holzmann, H., Kühn, K.: Biochemische Bindegewebsanalysen bei progressiver Sklerodermie. Klin. Wschr. **42**, 247 (1964)
9. Korting, G. W., Holzmann, H.: Die Sklerodermie und ihr nahestehende Bindegewebsprobleme (Thieme: Stuttgart 1967)
10. Kreysel, H. W., Köhler, A., Kleine, T. O.: Biosynthese von Glycosaminoglycanen in der Haut bei progressiver Sklerodermie. Klin. Wschr. **51**, 214 (1973)
11. Kühn, K.: The structure of collagen. Essays in Biochemistry. (Academic Press: New York 1970)
12. Kühn, K.: Kollagen-Stoffwechsel. 7. Deidesheimer Gespräch (1973)
13. Mahrle, G., Herrmann, W. P., Steigleder, G. K.: Hyaluronidase-Behandlung der progressiven Sklerodermie. Hautarzt **23**, 305 (1972)
14. Weidner, F., Braun-Falco, O.: Gleichzeitiges Vorkommen von Symptomen der circumscripten und progressiven Sklerodermie. Hautarzt **19**, 345 (1968)
15. Zimmermann, B. K., Balda, B.-R.: Untersuchungen über die Löslichkeit von Hautkollagen bei Sklerodermie und den Effekt von D-Penicillamin. Arch. Derm. Forsch. **243**, 357 (1972)

Hagen Tronnier

Die konservative Behandlung der Hyperhidrosis

Eine Hyperhidrosis stört den Patienten und führt ihn deswegen häufig zum Arzt, und sie stört auch den Arzt als Basis und Mitursache zahlreicher Dermatosen.

Es kann hier nicht der Ort sein, zusammenhängend auf die Physiologie und Pathologie der Schweißsekretion einzugehen, hierzu sei auf die entsprechende Literatur z. B. bei Stüttgen verwiesen.

Da jedoch die Beseitigung der Ursachen immer die beste und meist auch wirksamere Therapie ist als die rein symptomatische, seien einleitend die wichtigsten Ursachen für eine Hyperhidrosis kurz zusammengestellt (Tab. 1).

Tabelle 1. Ursachen der Hyperhidrosis

A. generalisiert

    a) symptomatisch
        1. bei konsumierenden Erkrankungen (z. B. Tbc, Lymphogranulomatose u. a.)
        2. bei Infekten (z. B. Typhus, Pneumonie)
        3. bei Stoffwechselstörungen (z. B. Diabetes, Lebererkrankungen)
        4. bei Hormonstörungen (z. B. Dysmenorrhoe, Hyperthyreose)
        5. bei Adipositas
    b) idiopathisch (= gesunde Probanden)
        1. genetisch bedingt
        2. vegetativ
        3. emotionell

B. lokalisiert

    wie unter A, sowie
        1. bei neurologischen Störungen
        2. bei Vorliegen von Dermatosen

Das Schwitzen bei konsumierenden Krankheiten ist auch dem Laien dank der Weltliteratur geläufig und für den Dermatologen das Bindeglied für den Reflex Pityriasis versicolor — Lungentuberkulose. Auch schwere Infekte und Schwitzen werden kaum übersehen, wenn auch hier das Schwitzen schon zu ärztlichen Maßnahmen im Sinne der Körperpflege z. B. durch wäßrige bzw. alkoholische Abreibungen Anlaß geben sollte. Nach Stoffwechselstörungen wie einem Diabetes wird aber sicher seltener gesucht, obwohl bei dieser Erkrankung das vermehrte Trinken allgemein bekannt ist. Hormonelle Störungen schließlich werden ebenfalls oft übersehen, wenn sie nicht wie etwa bei der Hyperthyreose an anderen Symptomen augenfällig sind. Erwähnen möchte ich hierzu vor allem auch Dysmenorrhoen und darauf hinweisen, daß unter der Einnahme von Ovulationshemmern nicht nur die Talg-, sondern auch die Schweißsekretion zurückgeht. Daß eine Adipositas zu vermehrter Transpiration führt, liegt unter anderem an der besseren Wärmeisolation Adipöser und ihrem hohen Bedarf an thermoregulatorischer Transpiration. Für die Möglichkeit einer auch genetisch fixierten Hyperhidrosis sprechen die Untersuchungen Solomons, der z. T. lokalisierte Hyperhidrosen familiär gefunden hat. Hierher gehört sicher auch die vermehrte Transpiration bei der ebenfalls genetisch fixierten Seborrhoe mit einer offensichtlich erniedrigten Transpirationsschwelle z. B. gegenüber gustatorischen Reizen.

Vegetativ bedingtes Schwitzen betrifft besonders häufig die Axillen bei meist jüngeren, hypotonen Frauen mit gleichzeitiger Symptomatik im Sinne einer Erythrocyanosis, während bei emotionell ausgelöster Transpiration der Schwerpunkt mehr an Handtellern und Fußsohlen zu liegen scheint.

Die Bedeutung der nervalen Versorgung für die Transpiration erhellt die Tatsache, daß eine der ersten Methoden zur Lokalisation von Transpirationsstörungen, nämlich der Minorsche Schwitzversuch, von einem Neurologen angegeben wurde. Als Beispiel für Dermatosen, die zu einer Hyperhidrosis führen können, seien nur die dyshidrosiformen id-Reaktionen z. B. bei Kontaktdermatitiden erwähnt sowie die Abnützungsschäden durch Kaltwell-Präparate.

Besteht also die erste Aufgabe des Arztes bei Vorliegen einer Hyperhidrosis in der Aufklärung und Ausschaltung eventueller auslösender Faktoren, bedürfen doch auch diese Fälle ebenso wie die sogenannten idiopatischen Formen einer zusätzlichen Therapie.

Zur internen Behandlung der Hyperhidrosis werden folgende Medikamente-Gruppen empfohlen (Tab. 2):

Tabelle 2.   Interne Medikation der Hyperhidrosis

1. Pflanzenextrakte

   z. B. Salbei (Salvia officinalis)
        Ysop (Hysopus officinalis)
        Walnußschalen (Cortex fructus juglandis)
        Knoblauch (Allium sativum)
        Sternanis (Fructus Anisi stellati)
        Schachtelhalm (Herb. Equeseti)
        Schafgarbe (Herb. Millefolii)
        Brennessel (Urtica urens)
        Tollkirsche (Folia belladonnae)

2. Anticholinergica

   z. B. Atropin und seine Derivate
        Banthin und seine Abkömmlinge
        Hexamethoniumbromid und seine Abkömmlinge
        Hexacyclinummethylsulfat

3. Tranquillizer

   z. B. Phenothiazine
        Diazepam

4. Sedativa

   z. B. Prominal
        Luminal

5. Diuretica

   z. B. Chlorothiazide

6. Sonstige

        Agaricin- und Camphersäure
        Kaliumtellurit und ähnliche Verbindungen
        Antimalariamittel (Atebrin, Resochin)
        unspezifische Umstimmung (Pyrifer, Eigenblut u. a.)

1. eine Reihe von pflanzlichen Wirkstoffen, die z. T. von der Wirkung her wie Folia Belladonnae in die folgenden Gruppen gehören und die als Aufgüsse, Tees oder auch in Spezialitäten verwendet werden. Wichtiger sind 2. die Anticholinergica, die vor allem über die Blockierung der schweißauslösenden Acetylcholin-Wirkung angreifen. Als Parasympathicolytica verursachen sie aber zusätzlich weitere Nebenwirkungen, wobei Sehstörungen und Trockenheit im Mund subjektiv im Vordergrund stehen. Tranquillizer und Sedativa als 3. Gruppe sind vor allem bei emotionellem Schwitzen angezeigt, während die 4. Gruppe der Diuretica sekundär über die erhöhte renale Ausscheidung wirkt. Auch die in der letzten Gruppe zusammengefaßten Stoffe sind bei umstrittenen Wirkungen nicht frei von Nebenwirkungen, von denen die irreversible Schädigung der Schweißdrüsen durch Antimalaria-Mittel wohl die wichtigste ist.

Tabelle 3. Ergebnis des Transpirationstests bei 40 Versuchspersonen (Raumbedingungen: 30°C 50% rel. LF)

Präparat	Dosis/die (oral)	Prozentuale Änderung der Transpiration			
		Hand	Arm	Fuß	Mittelwert
Sedativa	6 Drag.	+15	+21	+ 2	+13
Extr. Humuli Lup. 30 mg					
Extr. Valerian. sicc. 30 mg					
Acid. phenyläthylbarbit. 10 mg/Dragée					
(Hovaletten forte®)					
Ataractica					
7-Chlor-1,3-dihydro-1-methyl-5-phenyl-2H-1,4-benzodiazepin-2-on (Valium®)	15 mg	—30	—16	—10	—19[a]
7-Chlor-1,3-dihydro-3-hydroxy-5-phenyl-2H-1,4-benzodiazepin-2-on (Adumbran®)	40 mg	+ 4	+32	+12	+16
Antihistaminica					
N-Phenyl-N-benzyl-4-amino-1-methylpiperidin (Soventol®)	150 mg	+ 6	+29	— 4	+10
1-Chlorbenzhydryl-4-methylpiperazin-dihydrochlorid (Di-Paralene®)	100 mg	+72	+81	—13	+55[a]
Parasympathicolytica					
Folia Belladonnae (Bellafolin®)	1 mg	—12	—36	—17	—22[a]
Hyoscin-N-butylbromid (Buscopan®)	60 mg	—11	—12	—23	—15[a]
Saluretica					
4-chlor-N-(2-furylmethyl)-5-sulfamoyl-anthranilsäure (Lasix®)	1mal: ♂80 mg ♀40 mg	—30	—20	—17	—22[a]

[a] Signifikante Werte

Aufgrund eigener Untersuchungen, die in der folgenden Tabelle 3 zusammengefaßt sind, und in denen wir lediglich eine Wirkung der Anticholinergica, der Saluretica und unter den Ataratica durch Valium gefunden haben, bevorzugen wir zur internen Therapie folgendes Behandlungsschema (Tab. 4).

Es ist bei Anwendung dieses Schemas natürlich darauf zu achten, daß bei den Patienten durch die Therapie keine Nebenwirkungen auftreten und sie auch arbeitsfähig bleiben.

Tabelle 4.   Schema der internen Behandlung der Hyperhidrosis

1. Allgemein
   a) Valium   10 bis 30 mg/die
   b) Lasix   40 bis 80 mg 2mal wöchentlich
2. bei Vagotonie zusätzlich
   z. B. Bellafolin oder Kombinationspräparate wie Bellergal o. ä.
3. bei emotionellem Schwitzen zusätzlich
   z. B. Atosil, Luminaletten o. ä.

Unterstützt werden muß diese Behandlung noch durch lokale Maßnahmen und zwar
sowohl bei generalisierter als auch lokalisierter Hyperhidrose. Zur lokalen Therapie der
Hyperhidrose kommen folgende Wirkstoffgruppen in Frage (Tab. 5).

Tabelle 5.   Lokale Antihidrotica

1. Formalin sowie dessen Polymerisations- und Kondensationsprodukte
2. Metallverbindungen
3. Gerbstoffe
4. organische Säuren
5. Sonstige

Formaldehyd hat als sicher gut wirksames Antiperspiranz als wesentlichste Nachteile
die sehr unterschiedlich in den einzelnen Publikationen angegebene Sensibilisierungs-
quote und die bei Daueranwendung zu starke Austrocknung der Haut. Da — sei es
wegen der Dicke der Hornschicht an Händen und Füßen oder auch wegen der geringen
Penetration des oberflächlich an Eiweiß gebundenen Formalins — bei Anwendung höher
konzentrierter Formalin-Lösung relativ selten Sensibilisierungen auftreten im Vergleich
etwa zu solchen nach formalinhaltigen Imprägnierungsmitteln, wird man bei einer starken
Hyperhidrosis initial auf das Formalin kaum verzichten können. Es kann 2 bis 10%ig in
wäßrigen oder alkoholischen Lösungen sowie Salben angewandt werden. Hexamethylen-
tetramin-haltige Rezepturen (Antihydral, Fontenal) als Spezialität setzen erst in Gegenwart von (saurem) Schweiß Formalin frei und bewähren sich sonst in gleicher Weise.
   Die antiperspiratorische Wirkung des Formalins beruht offenbar lediglich auf einem
Verschluß des oberen Abschnittes des Schweißdrüsenausführganges, jedoch vollständiger
als bei den nachfolgend zu besprechenden Metallverbindungen, denn durch sie ist auch
bei einer Daueranwendung nur eine begrenzte Wirkung ohne weitere Steigerung zu erreichen (Abb. 1).
   Die größte praktische Bedeutung haben aus dieser Gruppe die Aluminiumchloridver-
bindungen, wenn auch vereinzelt Zink- und Zirkoniumsalze empfohlen werden. Nach
letzteren können als Nebenwirkungen Granulome auftreten. Durch die üblichen, auch in
der Kosmetik verwendeten Sprays mit 3 bis 4% solcher Wirkstoffe läßt sich eine etwa
50%ige Schweißhemmung erzielen, ebensoviel wie mit einer 15%igen Chlorhydrol-
Lösung (Tab. 6). Quellung und Austrocknung der Haut haben nur einen geringen Einfluß auf den Effekt dieser Verbindungen, auf gefetteter Haut sind fettlösliche Aluminium-
salze etwas wirksamer (Tab. 7). Bei nur geringer Transpiration nimmt die Wirkung auf
etwa 20% ab, bei sehr starker ist die prozentuale Hemmung ebenfalls geringer. Durch
Abrieb und erst recht durch Abwaschen ist der Effekt zu beseitigen, so daß auch hier die
Wirkung nur im Bereich des Ausführungsganges der Schweißdrüse liegen dürfte (Tab. 8).
Eine negative Beeinflussung der Schweißdrüsen im Sinne einer Atrophie ließ sich deshalb
auch nach einer Behandlung von mehreren Monaten histologisch nicht nachweisen.

Tabelle 6. Transpirationshemmung durch verschiedene Al-Verbindungen und Rezepturen

Nr.	Form	Wirkstoff	n	Meßwerte		Hemmung in %	Signifikanz p (gegen Kontrolle)
				unbehandelt	behandelt		
1	Lösung	5% Chlorhydrol	8	44,6 ± 6,30	36,8 ± 10,02	18	0,05
2	Lösung	10% Chlorhydrol	10	32,2 ± 15,41	19,7 ± 9,37	40	0,001
3	Lösung	15% Chlorhydrol	6	41,2 ± 9,11	17,8 ± 12,23	56	0,001
4	Spray A	3% Al-Hydroxychl.	10	36,6 ± 16,41	16,6 ± 8,59	54	0,001
5	Spray B	3% Al-Hydroxychl.	8	33,7 ± 18,28	17,5 ± 11,69	48	0,001
6	Spray C	4% Al. chlor. Prop.	9	32,6 ± 15,32	22,4 ± 13,52	32	0,01
7	Spray D	3,3% Al-isoprop.	9	36,0 ± 17,26	13,0 ± 7,74	64	0,001

Tabelle 7. Einfluß des Hornschichtzustandes bzw. der Hautoberfläche auf die Wirkung von Al-Verbindungen

Wirkstoff	Vorbehandlung	n	Meßwerte		Hemmung in %	Diff.	Signifikanz p gegen Kontrolle	untereinander
			unbehandelt	behandelt				
A. Quellung								
Al-isopropylat	gequollen	7	44,4 ± 3,35	18,4 ± 4,75	59	—1	0,001	keine
	keine	7	40,0 ± 7,88	16,3 ± 8,00	60		0,001	
B. Trocknung								
Al-Hydroxychl.	getrocknet	10*	18,9 ± 10,17	7,6 ± 5,33	60	+6	0,001	keine
	keine	10	36,6 ± 16,41	16,6 ± 8,59	54		0,001	
C. Fettung								
Al-Hydroxychl.	gefettet	10*	7,4 ± 10,69	4,5 ± 5,75	40	—7	keine	
	keine	10*	11,8 ± 11,30	6,3 ± 6,37	47		0,01	keine
Al-isopropylat	gefettet	11	36,0 ± 20,75	16,0 ± 12,26	56	+6	0,01	
	keine	11	36,6 ± 19,52	18,5 ± 13,64	50		0,01	keine

* z. T. abweichende Untersuchungsdauer

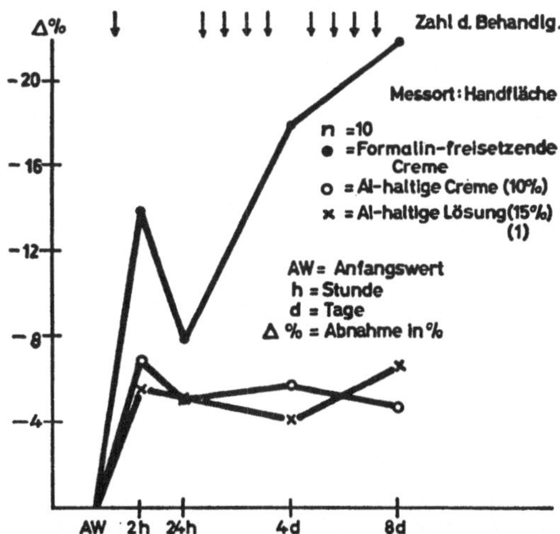

Abb. 1. Transpirationshemmung durch Formalin und Al-Verbindungen in Abhängigkeit von der Behandlungsdauer

Tabelle 8. Einfluß der Entfernung von Antiperspirantien auf die Transpirationsreduktion

Entfernung des Antiperspirans	n	Meßwerte		Hemmung in %	Signifikanz p gegen Kontrolle	untereinander
		unbehandelt	behandelt			
—	20	$24,0 \pm 15,63$	$11,5 \pm 7,83$	53	0,001	
						0,01
Abrieb	20	$26,8 \pm 14,35$	$21,2 \pm 10,65$	19	0,05	
—	12	$42,6 \pm 19,81$	$16,0 \pm 9,21$	63	0,001	
						0,01
Abwaschen	12	$50,0 \pm 15,66$	$45,0 \pm 16,65$	10	0,05	

Gegenüber den genannten Verbindungen spielen die übrigen Substanzen keine wesentliche Rolle. Gerbstoffe wie Tannin haben bei keineswegs besserer Wirkung den Nachteil der Verfärbung der Haut durch Reaktion der Gerbstoffe mit sehr vielen anderen Substanzen. Säuren wirken generell austrocknend, ohne daß einer bestimmten Säure etwa der Vorzug zu geben wäre; entscheidend ist nur die Azidität der Lösung, und unter den sonstigen Stoffen schließlich finden sich die schon zur internen Therapie genannten wieder.

Bevor die lokale Therapie der Hyperhidrosis zusammengefaßt werden soll, seien noch einige Bemerkungen zu der physikalischen Beeinflussung der Transpiration angefügt.

Zum Waschen und Baden sollte anstatt Seife ein synthetisches Tensid wegen der stärkeren Austrocknung der Hornschicht verwendet werden, z. B. Dermowas, Präcutan oder Stephalen, wobei dies einer der wenigen Fälle ist, in dem eine saure Einstellung oder die Nachbehandlung mit einem „angesäuerten" z. B. 1 bis 2% Salicylsäure enthaltenden Spiritus nützlich ist (Tab. 9). Bäder in quarternären Amoniumverbindungen erhöhen auch die Austrocknung, ebenso wie die bekannten Triphenylfarbstoffe, deren Anwendung aber wohl den dyshidrosiformen Erscheinungen vorbehalten bleiben sollte. Auch Puder, vor

Tabelle 9. Lokale Maßnahmen zur Behandlung der Hyperhidrosis

A. Allgemein

1. Körperreinigung mit anionaktiven Tensiden
   z. B. Stephalen statt mit Seife
2. Eventuell Nachbehandlung mit 2% Sal. Spiritus
3. UV-Bestrahlungen

B. Lokal

   I. Hand und Füße

     1. wie A 1 und A 2
     2. anfangs: für 2 bis 3 Tage Behandlung mit formalinfreisetzenden Rezepturen
          (z. B. Antihydral)
      dann: Übergang auf eine Aluminiumchlorid-Verbindung (Robures, Versuchspräparat
          der Firma Robugen)

   II. bei fehlender Verdunstungsmöglichkeit
   (Axillen und Genito-Anal-Bereich)

     1. wie A 1, evtl. Bäder zusätzlich
     2. Aminiumchlorid-haltiger Puder (z. B. Myxal) oder — wenn nicht vertragen — Dermatol
       (mit dem adstringierend wirkenden Bism. subgallicum!)
     3. evtl. UV-Kontaktbestrahlung und Depilation der Axillen (durch Rasur).

allem, wenn sie noch transpirationshemmende Wirkstoffe enthalten (z. B. Myxal) wirken zusätzlich über die stärkere Verdunstung wegen der Vergrößerung der Oberfläche. Interdigital, wo keine Verdunstung erfolgen kann, ist ihr Absorptionsvermögen für Feuchtigkeit aber sehr schnell erschöpft, wie wir experimentell zeigen konnten. Enge, die Verdunstung behindernde Kleidungsstücke sollten auch wegen der möglichen mechanischen Transpirationsauslösung (vibratorische Transpiration) bei Vorliegen einer Hyperhidrosis vermieden werden.

UV-Bestrahlungen wirken oft günstig sowohl auf den Feuchtigkeitsgehalt der Hornschicht als auch auf die Wasserabgabe von der Haut, besonders in den seborrhoischen Zonen, und sind sicher günstiger als die früher so beliebte Röntgentherapie, sei sie lokal, segmental, als Grenzstrangbestrahlung oder Bestrahlung des Diencephalons angewandt. Eine wirklich effektive Therapie verlangt so hohe Dosen, daß ihr Einsatz nicht zu verantworten ist.

Die von uns auf Grund experimenteller Überprüfung benutzten lokalen Maßnahmen, sind in der Tab. 8 nochmals zusammengestellt.

Da ich mich abschließend kaum traue, in diesem Kreis auf die Notwendigkeit einer besonders sorgfältigen Reinigung des Körpers und der Wäsche bei einer bestehenden Hyperhidrosis hinzuweisen, einmal im Interesse der Nasen der Mitmenschen, aber vor allem auch wegen der schon angeklungenen zahlreichen dermatologischen Erkrankungen, deren Entstehung und Entwicklung diese Störung fördert, erlauben Sie mir hierzu ein vor genau 450 Jahren in Freiburg erschienenes Gesundheitsbüchlein zu zitieren, wobei im hier besprochnen Falle die „böse Feuchtigkeit" nicht nur unter, sondern auch auf der Haut vorhanden wäre (Abb. 2).

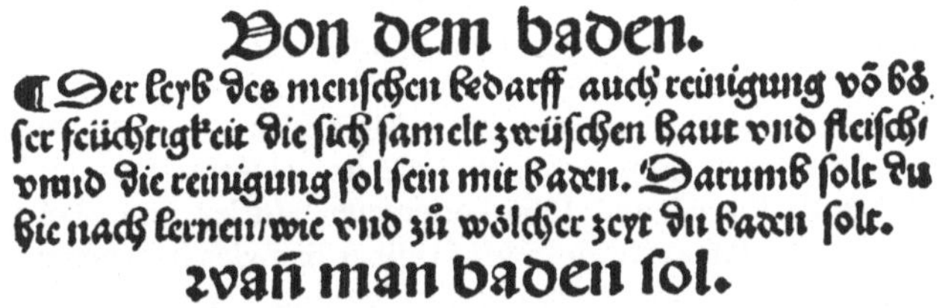

Von dem baden.

¶ Der leyb des menschen bedarff auch reinigung võ böser feüchtigkeit die sich samelt zwüschen haut vnd fleisch/ vnnd die reinigung sol sein mit baden. Darumb solt du sie nach lernen/wie vnd zu wölcher zeyt du baden solt.

wañ man baden sol.

Abb. 2. Faksimilie aus „Dis biechlein saget …", Freiburg i. Br. 1523

Gegenüber manchem meiner Vorredner habe ich nun abschließend den Vorteil, nicht bei einem Versagen der skizzierten, notwendigerweise polypragmatischen Therapie Resignation anraten zu müssen, sondern möchte für diesen Fall das folgende Referat von Herrn Salfeld ihrer Aufmerksamkeit empfehlen.

Kurt Salfeld

Schweißdrüsenoperation bei Hyperhidrosis axillaris

Die konservative Behandlung der Hyperhidrosis axillaris darf als eine wenig überzeugende therapeutische Maßnahme angesehen werden. Eine dauerhafte Besserung wird weder durch gezielte Einzelmaßnahmen noch durch eine nicht mehr überschaubare Polypragmasie erzielt. Die lokale Röntgenbestrahlung, zeitweise als Mittel der Wahl empfohlen — ich darf hier auf die Ausführungen von Sulzberger und Wolf [11], Beutnagel [1], Wetzels [12], Schneider [9] u. a. verweisen — konnte sich ebenfalls nicht durchsetzen. Nicht selten waren Spätfolgen, wie erhöhte Entzündungsbereitschaft, Exsikkationsneigung, Brennen der Achselhöhle, nicht zu vermeiden (Sulzberger und Wolf [11].

Auch die operative Sympathektomie vermochte nicht die Erwartungen zu erfüllen, die man sonst in sie setzte. Einerseits kam es häufig zu kompensatorischer Schwitzreaktion in anderen Körperregionen, zum anderen sind nicht selten Rezidive beobachtet worden. Xuan und van Dien [13] fanden bereits drei Monate post operationem nur noch 79% weitgehend gebesserter Patienten, anfänglich waren es 98%.

Über die Möglichkeit, die Hyperhidrosis axillaris durch eine Exstirpation des in Frage kommenden Drüsenareals in der Achselhöhle anzugehen, berichteten als erste Skoog und Thyresson [10]. Seit 1958 wurden nach der von Skoog geübten Methode, die sich grundsätzlich von den später angewandten Methoden unterscheidet, Patienten behandelt. Die erste Veröffentlichung erschien 1962 im schwedischen Schrifttum (Skoog und Thyresson [10]). Erst 1963 und 1966 berichteten Hurley und Shelley [5,6] in der englischen Literatur und 1966 auch Holzegel [4] über das gleiche Thema, ohne die Vorarbeiten zu zitieren. Es ist anzunehmen, daß Hurley und Shelley [5,6] unabhängig von Skoog und Thyresson [10] die operative Behandlung der Hyperhidrosis axillaris einführten. In der französischen Literatur erschien 1967 die erste Arbeit (Préaux [8]). 1970 veröffentlichten Lochovsky und Mitarb. [7] und Gillespie [3] Arbeiten über ihre Behandlungsergebnisse in der tschechoslowakischen bzw. englischen Literatur.

Die Anzahl der nach diesem Verfahren insgesamt behandelten Patienten mit Hyperhidrosis axillaris ist noch nicht besonders groß. Skoog und Thyresson [10] berichten von 15 Personen, alles Frauen im Alter von 17 bis 48 Jahren. Bei Hurley und Shelley [5,6] waren es im Jahre 1963 vier Patienten und 5 gesunde Freiwillige, die operiert wurden, 1966 kamen weitere 12 Patienten und noch 6 Probanden hinzu. Holzegel [4] berichtet 1966 über 22 Patienten, auffallenderweise 14 Männer und 8 Frauen. Die Zahl der von Préaux [8], Lochovsky und Mitarb. [7] u. a. Operierten ist gering, sie beträgt lediglich 3 bzw. 6 Patienten.

Alle Autoren sind sich darüber einig, daß die wichtigste Voraussetzung zum Gelingen der Operation, d. h. zur Beseitigung des übermäßigen Achselschwitzens, die möglichst genaue Festlegung und Exzision des am stärksten schwitzenden Areals in der Achselhöhle ist. Skoog und Thyresson [10] gehen hierbei von der Annahme aus, daß der am stärksten schwitzende Bezirk weitgehend identisch ist mit dem Bezirk des Haarbewuchses und orientieren sich daher an diesem, auch nach der Rasur noch gut festzustellenden Bereich. Alle anderen Autoren sind übereinstimmend der Ansicht, daß der am stärksten schwitzende Bezirk der Axilla nicht unbedingt mit dem Bereich des Haarwuchses über-einstimmen muß. Zur Feststellung des Schwitzareals wurde von ihnen der Minorsche Schwitzversuch mit gewissen Abwandlungen angewandt. Der operative Eingriff selbst wird von allen Operateuren (bis auf Skoog und Thyresson [10], die auch von der Mög-lichkeit der Vollnarkose sprechen) in Lokalanaesthesie ausgeführt. Nicht einheitlich ist die Operationsmethode. Skoog und Thyresson [10] legen den ersten Schnitt in die Rich-tung der kurzen Achse des Haarwuchses, also dem Faltenzug der Axilla folgend. Von diesem Schnitt aus werden zwei weitere Inzisionen gesetzt, die es gestatten, den behaarten Hautbezirk arealweise von der Unterlage abzupräparieren, um von der Unterseite her die gut sichtbaren ekkrinen Schweißdrüsen entfernen zu können (siehe Abb. 1). Danach werden die Schnitte geschlossen und vernäht. Ein Hautsubstanzverlust tritt nicht ein. Hurley und Shelley [5] dagegen legten bei ihren ersten Operationen einen Schnitt quer zur Axilla und entnahmen dort ein elliptisches Stück Haut mit den darin befindlichen Schweißdrüsen von der Größe 4 × 1,5 cm. Später ging man dann dazu über, in Längs-schnittrichtung zu operieren. Der gleichen Methode bedient sich übrigens auch Holz-egel [4], ohne hierfür besondere Gründe anzugeben. In der Regel wurden die Patienten entweder 1 bis 8 Tage stationär aufgenommen oder ausschließlich ambulant behandelt. Holzegel [4] berichtet über zwei Sekundärheilungen. Einheitlich gut wurde schließlich das Operationsergebnis beurteilt: Ohne Ausnahme sind Besserungen oder vollkommene Beseitigung der Hyperhidrosis axillaris erzielt worden.

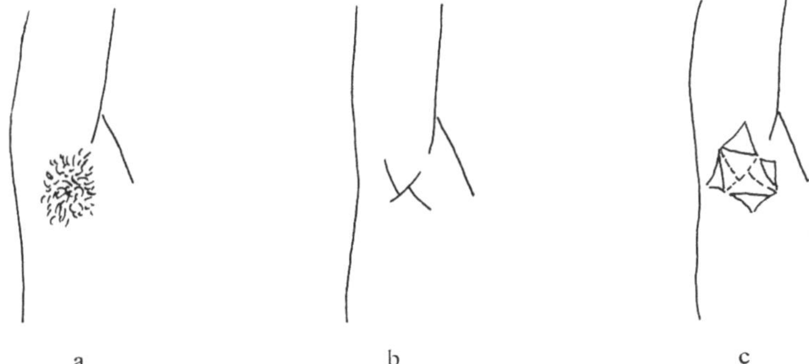

a   b   c

Abb. 1 a—c. Operative Sanierung der Hyperhidrosis axillaris nach Skoog und Thyresson
     a) stark schwitzender Achselhöhlenbereich
     b) Schnittführung
     c) zur subcutanen Entfernung der Schweißdrüsen hochgeklappte Hautdreiecke

Diese sehr erfreulichen Mitteilungen aus der Literatur bewogen uns, die operative Sanierungsmethode des axillären Schwitzens in unserer Klinik einzuführen und zu ver-suchen, sowohl die Vorbereitung zur Operation (Feststellung der Schwitzareale) als auch die Schnittrichtung und die Nachbehandlung zu standardisieren, um möglichst wenig Nebenwirkungen bei optimalen Ergebnissen zu haben. Ein Optimum an Wirkung konnte nur erzielt werden, wenn bei der Entfernung der entsprechenden Schweißdrüsen-areale möglichst viele Schweißdrüsen auch in den Randbezirken miterfaßt wurden.

Operationsmethode:

Obwohl die Anordnung der Schweißdrüsen in der Achselhöhle und deren Funktionalität recht unterschiedlich ist (siehe Fiedler [2], Tab. 1), kommt man in den meisten Fällen mit der Entfernung eines in Querrichtung zur Achselhöhle liegenden Hautstückes aus (Abb. 2). Man er-

274   K. Salfeld

Tabelle 1. Schweißsekretionstypen nach H. P. Fiedler

Typ	Untertyp	schwitzender Bereich
I		Axille und darüber hinaus
	I A	axillar und periaxillar gleichmäßig
	I B	axillar stärker als periaxillar
II		nur Axille
	II A	ganze Axille
	II B	nur Zentrum der Axille
III		im Zentrum der Axille nicht

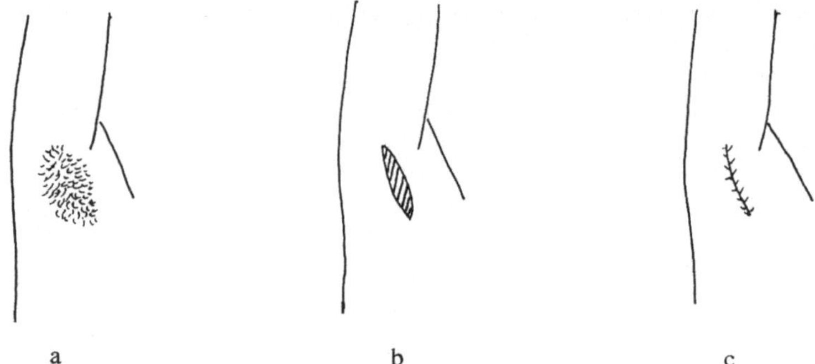

Abb. 2a—c. Eigene Schnittführung zur operativen Sanierung der Hyperhidrosis axillaris bei Orientierung der Schweißdrüsen quer zur Achselhöhle

  a) stark schwitzender Achselhöhlenbereich
  b) zu entfernendes ovaläres Hautstück
  c) Operationsfeld nach Naht

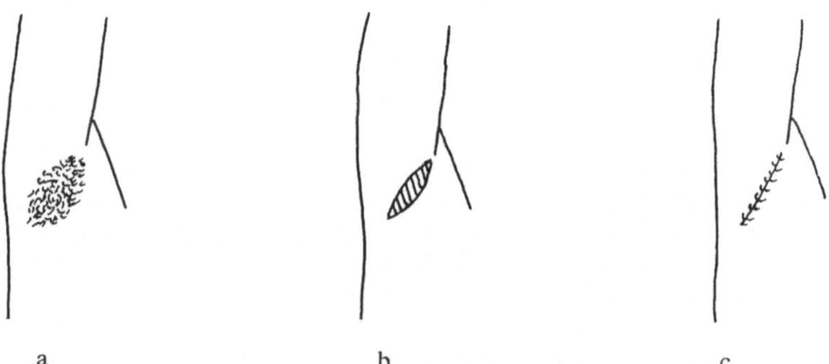

Abb. 3a—c. Eigene Schnittführung zur operativen Sanierung der Hyperhidrosis axillaris bei Orientierung der Schweißdrüsen längs zur Achselhöhle

  a) stark schwitzender Achselhöhlenbereich
  b) zu entfernendes ovaläres Hautstück
  c) Operationsfeld nach Naht

faßt bei dieser Operationstechnik genügend Schweißdrüsen, um das Achselschwitzen beeinflussen zu können. Nur bei wenigen Probanden müssen die schwitzenden Areale in Längsrichtung zur Achselhöhle exzidiert werden, um den größten Teil der Schweißdrüsen beseitigen zu können, ohne zu große Schnitte legen zu müssen (Abb. 3)*.

Nach Rasur beider Achselhöhlen Minorscher Schwitzversuch: Mit einem Watteträger wird Jod-Alkohol-Lösung in der Axilla aufgetragen und mit Weizenstärke bepudert (Jod 1,5, Rizinusöl 10,0, Alkohol ad 100,0). Dort, wo die Schweißdrüsen gehäuft vorkommen, entstehen umschriebene blauschwarze Inseln. In vielen Fällen genügt die Beobachtung des spontanen Schweißausbruches nach Abtupfen der Axillen. Mit dem bloßen Auge ist zu erkennen, wie zuerst im Zentrum der Axilla die Schweißbildung beginnt, dann unter allmählicher Zunahme der Schweißmenge auch die Peripherie ergriffen wird und sich spätestens nach 1 bis 2 Minuten das gesamte schwitzende Areal von der nicht schwitzenden Umgebung relativ scharf abhebt. Kennzeichnen der Schwitzzone mit einem nicht abwaschbaren Stift. Nach lokaler Infiltration Exzision des angezeichneten Bezirkes, wobei die Haut und Subcutis in einer Dicke von etwa 5 mm mitentfernt werden, um neben den Schweißdrüsen auch alle Haarwurzeln zu beseitigen. Nach Unterminierung des Randes und exakter Blutstillung wird die Wunde durch Knopfnähte verschlossen. Bei stärkerer Blutung empfiehlt sich das Einlegen eines Drains für etwa 1 bis 2 Tage. Druckverband für 1 bis 2 Tage, zweizeitiges Entfernen der Fäden am 4. und 8. Tag. Bis auf mögliche Hämatombildungen, die bei der häufig recht großen Operationshöhle vorkommen können, sind Komplikationen des Heilverlaufes nicht beobachtet worden.

Besprechung der Ergebnisse

Nach der von Hurley und Shelley [5,6] angegebenen Methode wurde 1967 die erste Patientin bei uns operiert. Eine Nachbeobachtungszeit von 2 Jahren ließ klar erkennen, daß Rezidive hierbei scheinbar nicht vorkamen und auch die Verlagerung des axillären Schwitzens in andere Körpergebiete, wie dies behauptet wird, nicht eingetreten ist.

Bei einer mindestens 3jährigen Nachbeobachtungszeit überblicken wir 22 Patienten, die wir auch der Auswertung unterzogen haben. (Die wesentlich größere Zahl später operierter Patienten wurde in die Auswertung nicht miteinbezogen, sie sollen zu einem späteren Zeitpunkt statistisch erfaßt werden.) Alle Patienten sind mit dem Erfolg der Operation zufrieden. In allen Fällen fanden wir unmittelbar nach der Operation eine graduelle Beseitigung des übermäßigen Achselschwitzens, je nach der Größe des herausgenommenen Schweißdrüsenareals. Ebenfalls in allen Fällen ließ das allgemeine emotionelle Schwitzen der Patienten weitgehend nach. Einige Monate post operationem waren die Patienten bewußtseinsmäßig nicht mehr in dieser Richtung orientiert. Auch im Laufe der späteren Beobachtungszeit sind Rezidive oder kompensatorische Schwitzreaktionen bei den Patienten nicht beobachtet worden. Der von Hurley und Shelley [5,6] angegebene einzige Nachteil dieser Operation, nämlich der verstärkte Geruch des verbliebenen geringen Achselschweißes, wurde von unseren Patienten nicht angegeben. Die verbleibenden Narben, auf die man die Patienten schon vor der Operation hinweisen sollte, erwiesen sich nicht als störend, zumal sie insbesondere bei der Exzision eines ovalären Hautstückes quer zur Achselhöhle durch die Restbehaarung verdeckt werden.

Bezieht man auch die später operierten Patienten, deren Nachbeobachtungszeit noch nicht über 3 Jahre geht, in die Gesamtbetrachtung ein, so ändert sich nach unserer heutigen Meinung nichts an dem Ergebnis. Die Einfachheit der Durchführung der operativen Sanierung bei fehlenden Komplikationen sowie der durchweg gute Erfolg sollten nach Möglichkeit viele von uns veranlassen, sich dieser Behandlungsmöglichkeit zu bedienen.

---

* Die nach Halten des Referates durchgeführten operativen Eingriffe wurden in über der Hälfte der Fälle in Längsrichtung durchgeführt. Eine Variation des Kompressionsverbandes gestattet die Anwendung dieser Methode ohne wesentliche Nachblutung.

18*

Zu beachten ist lediglich, daß

1. sich die Schnittrichtung nach der Schweißdrüsenanordnung innerhalb der Achselhöhle orientieren muß und

2. die Sanierung nach Möglichkeit in einem kurzen stationären Aufenthalt durchgeführt
werden bzw. bei ambulanter Behandlung eine gewisse Überwachung möglich sein sollte;
peinlich genaue Blutstillung und Anlegen eines Druckverbandes sind dabei wohl selbstverständlich.

Ein dauerhafter Erfolg, wobei neben der Beseitigung des Achselschwitzens durchaus
auch das emotionelle Schwitzen beeinflußt wird, ist dann unausbleiblich.

Literatur

1. Beutnagel, J.: Dtsch. med. Wschr. **78,** 647 (1953)
2. Fiedler, H. P.: Der Schweiß, 2. Aufl. Aulendorf: Editio Cantor AG 1968
3. Gillespie, J. A., Kane, S. P.: Evaluation of a simple surgical treatment of axillary hyperhidrosis: Br. J. Derm. **83,** 684 (1970)
4. Holzegel, K.: Die Hyperhidrosis axillaris und ihre operative Behandlung. Dtsch. Ges.-Wesen
   21, 1231 (1966)
5. Hurley, H. J., Shelley, W. B.: J. Amer. med. Ass. **186,** 109 (1963)
8. Hurley, H. J., Shelley, W. B.: Axillary Hyperhidrosis. Br. J. Derm. **78,** 127 (1966)
7. Lochovsky, L.: Treatment of severe Hyperhidrosis by surgical removal of part of perspiratory
   glands. Čsl. Derm. **45,** 58 (1970)
8. Préaux, J.: Le traitement chirurgical de l'hyperhidrose axillaire. Bull. Soc. franç. Derm. Syph.
   75, 730 (1967)
9. Schneider, W.: Berufsdermatosen **2,** 313 (1954)
10. Skoog, T., Thyresson, N.: Hyperhidrosis of the Axillae. Acta Chir. Scand. **124,** 531 (1962)
11. Sulzberger, M. B., Wolf, J.: Dermatologic Therapy in general practice, 3. Aufl. Chicago: The
    Year Book Publisher 1948
12. Wetzels, E.: Med. Klin. **48,** 94 (1953)
13. Xuan, N. T., van Dien, N.: Zbl. Neurochir. **22,** 339 (1962)

Dermatologische Röntgentherapie

Arthur Wiskemann

Biologische Strahlenwirkung und Bestrahlungsmethoden

Die Indikationen und Methoden der dermatologischen Röntgenstrahlentherapie gründen sich auf klinische Erfahrung. Die Theorie, d. h. das Verstehen der Wirkungsweise, hinkt hinterher. Durch das Experiment belegbare strahlenbiologische Gesetzmäßigkeiten haben die Praxis der Strahlentherapie jedoch frühzeitig beeinflußt. Ich erinnere an die Erythemversuche zur Dosisfraktionierung und an Versuche über den Einfluß des durchstrahlten Gewebsvolumens auf die Strahlentoleranz, die zur Kleinvolumentherapie nach Chaoul und später mit Weichstrahlen geführt haben.

Seit Entwicklung der Weichstrahltherapie vor ca. 20 Jahren hat es in der Methodik der Bestrahlung von Hautkrankheiten keine wesentlichen Neuerungen gegeben. Dagegen wurden große Fortschritte in der Strahlenbiologie auf molekularer und zytologischer Ebene erzielt. Anstoß gaben die Aufklärung der Struktur und Funktion der Desoxyribonucleinsäure (DNS), der Einsatz radioaktiver Isotope in der Biochemie und Histologie (Autoradiographie) sowie neue Verfahren der Zellzüchtung.

Ich werde alte und neue Erkenntnisse der Strahlenbiologie skizzieren, soweit sie zum Verständnis der strahlentherapeutischen Praxis beitragen. Dabei werde ich auch auf die Entwicklung neuer Methoden, z. B. auf die zeitlich abgestimmte Kombination mit Zytostatika hinweisen.

Biologische Strahlenwirkung

Absorption und Streuung

Wir wollen davon ausgehen, daß dem Dermatologen Röntgenstrahlungen zur Verfügung stehen, die mit 10 bis 50 kV, in der Klinik evtl. auch mit 10 bis 100 kV Röhrenspannung erzeugt werden. Die von der Haut aufgenommene Strahlenenergie wird entweder vollständig absorbiert (Photoabsorption) oder teilweise absorbiert und teilweise gestreut (Compton-Streuung) oder ausschließlich gestreut.

Die aus der Haut zurückgestreute Strahlung interessiert hinsichtlich des Strahlenschutzes und der Dosismessung. Addiert man die aus dem Gewebe rückgestreute Dosis zu der in Luft gemessenen Einfallsdosis (ED), so kommt man zur Oberflächendosis (OD). Der Streuzusatz steigt mit zunehmender Strahlenhärte und Feldgröße. Bei Einstellung der Schaltstufe IV des Siemens Dermopan-Gerätes erreicht er bis zu 14%. Bei großflächiger Carcinombestrahlung muß dies berücksichtigt werden.

Ionisation

Die absorbierte Strahlung erzeugt biologische Wirkungen, indem sie die absorbierenden Moleküle ionisiert. Die bei der Ionisierung abgesprengten Elektronen (Sekundärelektronen) ionisieren weitere Moleküle und so fort, so daß Ionisationsbahnen entstehen, die in der Nebel- oder Blasenkammer sichtbar werden. Überträgt man die gekrümmten Ionisationsbahnen maßstabsgerecht auf einen histologischen Hautschnitt, so werden die Größenordnungen deutlich.

Treffer und Trefferbereich

Für die Erzeugung einer Strahlenwirkung z. B. einer Mutation oder Zelltötung bedarf es der Plazierung eines oder mehrerer Ionenhäufchen, d. h. eines oder mehrerer „Treffer" innerhalb eines oder mehrerer „Trefferbereiche" innerhalb der Zelle. Sofern mehrere Treffer oder Trefferbereiche für die biologische Wirkung erforderlich sind, erhält man eine sigmoidale Wirkungskurve, z. B. für die Abtötung von Zellen.

Als wirksamen Trefferbereich hat man die DNS, d. h. den Träger der genetischen Information im Zellkern erkannt. Zur Tötung einer Zelle mit doppelsträngiger DNS bedarf es im Mittel der Schädigung von 0,3% des DNS-Gehaltes. Welcher Art die DNS-Schädigungen sind, kann der Abb. 1 entnommen werden. Sofern nur eine Pyrimidinbase oder ein Strang geschädigt ist, kann der Schaden repariert werden. Doppelstrangbrüche führen immer zum Zelluntergang.

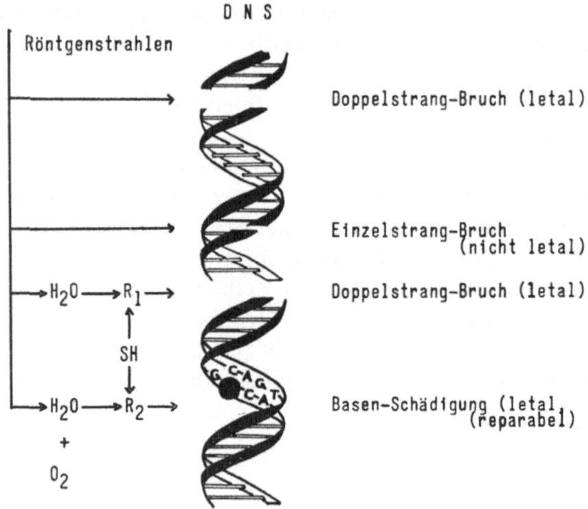

Abb. 1. Arten der DNS-Schädigung durch Röntgenstrahlen (in Anlehnung an W. Szybalski, Rad. Res. Suppl. 6, 95, 1966)

Direkte und indirekte Strahlenwirkung

Die DNS muß nicht direkt getroffen werden. Bei der Ionisation des Gewebswassers entstehen Wasserradikale, welche zur DNS diffundieren und sie auf indirektem Wege schädigen. Diese indirekten Treffer machen etwa die Hälfte aller DNS-Schädigungen aus. Bei der indirekten Strahlenwirkung besteht die Chance, die Radikale mit Strahlenschutzmitteln abzufangen. Getrocknete Samen sind gegenüber Keimlingen weniger strahlenempfindlich, weil sie kein Wasser enthalten.

Die Bedeutung anderer möglicher Trefferbereiche z. B. von Organellen des Zytoplasmas und von Membranen für die Strahlenschädigung der Zelle ist unklar.

Strahlenmutation

Durch direkte oder indirekte Einwirkung entstehende radiochemische Veränderungen der DNS können sich als Mutation, d. h. als Änderung der genetischen Information auswirken. Wird das genetische Material von Ei- oder Samenzellen im generationsfähigen Alter mutiert, so können alle die erblichen Stoffwechsel- oder Entwicklungsstörungen resultieren, die wir aus der Erbpathologie kennen. Werden Körperzellen mutiert, so kann dies eine Transformation zur Krebszelle bedeuten (Abb. 2). Zur Entstehung eines Strahlenkrebses bedarf es wahrscheinlich der Summation vieler Treffer.

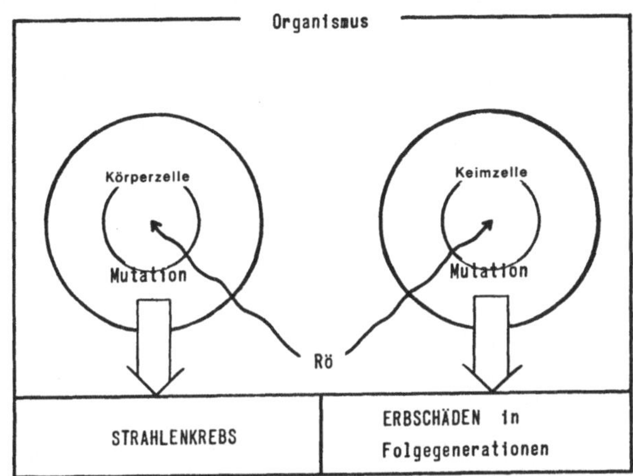

Abb. 2. Mutation von Keim- und Körperzellen
(in Anlehnung an Lorenz, W.: Strahlenschutz in Klinik und ärztl. Praxis, W. Thieme, Stuttgart 1961)

Hemmung der Zellteilung

Für den therapeutischen Erfolg von Röntgenbestrahlungen ist die reversible und irreversible Störung der DNS-Synthese und der Zellteilung von entscheidender Bedeutung. Zum Verständnis dieser Wirkungen muß ich den Mitosezyklus kurz erläutern.

Im Mitosezyklus der Zellen unterscheiden wir die durch Chromosomenbewegungen gekennzeichnete Teilungsphase (M) von der interkinetischen Phase (Interphase). Der Teilung der Chromosomen geht eine Verdoppelung der DNS durch Replikation voraus. Die während der Interphase für die DNS Replikation benötigte Zeit wird als Synthesephase (S) bezeichnet. In der G1-Phase wird die DNS-Synthese vorbereitet, in der G2-Phase die Zellteilung.

Ionisierende Strahlen hemmen die Zellteilung, indem sie

1) die Zellen am Eintritt in die DNS-Synthesephase hindern oder die gerade angelaufene DNS-Synthese stören — 2) den Ablauf der Zellteilung stören.

Handelt es sich um einen reversiblen Prozeß, so ist im ersten Falle die G1-Phase verlängert, im zweiten Falle die Teilungsphase verlängert.

Autoradiographisch, d. h. nach Markierung der DNS-synthetisierenden Basalzellen mit radioaktivem Thymidin ergibt sich nach der Bestrahlung ein Absinken des DNS-Markierungsindex, d. h. des $^0/_{00}$-Satzes der DNS-synthetisierenden Basalzellen und eine Verringerung des Silberkornindex, d. h. der Anzahl Silberkörner pro markierte Zelle als Ausdruck eines gestörten und verlangsamten Ablaufes der Synthesephase. Der erniedrigte DNS-Syntheseindex als Produkt von Markierungsindex und Silberkornindex entspricht einer Verminderung der reproduktiven Leistung des Gewebes. Die Zellzahl nimmt entsprechend ab (Born).

Ist der Schädigungsprozeß irreversibel, so sprechen wir bei Störung der DNS-Synthese von Interphasetod, bei Störung der Zellteilung vom Reproduktionstod. Den Interphasetod sterben nicht oder wenig teilungsfähige Zellen wie kleine Lymphozyten nach Absorption einiger 10 rads (Abb. 3). Kleine Lymphozyten sind die Träger der immunologischen Abwehr. Der Vorgang dürfte für die Entzündungsbestrahlung einschließlich des Ekzems von Bedeutung sein.

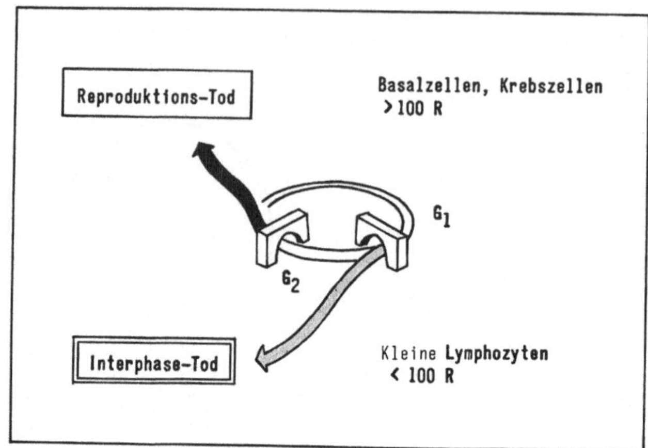

Abb. 3.   Reproduktionstod und Interphasetod der Zellen nach Röntgenbestrahlung (in Anlehnung an R. Süss et al., Krebs, Heidelberger Taschenbücher 82, Springer-Verlag Berlin–Heidelberg–New York 1970)

Den Reproduktionstod sterben sich schnell teilende Zellen wie die basalen Epidermiszellen und Krebszellen nach Absorption einiger 100 rads, evtl. erst nach einigen Teilungen. Der Tod bezieht sich auf die Fähigkeit zur Bildung von Zellkolonien.

Überlebenskurven für den Reproduktionstod kultivierter Zellen

Über den Reproduktionstod in vitro gezüchteter identischer Zellen unbegrenzter Teilungspotenz weiß man heute recht gut Bescheid. Mit dem Koloniebildungstest nach Puck wurden unzählige Zellüberlebenskurven gewonnen. Bei halblogarithmischer Darstellung beginnen die Kurven in der Regel mit einer Schulter und zeigen dann einen exponentiellen Verlauf, d. h. bei halblogarithmischer Darstellung eine Gerade. Die Strahlenempfindlichkeit wird durch die Dosis D_0 gekennzeichnet, die im exponentiellen Kurventeil 37% der Zellen überleben läßt. Diese Dosis beträgt für Säugetierzellen einschließlich Krebszellen ziemlich einheitlich 135 ± 50 rads (Abb. 4).

Der exponentielle Verlauf der Kurve besagt, daß auch nach Dosen, die an der Verträglichkeitsgrenze liegen, Zellen mit Proliferationstendenz überleben, seien es Krebszellen oder die für die Regeneration des mitbestrahlten normalen Gewebes notwendigen normalen Zellen.

Im übrigen dürfen die Ergebnisse derartiger *in vitro-Tests* nur mit größter Vorsicht auf die Klinik übertragen werden. Im Gegensatz zum Gewebsverband handelt es sich um identische, nicht differenzierte, nicht durch Regulationsmechanismen in ihrer Teilungsfähigkeit beschränkte und keinerlei Milieueinflüssen unterliegende Zellen. Immerhin hat die in vivo-Bestrahlung proliferierender Säugetierzellen wie Knochenmarkstammzellen, Krebszellen und Epidermiszellen ziemlich gleiche Kurvenverläufe ergeben.

Intrazelluläre Erholung (repair)

Die sog. Schulter im Anfangsbereich der Überlebenskurve bedeutet, daß kleine Strahlendosen bis zu etwa 100 rads unterproportional wirksam sind. Der Grund liegt in der Erholungsfähigkeit subletal geschädigter Zellen. Die Erholung beruht auf der vollständigen Wiederherstellung der strahlengeschädigten DNS. Von mehreren bekannten

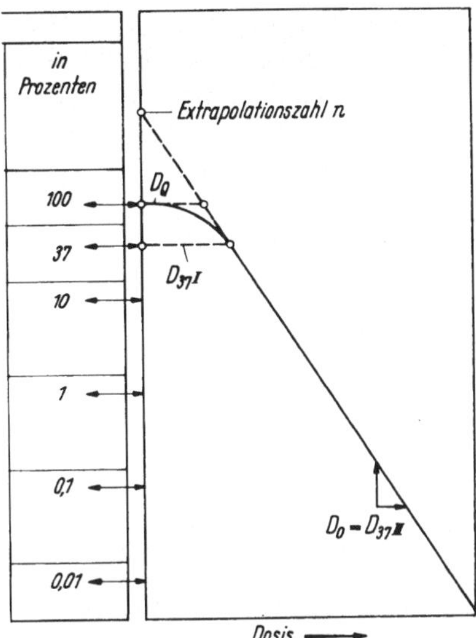

Abb. 4. Zellüberlebenskurve im Koloniebildungstest (aus L. Rausch)

Wiederherstellungsmechanismen scheint dem „bypass repair" die größte Bedeutung zuzukommen. Bei der Verdoppelung eines DNS-Stranges werden die geschädigten Bezirke zunächst übergangen. Die Lücken im neugebildeten Tochterstrang werden später ausgefüllt (postreplication repair) (Abb. 5).

Bei fraktionierter Bestrahlung, d. h. bei Verabreichung der Gesamtdosis in gleichen Teildosen beginnt jede der Überlebenskurven mit einer Schulter. Zuvor haben sich die überlebenden Zellen vollständig erholt, sofern das zeitliche Intervall von Bestrahlung zu Bestrahlung mindestens 20 Stunden betrug (Abb. 6).

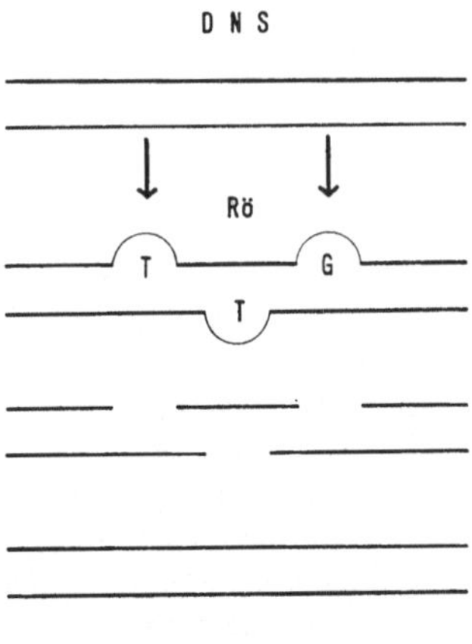

Abb. 5. Bypass-repair (genetische Rekombination)

Erholung des Gewebes durch Repopulation

Die auf der DNS-Reparatur beruhende intrazelluläre Erholung hat nichts mit der Erholung des Gewebes durch Repopulation, d. h. durch Teilung der intaktgebliebenen Zellen zu tun. Die intrazelluläre Erholung erfolgt während eines Mitosezyklus, die Repopulation während mehrerer Zellzyklen.

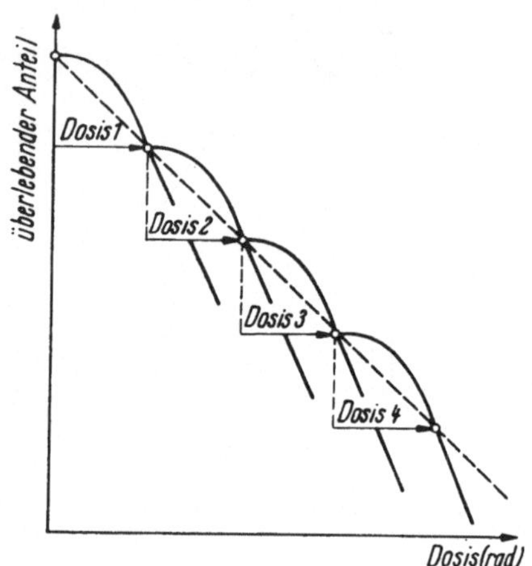

Abb. 6.   Zellüberlebenskurve bei fraktionierter Röntgenbestrahlung mit bestrahlungsfreien Intervallen > 20 Stunden (aus L. Rausch)

Bei der fraktionierten Bestrahlung eines Tumors soll sich dieser weniger gut erholen als das zu schonende umgebende Gewebe. Dosiswirkungskurven kultivierter Krebszellen haben jedoch gezeigt, daß diese ebenso strahlenempfindlich sind und sich im gleichen Maße erholen, wie andere schnell proliferierende Zellen. Demnach kann sich der Unterschied in der Erholungsfähigkeit nur auf die Repopulation der zu einem hohen Prozentsatz vitalitätsgeschwächten Krebszellen beziehen (Fowler). Die geringere Vitalität kann durch Mutation, Sauerstoffmangel oder immunologische Abwehrmechanismen bedingt sein.

Strahlensensibilisierung durch Synchronisation des Mitosezyklus

Die Zellen einer in vitro-Kolonie sind zwar identisch, jedoch in verschiedener Phase ihres Mitosezyklus. Mit Trypsin oder Zytostatika kann man eine teilweise Synchronisation des Mitosezyklus erreichen. Bestrahlt man eine so synchronisierte Zellpopulation, so erweist sich die G2-Phase als besonders strahlenempfindlich bezüglich des Verlustes der Teilungspotenz. Klinische Versuche zur Strahlensensibilisierung laufen darauf hinaus, die Zellen eines Tumors mit Hilfe eines Zytostatikums in bestimmter Phase des Zellzyklus zu arretieren. Mitosegifte wie Colchizin oder das Podophyllinderivat Proresid stoppen den Generationszyklus in der M-Phase. Sinkt der Serumspiegel des Zytostatikums, so starten alle in Prophase arretierten Zellen zu gleicher Zeit und erreichen zu gleicher Zeit, nämlich ca. 16 Stunden nach i. v.-Injektion von 400 mg Proresid die maximal empfindliche G2-Phase. Wird zu dieser Zeit bestrahlt, so reagieren weitgehend strahlenresistente Mykosis fungoides-Infiltrate wieder auf Dosen von 300 R, ein Verfahren, das sich uns in der Praxis sehr bewährt hat. Auf prinzipiell gleiche Art läßt sich die Strahlenempfindlichkeit von Plattenepithel-Carcinomen oder primär wenig empfindlichen Sarkomen durch synchronisierende 5-Fluor-Uracil-Infusionen steigern (Abb. 7).

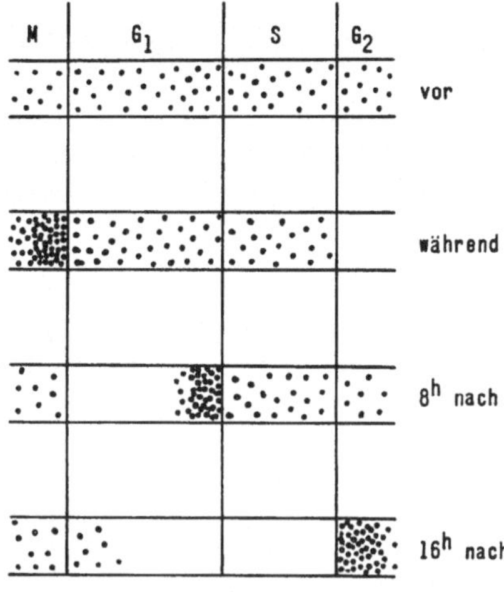

Abb. 7. Strahlensensibilisierung durch Synchronisation des Mitosezyklus
(in Anlehnung an Nitze et al., Strahlenther. 143, 329, 1972)

Tabelle 1. Strahlensensibilität verschiedener Körperzellen
aus Rajewsky „Strahlendosis und Strahlenwirkung"

Zellart	Erste Schäden bei R (Vereinzelte Zelluntergänge)	Schwere Schäden bei R (Untergang der meisten Zellen)	Folge des Zellunterganges
Lymphocyten	25—50	400—600	Lymphopenie
Spermatogonie	50	300—400	Aspermie, Sterilität
Eizelle (im reifenden Follikel)	300	350—400	Sterilität, Kastration
Basalzelle	300	850—1800	Haut-Atrophie, Ulcus
Talgdrüsenzelle	300	850—1800	Trockenheit der Haut
Haarbulbuszelle	300	700	Epilation
Schweißdrüsenzelle	300	1200—2500	Schweißbildungshemmung
Linsenepithelzelle	300—400	800—1000	Katarakt
Knorpelzelle	400—600	800—1000	Hemmung des Knochenwachstums
Osteoblasten	400—600	800—1000	Hemmung des Knochenwachstums und -umbaues
Gefäßendothelien	800—1200	1200—4000	Durchblutungsstörungen
Muskelzelle			Funktionelle Störungen;
Bindegewebszelle	1000—4000	3000—6000	Atrophische degenerative Prozesse
Osteocyten			Gewebsnekrose

Strahlenempfindlichkeit differenzierter Zellen

Die bisher mitgeteilten Ergebnisse und Überlegungen beziehen sich auf unbegrenzt teilungsfähige indifferenzierte Zellen wie Basalzellen und Tumorzellen. Diese sorgen nur für die Gewebserneuerung, während differenzierte Zellen eine bestimmte Funktion ausüben, z. B. Keratin, Talg, Schweiß oder Melanoprotein produzieren und dafür an Teilungsfähigkeit verlieren. In der Skala von Zellen unterschiedlicher Reife bzw. Differenzierungsgrades ergibt sich die nachstehende Reihenfolge der Strahlenempfindlichkeit, gemessen an morphologischen Veränderungen und Funktionsausfall (Tab. 1). Die Skala verschiedener Strahlenempfindlichkeit entspricht dem von Bergonie und Tribondeau 1906 formulierten Gesetz, wonach die Strahlenempfindlichkeit um so geringer ist, je geringer die Zellteilungsrate und je höher der Differenzierungsgrad.

Wirkungen auf Haut und Unterhaut

Anders als die Zellkultur besteht das Gewebe aus mehr Zellpopulationen als mit dem Mikroskop erkennbar. Die Zellen unterliegen wachstumsregulierenden Mechanismen, die für die Erhaltung eines Fließgleichgewichtes zwischen reifen und unreifen Zellen sowie zwischen Zellvermehrung und Zelluntergang sorgen. Störungen des Gleichgewichtes durch Einwirkung ionisierender Strahlen werden ausgeglichen. 2 Wochen nach Röntgenbestrahlung der Haut ist der DNS-Syntheseindex über die Norm erhöht. Der eingetretene Zellverlust ist kompensiert worden (Born).

Im Gegensatz zur Zellkultur kommt es im Gewebe zu Rück- und Wechselwirkungen zwischen den getroffenen Partialstrukturen, z. B. von Gefäßen auf das Bindegewebe und vom Bindegewebe auf die Basalzellschicht (Gahlen). Die biologischen Auswirkungen der Röntgenbestrahlung des Gewebes werden damit kaum noch durchschaubar.

Bestrahlungsmethoden

Die oben besprochenen biologischen Strahlenwirkungen werden zur gezielten Schädigung krankhaft proliferierender oder in anderer Weise störender Zellverbände unter Wahrnehmung der technischen Möglichkeiten zur Behandlung von Hautkrankheiten genutzt.

Die für den gewünschten Bestrahlungseffekt erforderliche Strahlendosis richtet sich
nach der Strahlenempfindlichkeit der zu schädigenden Zellen und
nach der Strahlenverträglichkeit (Toleranz) des Gewebes.

Die Toleranzgrenze wird beeinflußt durch
Gewebsart und Durchblutung
die zeitliche Dosisverteilung
die räumliche Dosisverteilung.

Gewebsart und Durchblutung

Im Bereich der Röntgenstrahlungen von 20 bis 100 kV bzw. 0,1 bis 2 mm Al HWS absorbieren Luft, Wasser und stark wasserhaltige Gewebe wie Epidermis und Muskulatur etwa gleich stark. Knochen absorbiert, wie Ihnen von der Röntgendiagnostik her geläufig, etwa 2,5- bis 6mal soviel und Knorpel bis zu 1,5mal soviel Strahlung wie die Epidermis. Entscheidend für die Strahlenwirkung ist jedoch nicht die Strahlenabsorption in der toten Knochensubstanz, sondern im ernährenden Gefäß-Bindegewebsapparat.

Die Sauerstoffspannung des Gewebes ist ein wesentlicher Faktor für dessen Strahlenempfindlichkeit wie auch für dessen Regenerationsfähigkeit nach einem Strahleninsult. Die Sauerstoffversorgung ist von der Durchblutung abhängig.

Für die strahlentherapeutische Praxis ergibt sich die Regel, daß gut durchblutete Hautpartien und solche, die nicht dem Knochen aufliegen, eine bessere Strahlentoleranz zeigen als schlecht durchblutete z. B. atrophische Hautpartien und solche über Knochen und Knorpel. Am Schädeldach, an den Ohrmuscheln und an den Handrücken kommt es erfahrungsgemäß leichter zu Nekrosen als beispielsweise an der Wange.

Zeitliche Dosisverteilung

Wenn die gesamte Strahlendosis fraktioniert, z. B. in täglichen Einzeldosen verabreicht wird, so liegt die Wirkungsdosis höher als nach Einzeitbestrahlung. Der Zeitfaktor ist größer als 1. Wie bereits besprochen, beruht der Effekt auf intrazellulärer Erholung, die Nutzanwendung bei der Carcinombestrahlung auf unterschiedlicher Repopulation von Krebszellen und normalen Hautzellen. Die Hauttoleranz wird um ein Vielfaches gesteigert.

Räumliche Dosisverteilung

Neben der zeitlichen Dosisverteilung entscheidet die räumliche Dosisverteilung über die Toleranzgrenze der Haut. Dies erkannt zu haben ist das große Verdienst von Chaoul. Er trachtete danach, die im Gewebsraum absorbierte Dosis auf den Herd zu konzentrieren. Je kleiner das durchstrahlte Gewebsvolumen, desto größer ist das Vermögen zur Wiederherstellung der mitgeschädigten normalen Haut. Mit der Verkleinerung der bestrahlten Hautfläche nimmt die Hauttoleranz exponentiell zu.

Nahbestrahlung

Der Forderung nach einer Kleinvolumentherapie gut- und bösartiger Hauttumoren kam Chaoul in Zusammenarbeit mit der Firma Siemens durch einen technischen Trick nach. Er verwendete eine Röhre, deren Anode der Haut bis auf 1,5 cm genähert werden konnte. Durch Nahbestrahlung erreichte er einen steilen Dosisabfall im Gewebe und durch Begrenzung der Öffnung der aufgesetzten Tuben ein kleines Volumen. Auf diese Weise ließ sich die Toleranzgrenze des Gewebes gegenüber der Tiefen- und Halbtiefenbestrahlung beträchtlich erhöhen.

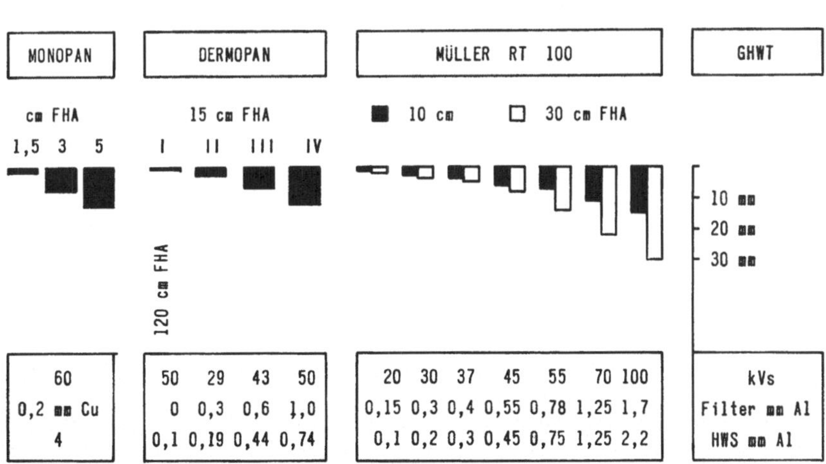

Abb. 8. Gewebshalbwerttiefen für einige in der Dermato-Röntgentherapie gebräuchliche Geräte

Weichstrahlenbehandlung

Die Entwicklung hochbelastbarer Röhren mit einem Beryllium-Austrittsfenster ermöglichte die bis heute andauernde Aera der Weichstrahlbehandlung. Das leichtatomige Beryllium läßt 10 bis 100 kV-Strahlungen einschließlich der 12 kV-Eigenstrahlung der Wolfram-Anode passieren. Wegen der Möglichkeit enormer Überdosierungen bei fehlender oder falscher Zusatzfilterung sind bei den von Siemens und Müller vertriebenen Weichstrahlgeräten nur wenige Schaltstufen mit annähernd gleicher Dosisleistung bei gleichen Focus-Haut-Abständen und Stromstärke durch Koppelung von Stromspannung und Filter vorgesehen. Je nach Focus-Haut-Abstand ergeben sich unterschiedliche Gewebshalbwerttiefen, d. h. Gewebstiefen, in denen noch 50% der Oberflächendosis wirksam werden (Abb. 8).

Tubusse mit Focus-Haut-Abständen von 15 bis 10 cm FHA sind für die Kleinvolumentherapie und solche von 30 cm FHA für größere Felder vorgesehen. Schließlich gibt es noch einen 10 cm-Tubus für die Grenzstrahlenbehandlung mit 10 kV. Ein einziges Gerät wird also allen Anforderungen der dermatologischen Strahlentherapie gerecht.

Großfeldbestrahlung

Eine weitere Möglichkeit, für deren Realisierung man auf eine Schaltstufe verzichten muß, ist die Großfeldbestrahlung. Der hohe Anteil der monochromatischen 12 kV-Eigenstrahlung der Anode am Strahlengemisch der 50 kV-Strahlung ermöglicht Gewebshalbwerttiefen von 1 bis 1,5 mm und relativ hohe Dosisleistungen bei Focus-Haut-Abständen von 1 bis 2 m (Fernbestrahlung). In Hamburg bevorzugen wir die Bestrahlung des liegenden Patienten aus 120 cm FHA. Die Dosisleistung beträgt 100 R/min. In 8 Einstellungen läßt sich die ganze Körperoberfläche einschließlich der seitlichen Hautpartien erfassen.

Die Fernbestrahlung durchbricht das Sicherheitssystem des Gerätes, wird also mit dem Risiko der Überbestrahlung bei falschem FHA erkauft. Gegen dieses Risiko kann man sich durch einen Kontaktknopf schützen, der während der Fernbestrahlung gedrückt werden muß.

Grenzstrahlenbehandlung

Für die Fernbestrahlungsstufe haben wir auf die Grenzstrahlstufe verzichtet. Wir verfügen über ein altes Grenzstrahlgerät, das mit 10 kV bei 10 cm FHA betrieben wird. Die Gewebshalbwerttiefe beträgt 0,3 mm. Im Gegensatz zu den Weichstrahlen sprechen wir von überweicher Strahlung.

Ich hoffe, Ihnen die biologischen Voraussetzungen sowie die technischen Möglichkeiten skizziert zu haben, unter denen Hautkrankheiten mit Röntgenstrahlen behandelt werden.

Literatur

Braun-Falco, O., Lukacs, S.: Dermatologische Röntgentherapie. Berlin–Heidelberg–New York: Springer 1973
Dertinger, H., Jung, H.: Molekulare Strahlenbiologie. Berlin–Heidelberg–New York: Springer 1969
Fowler, J. F.: Repair of intracellular injury and reoxygenation of hypoxic cells as factors in radiotherapy. In: Research Progress in Organic Biological and Medical Chemistry Vol. III, Part 2, edit. by U. Gallo and L. Santamaria. Amsterdam: North Holland Publ. Comp. 1972
Franke, H. D.: Die Anwendung strahlensensibilisierender Substanzen in der Strahlentherapie. Strahlenther. **143**, 296 (1972)

Gahlen, W.: Histologische Veränderungen röntgenbestrahlten Gewebes. Aesthet. Med. (Berlin) **15**, 193 (1966)

Gahlen, W.: Weichstrahltherapie. In: Handbuch der Med. Radiologie, hrsg. von L. Diethelm u. a., Bd. XVI/1, S. 127—198. Berlin–Heidelberg– New York: Springer 1970

Joyet, G., Hohl, K.: Die biologische Hautreaktion in der Tiefentherapie als Funktion der Feldgröße. Ein Gesetz in der Strahlentherapie. Fortschr. Röstr. **82**, 387—400 (1955)

Okada, S.: Radiation Biochemistry Vol. I: Cells. edit. by K. I. Altmann, G. B. Gerber and S. Okada. New York–London: Academic Press Inc. 1970

Rajewsky, B.: Strahlendosis und Strahlenwirkung. Stuttgart: Thieme 1956

Rausch, L.: Anwendung strahlenbiologischer Erkenntnisse in der Strahlentherapie aus der Sicht des experimentell tätigen Strahlenbiologen. Dtsch. Rö. Kongreß 1966, Teil B. Sonderband zur Strahlentherapie Bd. 64, S. 24

Smith, K. C.: Dark repair of DNA damage. In: Research Progress in Organic, Biological and Medical Chemistry, edit. by U. Gallo and L. Santamaria, Vol. III, part 1, p. 356—382. Amsterdam–London: North Holland Publ. Comp. 1972

Streffer, C.: Strahlen-Biochemie. Berlin-Heidelberg-New York: Springer 1969

Wachsmann, F., Dimotsis, A.: Kurven und Tabellen für die Strahlentherapie. Stuttgart: Hirzel 1957

Wiskemann, A.: Strahlensensibilisierung mit Spindelgiften bei Mycosis fungoides. Strahlenther. **143**, 338—340 (1972)

Withers, H. R.: The dose-survival relationship for irradiation of epithelial cells of mouse skin. Brit. J. Radiol. **40**, 187—194 (1967)

Stefan Lukacs

Häufige röntgentherapeutische Indikationen

Die Einführung von Glukokortikoiden in die dermatologische Therapie, die Weiterentwicklung der Hautchirurgie und die Kenntnis um die genetische Strahlenbelastung haben einen Wandel in der dermatoröntgentherapeutischen Indikationsstellung hervorgerufen. Heute wird die Indikation zur Dermatoröntgentherapie strenger als früher gestellt. Die Zahl der Patienten, welche wegen gutartiger und bösartiger Hautgeschwülste oder wegen Dermatosen bestrahlt werden, ist im Rückgang begriffen.

Trotzdem nimmt auch heute noch die Dermatoröntgentherapie in der gesamten dermatologischen Therapie einen bedeutenden Platz ein. Dies wird beispielsweise auch dadurch verdeutlicht, daß in unserer Klinik pro Jahr etwa 10000 Konsultationen wegen Strahlenbehandlung oder Nachbeobachtung verzeichnet werden. Aus vielen Gesprächen und Berichten, nicht nur in Deutschland, sondern auch im Ausland, vor allem in den USA, weiß man, daß das Thema „dermatologische Röntgentherapie" heute wieder aktuell ist [6].

Um so notwendiger erscheint es uns, daß der Dermatoröntgentherapeut jederzeit rasch zur Indikationsabwägung für die Röntgentherapie bei verschiedenen Krankheitsbildern in der Lage ist. Das heißt, daß die therapeutische Chance einer Röntgenbestrahlungsmaßnahme gegenüber anderen Verfahren — chirurgisches, chemo-chirurgisches Vorgehen oder cytostatische Behandlung — abgegrenzt und richtig eingeschätzt werden kann.

Aus der großen Anzahl häufiger dermatoröntgentherapeutischer Indikationen soll hier über die Indikationsabwägung zur Röntgentherapie von

Hauttumoren — gutartige und bösartige —,
Praekanzerosen, anderen
Dermatosen, und
über häufige Indikationen zur Röntgenfernbestrahlung der Haut an Hand einiger typischer Fälle eine kurze Übersicht gegeben werden. Es ist mir bewußt, daß in diesem Rahmen nicht alle häufigen Indikationen im Detail besprochen werden können.

Es sei jedoch erlaubt, einen kurzen Streifzug durch diese genannten Gebiete zu machen, mit der Darstellung der wesentlichen Gesichtspunkte der Indikationsstellung zur Dermatoröntgentherapie. Auf das technische Vorgehen, *wie* bestrahlt werden soll, wird bewußt nicht eingegangen, weil dies das Thema des nachfolgenden Referates von Herrn Goldschmidt sein wird.

Zunächst sollen allgemeine Gesichtspunkte der Indikationsstellung zur Röntgentherapie von gutartigen und bösartigen Hauttumoren dargestellt werden.

Röntgentherapie von Hautgeschwülsten (allgemeine Gesichtspunkte)

Indikationsstellung

Bei *gutartigen* Tumoren dürften bei der Auswahl der therapeutischen Methode oft kosmetische Gesichtspunkte eine Rolle spielen. Dagegen ist die Entscheidung bei *bös-*

artigen Geschwülsten stets zugunsten der Methode mit der besten Heilungschance zu treffen. In jedem Falle sollte die klinische Diagnose vor Bestrahlungsbeginn *histologisch* gesichert sein. Mit Ausnahme der speziellen Indikationsstellungen für chirurgisches oder chemo-chirurgisches Vorgehen ist die Bestrahlungstherapie bei bösartigen Tumoren, welche in ihrem Durchmesser größer sind als 1,0 cm, vorzuziehen [18]. Besonders geeignet ist die Bestrahlungstherapie für Tumoren im Gesichtsbereich, speziell im Bereich von Nasenspitze, Lippen und Augenlidern. Mit Ausnahme des zerstörten Tumorgewebes wird kein Gewebsdefekt hier hervorgerufen. In dieser Lokalisation ist die Gewebserhaltung besonders wünschenswert. Neben der Lokalisation sollten bei der Indikationsstellung zur Dermatoröntgentherapie folgende weitere *Vorteile* dieser Methode berücksichtigt werden. Wenn das Bestrahlungsfeld groß genug gewählt wurde, werden mit der Bestrahlung auch klinisch nicht sichtbare Tumorbestandteile zerstört.

Die psychologische Belastung besonders älterer Patienten ist dabei klein. Nicht jeder ältere Patient entschließt sich gerne zu einem operativen Eingriff. Die Bestrahlungstherapie von Hautgeschwülsten beeinträchtigt zumeist den Allgemeinzustand des Patienten nicht wesentlich.

Abgesehen von geringen Beschwerden während der akuten Radiodermatitis ist die Methode schmerzlos.

Der Patient kann während der Bestrahlung im allgemeinen seiner gewohnten Tätigkeit nachgehen. Eine klinisch-stationäre Behandlung ist meist nicht notwendig.

Weitere therapeutische Maßnahmen, wie plastische Deckung etc., sind im allgemeinen nicht nötig.

Wichtige Organe, wie beispielsweise Augen, können während der Bestrahlung durch Abdecken mit Bleischalen geschützt werden.

Dagegen sollte Bestrahlungstherapie nur mit Vorsicht angewandt werden:

— Wenn ein bösartiger Tumor einen Durchmesser von mehr als 8,0 bis 12,0 cm hat [12].

— Bei bösartigen Tumoren, welche über Knochen und Knorpel liegen, beispielsweise auf Handrücken, Fußrücken und in diese hineinwachsen.

— Bei jüngeren Patienten, besonders, wenn ein maligner Tumor in Genitalnähe sitzt. Jugendliches Alter von Patienten stellt eine relative Kontraindikation dar.

Komplikationen der Röntgentherapie von Hauttumoren sollten hier nicht unerwähnt bleiben, wenngleich sie in den meisten Fällen durch die moderne therapeutische Technik vermeidbar sind:

Röntgenulzerationen — spontan oder posttraumatisch — Monate oder Jahre nach der Bestrahlung i. S. eines Kombinationsschadens.

Bei Nichtberücksichtigung der Lokalisation, beispielsweise am Fußrücken, machen unmittelbar post radiationem auftretende schmerzhafte Ulzerationen i. S. einer Radiodermatitis III. Grades, d. h. eines akuten Röntgenulcus, eine evtl. plastische Deckung notwendig.

Die Radiodermatitis chronica, auch Röntgenoderm genannt, die sich Jahre bis Jahrzehnte nach der Bestrahlung entwickelt. Feingeweblich handelt es sich nicht um einen Endzustand, wie man aus der Bezeichnung „Röntgenoderm" ablesen könnte, sondern um einen chronisch-entzündlichen, zur Fibrose neigenden Vorgang [4, 20]. Auf dem Boden eines Röntgenoderms können neben Kombinationsschäden auch Präkanzerosen oder selten ein Röntgenkarzinom [20, 16] als weitere Komplikation entstehen. Dann die verzögerte Rückbildung des Tumors trotz ausreichender Röntgentherapie. Unter Berücksichtigung dieser Tatsache ist es empfehlenswert 6 bis 9 Monate abzuwarten, bevor der Tumor als radioresistent bezeichnet werden kann, vorausgesetzt, daß eine volle Tumordosis unter entsprechender Bedingung eingestrahlt wurde [12].

Pseudo-Rezidive sind verruciforme oder kleinknotige Neubildungen, unmittelbar nach der Bestrahlung. Sie verschwinden jedoch später spontan [14]. Schließlich die Komedonenreaktion [8], die sich nach monatelangem Bestehen zurückbildet.

Unbedeutende Unannehmlichkeiten der Röntgentherapie von Hauttumoren, wie Haarausfall, leichte Verletzlichkeit des Bestrahlungsgebietes, mehrere Konsultationen, Wetterempfindlichkeit des Bestrahlungsfeldes, spielen als Nachteile keine wichtige Rolle. Sie können durch Wahl geeigneter Bestrahlungsbedingungen, eines optimalen Zeit-Dosen-Verhältnisses in Abhängigkeit von der Lokalisation des Tumors und entsprechende örtliche Behandlung des bestrahlten Areals vermieden oder reduziert werden.

Röntgentherapie gutartiger Geschwülste der Haut

Nach diesen allgemeinen Ausführungen zur Röntgentherapie von Hautgeschwülsten sollen einige wesentliche Gesichtspunkte der Indikationsstellung zur Bestrahlung *gutartiger* Geschwülste der Haut am Beispiel von Haemangioma cavernosum dargestellt werden.

Während die Behandlung von Naevi flammei (plane Hämangiome) durch Röntgenstrahlen heute weitgehend *verlassen* ist, stellt das Haemangioma cavernosum eine dankbare Indikation zur Röntgentherapie dar.

Die *Indikation* zur Röntgenbestrahlung soll jedoch wegen spontaner Rückbildungsneigung *streng* gestellt werden. Die Regressionstendenz kutaner Formen ist wesentlich größer (60 bis 90%) als die der subkutanen Varianten. Eine Röntgenbestrahlung sollte daher nur bei rasch wachsenden größeren Hämangiomen durchgeführt werden, um die spontane Rückbildung anzuregen. Auf keinen Fall sollten Hämangiome unter Tumorbedingungen, ulzerierte und thrombosierte Hämangiome sollten nie bestrahlt werden. Hämangiome in Genitalnähe sollten einer Strahlentherapie auf keinen Fall zugeführt werden.

Aus welchen Gründen sollte trotz der spontanen Rückbildungsneigung eine Röntgenbestrahlung bei schnellwachsenden Hämangiomen durchgeführt werden?

1. Wegen der möglichen kosmetischen und funktionellen Beeinträchtigung durch Hämangiome im Gesicht.

2. Die spontane Rückbildungstendenz geht häufig mit Spontanulzeration, verbunden mit einem kosmetisch ungünstigen Endresultat einher.

3. Die Spontanrückbildung kann lange Zeit, mehrere Jahre sogar, in Anspruch nehmen. Dies führt zu einer häufig irreversiblen Überdehnung des betreffenden Hautbereiches und muß später eine plastische Korrektur notwendig machen.

Bei der Bestrahlung kavernöser Hämangiome sollten folgende Gesichtspunkte berücksichtigt werden:
Bei kavernösen Hämangiomen sollte man eine wenig aktive Haltung einnehmen. Es sollte immer ohne Risiko bestrahlt werden [2].
Ab der 10. bis 12. Lebenswoche kann bestrahlt werden. Eine Behandlung ist jedoch selbst bei Frühgeborenen im Inkubator gefahrlos möglich [2].
Die Einzeldosen sollten stets niedrig gehalten werden (100 bis 300 R) mit langen Intervallen zwischen den einzelnen Bestrahlungen.
Als höchstzulässige Gesamtdosis gilt etwa 1000 bis 1500 R. Meistens genügen kleinere Gesamtdosen! Bei Rückbildungstendenz nach der ersten Bestrahlung sollten die Intervalle vergrößert und Zeichen der Rückbildung beachtet werden. Bei Sitz von Hämangiomen über Knochen oder bei größeren Hämangiomen sollte die Einzeldosis von 300 R *fraktioniert* verabreicht werden.

Strahlenökonomische Gesichtspunkte müssen beachtet werden.

Wenn der Tumor über Knochenwachstumszonen, Mamma oder Thymus liegt, ist größte Zurückhaltung bei der Indikationsstellung geboten.

Zusammenfassend möchte ich noch einmal herausstellen, daß bei vorsichtiger Indikationsstellung und schonender Behandlung unter Beobachtung der Spontanheilungstendenz nach Bestrahlung, im Vergleich zu anderen Methoden gute Therapieerfolge bei Verwendung von weichen Röntgenstrahlen zu erreichen sind.

Röntgentherapie von Präkanzerosen der Haut

Indikationsstellung

Bei der Indikationsstellung zur Röntgentherapie von *Präkanzerosen* der Haut sprechen die Einfachheit der Anwendung, Möglichkeiten zum strahlenökonomischen Vorgehen, Vorteile des unblutigen Vorgehens und eine beinahe 100% Heilungsquote zugunsten einer Röntgenstrahlentherapie. Trotzdem sollte nicht wahllos jede Präkanzerose bestrahlt werden, da bei der Indikationsstellung die *Art der Präkanzerose* neben der *Flächenausdehnung* der entscheidende Faktor sein sollte.

Bei *Keratosis actinica* sind nur bei Vorliegen einer karzinomatösen Umwandlung (Biopsie!) Röntgenstrahlen indiziert. Bei disseminierten Herden der Stirn- und Gesichtshaut wird gelegentlich eine „Sanierungsbestrahlung" mit 5 × 400 R/30 kV/0,5 mm Al 2- bis 3mal pro Woche empfohlen [19].

Bei *Cornu cutaneum* ist in erster Linie an eine chirurgische Therapie zu denken.

Der *Morbus Bowen* wie auch das *Bowen-Karzinom* zeichnen sich durch gute Strahlensensibilität aus. Bei größerer Flächenausdehnung der Erscheinungen ist immer die Indikation zur Strahlentherapie gegeben. Der Therapieerfolg beträgt hierbei praktisch 100%. Auch die kosmetischen Ergebnisse sind günstig.

Die *Erythroplasie* Queyrat erscheint wegen relativ geringer Strahlenempfindlichkeit zur Strahlentherapie weniger gut geeignet als Morbus Bowen. Bei kleinen Herden wird chirurgisches Vorgehen empfohlen.

Tabelle 1. Röntgentherapie von M. Bowen, Erythroplasie und Bowen-Karzinom

	Gesamt-zahl	Geheilt	Rezidiv	nicht auswertbar
M. Bowen	33	29	—	4
Erythroplasie	3	2	—	1
Bowen-Ca	8	7	1	—
Insgesamt	44	38	1	5

Beobachtungszeit: 1 bis 10 Jahre, im Durchschnitt 4 Jahre

Von 44 Patienten mit Morbus Bowen, Bowen-Karzinom und Erythroplasie (Tab. 1) kommen z. Z. 39 Patienten zur Nachuntersuchung, oder ihre Krankengeschichten konnten ausgewertet werden. Die Beobachtungszeit liegt im Durchschnitt bei 4 Jahren. Von 39 auswertbaren Fällen war bei einem Patienten mit Bowen-Karzinom ein Rezidiv aufgetreten. Sonst war eine anhaltende Heilung erfolgt mit gutem kosmetischem Effekt. Der Therapieerfolg war sogar auch bei der Erythroplasie im allgemeinen gut.

Bei *Leukoplakien* ist chirurgische Entfernung vorzuziehen.

Die *Melanosis circumscripta praecancerosa Dubreuilh* eignet sich auch bei größerer Ausdehnung ausgezeichnet zur oberflächlichen Röntgentherapie. Allerdings sollten vor der Bestrahlung ein Übergang in ein malignes Melanom und ein malignes Melanom mit

oberflächlicher Spreitung sicher ausgeschlossen werden! Die Therapie der Wahl war bei
66 Patienten eine Röntgenbestrahlung. Die technischen Bedingungen sind in der nächsten Tabelle zusammengestellt (Tab. 2). Von den Patienten kommen 34 z. Z. regelmäßig
zur Nachuntersuchung. Die Beobachtungszeit liegt zwischen 1 und 10 Jahren, im Durchschnitt 3 Jahre. In allen 34 Fällen ist eine Heilung erfolgt. Der kosmetische Effekt ist hervorragend [1].

Tabelle 2.   Röntgentherapie der Melanosis circumscripta praecancerosa

	Filter	FHA	Gewebehalb-werttiefe
14,5 KV (Dermopan-, Stufe I)	1,0 mm Cellon	15,0 cm	1,0 mm

Gesamtdosis: 10000 R (5mal 2000 R, 10mal 1000 R, tägliche Fraktionierung)

Zusammenfassend sollte noch einmal herausgestellt werden, daß zwar nicht jede
Präkanzerose wahllos einer Röntgenstrahlentherapie zugeführt werden sollte, bei einigen
aber, wie bei *Morbus Bowen* und bei der *melanotischen Präkanzerose* die Strahlentherapie
auch heute als Methode der Wahl anzusehen ist.

Röntgentherapie bösartiger epithelialer Geschwülste und granulomatöser Retikulosen der Haut

Aus der großen Zahl röntgentherapeutischer Indikationen unter den bösartigen
Geschwülsten der Haut sollen hier einige Gesichtspunkte der Indikationsabwägung zur
Dermatoröntgentherapie bösartiger *epithelialer Geschwülste* anhand einiger Beispiele
dargestellt werden.

Wie bereits erwähnt, sollte in jedem Falle die klinische *Diagnose* vor Bestrahlungsbeginn *histologisch* gesichert sein. Tumortyp, Differenzierungsgrad, Stromareaktion in
der Tumorumgebung, An- oder Abwesenheit von Tumorzellen im Blut oder Lymph-
gefäßen können u. a. für die Prognose und für den Bestrahlungsplan wichtige Hinweise
liefern.

Basaliome gehören unter den malignen epithelialen Hauttumoren zu den dankbaren
Indikationen für eine Weichstrahlbehandlung. In unserer Klinik werden jährlich etwa
185 Basaliome bestrahlt. Heilungsziffern zwischen 95 und 100% werden in der Literatur
angegeben, im eigenen Krankengut 94,9%.

Nur bei sklerodermiformen Basaliomen sind die Erfolgsquoten etwas niedriger und
bei Basalioma terebrans ist die Prognose weniger gut. Hier empfehlen wir ein kombinier-
tes radio-chirurgisches Vorgehen oder die Chemochirurgie nach Mohs [13], die an der
Dermatologischen Universitätsklinik München durchgeführt wird.

Bei *spinozellulären Karzinomen* gelten die anfangs aufgeführten allgemeinen Gesichtspunkte der Indikation ebenso. Es sei hier nur hervorgehoben, daß *entscheidend* für eine
Strahlenbehandlung oder für das operative Vorgehen *Sitz* und *Größe* der Karzinome sind.
Wenn regionäre Lymphknotenmetastasen bereits vorliegen, wird man sich zur chirurgischen Ausräumung, evtl. kombiniert mit der Röntgenbestrahlung entschließen.

Bei *Karzinomen auf vorgeschädigter Haut* beispielsweise auf Lupusnarben etc. stehen
chirurgische Behandlungsmaßnahmen an erster Stelle. Ggf. ist die Zusammenarbeit mit
dem Radiologen wegen Betatron-Bestrahlung notwendig. Aber auch mit der Weichstrahltherapie können in besonderen Situationen bei sorgfältiger Abwägung der Risiko-
faktoren günstige Ergebnisse erzielt werden.

Der *Therapieerfolg* hängt bei spinozellulären Karzinomen weitgehend von Größe, Sitz, Differenzierungsgrad und von einer evtl. vorhandenen Metastasierung beim Bestrahlungsbeginn ab. Bis zu einer Größenausdehnung von 3 cm Durchmesser konnte in 85% der Fälle eine Heilung erzielt werden [4]. Rezidive nach Röntgentherapie bei spinozellulären Karzinomen und bei Basaliomen sind im allgemeinen auf folgende Ursachen zurückzuführen:

1. zu kleines Bestrahlungsfeld,
2. zu weiche Strahlenqualität,
3. zu geringe Gesamtdosis.

Spezielle Lokalisationen. Bei Tumoren am *Capillitium* und an der *Schläfen-Stirn-Region*, welche bereits Beziehungen zum unterliegenden Knochen besitzen, kommen auch schnelle Elektronen in Betracht. Ist jedoch der Knochen bereits stärker beteiligt, sollten am ehesten operative Maßnahmen vorgezogen werden [10, 15]. Bei Tumoren an *Wangen* treten gewöhnlich keine Schwierigkeiten auf. Bei tiefer infiltrierenden Tumoren an der *Nase* ergeben sich wegen der Nähe des Knochens und Knorpelgerüstes ähnliche Verhältnisse wie am Capillitium. Bei tief infiltrierenden oder destruierenden Tumoren sind Rezidive bei alleiniger Strahlentherapie relativ häufig. Chirurgische, chemo-chirurgische Maßnahmen und schnelle Elektronen sollten daher ebenfalls, in jedem Fall sorgfältig gegeneinander abgewogen werden (Bode 1970).

An *Ohrmuscheln* können kleinere Tumoren gerade bei älteren Menschen ausgezeichnet mit Röntgenstrahlen behandelt werden.

Die 3-Jahresheilungsziffern betragen für glatte rezidivfreie Primärheilung für spinozelluläre Karzinome 71%, für Basaliome 76% [19]. In Abhängigkeit von der Tumorgröße rezidivieren ausgedehnte Tumoren häufiger. An *Ohrmuscheln* sollte bei infiltrierenden, in den Knorpel einwachsenden malignen Tumoren chirurgisches Vorgehen bevorzugt werden.

Tumoren in *Augenregion* und an *Lidern* stellen eine dankbare Indikation zur Röntgentherapie dar. Besonders die Basaliome sind in dieser Lokalisation nicht selten.

Die Behandlungsergebnisse der Röntgenweichstrahltherapie sind sehr gut. In 96% der Fälle wurden 3 bzw. 5-Jahresheilungen beobachtet [9] (Übersicht bei Storck et al. 1972). Ektropiumgefahr ist kaum oder nur bei sehr ausgedehnten Tumoren in Lid- bzw. Lidrandbereich gegeben. Nicht selten ist die Obliteration des Tränenkanals im medialen Augenwinkel weder bei Röntgentherapie noch bei chirurgischem Vorgehen vermeidbar [17].

Karzinome an der *Unterlippe* gehören gleichfalls zu den dankbarsten Indikationen der Röntgenstrahlentherapie. Wir bevorzugen bei *sehr kleinen* und bei *sehr großen* Lippencarcinomen *chirurgisches* Vorgehen. Neben der Größe des spinozellulären Karzinoms spielen natürlich andere Faktoren wie Alter des Patienten, der histologische Differenzierungsgrad, Metastasierung etc. bei der Indikationsstellung zur Röntgentherapie eine Rolle.

Die 5-Jahresüberlebensdauer sowohl für operierte als auch für bestrahlte Lippencarcinome liegt bei 73 bzw. 72% (Übersicht bei l. c. [19]). Entscheidend für den Bestrahlungserfolg ist das Fehlen von Metastasen bei Behandlungsbeginn.

Der Bestrahlungserfolg bei Tumoren an der *Rumpfhaut* ist in Hinblick auf den Tumorschwund ausgezeichnet, häufig jedoch entwickeln sich kosmetisch sehr störende Spätveränderungen wie poikilodermatische Röntgenoderme.

Bei Karzinomen an *Extremitäten* kommen Strahlenschäden ebenfalls vor. Chirurgischen Maßnahmen ist möglichst der Vorzug zu geben. Das gleiche gilt für Carcinome in der Anogenitalregion.

294   S. Lukacs

Beim *Peniscarcinom* ist entscheidend für die röntgenologische Indikation die Ausdehnung des Tumors und eine Beteiligung der regionären Lymphknoten. Ist die Bucksche Fascie noch nicht durchbrochen, sind therapeutische Erfolge mit Röntgenweichstrahlen zu erzielen. Im Anfangsstadium (Stadium I) beträgt die 5-Jahresheilung bis zu 82% [5].

Das Vulvakarzinom gehört primär nicht in die Hand des Dermatologen.

Zusammenfassend soll hervorgehoben werden, daß, mit Ausnahme der speziellen Fälle für chirurgisches oder chemo-chirurgisches Vorgehen, die Bestrahlungstherapie bei bösartigen epithelialen Tumoren als eine ausgezeichnete therapeutische Maßnahme auch heute in Betracht kommt.

Aus der großen Anzahl der *malignen nicht epithelialen* Erkrankungen der Haut soll eine weitere Indikation zur Dermatoröntgentherapie nämlich die *Mykosis fungoides* als Beispiel erörtert werden.

Die Bestrahlung ist neben Kortikoiden und Zytostatika heute noch immer die Therapie der Wahl bei Mykosis fungoides, wenn örtlich-konservative Maßnahmen wie glukokortikoidhaltige Externa und UV-Licht keinen Erfolg mehr bringen.

Die Strahlenempfindlichkeit der Mykosis fungoides-Herde ist sehr groß (Storck 1972). In allen Stadien der Mykosis fungoides ist es wichtig, sich stets zu vergegenwärtigen, daß wegen der Entwicklung einer zunehmenden Strahlenresistenz der Hautveränderungen im Verlauf der Krankheit, stets minimale therapeutische Dosen verabreicht werden sollten. „Man soll sein Pulver nicht zu früh verschießen" (O. Gans).

Bei *erythrodermatischen* Hautveränderungen ist *Röntgenfernbestrahlung* die therapeutische Methode der Wahl.

Im *infiltrativen* Stadium sind härtere Strahlenqualitäten erforderlich.

Bei *generalisierten* Veränderungen liefert Röntgenfernbestrahlung auch sehr gute therapeutische Resultate.

In *tumorösen* Stadien erreicht man mit Weichstrahlqualitäten ausgezeichnete palliative therapeutische Erfolge.

Zusammenfassend soll hervorgehoben werden, daß Röntgenstrahlen auch heute noch zum wichtigsten Arsenal in der Therapie der Mykosis fungoides zusammen mit UV-Bestrahlung, Glukokortikoiden und Zytostatika gehören. Man sollte stets versuchen mit minimalen eben noch wirksamen Dosen auszukommen.

Dermatoröntgentherapie von Dermatosen

Indikationsstellung

Die Indikationsstellung zur Strahlenbehandlung von anderen gutartigen *Dermatosen* erfuhr im Laufe der letzten Jahre eine zunehmende Einengung insofern, als sie heute nur dann verantwortet werden kann, wenn keine somatischen oder genetischen Schäden gesetzt werden, und wenn andere therapeutische Methoden nicht zum gewünschten Erfolg führen. Bei der Röntgentherapie von Dermatosen sollten in jedem Falle auch strahlenökonomische Überlegungen angestellt werden [7]. Außerdem darf die jeweilige Lokalisation der zu bestrahlenden Dermatose nicht außer acht gelassen werden.

Von den am häufigsten bestrahlten gutartigen Dermatosen seien hier einige herausgestellt.

Die verschiedensten *Ekzemformen* können bei *strenger Indikationsstellung* bestrahlt werden.

Dabei sollten die Ätiologie, der Akuitätsgrad, Lokalisation, Strahlenökonomie, Schutz der Generationsorgane, Alter des Patienten sowie vorausgegangene ergebnislose dermatologische Therapie berücksichtigt werden. Am wirksamsten ist die Röntgentherapie bei den chronisch-lichenifizierten Ekzemen und bei Ekzemherden in bestimmten Regionen, beispielsweise retroauriculär [15].

Auch wenn die Beurteilung nicht leicht ist, und die Berichte recht widersprüchlich sind, sollen einige Bestrahlungsergebnisse hier kurz wiedergegeben werden (Tab. 3). Bei *chronisch-lichenifizierten Ekzemen* wurde in etwa 64 % eine Besserung erzielt. Andererseits sind die Erfolge durch Rezidivneigung getrübt.

Tabelle 3. Röntgentherapie des Ekzems

	Gesamt-zahl	gebessert oder geheilt	gebessert aber Rezidiv	nicht gebessert	nicht auswertbar, fraglich
Chron.-lichenif. Ekzem	26	17 (~64%)	5	5	4
Hyperkeratotisch-rhagadiformes Ekzem	20	17 (~85%)	4	2	1
Insgesamt	46	34 (~74%)	9	7	5

Die Indikationsstellung zur Röntgentherapie bei *hyperkeratotisch-rhagadiformen* Ekzemen ist nicht einheitlich. Wir haben Gutes bei diesen hartnäckigen, ursächlich vielfach unklaren Ekzemen oft gesehen. Von 20 wegen dieser Erkrankung bestrahlten Patienten waren Besserungen bei 17 verzeichnet worden.

Insgesamt läßt sich feststellen, daß die Anwendung von Röntgenweichstrahlen wie bei chronisch-lichenifizierten Ekzemen so auch bei hyperkeratotisch-rhagadiformen Hand- und Fußekzemen, bei Versagen anderweitiger Therapiemaßnahmen durchaus eines Versuches wert ist.

Bei der Indikationsstellung zur Röntgentherapie von *Psoriasis vulgaris* sollten die oben ausgeführten Gesichtspunkte Berücksichtigung finden. Bei infiltrierten Psoriasisherden kommen Weichstrahlqualitäten, bei oberflächlichen Herden Grenzstrahlen in Frage. Neben *chronisch* hartnäckigen *Herden* spricht die psoriatische *Erythrodermie* auf Röntgenfernbestrahlung sehr gut an. Im Hinblick auf die Ergebnislosigkeit anderweitiger therapeutischer Maßnahmen bei der *Nagelpsoriasis* des Erwachsenen versuchte man es auch hier mit Röntgenstrahlen. In der nächsten Tabelle sind einige Ergebnisse zusammengestellt (Tab. 4). Bei mehr als der Hälfte der Fälle wurde Besserung gesehen. Wie katam-

Tabelle 4. Röntgentherapie psoriatischer Nagelveränderungen

	Gesamt-zahl	gebessert	gebessert aber Rezidiv	nicht gebessert	nicht auswertbar
Nagelpsoriasis	67	36	20	17	14
Andere Lokalisationen	8	6	2	1	1
Insgesamt	75	42	22	18	15

nestische Untersuchungen 1 bis 5 Jahre nach Durchführung der Therapie ergaben, waren in 55 % jedoch Rezidive zu erwarten. Trotz dieser Rezidivneigung der psoriatischen Nagelveränderungen, ist die Nagelpsoriasis des Erwachsenen eine relativ dankbare Indikation für die Röntgentherapie. Gerade in diesem Bereich wird jedoch die Problematik der Röntgenstrahlentherapie wie auch anderer Therapieformen gutartiger rezidivierender Dermatosen besonders deutlich.

Die *Röntgenfernbestrahlung* bewirkt in der Mehrzahl der Fälle gute Erfolge auch bei langfristig bestehenden, schweren *psoriatischen Erythrodermien*. Oft gelingt es auch durch diese Therapieform den Anschluß an örtlich therapeutische Maßnahmen zu finden.

Bei der *Röntgenfernbestrahlung der Haut (C. G. Schirren)* werden strahlenökonomische Gesichtspunkte auf ideale Weise erfüllt.

Vorteile der Methode:

1. Die Dosis kommt am Krankheitsherd voll zur Wirkung.
2. Steiler Dosisabfall zu nicht erkrankten Geweben.
3. Keine Allgemeinwirkungen sind zu erwarten.

Weitere u. a. sehr dankbare *Indikationen zur Röntgenfernbestrahlung* neben der generalisierten oder erythrodermatischen Psoriasis vulgaris und den erythrodermatischen und flachinfiltrierten Formen der Mykosis fungoides stellen sekundäre Erythrodermien anderer Genese dar. Jedoch sollte vor einer kritiklosen Anwendung gewarnt werden. Rückfälle können natürlich nicht vermieden werden.

Die Alterserythrodermie mit Kachexie und Lymphknotenschwellungen eignet sich gleichfalls gut für Röntgenfernbestrahlung. Besonders günstig ist sie in Kombination mit Glukokortikosteroiden innerlich und evtl. Zytostatika. Die Prognose ist trotz Besserung des Hautzustandes nicht günstig, ebenso wie bei der Retikulosarkomatose Gottron. Vorübergehende Erfolge sind aber auch hier bei flach infiltrierten Formen sichtbar.

An diesen Beispielen sollten *häufige röntgentherapeutische Indikationen* vor allem aber wesentliche *Gesichtspunkte der Indikationsstellung* heute, bei verschiedenen gutartigen und bösartigen Tumoren, Präkanzerosen und anderen Dermatosen dargestellt werden.

Trotz des Wandels der Indikationsstellung und des damit verbundenen Rückgangs der Patientenzahl ist die Röntgentherapie auch heute ein wichtiger Bestandteil der dermatologischen Therapie.

Literatur

1. Arna-Szlachcic, M., Storck, H.: Hautarzt **21**, 505 (1970)
2. Born, W.: Der Landarzt **49**, 51 (1973)
3. Bode, H. G.: Strahlentherapie der Hautkrankheiten. In: H. G. Bode und G. W. Korting, Haut- und Geschlechtskrankheiten, Bd. II, 764—789. Stuttgart: Fischer 1970
4. Braun-Falco, O., Lukacs, S.: Dermatologische Röntgentherapie. Berlin–Heidelberg–New York: Springer 1973
5. Eichhorn, H. I.: Strahlentherapie **131**, 227 (1966)
6. Gahlen, W.: Hautarzt **8**, 325 (1971)
7. Goldschmidt, H.: Röntgentherapie von Dermatosen. In: Jadassohn, Handbuch der Haut- und Geschlechtskrankheiten, Ergänzungswerk, Bd. V/2, Berlin–Göttingen–Heidelberg: Springer 1959
8. Graul, E. H.: Strahlentherapie **94**, 410 (1953)
9. Green, R.: Medical Tribune **17**, 15 (1972)
10. Kärcher, K. H.: Indikationsgebiete und Ergebnisse der Supervolttherapie. In: J. Becher u. G. Schubert, Die Supervolttherapie. Stuttgart: Thieme 1961
11. Keining, E., Braun-Falco, O.: Dermatologie und Venerologie. München: Lehmann 1970
12. Kopf, A. W.: Therapy of basal cell carcinoma. In: Dermatology in general medicine, eds. T. B. Fitzpatrick, K. A. Arndt, W. H. Clark, A. Z. Eisen, El. I. van Scott, J. H. Vaughan. New York: McGraw-Hill 1971
13. Mohs, F. E.: Chemosurgery: A microscopically controlled method of cancer excision. J. Amer. med. Ass. **138**, 564 (1948)
14. Nödl, F.: Strahlentherapie **90**, 475 (1953)
15. Proppe, A.: Spezielle Röntgenbehandlung. In: H. A. Gottron u. W. Schönfeld. Dermatologie und Venerologie, Bd. II/1 S. 26—132. Stuttgart: Thieme 1958
16. Proppe, A.: Diskussionsbemerkung am VII. Fortbildungskurs für praktische Dermatologie und Venerologie in München 22. 7. bis 27. 7. 1973

17. Schirren, C. G.: Behandlung benigner und maligner Hautgeschwülste unter besonderer
Berücksichtigung der Strahlentherapie. In: J. Jadassohn, Handbuch der Haut- und Geschlechtskrankheiten, Ergänzungswerk, Bd. V/2, Berlin–Göttingen–Heidelberg: Springer 1959
18. Stoll, A. L.: Squamous cell carcinoma. In: Dermatology in general medicine, ed. Fitzpatrick,
K. A. Arndt, W. H. Clark, A. Z. Eisen, El. I. van Scott, J. H. Vaughan, New York: McGraw-
Hill 1971
19. Storck, H., Ott, F., Schwarz, K.: Röntgentherapie bösärtger Geschwülste. Haut. Intraepi-
theliale Carcinome. In: Handbuch der medizinischen Radiologie, hrsg. L. Diethelm, O.
Olsson, F. Strnad, H. Vieten, A. Zuppinger, Bd. XIX/1. Berlin–Heidelberg–New York:
Springer 1972
20. Urbach, H.: Pathologic effects of ionizing radiation. In: Dermatology in general medicine,
ed. Fitzpatrick, K. A. Arndt, W. H. Clark, A. Z. Eisen, El. I. van Scott, J. H. Vaughan, New
York: McGraw-Hill 1971

Herbert Goldschmidt

Gesichtspunkte zur Auswahl der Bestrahlungsbedingungen

Ein Überblick über die ältere dermatologische strahlentherapeutische Literatur zeigt eine beinahe unglaubliche Variationsbreite von therapeutischen Empfehlungen verschiedener Autoren — nicht nur in Hinsicht auf Indikationen und Dosierung, sondern auch bezüglich der Auswahl physikalischer Faktoren. Die Indikationen zur Strahlentherapie sind seitdem drastisch eingeschränkt worden, und in der Auswahl der technischen und physikalischen Bestrahlungsbedingungen wird ein klarer Trend zur Standardisierung deutlich. Das häufige Vorkommen vermeidbarer Röntgenschäden hat uns gelehrt, daß eine zu große Variationsbreite die Möglichkeit von Bestrahlungsfehlern unnötig vergrößert, ohne die therapeutische Wirkung wesentlich zu erhöhen.

In dem vorliegenden Überblick über die moderne dermatologische Strahlentherapie soll herausgestellt werden, in welcher Weise die meisten physikalisch-technischen Faktoren standardisiert werden können und welche Strahlenschutzmaßnahmen notwendig sind, um Strahlenschäden auf ein unbedingtes Minimum zu beschränken. Obwohl die praktische Auswahl von Bestrahlungsfaktoren wesentlich von dem zur Verfügung stehenden Röntgengerät abhängt, gelten die folgenden grundlegenden Regeln doch für alle Geräte. Die gute Zusammenarbeit zwischen Dermatologen und Herstellern von Röntgengeräten hat gerade hier in Deutschland zur Entwicklung von modernen Röntgengeräten geführt, bei denen diese Gesichtspunkte schon im Entwurf berücksichtigt und aus Strahlenschutzgründen die Variationsmöglichkeiten absichtlich auf ein notwendiges Minimum beschränkt wurden.

A. Standardisierung der physikalisch-technischen Faktoren

Auswahl der Strahlenqualität

Seitdem sich die Erkenntnis durchgesetzt hat, daß die biologische Wirkung von Röntgenstrahlen zwischen 10 und 200 kV unabhängig ist von der Wellenlänge (bei angenähert homogener Durchstrahlung) hängt die Auswahl der Strahlenqualität vor allem vom pathologischen Substrat ab. Die Röntgenbestrahlung soll einerseits tief genug penetrieren, um auch die untere Grenze des pathologischen Prozesses ausreichend zu beeinflussen, andererseits aber weich genug sein, um eine unnötige Belastung tiefer liegender, gesunder Gewebeschichten zu vermeiden.

Spannung und Filterung: Eine größere Tiefenwirkung kann sowohl durch eine Erhöhung der Spannung (KV) als auch durch eine Erhöhung der Filterung erzielt werden. Bei einseitiger Erhöhung nur der Filterung wird die Strahlung homogener, aber die Dosisleistung zu stark herabgesetzt. Aus diesem Grund wird in der Praxis eine größere Penetration in den meisten Fällen durch eine gleichzeitige Erhöhung von Filterung *und* Spannung erreicht. Wird andererseits bei einer höheren Spannung eine zu schwache Filterung benutzt, dann werden die weicheren Strahlenanteile schon in den obersten Schichten absorbiert und somit die Oberfläche übermäßig belastet, während die nicht absorbierten Strahlenanteile wesentlich tiefer als nötig ins Gewebe eindringen. Auch aus diesem Grund werden also bei höheren Spannungen als Kompromiß immer stärkere Filter benutzt. Langjährige Erfahrungen mit der Weichstrahltherapie haben deutlich gezeigt, daß zur Behandlung der meisten dermatologischen Probleme Spannungen über 50 (maximal 100) KV nicht erforderlich sind und daß Filter über 2 mm Dicke nicht benötigt werden. Als Filtermaterial wird in der Weichstrahltherapie fast ausschließlich Aluminium benutzt; Kupferfilter haben in der dermatologischen Therapie keinen Platz. Zur Aufhärtung von sehr weichen Grenzstrahlen werden gelegentlich Cellonfilter angewandt.

Auch bei der Auswahl der Filter ist eine Beschränkung empfehlenswert; diese wird praktisch dadurch erreicht, daß die meisten Röntgengeräte nur mit standardisierten Filtern geliefert werden (z. B. 0,1—, 0,25—, 0,5—, 1,0 und 2,0 mm dicke Aluminiumfilter). Es hat sich erwiesen, daß in der dermatologischen Strahlentherapie eine Beschränkung auf 4 oder 5 verschiedene Strahlenqualitäten eine genügend große Variationsbreite erlaubt. Dementsprechend reichen 3 bis 4 verschiedene Filter in Kombination mit entsprechenden Hochspannungsvariationen für alle praktischen Zwecke aus, um eine adäquate Schichtbestrahlung zu ermöglichen.

Halbwertschicht (HWS): Als physikalische Einheit zur Kennzeichnung verschiedener Strahlenqualitäten hat sich die *Christensche* Halbwertschicht (HWS) seit vielen Jahren durchgesetzt. Sie bezeichnet die Dicke eines Stoffes (z. B. Al) durch die die Dosisleistung auf die Hälfte des Anfangswertes herabgesetzt wird. Vorwiegend kurzwellige, harte Röntgenstrahlen penetrieren stärker und benötigen deshalb dickere Filterschichten zur Halbierung der Dosisleistung als langwellige Strahlenqualitäten. Wegen ihrer Abhängig-

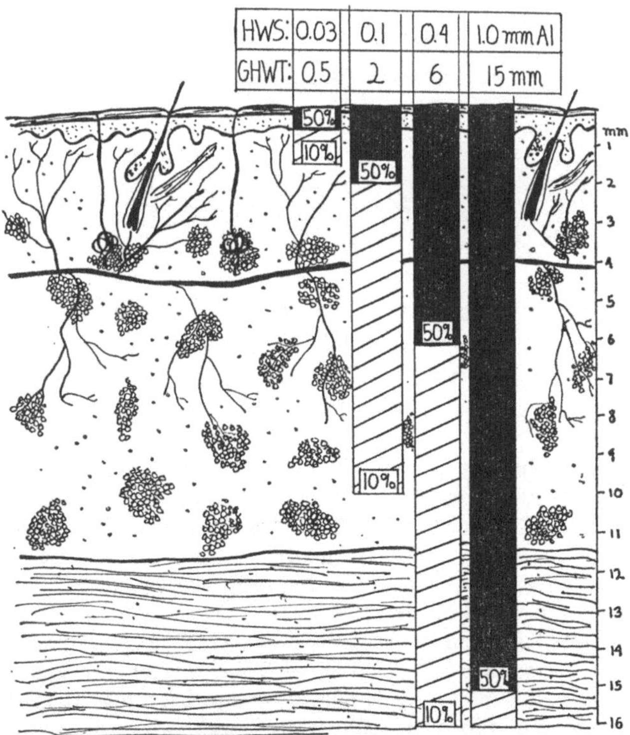

Abb. 1. Halbwertschicht (HWS) und Gewebehalbwerttiefe (GHWT; 50% Tiefendosis) in Beziehung zur Anatomie der Haut

keit von Focus-Haut-Abstand und Feldgröße erlaubt die HWS nur bedingt eine Vorstellung vom Dosisabfall im Gewebe. Die HWS wird sowohl in der Radiologie als auch in der Dermatologie auch heute noch zur physikalischen Kennzeichnung der Strahlenqualität benutzt; in der Dermatologie ist sie aber von dem praktischeren biologischen Begriff der Gewebehalbwerttiefe weitgehend abgelöst worden.

Gewebehalbwerttiefe (GHWT): Da die Halbwertschicht keinen guten direkten Vergleich mit den anatomischen Verhältnissen der Haut erlaubt, haben sich vor allem Dermatologen bemüht, eine anschaulichere Kennzeichnung für Strahlenqualitäten zu finden. Die neueingeführte Einheit Gewebehalbwerttiefe (GHWT) ist kein physikalischer, sondern ein biologischer Begriff; sie entspricht der 50% Tiefendosis und bezeichnet die Tiefe des Gewebes, in der die Dosisleistung einer Strahlung auf die Hälfte abgefallen ist (Abb. 1). Wachsmann und Kalkoff in Deutschland, Jennings in England und Tuddenham in den USA haben sich besonders um die Einführung und Verbreitung dieses neuen Begriffes verdient gemacht. Die von diesen Autoren veröffentlichten Meßergebnisse und Tabellen ermöglichen es leicht, die HWS einer Strahlung in die entsprechende GHWT zu übersetzen. Es muß dabei berücksichtigt werden, daß die GHWT nicht nur abhängig ist von der HSW, sondern auch vom Focus-Hautabstand und der Feldgröße (Abb. 2).

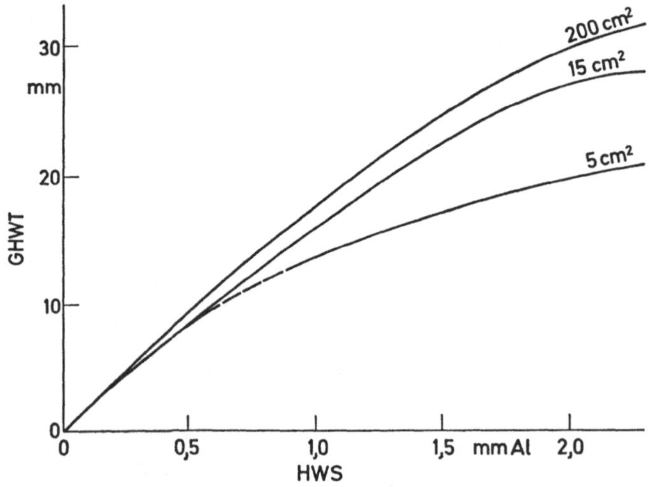

Abb. 2. Gewebehalbwerttiefe (GHWT) in Abhängigkeit von Halbwertschicht (HWS) und Feldgröße (bei Focus-Haut-Abstand 30 cm)

Schon vor der Einführung der GHWT hatten Schreus und andere deutsche Dermatologen eine „Schichtbestrahlung" der Haut empfohlen, bei der die Strahlenqualität mit der Tiefenausdehnung der behandelten Dermatose in Beziehung steht. Angeregt von Ebbehojs Untersuchungen an Hauttumoren, haben Schirren und andere erkannt, daß die GHWT in bester Weise ermöglicht, die optimale Strahlenqualität sowohl für Hauttumoren als auch für gutartige Dermatosen festzulegen. Die einfache Beziehungsregel lautet, daß die GHWT in allen Fällen der geschätzten Tiefenausdehnung des pathologischen Prozesses entsprechen soll (GHWT = Schichtdicke). Ein Hautkrebs mit einer Tiefenausdehnung von 8 mm wird demnach optimal bestrahlt, wenn die GHWT der Strahlung 8 mm beträgt. Ein oberflächlicherer Prozeß, wie z. B. eine Lentigo maligna (Morbus Dubreuilh) mit nur einer Tiefe von 2 mm benötigt nur eine GHWT von 2 mm als adäquate Strahlenqualität.

Die Regel ist einfach und klar durchdacht. Ist z. B. der Dosisabfall wesentlich steiler (z. B. GHWT = 0,3 mal Schichtdicke), dann erhält die Tiefe nur 12% der Oberflächendosis. Wird bei Anwendung von sehr weichen Grenzstrahlen bei einem ekzematösen Prozeß mit einer Schichtdicke von 1 mm eine GHWT von nur 0,2 mm angewendet (GHWT = 0,2 mal Schichtdicke), so erreichen nur 3% der Oberflächendosis die Tiefe des pathologischen Prozesses. Ist andererseits der Dosisabfall nicht steil genug (z. B. GHWT = 2 mal Schichtdicke), wird die Tiefe zu stark belastet. In diesem Fall sind in einer 5fachen GHWT immer noch 16% der Oberflächendosis wirksam, während bei Anwendung der optimalen GHWT (GHWT = Schichtdicke) in dieser Tiefe nur noch 3% der Oberflächendosis meßbar sind (Wachsmann).

Die einzigen Ausnahmen dieser Regel betreffen die Gonadengegend (wo ohnehin ionisierende Strahlen möglichst nicht angewendet werden sollten) und stark behaarte Körperstellen. Bei Bestrahlung der Handfläche und der Fußsohlen muß natürlich auch die ungewöhnliche Dicke der Hornschicht (über 0,5 mm) berücksichtigt werden. Die genauen Tiefenmessungen von Zoon und Werz bei verschiedenen Dermatosen haben es weitgehend erleichtert, die Anwendung der GHWT in die Praxis zu übertragen.

Focus-Haut-Abstand (FHA): Die Wahl des Focus-Haut-Abstands hängt vorwiegend von der Größe des bestrahlten Feldes ab. Da aus Strahlenschutzgründen alle Bestrahlungen nach Möglichkeit nur mit Tubussen durchgeführt werden sollten, ist auch die Auswahl der FHA aus technischen Gründen sehr beschränkt. Die meisten Firmen liefern Tubusse mit nur zwei verschiedenen Tubuslängen, entweder 15 und 30 cm oder 20 und 40 cm. Der Siemens Dermopan II wird neuerdings nur noch mit einem Tubus geliefert, der einer FHA von 30 cm entspricht und damit Fehlermöglichkeiten durch Benutzung eines falschen FHA vollständig ausschließt. Wenn jedoch Tubusse mit zwei verschiedenen FHA zur Verfügung stehen, soll das Verhältnis zwischen Felddurchmesser und FHA 1:2 betragen. In der Praxis wird für Bestrahlungsfelder unter 5 cm Durchmesser meist ein FHA von 15 cm und für Felder über 5 cm Durchmesser ein FHA von 30 cm verwendet. Selbstverständlich ist die Dosisleistung bei 30 cm FHA geringer als bei 15 cm, da das Quadratgesetz hier Anwendung findet. Dieses Gesetz kann bei weicheren Strahlenqualitäten wegen der Luftabsorption jedoch nicht direkt angewendet werden.

Feldgröße und Bestrahlungstubusse: Die Größe des Bestrahlungsfeldes hängt vorwiegend von der Flächenausdehnung des pathologischen Prozesses ab. Bei Benutzung härterer Strahlungen (über 0,5 mm Al HWS) muß berücksichtigt werden, daß bei größeren Feldern der Streuzusatz die Oberflächendosis wesentlich erhöhen kann, selten jedoch mehr als 25%.

Die Peripherie des Feldes sollte mit Bleigummi abgedeckt werden, und bei allen Routinebestrahlungen sollten Bestrahlungstubusse aus metallischem Blei oder Bleiglas benutzt werden. Dies ist nicht nur aus strahlengenetischen Gründen erforderlich, um die Streustrahlung vom Patienten, vom Bestrahlungstisch und anderen Objekten zu vermindern; ein weiterer Vorteil liegt in der erleichterten exakten Einstellung der FHA. Tubusse vereinfachen auch die Einstellung der Einstrahlrichtung (die nach Möglichkeit immer die Gonadengegend vermeiden sollte) und ermöglichen eine gewisse Immobilisierung der Bestrahlungsgegend).

Stromstärke (mA): Die Stromstärke bestimmt vorwiegend die Dosisleistung des Röntgengerätes. Geräte mit 25 mA weisen demnach eine wesentlich höhere Dosisleistung auf als solche mit nur einer Stromstärke von 5 mA. Für praktische Zwecke sind auch bei diesem wichtigen physikalischen Faktor Variationen nicht angebracht, weil die meisten Geräte auf nur eine standardisierte Stromstärke beschränkt sind (entweder 25 oder 5 mA; einige ältere Geräte mit Glasaustrittsfenstern erlauben eine Variation zwischen 5 und 10 mA). Im allgemeinen ist aber auch hier die Beschränkung auf standardisierte Werte zur Vermeidung von Fehlern angebracht.

Bestrahlungszeit: Die Länge der Bestrahlungszeit hängt offensichtlich von der benötigten Dosis ab. Bei der ersten Eichung eines neuen Gerätes kann es gelegentlich wünschenswert sein, die Bestrahlungszeiten so zu regulieren, daß zu kurze Bestrahlungszeiten (z. B. unter 30 Sekunden für 100 r) vermieden werden, da sie schwierig zu messen sind. Andererseits sollten im Interesse des Patienten überlange Bestrahlungszeiten (z. B. über 8 bis 10 Minuten für 500 r) ebenfalls vermieden werden. Die gewünschte Anpassung kann durch eine Regulierung der Stromstärke, der Hochspannung und des FHA erfolgen.

B. Praktischer Strahlenschutz

Die wichtigste Voraussetzung für eine sichere und sinnvolle Strahlentherapie ist ihre Anwendung durch Therapeuten, die Spezialkenntnisse und praktische Erfahrung sowohl in der Diagnostik von Hautkrankheiten als auch in der Dermatoröntgentherapie besitzen. In Deutschland wird dieses Ziel durch die obligatorische Ausbildungsperiode in Strahlenabteilungen während der Facharztausbildung angestrebt, in den USA außerdem durch spezielle Fragen über die dermatologische Strahlentherapie während der schriftlichen und mündlichen Facharztprüfung; in den letzten Jahren befaßten sich durchschnittlich 5 % aller Examensfragen mit Problemen der Strahlentherapie.

Auf dem technischen Sektor sind mit der Einführung moderner Röntgengeräte mit Berylliumfenstern durch speziell eingebaute automatische Sicherheitsvorkehrungen apparative Fehlermöglichkeiten auf ein Minimum beschränkt worden. Dennoch ist es offensichtlich, daß wie bei jeder anderen differenten Bestrahlungsmethode Fehlerquellen bestehen. Besondere Aufmerksamkeit wird auch der Vermeidung von genetischen Strahlenschäden zu widmen sein.

Vermeidung örtlicher Strahlenschäden

Als oberstes Gesetz gilt hier, daß die Röntgenbestrahlung ausschließlich auf das Behandlungsfeld beschränkt bleiben soll. Die primäre Strahlung sollte stets unmittelbar neben dem Bestrahlungsobjekt durch entsprechende Schichten von Bleischablonen, Bleigummistreifen oder anderen Schutzstoffen abgefangen werden. Auf die Bedeutung von Bestrahlungstubussen wurde bereits hingewiesen. Auch die sekundäre Streustrahlung vom Körper des Patienten, vom Bestrahlungstisch und von den Wänden muß (besonders bei Bestrahlung größerer Felder mit härteren Strahlenqualitäten) auf ein Minimum beschränkt werden. Damit soll vor allem die Streustrahlung auf die Gonaden wesentlich herabgesetzt werden, wie Schirren und Mitarbeiter und Witten und Mitarbeiter eindeutig

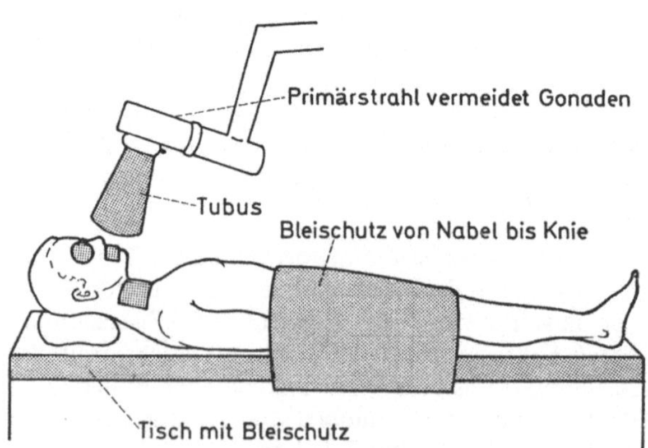

Abb. 3.   Strahlenschutzmaßnahmen bei Bestrahlung der Gesichtsgegend

zeigen konnten. Besondere Rücksicht muß auf den Schutz besonders strahlenempfind-licher Organe genommen werden. Unter diesen sind die Augen (besonders die Linse), die Schilddrüse und das hämopoetische System hervorzuheben.

Die Gonaden nehmen eine Sonderstellung ein. So ist z. B. bei der Behandlung der Gesichtsgegend (Abb. 3) aus Strahlenschutzgründen darauf zu achten, daß nicht nur die Augen und der Hals (Schilddrüse) mit Blei abgedeckt werden. Zum Gonadenschutz sollte bei jeder Bestrahlung, gleich welcher Hautregion, ein weiterer Bleischutz mit einem Bleiäquivalent von mindestens 0,5 mm Al benutzt werden, der sich mindestens vom Nabel bis zur Kniegegend erstreckt. Der Patient sollte nach Möglichkeit horizontal auf einem mit Bleigummi abgedeckten Behandlungstisch gelagert sein; der Kopf sollte auf einem Sandkissen ruhen, um eine primäre Strahlenrichtung zu ermöglichen, die die Gonadengegend so weit wie möglich vermeidet.

Ständige Wachsamkeit und Kontrollen sind unentbehrlich, um immer wieder vor-kommende Bestrahlungsfehler zu vermeiden; die schlimmsten unter diesen sind ohne Zweifel das Vergessen eines Filters oder die Anwendung eines falschen Focus-Haut-Abstandes.

C. Maximaldosis pro vita für gutartige Dermatosen

Während bei der Bestrahlung von Hautkrebsen mäßige chronische Hautveränderun-gen in Kauf genommen werden, gelten bei der Bestrahlung gutartiger Dermatosen stren-gere Regeln. Im allgemeinen sollte eine Röntgenbehandlung überhaupt erst dann in Betracht gezogen werden, wenn alle anderen üblichen therapeutischen Maßnahmen ver-

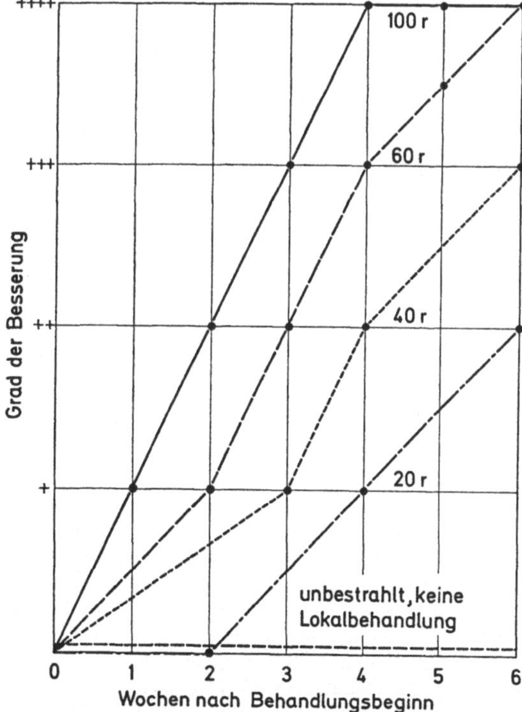

Abb. 4. Chronisches Ekzem. Klinischer Verlauf nach 4 Bestrahlungen (mit GHWT 3 mm) im wöchentlichen Intervall mit verschieden hohen Einzeldosen

sagt haben. Darüber hinaus hat es sich gezeigt, daß auch in der Bemessung der Gesamtdosis klare Grenzen gezogen werden müssen, nicht nur um eindeutige Röntgenschäden zu vermeiden, sondern auch, um minimale, oft nur kosmetisch störende Spätveränderungen (wie Teleangiektasien und Pigmentverschiebungen) vollständig zu vermeiden. Obwohl auch heute noch keine eindeutigen wissenschaftlichen Daten über dieses Problem vorliegen, so hat doch die große und breit angelegte katamnestische Untersuchungsreihe der New Yorker Gruppe von Sulzberger, Baer und Borota an mehr als 3000 Patienten klar erwiesen, daß bei Bestrahlung der gleichen Hautregion mit Gesamtdosen unterhalb 1000 r praktisch niemals spätere Röntgenschäden auftraten. Diese Beobachtungen gelten für Patienten, die im Ekzemrhythmus in Serien von 3 bis 4 wöchentlichen Dosen von 50 bis 100 r mehrfach behandelt wurden.

Bezüglich der Auswahl zweckmäßiger *Einzel*dosen bei der Behandlung gutartiger Dermatosen haben unsere eigenen experimentellen Untersuchungen erwiesen, daß bei einer Weichstrahltherapie in wöchentlichen Intervallen 3 bis 4 Einzeldosen zwischen 60 und 100 r (z. B. 80 r) eindeutig bessere Resultate ergeben als kleinere Einzeldosen (Abb. 4). Größere Einzeldosen als 100 r sind nicht wesentlich wirksamer und darum aus Strahlenschutzgründen abzulehnen.

Über die Grenzstrahlbehandlung liegen zahllose Veröffentlichungen vor; leider finden sich aber darunter keine Untersuchungen, die sich mit dem Problem der Maximaldosis pro vita und Hautgegend befassen. Ohne Zweifel können auch Grenzstrahlen (wie alle ionisierenden Strahlen) Röntgenspätschäden hervorrufen, wenn exzessive Dosen verwendet werden; nach extrem hohen Dosen sind in sehr seltenen Fällen sogar Röntgenkrebse beobachtet worden. Dennoch betrachten selbst konservative Strahlentherapeuten heute eine Gesamtdosis von 5000 r bei Grenzstrahlenqualitäten als sichere obere Grenze. Auch aus anderen Strahlenschutzgründen sind Grenzstrahlen wegen ihrer geringen Tiefenwirkung immer dann vorzuziehen, wenn die Tiefenausdehnung der Dermatose annähernd in Einklang steht. Besonders bei der Behandlung von Dermatosen in der Nähe der Gonaden oder von Knochenwachstumszonen sind Grenzstrahlen oft indiziert, wenn man bei gutartigen Hautkrankheiten nicht überhaupt von einer Bestrahlung dieser Regionen völlig Abstand nimmt.

Literatur

Goldschmidt, H.: Die Röntgentherapie von Dermatosen. In Jadassohn, J.: Handbuch der Haut- und Geschlechtskrankheiten. Erg.-Werk, Bd. V/2, Springer: Berlin–Göttingen–Heidelberg 1959

Goldschmidt, H.: Selection of physical factors in dermatologic X-ray therapy. In: Goldschmidt, H. (ed.): Modern applications of physical modalities in dermatology. Springfield: Thomas (im Druck)

Goldschmidt, H.: Dermatologic radiation therapy. In: Moschella, S., Pillsbury, D. M. und Hurley, H. H.: Dermatology. Philadelphia: W. B. Saunders (im Druck)

Goldschmidt, H., Yawalkar, S., Gruber, L., Schirren, C. G.: Experimentelle Untersuchungen zur Weichstrahldosierung bei Ekzem und Psoriasis. Strahlentherapie **118**, 240 (1962)

Jennings, W. A.: Physicial aspects of the Roentgen radiation from a beryllium window over the range of 2—50 K.V.p. for clinical purposes. Acta radiol. (Stockh.) **33**, 435 (1950)

Schirren, C. G.: Zur Auswahl adaequater Strahlenqualitäten bei der Hautröntgentherapie. In Strahlenbehandlung und Krebsforschung Bd. 43. München: Urban und Schwarzenberg 1959

Schirren, C. G.: Die Röntgentherapie gutartiger und bösartiger Geschwülste der Haut. In Jadassohn, J.: Handbuch der Haut- und Geschlechtskrankheiten Erg. Bd. V/2, Springer: Berlin–Göttingen–Heidelberg 1959

Schirren, C. G.: Neue Gesichtspunkte zum Problem der Strahlengefährdung und des Strahlenschutzes in der dermatologischen Röntgentherapie. In Marchionini, A.: Fortschritte der praktischen Dermatologie und Venerologie, 3. Bd. S. 196—216. Berlin–Göttingen–Heidelberg: Springer 1960

Schreus, H. Th.: Erfahrungen mit der Röntgenschichtbestrahlung (Weich- und Nahbestrahlung) nebst Bemerkungen zur Methodik und Nomenklatur. Strahlentherapie 67, 30 (1940)

Schreus, H. Th.: Stand der Oberflächenbestrahlungstechnik. Strahlentherapie 91, 351 (1953)

Sulzberger, M. B., Baer, R., Borota, A.: Do Roentgen ray treatments as given by skin specialists produce cancers or other sequelae? Arch. Derm. Syph. (Chicago) 65, 639—655 (1962)

Wachsmann, F.: Vorschläge zur Standardisierung der Bestrahlungsbedingungen in der Röntgentherapie. Strahlentherapie 83, 41 (1950)

Wachsmann, F.: Physikalische Grundlagen der dermatologischen Röntgentherapie und Messung ionisierender Strahlungen. In Jadassohn, J.: Handbuch der Haut- und Geschlechtskrankheiten Erg.-Bd. V/2 S. 1—85. Berlin–Göttingen–Heidelberg: Springer 1959

Wachsmann, F.: Allgemeine Methodik der Röntgentherapie von Hautkrankheiten. In Jadassohn, J.: Handbuch der Haut- und Geschlechtskrankheiten Erg. Bd. V/2 S. 181—288. Berlin–Göttingen–Heidelberg: Springer 1959

Witten, V. H., Sulzberger, M. B., Stewart, W. T.: Studies on the quantity of radiation reaching the gonadal areas during dermatologic X-ray therapy. Arch. Derm. 76, 683—694 (1957)

Zoon, J. J., Werz, J. F. C.: The quality of X-rays in the treatment of skin diseases. Arch. Derm. Syph. 75, 733 (1957)

Neues in der praktischen Dermatologie

Otto Braun-Falco

Was gibt es Neues in der praktischen Dermatologie?

Unter diesem Thema soll versucht werden, einige wichtige Fakten zu vermitteln, die dem Dermatologen in Klinik oder Praxis von Nutzen sein können.

Was ist neu? Diese Frage ist berechtigt, aber wir erleben es bei unserer täglichen Arbeit in der Praxis — ich möchte fast sagen: Gott sei Dank — immer wieder, daß Zeit und Erfahrung über vieles Neue ihr eigenes Urteil sprechen! Die nachfolgenden Äußerungen sollen in einzelne Sachgebiete untergliedert werden.

1. Neueres aus der Grundlagenforschung

Neuere Befunde über die Kinetik der Epidermiszellen bei Psoriasis lassen es immer wichtiger erscheinen, nach *Kontrollfaktoren* zu suchen, die für die Zellneubildung und die Ausdifferenzierung der Zellen im Epidermisgefüge verantwortlich sind. In diesem Zusammenhang sei auf die *Chalone* aufmerksam gemacht, die zuerst von Bullough (Übersicht bei Bullough und Deol [17]) gefunden worden sind. Es handelt sich um antimitotische Substanzen, welche die mitotische Aktivität im betreffenden Gewebe hemmen und dadurch dessen Homeostase überwachen. Die Bulloughschen Untersuchungen haben umso größeres Interesse gefunden, als die Chalone möglicherweise über Adrenalin auf die Zellen der Haut einwirken.

Da die Wirkung von Adrenalin aber über das in zellulären Membranen lokalisierte Enzym Adenylzyklase vermittelt wird, das die Umwandlung von ATP in *zyklisches AMP* [1] katalysiert, war es naheliegend, sowohl der Adenylzyklase wie auch dem Zyklo-AMP in der Epidermis Aufmerksamkeit zuzuwenden. Vorhees u. a. [25,103] konnten nun zeigen, daß in der Epidermis tatsächlich ein Mitose-inhibitorisches System zu bestehen scheint, das durch Zyklo-AMP vermittelt wird. Wenn Zyklo-AMP für die normale Proliferation und Ausdifferenzierung der Epidermiszellen von Bedeutung ist, muß man bei Zuständen, die mit gestörter epidermaler Proliferation und Verhornungsstörung einhergehen, auch mit Veränderungen im Gehalt von endogenem Zyklo-AMP rechnen. Dies ist in der Tat der Fall. Bei Psoriasis ist der Gehalt an Zyklo-AMP in der Epidermis deutlich gegenüber der Norm erniedrigt. Sollte sich dieses neue Konzept bestätigen, dürften auch therapeutische Konsequenzen damit verbunden sein, nämlich eine Erhöhung des intraepidermalen Gehaltes von Zyklo-AMP anzuregen.

Die Forschung auf dem Gebiet der Immunglobuline hat in den letzten Jahren weitere große Fortschritte gemacht. Dies gilt auch für das *Immunglobulin E*, ein Glucoproteid, das sehr ähnlich wie andere Immunglobulinklassen aufgebaut ist (Übersicht bei Hein [43]). Es hat sich nun herausgestellt [47], daß die Reagine, welche von atopischen Patienten nach Antigenkontakt gebildet werden, zu dieser Immunglobulinklasse gehören. Obwohl die Schwankungsbreite von IgE im Serum bei 93,5% normaler Erwachsener zwischen 100 und 1000 mg IgE/ml beträgt, kommt der Bestimmung von IgE bei allergischen Erkrankungen doch klinische Bedeutung zu. Erhöhte Konzentration von IgE findet man nicht nur bei parasitären Erkrankungen, sondern auch bei atopischen Erkrankungen, d. h. bei Asthma, Heuschnupfen und Neurodermitis diffusa. Eine direkte Relation der Höhe der Serum-IgE-Spiegel mit der Schwere einer Neurodermitis scheint jedoch auch nach Borelli und Mitarb. [39] nicht immer zu bestehen. Immerhin dürfte für die Praxis die Bestimmung von IgE bei Patienten mit Atopie insofern bedeutsam sein, als hohe Serum-IgE-Konzentrationen eine besondere Neigung zu atopischen Manifestationen anzuzeigen scheinen. Neuestens wurde von Winkelmann in der Mayo-Klinik (mdl. Mitteilung 1973) eine *IgE-Dermatitis* beschrieben. Bei solchen Patienten ohne Atopie findet man bei akraler Lokalisation ekzemat oider und prurigo-artiger Erscheinungen hundertfach erhöhte IgE-Werte im Serum.

Auch die *Prostaglandin-Forschung* soll kurz erwähnt werden. Bei den Prostaglandinen handelt es sich um biologisch hochaktive Substanzen, die in den 30er Jahren unabhängig von Goldblatt und von Euler zuerst in Extrakten menschlichen Samens nachgewiesen wurden und starke gefäßkontrahierende, die glatte Muskulatur stimulierende Eigenschaften besitzt. Heute wissen wir, daß es sich um ungesättigte Hydroxy-Fettsäuren handelt, die eine ganze Familie naher Verwandter darstellen. Auch in der Haut konnte die Aktivität der Prostaglandin-Synthetase in Zellmembranen lokalisiert werden (Übersicht bei Ziboh und Blank [108]). Diese Substanzen scheinen auch in der Haut wichtige biologische Funktionen zu besitzen. Sie spielen eine Rolle bei der Ausdifferenzierung der Epidermis [40] und haben auch bei schuppenden Dermatosen, zumindest im Tierversuch, therapeutische Effekte. Außerdem sind sie als Vermittler von entzündlichen und allergischen Reaktionen bekannt geworden. Neuere Beobachtungen über die Funktion der Prostaglandine im Entzündungsvorgang lassen vermuten, daß die Produktion von PGE_2 und PGF_2 durch Medikamente, wie Aspirin und Indomethazin deutlich gehemmt wird. Vielleicht läßt sich so die antiphlogistische und schmerzstillende Wirkung von Aspirin und aspirinartigen Medikamenten erklären [102].

Auch neuere Untersuchungen über die Regulierung der *Talgdrüsenfunktion* sind von Interesse. In jüngster Zeit ist es der Gruppe um Shuster [21] gelungen, einen sebotropen Faktor zu isolieren, der möglicherweise mit dem MSH oder einem MSH-ähnlichen Hormon identisch ist. Seine Abgabe wird normalerweise durch einen inhibitorischen Faktor (MIF) gehemmt. Bei Parkinsonismus scheinen Nervenzentren auszufallen, welche mit der Bildung oder Sekretion von MIF zu tun haben. Die MSH-Sekretion steigt an und führt dann zu Seborrhoe. Diese Befunde gewinnen umso mehr an Bedeutung, als eine neuere Untersuchung von Burton, Cartlidge und Shuster [19] sowie einem amerikanischen Arbeitskreis [59] zu der Feststellung geführt haben, daß L-Dopa die Seborrhoe bei Patienten mit Parkinsonismus deutlich vermindert. Leider scheint aber die physiologische Seborrhoe bei Patienten mit Akne vulgaris [20] oder leichtere Seborrhoe von L-Dopa nicht beeinflußt zu werden. Es scheint daher mehr als fraglich, ob L-Dopa, das bei Parkinsonismus in Dosen von 1,5 bis 6 g täglich eingesetzt wird, bei diesen Zuständen therapeutisch anwendbar ist [80]. Dies umso mehr, als man bereits bei derartigen Dosierungen mit Nebenwirkungen (Nausea, Erbrechen, Herzrhythmusstörungen, etc.) rechnen muß.

Ein besonders gutes Beispiel für die positive praktische Auswirkung von Erkenntnissen der dermatologischen Grundlagenforschung stellt die *Immundiagnostik* blasenbildender Hauterkrankungen mit den Methoden der *direkten* und *indirekten Immunfluoreszenz* dar. Sie kennen alle die typischen Muster: *Interzellularsubstanzfluoreszenz* bei Pemphigus vulgaris, Pemphigus foliaceus und Pemphigus vegetans, *Basalmembranfluoreszenz* bei bullösem Pemphigoid, Ablagerungen von IgA und IgM in den Papillenspitzen bei Dermatitis herpetiformis Duhring. Neu sind die immunpathologischen Befunde bei benignem Schleimhautpemphigoid [4]. Bei dieser Dermatose sind mit der direkten Immunfluoreszenz Antibasalmembran-Antikörper nachweisbar. Diese Befunde lassen an pathogenetische Beziehungen zwischen benignem Schleimhautpemphigoid und bullösem Pemphigoid denken.

Vielleicht sollte in diesem Zusammenhang noch darauf hingewiesen werden, daß das bullöse Pemphigoid sich immer mehr als paraneoplastisches Syndrom zu erkennen gibt, während maligne Malignome bei Dermatitis herpetiformis offenbar nur selten vorkommen.

Ob die von Shuster und Marks zuerst beschriebenen Malabsorptionssymptome mit Darmveränderungen bei Dermatitis herpetiformis Duhring von krankheitspathogenetischer Bedeutung sind, scheint auch heute noch fraglich. Besserungen der Hauterscheinungen nach glutenfreier Diät sind offenbar nur selten festzustellen gewesen. Wir müssen Sönnichsen und Mitarb. [95] zupflichten, wenn sie meinen, daß es noch am wahrscheinlichsten sei, daß Haut- *und* Dünndarmveränderungen bei dieser Erkrankung durch eine gemeinsame Noxe ausgelöst werden.

II. Neuere Dermatosen

Man wundert sich eigentlich darüber, daß in unserem Fachgebiet immer wieder neue Krankheitsbilder beschrieben werden. An einige sollte erinnert werden.

1. *Akute neutrophile Dermatose (SWEET-SYNDROM)*

Die akute febrile neutrophile Dermatose wurde 1964 von Sweet [99] beschrieben. Bisher sind etwa knapp 30 Fälle publiziert worden [84]. Im Anschluß an eine Infektion im Bereich des oberen Respirationstraktes kommt es nach einem Intervall von 1 bis 3 Wochen zu hohem Fieber mit neutrophiler Leukozytose und einem Exanthem, das teilweise multiformen Charakter aufweist. Besonders am Gesicht und den Extremitäten entwickeln sich düster rote, langsam wachsende und druckschmerzhafte Flecken, Papeln und polsterartige Infiltrate, die sich auch bis zur Pustulation akzentuieren können. Die Herde bleiben ohne Behandlung etwa 8 Wochen lang bestehen, bilden sich aber unter Glucocorticoid-Therapie rasch zurück. Histologisch ist im Gegensatz zum Erythema exsudativum multiforme die Epidermis unauffällig. Im Corium sieht man ein starkes Ödem und perivasculär orientierte Infiltrate, die fast ausschließlich aus Leukozyten bestehen. Leukozytoklasie ist meist ausgesprochen. Der Verlauf der Erkrankung läßt an ein infektionsallergisches Geschehen denken, das gewisse Ähnlichkeit mit den vasculären Mikrobiden von Miescher bzw. Vasculitis allergica besitzt. Ob es sich um ein ganz eigenständiges Krankheitsbild handelt, ist noch nicht sicher.

2. *Pagetoide Retikulose (WORINGER-KOLOPP-SYNDROM)*

Diese Dermatose wurde von Woringer und Kolopp [105] bereits 1939 bei einem 13jährigen Knaben beschrieben, aber erst jüngst wieder in unserer Klinik „wiederentdeckt" und ausführlicher bearbeitet [13]. Anscheinend spontan und unabhängig vom Lebensalter kommt es an den Extremitäten zu langsam sich vergrößernden Herden, die scharf gegenüber der gesunden Haut abgegrenzt sind, unregelmäßige Einbuchtungen besitzen und typische rot-violette bis rot-bräunliche Farbtöne aufweisen. Zur gesunden Haut hin sind sie durch einen leicht erhabenen konvexen Randwall von 1 bis 2 mm abgegrenzt und von psoriasiformen Schuppen bedeckt. Innere Organbeteiligung konnte bisher nicht festgestellt werden. Die Differentialdiagnose ist ausgesprochen schwierig und hat in erster Linie Lichen ruber planus, inveterierte Psoriasis vulgaris und Lupus erythematodes chronicus discoides zu berücksichtigen, obwohl auch an maligne Retikulose oder Mykosis fungoides im Infiltrationsstadium gedacht werden kann. Das histologische Bild ist außerordentlich charakteristisch und wird von einem pagetoiden Aussehen der Epidermis beherrscht. Die acanthotische Epidermis ist von Hohlräumen durchsetzt, in denen Infiltratzellen mit einem hellen Zytoplasma und einem relativ großen und unregelmäßig geformten, stark basophilen Kern liegen. Man sieht häufig Mitosen. Diese Zellen sind auch im Bereich der Anhangsgebilde, besonders der Schweißdrüsen, zu sehen. Die pagetartigen

Zellen sind aber histochemisch klar von Paget-Zellen abzutrennen. Da sie sich enzymchemisch weitgehend stumm verhalten, sind sie wohl als *Retikulumzellen lymphoider Differenzierung* anzusprechen. Dafür können auch elektronenmikroskopische Befunde herangezogen werden. Die Infiltratzellen in der Epidermis haben ein großes helles, relativ organellenarmes Zytoplasma ohne Tonofilamente und einen gelappten Kern, der stellenweise an die Lutzner-Zelle bei Sezary-Syndrom erinnern kann. Wahrscheinlich handelt es sich um eine *epidermotrope Retikulose der Haut* besonderer Prägung. Die Therapie dieser Erkrankung scheint außerordentlich schwierig zu sein.

3. Makulöse Hautamyloidose

Diese seltene, lokalisierte Varietät von lokalisierter Hautamyloidose wurde besonders bei Patienten in Zentral- und Südamerika, aber auch in asiatischen und vorderorientalischen Ländern, beschrieben. Vor kurzem konnten Black und Wilson-Jones [8] in England über diese „neuere" Dermatose berichten. Die Bezeichnung „*interscapuläre Hautamyloidose*" von Fhanon und Sagher [32] wird wohl diesem Bild am ehesten gerecht. Die Hautveränderungen lokalisieren sich meistens zwischen den Schulterblättern als hyperpigmentierte, maculöse Plaques unterschiedlicher Größe und Konfiguration mit unscharfer Begrenzung. Die Patienten suchen die Ärzte meist aus kosmetischen Gründen auf. Vielfach werden die Hauterscheinungen als Sekundärphänomen nach Kratzen oder für eine leichte Neurodermitis circumscripta gehalten. Histologisch findet man aber typische Amyloidniederschläge in den dermalen Papillen mit der PAS-Reaktion oder Thioflavin T, welche auch elektronenmikroskopisch ein typisches Muster zeigen [92]. Therapie ist nicht möglich.

4. Granuloma glutaeale infantum

Dieses Krankheitsbild wurde von Tappeiner und Pfleger [100] 1971 als eigenständiges Krankheitsbild erkannt und beschrieben. In der Zwischenzeit konnten auch andere Autoren gleichartige Veränderungen beobachten [3, 36]. Es handelt sich um ein sehr charakteristisches Krankheitsbild bei Säuglingen zwischen dem 2. und 7. Monat, das charakterisiert ist durch rundliche oder in den Spaltlinien stehende, mehr ovale, kalotten- oder polsterartige, blau-rote, haemangiomartige Knotenbildungen, die von prall-elastischer Konsistenz sind, im Bereich des Gesäßes und der Oberschenkelbeugeseiten. Die Veränderungen entwickeln sich bei Säuglingen in gutem Ernährungszustand und bilden sich nach einigen Monaten wieder spontan zurück. Das histologische Bild ist mit seinem polymorphen Infiltrat sehr typisch. Es erinnert etwas an das Granuloma eosinophilicum des Gesichtes, durchsetzt aber das ganze Corium bis zur Epidermis. Die Erkrankung selbst ist begrenzt und die Prognose daher günstig. Ob es sich um eine Auswirkung von halogenierten Substanzen wie F-Glucocorticoide handelt, wie Bazex u. a. vermuten, muß zunächst offen bleiben. Bemerkenswert ist die Tatsache, daß vielfach vorher Windeldermatitis oder auch Candida-Infektionen bestanden haben.

III. Aus der Klinik

Im Zusammenhang mit dem Granuloma glutaeale infantum soll kurz auf die *Windeldermatitis* eingegangen werden. Neuerdings sind Candida albicans und Bakterien als Ursachen für die Windeldermatitis in den Vordergrund der Diskussion getreten [24]. So fanden Montes [73] u. a. bei 35 Kindern mit Windeldermatitis in 27 Fällen Candida albicans und in vielen Fällen Escherichia coli oder Staphylococcus areus im erkrankten Bereich. Sie diskutieren die Möglichkeit einer synergistischen Wirkung zwischen Bakterien und Candida albicans. In eigenen Untersuchungen fanden wir bei stationären Säuglingen mit Windeldermatitis in einem sehr hohen Prozentsatz Candida albicans nicht nur in den Hauterscheinungen, sondern auch *im Stuhl,* was auch bei der Behandlung solcher Fälle berücksichtigt werden muß. Sehr wahrscheinlich werden die Neugeborenen beim Durchtritt durch den Geburtskanal infiziert. Natürlich sind Milieufaktoren wie luft- und wasserundurchlässige Höschen für das Angehen der Infektion wesentliche Faktoren.

In diesem Zusammenhang soll aber auf eine praktisch wichtige Entdeckung hingewiesen werden. Es ist seit langem bekannt, daß bei *Störung der ökologischen Balance der normalen Bakterienflora* der menschliche Körper oft das Wachstum opportunistischer Mikroorganismen ermöglicht, die gelegentlich Krankheiten hervorrufen. So wird von Blank (mdl. Mitteilung 1973) neuerdings berichtet, daß besonders in Hospitälern, in denen mit Desinfektionsmitteln desinfiziert wird, die nur grampositive Keime abtöten, gramnegative Mikroorganismen gewissermaßen das Vakuum ausfüllen und dann zu unangenehmem Hospitalismus Veranlassung geben. Eine sehr interessante Studie über den *Einfluß von Hexachlorophen auf die Hautbakterienflora* wurde kürzlich von amerikanischen Autoren publiziert [28]. Hexachlorophen hemmt auf der Haut anzutreffende grampositive Bakterien. Kinder, die häufig mit Seifen mit Hexachlorophen-Zusatz gebadet werden, erlitten zwar weniger Infektionen durch Staphylococcen, aber mehr Infektionen durch gramnegative Bazillen (Proteus, Pseudomonas, Enterobacter). Andere Untersuchungen haben ergeben, daß eine zu häufige Benutzung antibakterieller Seifen zwischen den Zehen das Wachstum von gramnegativen Bazillen erheblich stimuliert und zu einer akuten *gramnegativen Fußerkrankung* mazerativen Typs Veranlassung geben kann, die differentialdiagnostisch nur schwer von einer mazerativen Tinea pedum abzutrennen ist (Näheres siehe bei Evans et al. [28]). Es scheint auch möglich zu sein, daß Personen, die desodorierende Aerosol-Sprays benutzen, im Hinblick auf die Kolonisierung der Haut durch gramnegative Bazillen ein erhöhtes Risiko eingehen. In diesem Zusammenhang sei auch auf die *gramnegative Folliculitis* (Fulton et al. 1968, Näheres bei Plewig, G. und O. Braun-Falco, Hautarzt, i. Druck) hingewiesen, die sich im Gesicht oder auch am behaarten Kopf nach langfristigem Gebrauch von Detergentien mit Desinfektionsmittel gegen grampositive Erreger oder auch nach antibiotischer Therapie ausbilden können. An diese Diagnose ist immer bei langfristiger, therapieresistenter Folliculitis zu denken. Gramnegative Keime findet man an Haut, Haaren und Axillen. Ob dies auch für die *Candida-Folliculitis* gilt, die vor kurzem von Meinhof et al. [71] aus unserer Klinik beschrieben wurde, ist noch zu untersuchen. Diese Beispiele mögen genügen, um darzustellen, daß offenbar die Störung der normalen Hautflora nicht problemlos ist, was viele

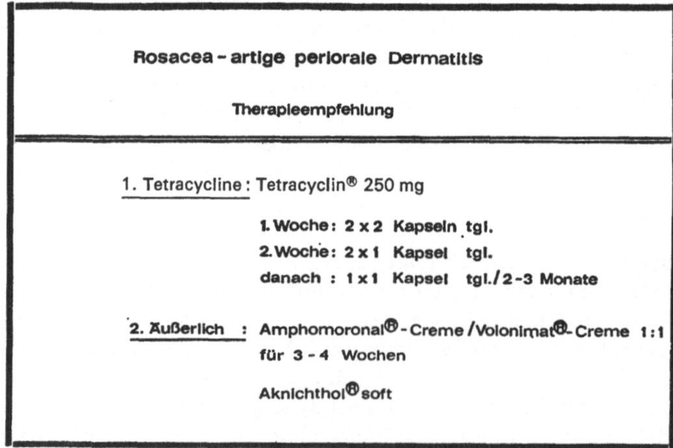

Tab. 1

Hersteller von Desodorantien und desinfektionsmittelhaltigen Kosmetika offenbar nicht genügend berücksichtigen. In diesem Zusammenhang sei auch die *rosaceaartige, periorale Dermatitis* erwähnt. Aufsehen erregt haben 1971 die Befunde von Buck und Kalkoff [16], nach denen mikroskopisch sogenannte *Fusobakterien* in Effloreszenzen und besonders in deren Pustelinhalt vorkommen. Diese Untersuchungen wurden kürzlich von Röckl und Mitarbeitern [6] bestätigt. Gramnegative fusiforme Stäbchen waren in etwa $^2/_3$ der Patienten mikroskopisch nachweisbar. Offenbar kommen diese Keime bei anderen Erkrankungen nicht vor. Über ihre ätiopathogenetische Bedeutung für die periorale Dermatitis können bislang noch keine sicheren Aussagen gemacht werden. Andererseits wird auch an Candida albicans gedacht [76,90,77,11]. Auf jeden Fall hat sich die Einbeziehung einer auf Candida albicans gerichteten Behandlung in das Therapieschema ebenso bewährt wie eine Tetracyclin-Therapie über 2 bis 3 Monate [68]. Wir haben mit einer einfachen Therapie (Tab. 1) in über 95 % aller Patienten — und wir übersehen bisher mehr als 1000 behandelte Fälle — guten Erfolg.

Was gibt es Neues auf dem Gebiet der *Psoriasis-Therapie?*

In der *äußerlichen Therapie* hat sich mehr und mehr die Erkenntnis durchgesetzt, daß die von Braun-Falco inaugurierte *alternierende Simultan-Therapie* [12] besonders rasche Erfolge ermöglicht. Sie besteht darin, daß halbtags Cignolin®-haltige Medikamente und halbtags fluorierte Glucocorticoide möglichst unter Okklusivbedingungen angewandt werden. Durch zusätzliche Teerbäder und Höhensonnenbestrahlung kann man die Wirkung intensivieren. Bei ambulanter Therapie hat sich die Applikation von Cignolin in der sauberen Anwendungsform von Cignolin®-Chloroform (0,05 bis 0,1 %) bewährt.

Unter klinischen Bedingungen kommt man auch in Europa mehr und mehr von Cignolin in Vaseline als Vehikel zugunsten der Anwendung einer cignolinhaltigen Zink- oder Amylum-Paste ab. Die Vorteile von Cignolin®-Pasten liegen in ihrer besseren Fixierung auf den Psoriasis-Herden selbst und damit in geringeren Reizungen der umgebenden normalen Haut. Die chemische Veränderung von Cignolin® durch Zinkoxyd, welche auch an einer violetten Verfärbung der Zinkpaste kenntlich ist, kann durch Zusatz von geringen Mengen von Salicylsäure vermieden werden [22,64]. Das von Farber und Mitarbeitern empfohlene kombinierte Behandlungsvorgehen hat sich unter stationären Bedingungen auch bei uns sehr bewährt. Der Krankenhausaufenthalt läßt sich auf 3 bis 4 Wochen verkürzen.

Die von Farber und Harris [30] empfohlene Dithranol-Paste enthält Cignolin® in einer Konzentration von 0,1 bis 0,4%, Salicylsäure 0,2% und hartes Paraffin bei 5% in Zinkpaste.

MTX-Therapie bei PSORIASIS VULGARIS
Indikationen

Psoriatische Erythrodermie

Psoriatische Arthropathie

Psoriasis pustulosa - Typ Zumbusch

Psoriasis pustulosa - Typ Barber

Psoriasis mit Rückwirkung auf

die soziale Stellung

Ausgedehnte Psoriasis

Absetzen der Kortikoidtherapie

N.P.D. - Psoriasis Task Force Nov. 1972

Tab. 2

Was nun die *innerliche Behandlung der Psoriasis* angeht, sind wir uns alle darüber im klaren, daß für eine Therapie mit *fluorierten Glucocorticoiden* oder *Methotrexat®* nur schwere Psoriasis-Formen in Betracht kommen. Grundsätzlich ist zu sagen, daß es bei beiden Therapie-Formen sich um eine morbostatische Therapie handelt, die in etwa 80% der Fälle von Rezidiven gefolgt sind. Angesichts der notwendigen hohen Erhaltungsdosen mit den entsprechenden Nebenwirkungen ist man heute mit der Anwendung von fluorierten Glucocorticoiden viel zurückhaltender als noch vor einigen Jahren.

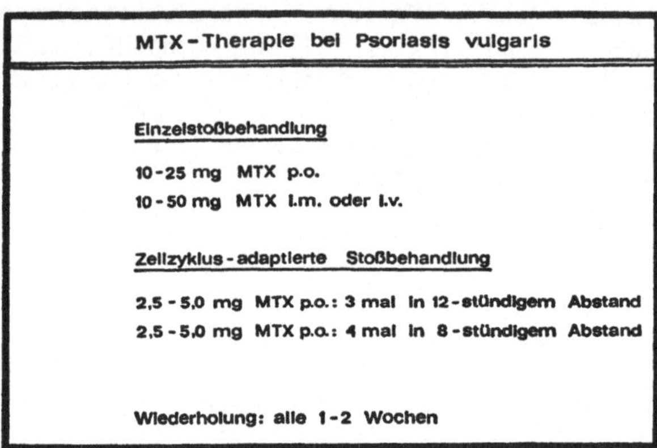

Tab. 3

Die Behandlung mit Methotrexat® (MTX) steht daher heute im Vordergrund. Wegen der größeren Zahl an Nebenwirkungen ist man von der täglichen oralen Behandlung abgekommen und verabreicht in einer einmaligen Einzeldosis von 10 bis 25 mg per os oder in einer Einzeldosis von 10 bis 50 mg i.m. oder i.v. im Abstand von 1 bis 2 Wochen. Die Zellzyklus-adaptierte Behandlung, wie sie von Weinstein und Frost [104] eingeführt wurde, berücksichtigt den Zellzyklus psoriatischer Epidermiszellen bei Psoriasis und geht von der Erzielung eines wirksamen Blutspiegels von über 37,5 Stunden aus. Dieser wird erreicht durch die Verabfolgung von Einzeldosen von 2,5 bis 5,0 mg per os in drei Einzeldosen in 12stündigem Abstand oder in 4 Einzeldosen in 8stündigem Abstand. Uns hat sich dieses Therapieschema (Näheres siehe bei Rassner [85]) bewährt. Wichtig ist, daß

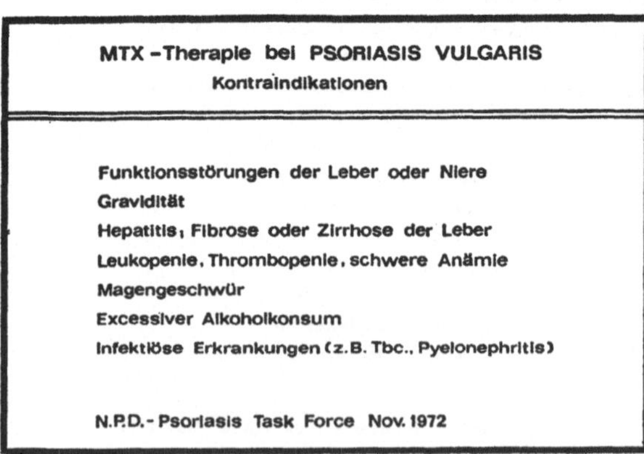

Tab. 4

man sich darüber im Klaren ist, daß es sich um eine sehr differente Behandlungsmethode handelt, die mit einer Vielfalt von Nebenwirkungen belastet ist. Diese MTX-Therapie sollte nur durchgeführt werden, wenn man mit den kurzfristigen, mittel- und langfristigen Nebenwirkungen vertraut ist und die notwendigen Voruntersuchungen durchführen kann. Am besten ist es, die MTX-Therapie stationär einzuleiten.

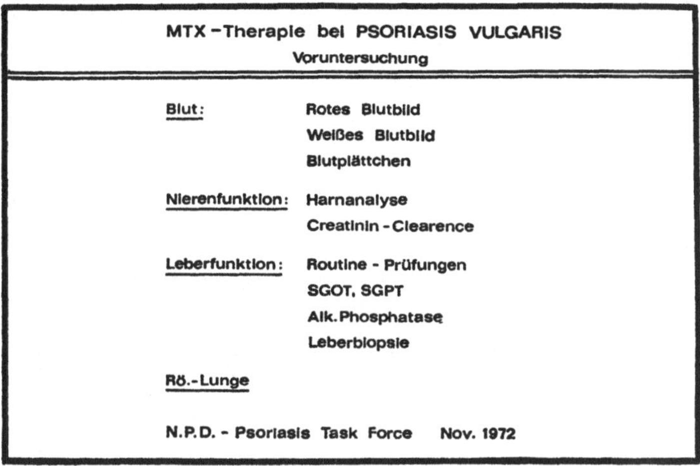

Tab. 5

Die neuerdings durchgeführte örtliche Psoriasis-Behandlung mit *Meladinine* und *Blacklight* ist noch nicht so weit fortgeschritten, daß ein sicheres Urteil möglich wäre.

Bezüglich der Behandlung der *Psoriasis pustulosa vom Typ Zumbusch* soll auf Lyell (mdl. Mitt. 1971) hingewiesen werden, der in einer Reihe von Fällen positive Blutkultur feststellen konnte und von einer antibiotischen Behandlung mit Cefaloridin (3 × 1,0 g tgl.) oder Cloxacillin (4 × 500 mg tgl.) über eine längere Zeit Gutes gesehen hat.

Wenn wir kurz auf die *Virus-Infektionen* der Haut zu sprechen kommen, so soll nur herausgestellt werden, daß die Infektionen mit Herpes simplex offenbar an Zahl in den letzten Jahren deutlich zugenommen haben. Der Herpes simplex recidivans stellt nach wie vor ein großes therapeutisches Problem dar.

Die Therapie mit Herpes-Vaccine vom Typ I und II des Herpes simplex-Virus (Lupidon® G und Lupidon® H) wird vielenorts durchgeführt. Ob in Zukunft *Interferon-induzierende Substanzen* auch beim Herpes simplex von Nutzen sein werden, ist nicht sicher. Einige ermutigende Resultate bei Herpes Typ I-Infektionen wurden mir kürzlich von Stickl mitgeteilt.

Bezüglich der *äußerlichen Behandlung* bei Herpes simplex soll in diesem Zusammenhang auf das Adamantan-Präparat Viru-Merz® verwiesen werden, das vor allen Dingen bei genitalen Infektionen eine günstige Serol-Grundlage besitzt. Eigene Erfahrungen zeigen indessen keine Überlegenheit dieser Substanz gegenüber den bisherigen im Handel befindlichen Joddesoxyuridin-haltigen Externa, welche übrigens auch kritisch zu betrachten sind.

Von J. Knox und Mitarbeitern in Houston/Texas wurde schließlich die *Photoinaktivierungsbehandlung* mit Neutralrot und Proflavin eingeführt (Tab. 6). Die Resultate scheinen ermutigend.

Auch an die *Grenzstrahlen-Behandlung* sollte erinnert werden (Tab. 7). Ein neuer Bericht liegt von Knight [58] vor.

Photoinaktivierungsbehandlung bei Herpes simplex
nach J. M. Knox

Behandlungsbeginn: innerhalb von 24 Stunden

Technik: Entfernung der Bläschendecke

Applikation von Neutralrot oder Proflavin (0,1 % wässrig)

Bestrahlung mit Fluoreszenz - Tischlampe (30 cm FHA - 15 min)

Wiederholung nach 24 - 72 Stunden

Tab. 6

Herpes simplex recidivans
GRENZSTRAHLENTHERAPIE

Untersuchungsgut: 25 Patienten über 2 Jahre

Ergebnis: 50 % Heilungen

                 30 % Besserungen

Kontrollgruppe
(10 Patienten):   unveränderte Rezidivneigung

DOSIERUNG: 10 KV   10 cm FHA

                 4 x 200 R im Abstand von 14 Tagen

Nach A. G. Knight, Brit. J. Dermat. 1972

Tab. 7

Vor kurzem haben sich Marks, Black und Wilson-Jones [69] anhand von 128 Fällen mit dem Krankheitsbild der *Pityriasis lichenoides chronica* eingehender beschäftigt. Bei keinem der Patienten konnte die Entwicklung in eine Hautretikulose beobachtet werden; das diesbezügliche Risiko muß also sehr klein sein. Gerade bei langfristiger Bestandsdauer kommt es aber gelegentlich zur Entwicklung von hämorrhagischen und nekrotischen Veränderungen, die daran denken lassen, daß die Pityriasis lichenoides varioliformis et acuta Mucha-Habermann und die Pityriasis lichenoides chronica doch nur Varianten ein und desselben Krankheitsvorganges darstellen. Diese Feststellung möchte ich insofern nachdrücklich unterstreichen, als man selbst bei histologischer Untersuchung von initialen Papeln bei Pityriasis lichenoides chronica das histologische Bild der akuten Verlaufsform finden kann.

Schließlich muß an dieser Stelle auf eine anscheinend neue Erkrankung hingewiesen werden, die sogenannte *lymphomatoide Papulosis*, die 1968 von Macaulay [67] und danach von mehreren Autoren bestätigt werden konnte [31,101,74,9]. Es handelt sich um Patienten, bei denen klinisch die Diagnose einer Pityriasis lichenoides chronica oder einer Pityriasis lichenoides acuta et varioliformis gestellt wird, bei denen aber die Biopsie überraschenderweise ein Infiltrat erkennen läßt, das an Mykosis fungoides oder Retikulosarkom erinnert. Die Diagnose lymphomatoide Papulosis wird insofern, wie auch Macaulay ausgeführt hat, durch die fehlende Übereinstimmung im klinisch gutartigen Verlauf und der Histopathologie eines Retikulosarkoms nahegelegt. Die Frage, was lymphomatoide Papulosis ist, bleibt zur Zeit unbeantwortet. Französische Autoren denken an Pseudohämatodermie, englische an Pseudolymphom. Hjort und Mitarbeiter [101] sind der Ansicht, daß es sich um ein malignes Lymphom handelt, welches durch immunologische Mechanismen in Schranken gehalten wird. In dem pleomorphen Zellinfiltrat bei dieser Erkrankung konnten nun kürzlich Sandbank und Feuerman [88] im Zytoplasma solcher Zellen mikrotubuläre Formationen mit dem Elektronemikroskop feststellen, die an paramyxovirusartige Strukturen erinnern. Nachdem solche tubulären Formationen aber auch bei Lupus erythematodes, Polymyositis, Dermatomyositis und Sjögren's Syndrom gefunden wurden, bleibt ihre Bedeutung fraglich [88].

Es kann also zur Zeit noch nichts Definitives über diese Krankheit ausgesagt werden, zumal die großen atypischen und an Retikulosarkom erinnernden Zellen auch bei anderen Krankheiten wie disseminierter Rosacea, aktinischem Reticuloid oder in Insektenbißreaktionen nachgewiesen werden konnten [9, 5].

Das Problem der Pathogenese bzw. Histogenese von Mykosis fungoides und anderen malignen Retikulosen wird in letzter Zeit erfolgreich mit neuen Methoden angegangen. Hier ist einmal die Elektronenmikroskopie zu erwähnen. 1968 hatten Lutzner und Jordan [66] bei *Sezary-Syndrom*, einer Erkrankung, die viele klinische und histologische Züge mit der Mykosis fungoides gemeinsam hat, die sogenannte *Sezary-Zelle* oder *Lutzner-Zelle* im *Blut* solcher Zellen elektronenmikroskopisch untersucht.

Diese Zelle hat einen extrem bizarren Kern mit hirnwindungsartiger, teilweise auch bandartiger Konfiguration. Solche Zellen können nicht nur im peripheren Blut, sondern auch in der Haut und in Lymphknoten gefunden werden [82]. Die Sezary-Zelle ist nun der *Mykosis-fungoides-* oder *MF-Zelle* sehr ähnlich [65]. Gelegentlich kommen bei Mykosis fungoides auch Zellen vor, die der Sezary-Zelle außerordentlich ähnlich sind. MF-Zellen wurden ebenso in Lymphknoten und im buffy coat aus dem Blut gefunden. Wir selbst [18] konnten diese Zellen ebenfalls bei Mykosis fungoides in Haut und Blut nachweisen. Interessant ist nun, daß diese Zellen auch bei *Parapsoriasis en plaques* in 88 % der Patienten von Lutzner und Mitarbeitern [65] nachgewiesen werden.

Was geht aus diesen Untersuchungen hervor? Sie zeigen, daß diese abnormen Zellen mit den cerebriformen Kernen als Sezary-Zelle oder MF-Zelle sehr typisch sind für die jeweilige Krankheit. Allerdings sind diese Zellen nicht spezifisch, da sie auch bei anderen Erkrankungen vorkommen können [33, 65].

Weitere Einsicht in die Buntheit sogenannter mononukleärer Infiltrate bei Retikulose erlauben neuere Methoden der Zytochemie, der Fluoreszenzmikroskopie und Immuncytologie. Wir selbst haben uns mit diesen Methoden beschäftigt (Burg und Braun-Falco, Hautarzt 1974, im Druck). Neuerdings ist es sogar gelungen, T- und B-Lymphozyten immunhistochemisch nachzuweisen. Wendet man diese Reaktionen beispielsweise bei Mykosis fungoides an, so findet man ein ziemlich typisches Verhaltensmuster in klinisch normaler Haut. Bei Mykosis fungoides sind bereits in klinisch normaler Haut Makrophagen, Monozyten und auch die Mastzellen gegenüber der Norm stark vermehrt. In praemykosiden Infiltraten treten neutrophile Granulocyten als neue Zellelemente hinzu und vor allen Dingen zahlreiche Retikulumzellen, unter denen kleinere Retikulumzellen vorherrschen. Mit zunehmender Infiltration nimmt besonders die Zahl der Mastzellen ab, während die Zahl der Neutrophilen, Granulozyten, der Eosinophilen und diejenigen der Familie der Retikulumzellen, d. h. Mykosis-Zellen stark zunimmt. Nach Röntgentherapie konnten wir feststellen, daß sich alle diese Zellen wieder zurückbildeten und daß vor allen Dingen Monozyten und Mastzellen den Hauptteil des Infiltrates bilden. Diese

Dynamik mit einer initialen makrophagozytär-monozytären Phase und nachfolgender polymorpher zellulär-entzündlicher Reaktion spricht für die Bedeutung immunologischer Phänomene bei MF.

Im Zusammenhang mit *medikamentösen Kontaktallergien* soll kurz auf die Untersuchungsergebnisse der Internationalen Contact Dermatitis Research Group hingewiesen werden, die vor kurzem (1973) im amerikanischen Archive of Dermatology publiziert wurden. 4000 Patienten mit Kontaktekzem in 5 europäischen Kliniken wurden mit einer Serie von Medikamenten unter anderem Neomycin, Benzocain, Vioform, Parabenen, Wollwachsalkoholen und anderen getestet. Von diesen 4000 Patienten konnten bei 560, d.h. in 14% (!) eine medikamentallergische Dermatitis festgestellt werden. 40% der Frauen mit Unterschenkelekzem hatten eine Medikamentüberempfindlichkeit. Schlußfolgerung: Vorsicht mit leicht allergisierenden differenten oder indifferenten Zusätzen!

Es ist noch bekannt, daß *biologisch aktive Waschmittel* Enzyme wie Proteinasen oder Alcalasen enthalten haben. Es waren vorwiegend asthmaartige Anfälle bei in der Herstellung Beschäftigten, aber auch bei Konsumenten, die dazu geführt haben, daß dieser Typ von Waschmitteln seit dem Frühjahr 1971 weitgehend aus dem Handel gezogen wurde.

Mit der Frage nach Hautschäden durch biologische Waschmittel haben sich insbesondere Schneider, Tronnier [89] sowie besonders Steigleder mit seinen Mitarbeitern [37, 96,97,98] beschäftigt. Was ist für den praktizierenden Dermatologen wichtig zu wissen? Biologisches Waschmittel ist nicht gleich biologisches Waschmittel. Die Testreaktionen von Steigleder haben gezeigt, daß hier große Unterschiede existieren. Es scheint wohl so zu sein, daß immer dann, wenn die Hornschicht in ihrer Kontinuität und damit in ihrer Abwehrleistung gestört ist, enzymhaltige Waschmittel besonders aggressiv sind und auf der Basis ihrer proteolytischen Effekte den Boden für eine Kontaktsensibilisierung durch andere Waschmittelzusätze wie Duftstoffe, Weißmacher oder auch Weichmacher abgeben.

Im Zusammenhang mit Arzneinebenwirkungen durch Dermatika soll kurz auf *Hexachlorophen* hingewiesen werden. Vor kurzem haben tierexperimentelle Studien in den USA bei Verfütterung relativ hoher Hexachlorophen-Dosen an Ratten Hirnschädigungen ergeben, die allerdings bis zu einem gewissen Grade reversibel waren. Auch einige klinisch beobachtete Vergiftungsfälle, bei denen Hexachlorophen-haltige Desinfektionsmittel auf Verbrennungswunden aufgetragen worden waren, ergaben Hinweise auf zentralnervöse Symptome auch beim Menschen. Es scheint wohl so zu sein, daß Hexachlorophen aus höher konzentrierten Wasch- bzw. Bademulsionen durch die intakte Haut in wechselndem Ausmaß resorbiert werden kann [94,75]. Die Möglichkeit resorptiver toxischer Wirkungen dürfte also besonders bei höheren Konzentrationen und vorgeschädigter Haut (nässende Entzündungen, Verbrennungen, Abschürfung) bei Säuglingen gegeben sein. Sie äußern sich durch Nausea, Erbrechen, Durchfall, Hypotonie, Dehydratation und Konvulsionen mit Exitus. Aus diesem Grunde hat die Arzneimittelkommission der Deutschen Ärzteschaft 1972 (Dtsch. Ärzteblatt 1972, 2005) empfohlen, desinfizierende Medikamente mit mehr als 0,5% und medizinische Seifen mit mehr als 1% Hexachlorophen entsprechend zu kennzeichnen, damit sie nicht großflächig angewendet werden. In der Babykosmetik sollte Hexachlorophen nicht angewandt werden.

Das Verständnis der Pathogenese der *Akne vulgaris* hat in den letzten Jahren dank vielfältiger experimenteller Untersuchungen mit modernen Methoden stark zugenommen. Die Anwesenheit von anaeroben diphteroiden Keimen wie Corynebacterium acnes und von Staphylococcus albus in Akneveränderungen ist seit den frühen Jahren dieses Jahrhunderts bekannt. Nach Marples und Mitarbeitern [70] können 3 Typen von Organismen praktisch in jedem Komedo gefunden werden: Kokken, Corynebacterium acnes und Pityrosporum. In geschlossenen Komedonen war die Hauptgruppe Corynebacterium acnes, während in offenen Komedonen anaerobe Keime und Pityrosporum zahlreich vorkamen. Es konnte in der Zwischenzeit durch Phagentypisierung festgestellt werden, daß Corynebacterium acnes der Gruppe II bei schweren Akneverlaufsformen häufiger vorkommt. Bezüglich der entzündlichen Erscheinungen bei Akne vulgaris konzentrierte sich das Interesse der Forschung in den letzten Jahren hauptsächlich auf die lipolytische Fähigkeit von C. acnes. C. acnes ist nämlich in der Lage, Lipasen auszuscheiden, welche Triglyceride des Talges spalten und damit Fettsäuren freisetzen. Die Diffusion der Fettsäuren in das perifollikuläre Gewebe soll für die entzündliche Reaktion einen wesentlichen Faktor darstellen. Diese Hypothese ist umso faszinierender, als die Tetracycline nicht nur Akne vulgaris beeinflussen, sondern vor allen Dingen die Lipasen in C. acnes in geringster Dosis hemmen und den Gehalt an freien Fettsäuren an der Hautoberfläche herabsetzen. In diesem Zusammenhang scheinen nun aber zwei Mitteilungen bemerkenswert, da sie aufzeigen, daß offenbar die lipolytische Akne-Theorie nicht alle Fragen beantwortet. Zum einen konnte nämlich festgestellt werden, daß C. acnes auch Hyaluronidasen [83] bildet, welche möglicherweise einen entzündungserregenden Faktor darstellen. Zum anderen konnten Hägele, Schaefer und Stüttgen [42] feststellen, daß C. acnes auch in triglyceridfreien Nährmedien wächst und hautirritierende Substanzen bildet. Sie folgern daraus, daß C. acnes auch aus fettreichen Nährmedien Schadensstoffe für die Haut freisetzt, die weder Fettsäuren noch Lipasen darstellen. Damit wird in der mikrobiologischen Forschung der Acne eine neue Tür aufgestoßen, die meiner Meinung nach außerordentlich interessante neue Untersuchungsergebnisse erwarten läßt.

Was gibt es Neues in der *Akne-Therapie*? Daß die Vitamin-A-Säure-Therapie sich bei Akne vulgaris bewährt hat und bei Komedonenakne und leichter papulopustulöser Akne zur Therapie der Wahl werden kann, zeigen neuere klinisch-experimentelle Untersuchungen. Ich darf in diesem Zusammenhang auf die zusammenfassende Studie von Plewig [81] verweisen. Sie ist in Amerika und in manchen europäischen Ländern bereits im Handel (Retin-A® der Fa. Johnsson und Johnsson oder Vitamin-A-Säure® der Fa. Hoffmann-La Roche.)

Hier soll auf eine Arbeit von Mills und Kligman [72] aufmerksam gemacht werden. Diese Autoren konnten nämlich zeigen, daß Suspensionen und Cremes, die elementaren *Schwefel* enthalten, fähig sind, am Kaninchenohr und auch an menschlicher Haut Komedonen zu erzeugen. Aus diesem Grunde sollte elementarer Schwefel aus Akne-Präparaten definitiv verschwinden.

In diesem Zusammenhang noch ein Wort zu den *glucocorticoidhaltigen äußerlichen Akne-Präparationen*. Die klinische Erfahrung zeigt, daß zunehmend Patienten über lange Zeit mit glucocorticoidhaltigen Akne-Präparationen behandelt werden. Wir haben in letzter Zeit eine ganze Reihe von Patienten mit *Steroid-Akne durch äußerliche Akne-Präparationen* gesehen. Bei diesen Patienten entwickeln sich vor allen Dingen perioral und im Kinnbereich, aber auch an der Stirn im Verlaufe der Behandlung zunehmend geschlossene Komedonen, gelegentlich auch Hypertrichose und steroidbedingte Hautatrophie mit Teleangiektasien. Es muß aus diesem Grunde vor langfristiger Anwendung von glucocorticoidhaltigen Akne-Präparationen gewarnt werden. Eine ganze Reihe von Akne-Präparaten mit wohlklingenden Namen läßt nicht ohne weiteres den Zusatz von Glucocorticoiden erkennen. Es wäre sicher wünschenswert, wenn sich die pharmazeutische Industrie entschließen könnte, in allen Fällen, wo Glucocorticoide in Akne-Präparationen enthalten sind, dies deutlich kenntlich zu machen.

Auf dem Gebiet des Haarwachstums und der *Störungen des Haarwachstums* sind Forschungen mit Konsequenz für die praktische Dermatologie in letzter Zeit nicht viel weiter gekommen. Bezüglich der Frage von Sexualhormonen und Haarwachstum sei auf Zusammenfassungen von Zaun [106, 107] verwiesen. Aufmerksam gemacht werden sollte aber an dieser Stelle auf die *Hypertrichosis lanuginosa acquisita* als paraneoplastisches Syndrom. In der deutschen Literatur hat hier Herzberg [44] zum erstenmal aufmerksam gemacht. Meistens handelt es sich bei den inneren Malignitäten um Carcinome von Gallenblase, Colon, Rektum, Blase oder Lunge (Näheres bei Lugt und Dudok de Wit [63]). Differentialdiagnostisch wichtig zu sein scheint die echte lanugoartige und relativ langhaarige Hypertrichose mit Hypertrichose an der Nase.

Im Zusammenhang mit *Hyperpigmentierungen* und *Depigmentierungen* soll auf zwei Dinge hingewiesen werden:

1. Die chloasma-artige Hyperpigmentierung

Die Zahl der chloasma-artigen Hyperpigmentierungen im Gesichtsbereich (Tab. 8) hat in den letzten Jahren sicher stark zugenommen. Zumeist werden diese kosmetisch ausgesprochen störenden Gesichtspigmentierungen auf die Einnahme von Ovulationshemmern bezogen, die mit 10 bis 20% der Fälle zu Chloasma führen sollen. In diesem Zusammenhang sei auf die wichtige Studie von Ippen und Tesche [46] hingewiesen. Diese Autoren haben durch große statistische Unterlagen auch unsere eigenen Befunde untermauert, nach denen nur in etwa 10 bis 20% der Gesamtzahl der Chloasmafälle bei Frauen antikonzeptionelle Mittel anzuschuldigen sind. Abgesehen von dem Chloasma-gravidarum, das auch persistieren kann, sind die meisten Fälle durch Kosmetika und hier wiederum durch vaselinehaltige Haut-Cremes oder durch Hyperpigmentierungen infolge chroni-

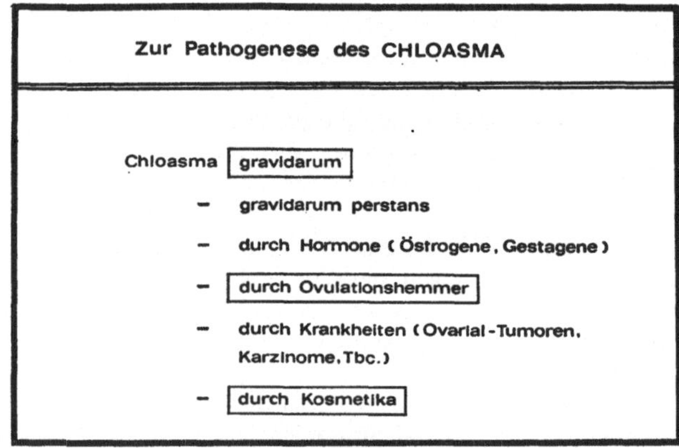

Tab. 8

scher Photodermatitis durch Bergamotte-Öl-Zusätze bedingt. Besonders in den Fällen, bei denen auch periorale Hyperpigmentierung vorhanden ist (Melanosis peribuccalis Brocq), scheint die Diagnose Chloasma-artige Hyperpigmentierung sehr naheliegend. So ist es auch zu verstehen, daß seit einiger Zeit auch bei Männern typische chloasmaartige Hyperpigmentierungen vorkommen. Die Therapie dieser Veränderungen gestaltet sich relativ schwierig und Hemmung der Melanogenese durch Hydrochinon-Monobenzyläther (Depigman®) oder Quecksilber-Chlorid (Hydragyrum chloratum 0,25, Glycerin 1,0, Spiritus dilutus ad 100,0, D. sub signo veneni) ist nicht immer sehr erfolgreich. Wichtig ist die Umstellung auf gut vertragende Gesichtspflege z. B. (Linola-Emulsion®, Juvena Active Moist®).

2. Vitiligo

Diese Störung gelangt immer mehr in die Interessensphäre von Dermatologen, Biologen, Immunologen und Internisten. Dies hat seinen Grund darin, daß die von Langhof, Feuerstein und Schabinski [61] vermutete autoimmunologische Genese der Vitiligo durch klinische Beobachtungen weitere Anhaltspunkte erhalten hat. Nun ist es vor kurzem Copeman et al. [13] gelungen, bei gemeinsamen Vorkommen von Vitiligo und Sutton-Naevus (perinaevische Vitiligo) Antikörper gegen das Zytoplasma maligner Melanomzellen darzustellen. Außerdem konnten bei Vitiligo Autoantikörper gegen Thyreoidea-Zellen, Thyreoglobulin, Magenparietalzellen und Nebennierenrindenzellen nachgewiesen werden. Vielleicht liefern solche Befunde auch das Verständnis dafür, warum Vitiligo gemeinsam mit perniziöser Anaemie, Hashimoto-Thyreoditis, Diabetes mellitus, Morbus Addison und pluriglandulärer Insuffizienz (siehe dazu Petzoldt und Reich [79]) beobachtet wurde. Interessant scheint auch ein Befund von Balabanov, Andreev, Tschernozemski [2], nach dem mit Auftreten einer Vitiligo die Rückbildung von malignen Melanomen bei einem Melanompatienten einsetzte.

Natürlich hat man versucht, diese Beobachtungen auch für die Therapie nutzbar zu machen, indem man die Vitiligo mit Psoralenen unter gleichzeitiger innerlicher Verabfolgung von Glucocorticoiden versucht hat. So haben Farah, Kurban und Chaglassian [29] in 93% ihrer Fälle über gute Erfolge und El Mufty in 64% seiner Patienten über eine vollständige Rückbildung von Vitiligo-Herden berichtet. Mein Mitarbeiter Petzoldt hat diese Untersuchungen an einem größeren Material von 76 Patienten zusammen mit Frau Reich [79] nachgeprüft und konnte nach 1 Jahr keine signifikanten Unterschiede feststellen.

Über die kombinierte örtliche Behandlung der Vitiligo mit 8-Methoxalen *und* Blacklight läßt sich zur Zeit ein abschließendes Urteil nicht bilden [10].

IV. Geschlechtskrankheiten

Daß es nicht gelingt, die Gonorrhoe auszurotten, liegt, wie man bisher meint, daran, daß die Frauen im Gegensatz zu den Männern vielfach nichts von ihrer Infektion bemerken. In der Tat scheint auch nach neueren Erfahrungen bei Frauen in etwa 50% der Fälle die Erkrankung asymptomatisch zu verlaufen.

Drei Dinge sollten aber auch dem Dermatologen bekannt sein:

1. Die Gonorrhoe verläuft auch bei *infizierten Männern* in einem viel höheren Prozentsatz als bisher angenommen *asymptomatisch*. Man rechnet mit etwa 10 bis 15% der Fälle [50]. Bei manchen Männern fehlt Urethralausfluß fast völlig, und die Diagnose Gonorrhoe kann nur durch *Kulturen von Prostataexprimat* sichergestellt werden.

2. Zu den Faktoren, die die Ausbreitung der Gonorrhoe beeinflussen [49,48] soll auch eine Änderung der Sexualpraktiken gehören. Mit der offensichtlich weit verbreiteten Neigung zu orogenitalem Kontakt scheint es zusammenzuhängen, daß nunmehr auch die Frage der gonorrhoischen Infektion des *Oropharynx* (gonorrhoische Tonsillitis und gonorrhoische Pharyngitis, gonorrhoische Rhinitis, gonorrhoische Stomatitis) zunehmend an Bedeutung gewinnt. Von dänischer Seite wurden bei 546 Patienten mit urogenitaler Gonorrhoe in ungefähr 6% tonsilläre Gonococcen-Infektionen festgestellt. In Schweden fanden Hellgren und Mitarbeiter bei 931 männlichen Patienten in 5% und 548 weiblichen Patienten in 11,1% einen positiven Tonsillar-Abstrich bei Gonorrhoe im Urogenitaltrakt [14]. Man muß sich aber darüber im klaren sein, daß einige der bisherigen Beobachtungen den heute unumgänglich notwendigen bakteriologischen Kriterien nicht standhalten, da sie nicht durch entsprechende Kulturuntersuchungen (Oxydase-Reaktion und Zuckervergärung) gestützt sind, so daß — wie auch Röckl [86] vor kurzem ausgeführt hat — an solchen Befunden zunächst noch Zweifel angemeldet werden müssen.

Dies gilt auch für die *Perihepatitis acuta gonorrhoica* [1] (Fritz-, Hugh-, Curtis-Syndrom).

3. Der Dermatologe sollte die *benigne Gonoccocämie* oder benigne Gonococcen-Sepsis kennen, welche in zunehmendem Maße nicht so sehr von Dermatologen als von Internisten beobachtet wird, da die erkrankten Patienten im allgemeinen in medizinische Kliniken oder Infektionsstationen eingewiesen werden. Sie kommt in etwa 1 % der Patienten vor und zwar hauptsächlich bei Frauen mit unerkannter gonorrhoischer Infektion. Benigne Gonococcen-Sepsis ist *einfach* zu diagnostizieren (Tab. 9a u. 9b), wenn man sich die Trias mit intermittierenden Fieberschüben, wandernden Gelenkschmerzen und relativ wenigen vesikulopustulösen, manchmal auch hämorrhagischen Hauterscheinungen vergegenwärtigt [50, 34]. Die Hautveränderungen beginnen mit den jeweiligen Temperaturanstiegen und bevorzugen die distalen Gelenkspartien über den Fingergelenken, auch über den Knien. Es handelt sich um sehr distinkte schmerzhafte Effloreszenzen, die sich

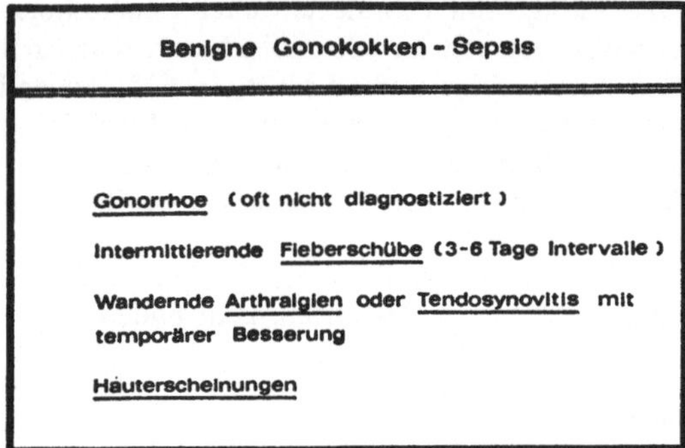

Tab. 9a

Tab. 9b

rasch in Pusteln mit einem ganz typischen erythematischen Hof umwandeln und teilweise zentral hämorrhagisch nekrotisieren. Mit Fieberanstieg können auf entsprechenden Platten und meist unter anaeroben Bedingungen Gonococcen im Blut nachgewiesen werden, allerdings nur in etwa 20 % der Fälle [38]. Daß es sich in der Tat bei den Hauterscheinungen um septische Veränderungen handelt, geht daraus hervor, daß in diesen Veränderungen Gonococcen nachgewiesen wurden [26], die allerdings teilweise nur mit Immunofluoreszenzverfahren und als nicht lebensfähig identifiziert werden konnten [51].

Was nun den augenblicklichen Stand der *Therapie der Gonorrhoe* angeht, so sei auf die neueste Übersicht zu dieser Frage von Gilliet und Storck [35] hingewiesen. Grundsätzlich ist zu sagen, daß der Trend in der Gonorrhoe-Therapie zur *Einzeitbehandlung* (Tab. 10) geht, obwohl die Heilungsquoten einer Einzeitbehandlung *mit Penicillin* nicht die Heilungsquoten einer mehrtägigen Penicillin-Behandlung erreichen [78]. Um einen optimalen Therapie-Erfolg bei der akuten Gonorrhoe mit Penicillin zu erzielen, benötigt man ein Penicillin*gemisch,* das rasch einen hohen Penicillinblutspiegel ermöglicht und dazu einen Depoteffekt über 12 Stunden bis zu gegen 3 Tage bei mittlerem Spiegel gewährleistet.

Einzeittherapie der Gonorrhoe		
PENICILLIN	- wässrig	4 ME. i.m. (Megacillin forte®) + 1.0 g Probenecid (Benemid®) p.o.
	- Ampicillin	Binotal®500 mg - 4 Kapseln p.o. + 1.0 g Probenecid (Benemid®) p.o.
	- Pivampicillin	Maxifen®350 mg - 4 Kapseln p.o. [+ 1.0 g Probenecid (Benemid®) p.o.]
THIAMPHENICOL		Urfamicina® 2.5 g p.o.
SPECTINOMYCIN		Stanilo® 2.0 g i.m.

Tab. 10

Durch *Probenecid,* ein Medikament, das als Benemid® schon von der Gicht-Therapie seit langem bekannt ist, können nun die Penicillin-Blutspiegel auf das Doppelte erhöht werden, da dadurch die Penicillin-Ausscheidung durch die Nieren gehemmt wird (Näheres siehe bei Gilliet und Storck [35]). Durch gleichzeitige Gaben von Probenezid können bei entsprechender Dosierung die Therapieerfolge von etwa 93 bis 95% auf 98% erhöht werden.

Die Therapieresultate mit *Ampicillin* (Binotal®) entsprechen denen mit Penicillin. Die besten Resultate bei einer peroralen Einzeittherapie werden erreicht mit Dosen von 2,0 bis 3,5 g, wenn diese mit Probenecid kombiniert werden.

Ob das gleiche auch von *Pivampicillin* (Maxifen®) gilt, das gewöhnlich in einer Einzeitdosis von 4 Kapseln à 350mg zur Gonorrhoebehandlung empfohlen werden kann, bedarf noch der experimentellen Prüfung. Neben Penicillin, Ampicillin und Pivampicillin zeigen *Thiamphenicol* (Urfamicina®) und *Spectinomycin* (Stanilo®), das in Amerika bereits weite Verwendung findet, gleich gute Resultate und stellen damit echte Alternativmöglichkeiten dar. Darüberhinaus kennen wir noch eine ganze Reihe von Antibiotika, die weniger gute, aber statistisch gesehen doch noch eine Heilungsquote von etwa 90% aufweisen. Ersatzpräparate, wie etwa Erythromycin, Tetracycline und Tetracyclin-Derivate sollten dagegen nur in besonderen Fällen zum Einsatz kommen. Besonders Tetracycline kann man nicht zur routinemäßigen Behandlung empfehlen, da über schnelle Resistenzsteigerung der Gonococcen gegen diese Antibiotika berichtet wurde. Gilliet und Storck [35] machen besonders darauf aufmerksam, daß auch mit Doxycyclin (Vibramycin®) die Heilungsquoten etwas schlechter liegen als mit gewöhnlichen Tetracyclinen. Die Einzeitbehandlung mit 300mg Doxycyclin in Form von 3 Kapseln Vibramycin® kann also nicht zur primären Routinetherapie empfohlen werden.

Auf dem Gebiet der *Syphilis* sind in allerjüngster Zeit keine für den praktischen Dermatologen wichtigen Entwicklungen vorhanden, wenn man davon absieht, daß auf dem Gebiet der Syphilis-Serologie neue Ergebnisse erhalten wurden. In diesem Zusammenhang darf ich den *Treponema-pallidum-Hämagglutinations-Test* erwähnen. Dieser TPHA-Test beruht auf dem Nachweis hämagglutinierender Antikörper im Serum von Syphilispatienten. Größere Erfahrungen mit diesen Tests haben Luger und Spendlingwimmer [62] vor kurzem mitgeteilt. Nach den bisherigen Untersuchungsergebnissen hat es den Anschein, als wenn der TPHA-Test mindestens so spezifisch ist wie der FTA-ABS-Test und der VDRL-Test, wobei allerdings der TPHA-Test früher positiv wird. Die Bedeutung des TPHA-Tests scheint vorwiegend auf diagnostischem Gebiet zu liegen, weil er zusammen mit dem FTA-ABS-Test ein hohes Maß an Spezifität für Syphilis erreicht und auf diese Weise vielleicht den technisch sehr aufwendigen und störungsanfälligen TPI-Test (Nelson-Test) zu ersetzen vermag.

V. Verschiedenes

1972 wurde von Black [7] eine sehr gute Übersicht zur Pathogenese des *Lichen ruber planus* gegeben. Obwohl diese Erkrankung seit 100 Jahren bekannt ist, bleibt ihre Ätiologie trotz zahlreicher Untersuchungen mit neuen Methoden weitgehend ungeklärt. Unter den ätiologischen Möglichkeiten rangieren infektiöse Ätiologie, Autoimmunmechanismen und psychosomatische Faktoren immer noch am weitesten vorn. Leider gilt diese relative Unkenntnis auch bezüglich der Therapie, deren tatsächliche Wirksamkeit darüberhinaus schwer zu beurteilen ist. Man sollte sich immer wieder an die interessanten Untersuchungen Sammans [87] erinnern, der an 102 Fällen fand, daß 23% innerhalb von 6 Monaten, 64% innerhalb eines Jahres und 3% seiner Patienten nach über 2 Jahren abgeheilt sind. Neuerdings berichtete Gunter [41] über 5 Fälle mit Lichen ruber planus, die unter Vitamin-A-Säure innerlich (16 mg/die) innerhalb von 4 Wochen abgeheilt seien. Bemerkenswert ist auch eine Doppelblind-Studie von Sehgal u.a. [91] über Griseofulvin bei Lichen ruber planus. Mit mikronisiertem Griseofulvin (4 × 125 mg täglich über 4 Wochen) konnte ein signifikant besserer Einfluß gegenüber dem Placebo erreicht werden. Diese Studie sollte nachgeprüft werden.

Die Behandlung der *Pityriasis rubra pilaris* macht ebenfalls immer wieder große Schwierigkeiten. Therapie der Wahl bei Erwachsenen dürfte wohl heute Methotrexat® sein, das in gleichen Dosen wie bei Psoriasis angewandt wird. In diesem Zusammenhang scheint eine Mitteilung von Hunter und Forbes [45] erwähnenswert. Diese Autoren konnten in 5 Fällen mit dem 6-Mercaptopurin- Derivat Azathioprine (Immurek®) gute Resultate erzielen. Die durschschnittliche Dosis von 100 bzw. 150 mg täglich war so niedrig, daß Nebenwirkungen nicht beobachtet wurden. Die Therapie soll über mehrere Monate hinweg geführt werden, da vorzeitiges Abbrechen Rezidive verursachen kann.

Daß man bei unklaren Hauterkrankungen besonders im Gesicht nach Urlaubsaufenthalten in südlichen Ländern an *Hautleishmaniose* denken muß, wurde in letzter Zeit durch kasuistische Mitteilungen belegt. Krampitz u.a. [60] haben vor kurzem erst auf die Epidemiologie hingewiesen und wie Siegenthaler und Houin betont, daß die Hautleishmaniose in allen Mittelmeerländern vorkommt. Die Bezeichnung Orient-, Jericho-, Aleppo-, Bagdadbeule ist also insofern mißdeutig, als unsere Erfahrungen gezeigt haben, daß Hautleishmaniose also auch in Orten auftritt, die sich als Ferienziele großer Beliebtheit erfreuen, wie etwa die Costa Brava, Costa del Sol, Mallorca, Menorca, Korsika, Riviera, Elba, Sizilien, Griechenland usw. Am häufigsten wird noch die Erkrankung durch Sandfliegen vom Typ des Phlebotomus papatasi übertragen, von der es über 60 Arten gibt und die mit wenigen Ausnahmen nacht- und dämmerungsaktiv sind.

Phlebotomen sind Bodenbrüter, daher nimmt die Gefahr, gestochen zu werden, am Boden zu; besonders auch in länger nicht benutzten Bungalows kann sie stark erhöht sein, da die Tiere über längere Zeit nichts aufgenommen haben. Ein Kollege aus dem Libanon hat mir den Rat gegeben, man soll in diesen Gegenden immer in Hotels in den ersten Stock ziehen. Diese Empfehlung scheint mir aber weniger verläßlich als eine Dose Insektizid. Was nun die Diagnose der Hauterscheinungen angeht, so sollte man nicht nur bei bestimmten klinischen Aspekten, Papeln, Knoten oder Ulcerationen an freigetragenen Körperpartien an diese Dermatose denken, sondern auch daran, daß die Leishmanien in den Giemsa-gefärbten Präparaten von den Hautläsionen ebenso leicht nachgewiesen werden können wie in Biopsien. Wichtig zu wissen ist, daß die Inkubationszeit abhängig ist vom Stamm der L. tropica und von der Zahl der inocubierten Organismen. Durchschnittlich liegt sie bei 2 Monaten, d.h., die Erkrankten haben, wenn sie den Arzt aufsuchen, ihren Urlaub bereits vergessen. Für die *Therapie* aller Formen von Hautleishmaniosen (Tab. 11) kommen Antimonpräparate wie Fuadin® oder nach Kurban (mdl.

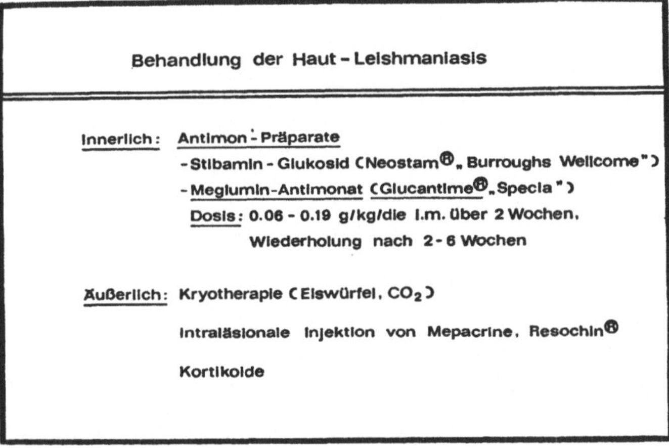

Tab. 11

Mitt. 1973) das Antimonat von N-Methylglucain (*Glucantime*®-Specia) in Betracht. Die äußerliche Behandlung wird mit Injektionen von Resochin®-Lösung, Unterkühlungsbehandlung durch Auflegen von Eisstücken oder aber auch vorsichtige Behandlung mit Kohlensäureschnee geführt. Auch lokale Glucocorticoid-Therapie wird empfohlen. Man muß sich darüber im klaren sein, daß die akute Mittelmeer-Hautleishmaniose eine ausgesprochene *Selbstheilungstendenz* hat.

Zum Schluß noch eine Meldung aus dem *Lepra*-Gebiet. Kirchheimer und Mitarbeiter [52, 53, 54, 55, 56, 57] verdanken wir die Entdeckung, daß das Schuppentier Armadillo nach Inoculation von Myobact. Leprae echt an Lepra erkrankt. Die Erscheinungen sind sehr reich an Lepra-Bakterien. Es scheint bereits heute sicher zu sein, daß diese bahnbrechende Entdeckung der Lepra-Forschung entscheidende Impulse setzen wird. Und schließlich noch einen therapeutischen Ausblick: *Rifampicin* tötet Myobact. Leprae im Mäusepfotenversuch nach einer Einzeldosis von 1200 mg innerhalb von 4 Tagen, wie Shepard und Fasal [93] festgestellt haben. Vielleicht bietet sich Rifampicin in Kombination mit DADPS zur Lepra-Therapie an.

Literatur

1. Amman, R., Zehender, O., Jenny, S., Bass, G.: Dtsch. Med. Wschr. **96**, 15 (1971)
2. Balabanov, K., Andreev, V. C., Tschernozemski, I.: Dermatologica, Basel, **139**, 211 (1969)
3. Bazek, A., Dupré, A., Christol, B., Laboussee, T. C.: Ann. Dermat. **99**, 121 (1972)
4. Bean, S. F., Waisman, M., Michel, B., Thomas, Ch. I., Knox, J. M., Levine, M.: Arch. Derm. **106**, 195 (1972)
5. Belaich, S. A., Degos, R., Civatte, J., Lepine, J.: Ann. de Dermat. **99**, 483 (1972)
6. Betz, H. M., Schubert, E., Röckl, H.: Hautarzt **24**, 221 (1973)
7. Black, M. M.: Brit. J. Dermat. **86**, 302 (1972)
8. Black, M. M., Wilson-Jones, E.: 50. Jahrestagung der British Association of Dermatology. Sheffield, Juli 9—11, 1970
9. Black, M. and Wilson-Jones, E.: Brit. J. Dermat. **86**, 329 (1972)
10. Blehen, F. S.: Brit. J. Dermat. **68**, 54 (1972)
11. Braedford, L. G. and Montes, L. F.: Arch. of Dermat. **105**, 892 (1972)
12. Braun-Falco, O.: Dtsch. Med. Wschr. **90**, 1995 (1967)
13. Braun-Falco, O., Marghescu, S., Wolff, H. H.: Hautarzt **24**, 11 (1973)
14. Bro-Jorgensen, Jenssen, P.: Ref. Med. Trib. **7** (Maiausgabe) (1972)
15. Brostoff, J., Bor, S., Feiwel, M.: Lancet **26**, 177 (1966)
16. Buck, A., Kalkoff, K.: Hautarzt **22**, 433 (1971)
17. Bullough, W. S., Deol, J. U. R.: Hautarzt **22**, 174 (1971)
18. Burg, G., Braun-Falco, O.: Hautarzt **25** (1974) im Druck
19. Burton, J. L., Cartlidge, M., Shuster, S.: Brit. J. Dermat. **88**, 475 (1973)
20. Burton, J. L., Libanon, L. J., Hall, R. et al.: Lancet, 370 (1971)
21. Burton, J. L., Cartlidge, M., Cartlidge, N. E. F., Shuster, S.: Brit. J. Dermat. **88**, 263 (1973)
22. Comaish, S. S.: Brit. J. Dermat. **84**, 282 (1971)
23. Copeman, P. W. M., Lewis, M. G., Phillips, T. M., Elliot, P. G.: Brit. J. Dermat. **88**, 127 (1973)
24. Dixon, P. N., Warin, R. P., English, M. P.: Brit. J. Dermat. **86**, 458 (1972)
25. Duell, E. A., Vorhees, J. J., Kelsey, W. H., Hayes, E.: Arch. of Dermat. **104**, 601 (1971)
26. Ebner, H., Thurner, J.: Ztschr. Hautkrkh. **48**, 395 (1973)
27. El Mufty, A. M.: 14. Int. Derm. Kongr., Padua-Venedig, Mai 1972
28. Evans, Z. A., Rendtorff, R. C., Robinsson, H., Rosenberg, E. W.: J. invest. Dermat. **60**, 207 (1973)
29. Farah, F. S., Kurban, A. K., Chaglassian, H. T.: Brit. J. Dermat. **79**, 89 (1967)
30. Farber, E., Harris, D.: Arch. of Dermat. **101**, 381 (1970)
31. Feuerman, E. J., Sandbank, M.: Arch. Dermat. **105**, 233 (1970)
32. Fhanon, J., Sagher, F.: Arch. Dermat. **102**, 195 (1970)
33. Flaxman, B. A., Zelazzy, G., van Scott, E.: Arch. Dermat. **104**, 141 (1971)
34. Förström, L., Mustakallio, K. K., Sivonen, A., Kousa, M.: Ann. Clin. Res. **4**, 49 (1972)
35. Gilliet, F., Storck, H.: Schweiz. Med. Wschr. **103**, 564 (1973)
36. Goerz, G., Seiffert, D.: Ztschr. Hautkrkh. **47**, 845 (1972)
37. Gottmann-Lückerath, I., Steigleder, G. K.: Arch. Derm. Forsch. **245**, 63—68 (1972)
38. Grabar, V. J., Sanford, J. P., Ziff, M.: Arthritis Rheum. **3**, 309 (1960)
39. Graul, E. H., Borelli, S., Müller, H., Gehrken, H.: Hautarzt **24**, 240 (1973)
40. Greaves, M. W.: Brit. J. Dermat. **87**, 161 (1972)
41. Gunter, S.: Dermatologica **143**, 315 (1971)
42. Hägelle, W., Schaefer, H., Stüttgen, G.: Arch. Derm. Forsch. **246**, 328 (1973)
43. Hein, H.: Forschr. Med. **91**, 141 (1973)
44. Herzberg, J. J., Potjan, K., Bauer, D. G.: Arch. klin. exper. Dermat. **232**, 178 (1968)
45. Hunter, G. A., Forbes, I. J.: Brit. J. Dermat. **87**, 42 (1972)
46. Ippen, H., Tesche, S.: Hautarzt **23**, 21 (1972)
47. Ishizaka, K., Ishizaka, T., Hornbrook, M. M.: J. Immun. **99**, 1187 (1967)
48. Juhlin, L.: Acta derm. Venereol. **48**, 75—89 (1968)
49. Juhlin, L., Liden, S.: Brit. J. Vener. Dis. **45**, 321 (1969)
50. Juhlin, L., Wallin, J.: Postgraduate, Med. J. 1972, 12—16
51. Kahn, G., Danielsson, D.: Arch. of Derm. **99**, 421 (1969)

52. Kirchheimer, W. F.: Lepr. Ind. **45,** 6 (1973)
53. Kirchheimer, W. F., Sanches, R. M.: Microbiol. **7,** 31 (1973)
54. Kirchheimer, W. F., Storrs, E. E.: Int. J. Lepr. **39,** 693 (1971)
55. Kirchheimer, W. F., Storrs, E. E.: Int. J. Lepr. **39,** 703 (1971)
56. Kirchheimer, W. F., Storrs, E. E.: Int. J. Lepr. **40,** 212 (1972)
57. Kirchheimer, W. F., Storrs, E. E.: Int. J. Lepr. **40,** 229 (1972)
58. Knight, A. G.: Brit. J. Dermat. **86,** 172 (1972)
59. Kolm, S. R., Pochi, P. E., Strauss, J. S., Sax, D., Feldman, R. G., Timberlake, W. H.:
    J. Invest. Dermat. **60,** 134 (1973)
60. Krampitz, H. E., Schopp, W., Killig, H.: Münch. Med. Wschr. **115,** 13 (1973)
61. Langhof, H., Feuerstein, M., Schabinski, G.: Hautarzt **16,** 209 (1965)
62. Luger, A., Spendlingwimmer, I.: Wien. klin. Wschr. **84,** 657 (1972)
63. Lugt, L., van der, Dudok de Wit, T.: Dermatologica **146,** 46 (1973)
64. Lukacs, St., Braun-Falco, O.: Hautarzt **24,** 304 (1973)
65. Lutzner, M. A., Hobbs, J. W., Horvath, P.: Arch. Dermat. **103,** 375 (1971)
66. Lutzner, M. A., Jordan, H.: Blood **31,** 719 (1968)
67. MacCaulay, W. R.: Arch. Derm. **97,** 23 (1968)
68. MacDonald, A., Feiwel, M.: Brit. J. Dermat. **87,** 351 (1972)
69. Marks, R., Black, M., Wilson-Jones, E.: Brit. J. Dermat. **86,** 215 (1972)
70. Marples, R. R., McGinley, K. J., Mills, O. H.: J. Invest. Dermat. **60,** 80 (1973)
71. Meinhof, W., Balda, B.-R., Vogel, H. und Braun-Falco, O.: Hautarzt **21,** 312 (1971)
72. Mills, O. H., Kligman, A. M.: Brit. J. Dermat. **86,** 620 (1972)
73. Montes, L. F., Pittillo, R. T., Hunt, D., Narkates, A. J., Dillon, H. C.: Arch. Derm. **103,**
    400 (1971)
74. Muller, S. A., Schulze, T. W.: Arch. Dermat. **103,** 423 (1971)
75. Mullick, F. G.: Pediatrics **51,** 395 (1973)
76. Oehlschlaegel, G., Dungemann, H., Schnabel, T., Lagally, G.: Hautarzt **22,** 489 (1971)
77. Oehlschlaegel, G., Düngemann, H., Schnabel, T., Lagally, G.: Hautarzt **23,** 423 (1972)
78. Petzoldt, D.: Hautarzt **22,** 523 (1971)
79. Petzoldt, D., Reich, A.-L.: Hautarzt 1973 (im Druck)
80. Plewig, G.: Hautarzt **23,** 474 (1972)
81. Plewig, G.: Therap. Umschau **29,** 597 (1972)
82. Prunieras, M., Cachard-Berger, D., Durepaire, R.-M., Grupper, Ch.: Ann. Dermat. Syph.
    98, 316 (1971)
83. Puhvel, S. M., Reisner, R. M.: J. Invest. Dermat. **58,** 66 (1972)
84. Rasch, M., Santler, R.: Hautarzt **23** (1972)
85. Rassner, G.: Fortschr. Med. **91,** 381 (1973)
86. Röckl, H., Beetz, H.-M.: Mikrobiologische und bakterielle Infektionen der Mundhöhle.
    Vortrag anläßl. der Tagung Südwestdtsch. Derm. Vereinigg., Erlangen, 12. Mai 1973
87. Samman, P. D.: Brit. J. Dermat. **68,** 175 (1956)
88. Sandbank, M., Feuerman, E. J.: Acta Dermato-venerol. **52,** 337 (1972)
89. Schneider, W., Tronnier, H., Schneider, H. J., Schmitt, G. J.: Berufsdermatosen **20,** 63
    (1972)
90. Schubert, E., Pevny, I.: Hautarzt **23,** 422 (1972)
91. Seghal, V. N., Abraham, G. J. S., Malik, G. B.: Brit. J. Dermat. **87,** 383 (1972)
92. Shapiro, L. A., Kurban, K., Zar, A. A.: Arch. of Dermat. **90,** 499 (1970)
93. Shepard, C. C., Levy, O., Fasal, P.: Amer. J. Trop. Med. **21,** 446 (1972)
94. Shuman, R. M., Leech, R. W., Alvord, E. C. jr.: Morbidity and Mortality **22,** 93 (1973)
95. Sönnichsen, N., Közsch, J., Franke, U., Bosseckert, H., Barthelmes, H., Miemiec, E.,
    Engel, Ch., Feuerstein, M.: Derm. Mschr. **157,** 631 (1971)
96. Steigleder, G. K.: Dtsch. Med. Wschr. **95,** 1372 (1972)
97. Steigleder, G. K.: Arch. Derm. Forsch. **246,** 155—158 (1973)
98. Steigleder, G. K., Hemmrich, H.: Arch. Derm. Forsch. **245,** 177 (1972)
99. Sweet, R. D.: Brit. J. Derm. **76,** 349 (1964)
100. Tappeiner, J., Pfleger, L.: Hautarzt **22,** 383 (1971)
101. Thomsen, K., Hjort, G., Svendsen, D.: Dermatologica (Basel) **144,** 65 (1972)

102. Vane, J. R.: Nature (London), **231**, 32 (1971)
103. Vorhees, J. J., Duell, E. A., Bass, L. J., Powell, J. A., Harrell, E. R.: Arch. of Dermat. **105,** 695 (1972)
104. Weinstein, G. D., Frost, Ph.: Arch. of Dermat. **103,** 33 (1971)
105. Woringer, F., Kolopp, P.: Ann. franç. Dermat. **10,** 945 (1939)
106. Zaun, H.: Hautarzt **24,** 1 (1973)
107. Zaun, H.: Schrifttum und Praxis **4,** 6 (1973)
108. Ziboh, V. A., Blank, H.: Hautarzt 1973 (im Druck)

Sachverzeichnis